本书为广州医科大学2023年科研能力提升项目“基于体外生命支持的临床伦理风险与医疗干预管理研究”（项目编号：G040605）成果

本书编委会

主　编　韩　丹

副主编　陈丽萍　俞玲娜

编　委　李　杰　王丽娜　邓秋燕　明立岚　梁丽萍
刘阳阳　祁　艳　吕玉文　李　莹　郑　文
李建云　童　赟　余秋敏　吴　丽　陈　鸾
陈文文　严诗玉　刘　颖　陈钰仪　陈贝双
陈　莉　张宇宏　任雅欣　林蕊姿　陈彦芳
夏振兰　吴　量　黄懿炘　邓意琴　余雪映
陈　钧　张　扬　林燕珊　杜润婷　李小东
湛献能　邹润凤

主　编◎韩　丹
副主编◎陈丽萍　俞玲娜

人文护理的理论与实践

RENWEN HULIDE
LILUN YU SHIJIAN

暨南大學出版社
JINAN UNIVERSITY PRESS
中国·广州

图书在版编目（CIP）数据

人文护理的理论与实践/韩丹主编；陈丽萍，俞玲娜副主编．—广州：暨南大学出版社，2023.12
ISBN 978－7－5668－3763－9

Ⅰ.①人…　Ⅱ.①韩…　②陈…　③俞…　Ⅲ.①护理学—研究　Ⅳ.①R47

中国国家版本馆CIP数据核字（2023）第163560号

人文护理的理论与实践
RENWEN HULI DE LILUN YU SHIJIAN
主　编：韩　丹　副主编：陈丽萍　俞玲娜

出 版 人：阳　翼
责任编辑：黄文科　冯月盈
责任校对：孙劭贤
责任印制：周一丹　郑玉婷

出版发行：暨南大学出版社（511443）
电　　话：总编室（8620）37332601
　　　　　营销部（8620）37332680　37332681　37332682　37332683
传　　真：（8620）37332660（办公室）　37332684（营销部）
网　　址：http://www.jnupress.com
排　　版：广州尚文数码科技有限公司
印　　刷：广州市友盛彩印有限公司
开　　本：787mm×1092mm　1/16
印　　张：15.75
字　　数：285千
版　　次：2023年12月第1版
印　　次：2023年12月第1次
定　　价：69.80元

前　言

“护士是没有翅膀的天使，是真善美的化身。”“提灯女神”南丁格尔的名言不仅是对护理职业形象的赞美，更是对护理职业素质的要求。临床护理工作，不仅要以过硬的专业理论知识为基础，掌握临床操作技能及应变能力，更要主动关注患者的生命价值和深层需求，了解患者身心整体及患者间个体差异。护理工作要充分体现“以人为本”“以患者为中心”的人文护理理念。

人文关怀是对人的需求的满足，以及对人的权利的尊重。如何把人文关怀融入临床护理当中，这是每个护理工作者都应该思考的问题。面对高强度的护理工作，很多护士更多地关注怎样才能把病治好，怎样去护理患者以减少他们的并发症，而较少地关注患者的心理，较少地关注患者真正需要的是什么。人文护理是无形的，不同的患者有不同的需要，不同的护士有不同的理解，需要每个护士用心去感受。人文护理又是有形的，以各种姿态出现在我们工作中，一个微笑、一句问候、一个动作无不渗透着人性的关爱，我们可爱的白衣天使用一个又一个真实的故事演绎人文护理的真谛。其实人文关怀并不复杂，离我们也并不遥远。它就蕴藏在护士日常工作的每个细节当中，一个微笑、一句问候，哪怕一个细微的动作，都能让患者体会到护士的关爱。“有一种职业，没有经历过就不知道它的艰辛。有一种艰辛，没有体会过就不知道它的快乐。有一种快乐，没有品尝过就不知道它的滋味。”这就是“护士”，阳光下平凡而重要的职业。一名优秀护士的成长，除了要通过不断的学习提高专业技术水平，还要加强自身的人文修养，将端庄的仪表、美好的语言、得体的行为、精湛的技术贯穿护理工作的全过程，让患者真正感受到来自护理人员的真诚和关爱。由此激发编写团队编写本书的初衷——给予即将走上护理岗位的学生和年轻的临床护士人文护理的有益经验和启示，帮助护士将人文护理的理念应用于临床，同时分享临床资深护士长对人文护理的思考和探索。

本书包括“人文护理关怀”和“临床护理实践”两个部分，通过人文护理的理论阐释和临床护理的实践应用，展示人文护理的内涵及启示。本书的特点是运用案例引导理论阐释，运用案例分析临床护理中的具体问题，展示人文护理以人为本、生命至上的实践特征。

人文关怀护理是护理实践中护士对患者生命、健康、权利、人格、尊严照护的集中体现，其目的是帮助患者达到生理、精神、社会文化的健康状态。“人文护理关怀”部分通过理论阐述和案例引导，生动地展现了护理学的人文精神。这部分包括人文关怀的基础理论、人文关怀的能力评价、人文关怀的决策能力等内容。

良好的人文关怀护理可以提高患者的治疗效果、提升护理质量、增加患者满意度。“临床护理实践”部分围绕护患关系、护理实践中的伦理问题和人际情感问题展开讨论，展现了当代护理工作者的价值追求，以及关爱患者的临床护理实践。该部分突出了人文护理的伦理维度，展现了妇科、产科、儿科等多个科室的临床护理要点，是人文护理的重要组成部分。

本书在编写的过程中，我们虽力求做到写作方式和文笔风格一致，但是由于各位作者的临床经验和写作风格差异，书中疏漏在所难免，希望广大同人不吝赐教，使我们得以改进和提高。

2023 年 10 月

目 录
CONTENTS

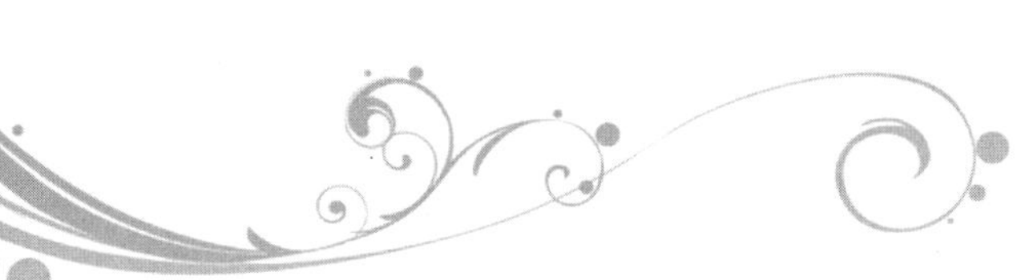

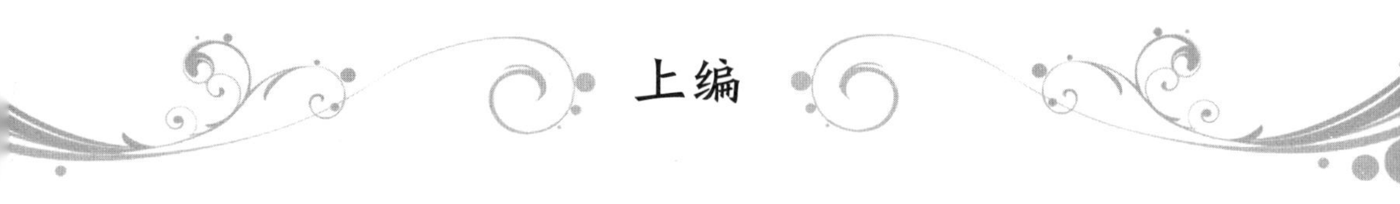

上编

人文护理关怀

第一章
追溯护理本源，点亮人性照护

人文关怀是护理的本质和核心，是医院的服务宗旨。人文关怀护理对改善患者就医体验、促进医护患关系和谐、助力护理专业发展及健康中国建设具有重要作用。护理与人文关怀密不可分，护理工作首先要尊重人、关爱人，以人为本，这种关怀来源于对生命的敬畏、对人的关爱和对自我品格的提升。人文关怀能力是提高护理质量的核心，而护士是患者人文关怀的主要实施者和保障者，因此提高护士的人文关怀能力不容忽视。患者常处于身体不适、专业知识缺乏的无助状态，希望从专业人士那里获得技术、知识以及情感的多维度支持。人文关怀护理是护理实践中护士对患者生命、健康、权利、人格、尊严照护的集中体现，其目的是帮助患者达到生理、精神、社会文化的健康状态。良好的人文关怀护理可以提高患者的治疗效果、提升护理质量、增加患者满意度。

第一节　护理文化与人文关怀

【人文护理启示录1-1-1】 做有温度的护理工作

护理故事

清晨，床位护士小刘踏进病房，“张姨您好！昨晚睡得如何?”边说边用手轻抚患者的额头，“喔，头上有点汗了，我看过昨晚的交班记录，您夜里发烧了，一会儿我帮您洗漱一下，先热点稀饭补充点能量，然后再帮您擦身换衣服，我先把空调风力调小，免得着凉”。她边评估边说，动作娴熟而专业，问候亲切而自然。张姨半躺着，神态十分放松地看着刘护士，显然是对对方十分信任了，说道：“小刘，辛苦你了啊，一早就来看我。”张姨眼里满是感激。

看起来非常和谐的画面，其实一开始的情况并不是这样的。这位张姨因乳腺切除手术第一次住院，而且第一天还是自己一个人来的。张姨在偌大的住院部，转了好几个圈才终于找到对的护士站，她气喘吁吁地问窗台前的一个穿白大褂的小姑娘，小姑娘侧着身在接电话，没注意有人呼应，张姨见对方没反应，急切地加大了声音，小姑娘这才留意到，她一手拿着话筒一边转过身来，电话里传出催促的声音，小姑娘的神情明显是在想怎么回复电话，见她脱口而出“急什么，没看到我正在忙吗?”张姨感觉自己被无礼地吼了，但对方又迅速转过身背对她，她有些生气却无处可发泄，像刚充完气的气球被扎了一下，心想一定要去投诉这个地方。刘护士刚好从换药室里出来，她正端着准备给10号患者换药的托盘，在经过护士站前台时看到了这一幕，刘护士用商量和温和的语气对张姨说：“请您等一下，我处理完后马上为您办理，您看行吗?”张姨略带愤怒的神情瞬间缓和下来，向刘护士道谢：“好，谢谢你。”于是，10分钟后张姨的入院手续顺利开始办理，在选床位的时候，张姨指定要去刘护士管的床位。

护理感悟

一言天堂，一语地狱。良好的护理人文关怀氛围，不仅是建设干净、舒适、安静的病区环境，营造温馨和热情的服务环境更为重要。如果缺乏人文关怀的氛围，再优越的医疗条件可能也会黯然失色。往往在不经意之间、在细微之处，患者都能够感受到护理人员对他/她的关心和照顾。有时候，一个眼神、一个微笑、一句问候、一下搀扶，都将会成为护患真心相待的开始。在英文中有一个使用率颇高的谚语：魔鬼在细节中（The devil is in the details）。它所表达的含义是，不要忽略细节，往往是一些你不注意的、隐藏的细节，最终产生了巨大的（不利的）影响，换言之，细节决定成败。我想说的是：天使也在细节中。护理中的人文关怀集中体现在一个“爱”字上，采取润物细无声的方式关爱患者，正是护理工作的真实写照，像一盏黄昏的路灯，明亮而温暖，照亮每个经过的人。

一、 护理与人文

人类社会中的各种文化现象，核心是“人”。人文关怀体现的是一种人文精神，关怀人的生活状况和合理需求，关切人的人格尊严和自身价值。

（一）什么是护理

“护理”这两个字，既是名词，也是一个动词，比如“精细护理”（名词）侧重于反映护理的学科性，而“护理患者”（动词）体现的是护理工作的实践性。那么，怎么去定义护理呢？近代护理学的奠基人南丁格尔在“护理是什么”的一篇文章中提到的护理工作。

目前，国际上多采用1966年国际护士协会认同的版本及1984年美国护理学会的定义（后者于1995年修订）。在中国，有一句俗语非常能体现护理的历史与内涵，即所谓“三分治七分养”，养即护，护理即保护调理、调养、调护，可以看得出护理质量直接影响临床治疗疗效、患者身体恢复状况，而在以前，我国的“医、药、护”本没有实质的分工，通常由医师或亲属照料。

在改革开放和国际文化的影响下，诞生了具有中国地域特色的护理概念，可以概述为：了解个人健康状况的动态变化，对所出现的健康问题进行辨证，准确施护，帮助个人掌握健康知识，从自身状况出发，防治疾病，增强对疾病的应对及适应的能力，达到身心最佳状态。当然，护理的定义也还在不断争论着，不断修订着，也逐渐形成了一种护理文化，后面也会提到。

（二）什么是人文

初见“人文”两字，笔者暗自猜想：难道是“人类文化”或者“人类文明”的简称？

《易经》中贲卦的彖辞记载了“人文”在我国的最早记录：“刚柔交错，天文也。文明以止，人文也。观乎天文以察时变；观乎人文以化成天下。”为此笔者以为，文化和文明相比较，文明更贴切一点，到底贴切在哪儿，一时半会儿也说不上来。直到某天，看到《人民日报》收载的梁晓声的讲座发言：文化史不是文明史，人文是指人类文化中的先进部分和核心部分，它集中体现为：重视人，尊重人，关心人，爱护人。再通俗易懂一点的解释来自曾任《国家人文历史》总编辑的王翔宇先生：“人文”就是一种根植于内心的素养，以承认约束为前提的自由，能设身处地为别人着想的善良。这种看不见摸不着的人文在日常生活中具体表现在人（个体及群体）的要求、行为、感情、活动、关系等各种属性。

二、 护理文化

（一）护理文化的概念

一位来华出差的美国人生病住院期间得到了护士小美的悉心护理。他非常感谢护士小美，并在病房称赞："你的护理服务做得太好了！非常感谢！"而每当这个时候，护士小美总会谦虚地说："哪里哪里，做得不好。"这位美国患者感到非常奇怪，难道她确实做得不好吗？

在这个案例中我们可以感受到中西方文化的差异，当美国患者赞美护士小美服务做得好时，小美的回答并非十分恰当，由此也可以看出认识及理解不同文化背景的患者是护理人员为服务对象提供最佳护理服务的重要保证之一。这也提醒我们去思考，护理文化具体是什么？

护理文化是在一定的社会文化基础上形成的便捷化、知识化、标准化、延伸化、温馨化、专业化的护理服务。护理文化的精髓是护理安全文化。因为护理服务的对象是只有一次生命的"人"，护理安全一直贯穿于护理活动的始终，总结形成许多安全防范的方法和措施，进而逐渐构筑护理文化的精髓，丰富现代护理的内容，建立"生命至尊"的护理安全文化。

（二）中西方文化与临床护理

中西方的文化差异非三言两语可以阐释清楚，在临床护理中，中西方文化有以下两个突出的差异点：生死观、等级观念。以上两个差异点主要是笔者结合护理实践得出的体会，也有其他重要的但来自不同侧重点的差异，比如护理教学、护理管理模式等。

中国人的生死观深受儒家思想的影响。儒家文化把人的自然生命作为实现社会价值的载体，在追求社会价值的过程中，人的生命才具有存在的意义，看似"悦生恶死"，实则能"舍生取义"，不畏生死，追求"死得其所"。西方人则把死看成是解脱。西方文化认为死亡是生命的目的，倡导在走向死亡的历程中生存、生活与发展，自主地承担和履行权利及义务。在中国即使是临终，患者也会想着责任。在对三甲医院调研中，发现大部分临床护士对"善终"观念的理解主要是：患者有尊严地去世、没有疼痛，此外还有很重要的是，患者希望自己不会成为亲人的负担以及重要事情已经处理或者已交代好。这些看法大多是基于实践中接触到的患者的真实感想，不得不感慨，“生得快乐，死得安然”，口述简易，肩负不易。

称呼在一定程度上反映了人对人的态度，从中也能看出等级观念。中国人在护理过程中，称呼患者为“刘主任”“李总”“张大爷”等，在拉近跟患者的距离的同时，也体现出一种尊卑有序、长幼有别的等级意识。而西方往往是直呼其名，体现其推崇“上帝面前、人人平等”的教义思想。

三、护理人文关怀

美国学者吉恩·华森（Jean Watson）指出，护理的本质是一种人文主义的行为，“健康中国”战略也明确提出要加强人文关怀，建立和谐的医患关系。人文关怀是护士护理工作和医院优质护理服务评价的核心内容之一，体现了护士对患者身体和心理健康的关爱。

（一）护理人文关怀的缘起

护理人文关怀是一个复合概念，是哲学与护理学的有机结合，是人文关怀理念在护理学科的具体运用。护理人文关怀这一概念是在二十世纪七八十年代西方社会物质文明高度发达的后现代时期正式提出来的。受当时哲学存在主义与现象学思想的影响，美国精神病学家和内科教授乔治·恩格尔（George Engel）于1977年首次提出了生物—心理—社会医学模式。

在此影响下，护理学者开始反思自身的专业价值、地位及研究领域等内容，美国护理理论家马德琳·莱宁格（Madeleine Leininger）与Jean Watson鉴于她们丰富的人类文化学与精神心理学知识背景和专业价值观，分别于1975年和1979年提出“人文关怀是护理学的本质”的观点，并将护理学拓展到以“关怀整体人的生命健康”为本的人文关怀的发展阶段。Jean Watson在她的第一部著作《护理：关怀的哲学和科学》中首次应用了人文关怀这一词语，她将哲学以“人自身的生命价值”为本的人文关怀理念引入护理学“关怀弱势人群的生命健康”的内涵之中，揭示了护理学人文关怀的精神内核。以“关怀整体人的生命价值”为本的人文关怀理念，包含着对自身生命价值的关怀。

可见，护理人文关怀的实质是一种充满爱心的人际互动，是护士将获得的知识经内化后自觉给予患者的情感表达。理解，是护士提供人文关怀照护的基础。护理人员对于患者的疾病感同身受，同时也能够理解患者的不良情绪，对于患者的治疗抵触情绪，护理人员会设身处地地为患者考虑，并视患者为家人，严密观察患者的病情，满足其合理的需求，保护患者的隐私，并给予尊严、人格上的真诚呵护。患者在疾病状态下，对人文关怀的需求会因不同的情境而有所差异。因此护士在实施关怀行动之前，首先应对患者的需求做出准确评估，对患者的生活背景以及文化背景进行充分的了解，了解其生活环境，然后给予针对性的帮助，让每位患者在需要帮助时恰到好处地得到应有的支持、鼓励与肯定。

（二）护理人文关怀的内涵

1. 护理人文关怀的概念

护理人文关怀是指在护理过程中，护士以人道主义精神对患者的生命与健康、权力与需求、人格与尊严的真诚关怀和照护，即除了为患者提供必需的诊疗技术服务之外，还要为患者提供精神的、文化的、情感的服务，以满足患者的身心健康需求，体现对人的生命与身心健康的关爱。关怀是护理的核心概念与中心任务。有效的关怀能增强患者应对压力的能力，促进患者的康复。

护理学是综合应用人文、社会和自然科学的知识，以个人、家庭及社会群体为服务对象，了解和评估他们的健康状况和需求，对人的整个生命过程提供照顾，以实现减轻痛苦、提高生活质量和健康的目的。

护理学的定义是对生命的照顾；护理学的本源是关爱生命；护理学的学科性质兼顾自然科学与人文科学的双重属性；护理学的目的是守护健康；护理学的未来由人文精神领航。

2. 护理人文关怀的内容

护理人文关怀是给予患者身体状况、生活细节、精神以及生命价值上的关怀。护理人员了解患者的各项基本情况，给予患者家人般周到的关怀，能够使患者满足自身的价值与需求，感受护理的贴心与有效。

（1）尊重患者的生命价值。

护理人文关怀的核心是关心患者的健康需求，尊重患者的生命价值、尊严与权利。尊重患者的生命价值是患者从失望走向希望的力量源泉，也是护士专业素质的核心体现，更是护理人文关怀行动的灵魂所在。

（2）理解患者的文化背景。

不同文化背景的人有不同的关怀体验，需要不同的表达方式。护士实施的关怀照护措施，必须考虑到患者的文化背景，建立适合文化现象的护患关系，满足患者的文化需求。

3. 护理人文关怀的特点

（1）护理人文关怀是一种超越距离的专业关系。

护理人文关怀与普通伦理关怀相比，有着共同的特点，都是讲个体与个体之间的关怀关系。不同的是普通伦理关怀的关系双方是一种保持着社会距离的平等关系，而护患之间虽是陌生人，却由于护理对象的相对弱势而促使护理人员必须依据职业道德规范建立起具有责任意识的超越性关怀精神。

（2）护理人文关怀解决个体所面临的各种具体问题和专业关系。

护理人文关怀必须从整体人的角度全面思考患者某个问题的根源，协调各种关系，如医患关系、家庭关系等，共同达到个体希望的健康水平。因此，从这个意义上说，护士与医生的关系中，前者已不是后者单纯的附属，而是相互监督共同维护患者整体健康利益的合作者。

（3）护理人文关怀具有自己独特的专业性。

护士必须是经过训练，认识到人文关怀的价值，具备一定的人文关怀知识、技能和修养的专业人士。护理中的人文关怀集中体现在一个“爱”字，而润物细无声就是护理工作的真实写照。

“爱在左，同情在右，走在生命的两旁，随时撒种，随时开花，将这一径长途，点缀得花香弥漫，使穿枝拂叶的行人，踏着荆棘，不觉得痛苦，有泪可落，却不悲凉。”护理人员以关心、亲切、热情的态度与患者进行沟通时，要注意语言技巧，运用通俗易懂的语言，对患者进行相关疾病知识宣教，使患者对疾病有正确的认知，使患者能够很好地理解；同时要注意倾听患者的忧虑，并给予正确的疏导及心理支持，缓解其不良情绪，通过人文关怀取得其信任，建立良好的护患关系。

（李杰，广州市花都区人民医院）

第二节　人文关怀的基础理论

【人文护理启示录 1－2－1】 体位摆放之思

护理故事

有人说：“医院见证了比婚礼殿堂更多的真情，医院的墙听到了比教堂更多的祈祷。”是呀，医院就是这样一个特别的地方。广东省第二人民医院仿佛是一座灯塔，为彷徨的我指引方向，引领着我学习成长。

有一天，病房收治了一位 75 岁的老爷爷，老爷爷因为肺部感染入院，既往有髋关节骨折史。作为老爷爷的责任护士，我查房时对护工宣教了体位的摆放。巡视病房后，我就开始测量血压，来到老爷爷的病房时，我发现爷爷以一种奇怪的姿势躺在床上，还伴着轻微的呻吟声。

我问护工为什么老人是这样的姿势躺着，她说是你刚教的，在我让她给老人重新调整体位时，护工有点生气地说道：“你一会儿说这样摆，一会儿又说那样摆，我都不知道该怎样做了。”

听到护工抱怨的话语，我感到很委屈，但我还是先给爷爷摆放了合适的体位，并耐心地向护工宣教为什么要取这样的体位，以及体位摆放的方法跟原则。护工也连连点头表示明白，就刚刚的态度向我表达了歉意。

回到护士站，我陷入了深思……

护理感悟

忙碌不是理由，很多时候在你看来很容易理解，患者及家属却有可能不明白或者会错意；不能过分依赖护工或家属，医护人员应该先给予正确指导，确认对方完全掌握方法后，还要监督是否落实到位；遇到问题第一时间去反思自己是不是没有做到位，还要学会换位思考，理解双方在专科知识理解上存在的偏差；渐渐地，在工作中，我越说越多，越做越细，也在这个过程中逐渐成长。

护理这份工作让我体会了人心之态、生命之重。我愿乘风破浪，勇往直前，与我的同事们一起前行，站在患者身边，为他们的健康保驾护航！

一、人文关怀理论

人文关怀是“以人为本”，是指对人性的关注和理解，从人的自身需求出发，满足人的需求，维护人的利益，从而达到对人权的基本尊重。国家卫健委在开展优质护理服务中强调，要将“以患者为中心”的护理理念和人文关怀融入对患者的护理服务中。其目的是最大限度地满足患者需求，实现真正为患者提供优质的护理服务。由此可见，护士是为患者提供优质护理服务的关键因素。

人文关怀理论中最有影响力的是美国护理科学院院士 Jean Watson 教授提出的护理人文关怀理论。她认为，护理人文关怀是一种主动关怀人的意愿、意识或责任，并在具体行动中体现出来的价值观和态度。她还提出了 10 个关怀要素：

（1）建立人道主义—利他主义价值系统；

（2）树立信心和希望；

（3）对自我及他人敏感性的培养；

（4）建立帮助、信任、关怀性的关系；

（5）鼓励并接受服务对象积极与消极情绪的表达；

（6）系统运用解决问题的方法去做出决策；

（7）促进人际的教与学；

（8）提供支持性、保护性、纠正性的心理、社会、精神的环境；

（9）协助满足人的需要；

（10）允许存在主义、现象主义及精神力量的存在。

Jean Watson 教授于 1979 年创立人文关怀理论，提出“人文关怀是护理学的本质”，并将护理学延展到以“关怀整体人的生命健康”为本的人文关怀发展阶段。国内学者将人文关怀界定为“医护人员在对患者的医疗过程中，以尊重患者人格和重视患者需求为前提，以关爱和友善的态度为特征，以相互信任的医患关系之建立为标志的职业理念”，可见，护理人文关怀能力是护士必备的职业能力之一。

随着医学模式的转变，护理不再是以疾病为中心的功能性服务，而是注重人的精神、心理、思想、情绪、环境、社会等多因素的整体护理。《广东省 2011 年推广优质护理服务工作方案》明确指出，临床护理服务应充分体现专科特色，丰富服务内涵，保障患者安全，促进患者康复，增强人文关怀意识，倡导人性化服务。

护理工作是医疗卫生工作的重要组成部分，与人民群众的健康利益和生命安全密切相关。近年来，我国护理工作快速发展，职责范围、服务内涵等不断完善，护理服务质量不断提升。但我国正处于转型期，人口老龄化进程日益加速，社会对护理优质服务，特别是人文关怀提出了更高的要求。

二、 住院护士人文关怀模式

Jean Watson 等人基于其人性化关怀理论，结合住院医师和住院护士模型，创建了住院护士关怀模式（the Attending Nursing Caring Model，ANCM），其中护士的职责包括以下六点：

（1）与患者或家属建立和维持一个持续的关怀关系。这种关系可能在住院前或住院时开始，并持续到出院后的随访阶段。

（2）从患者的角度，全面评估其关怀需求和担忧，运用关怀理论指导评估关怀需求。

（3）能评估主观和客观担忧的意义。

（4）与患者或家属一起制订全面的关怀和治愈计划，并且协调贯穿于整个医疗护理计划中。

（5）监督和确保全面关怀计划的实施，在某些情况下，直接开展与护理关怀康复模式相关的治疗计划。

（6）通过与其他护士、医生等团队成员的直接交流制订计划，并保证计划的连续性。另外，护士还负责书写关于延续性护理的全面指导。

三、 以人为中心的关怀标准

美国临床护理专家 Ann Paulen 等建立了“以人为中心的关怀标准”（person-centered caring），包含人性、家庭、权利、应对、选择和持续六大部分，每部分都规定了护理人员应达到的标准以及结局指标和过程指标，见表 1－1。

表 1－1　以人为中心的关怀标准

内容	结局指标	过程指标
人性：人性化对待患者及家属	①他们被人性化对待 ②护士用他们喜欢的称谓称呼他们 ③他们的价值观和生活方式得到了尊重 ④他们的权利得到了维护	①鼓励患者营造个性化环境 ②使用患者或家属喜欢的称谓 ③评估患者/家庭的价值观/生活方式 ④支持患者及其家属的权利
家庭：视患者和家属为一个整体	①他们的关系得到护士尊重 ②他们按照期望的方式参与照顾 ③他们获得了需要的信息	①护士清楚某个家庭成员患病对整个家庭的影响 ②提供咨询或教育时将患者及其家属共同纳入
权利：维护患者及其家属的权利	①他们被人性化对待 ②他们得到了想要的信息 ③他们按照自己期望的程度参与决策 ④无论接受或拒绝治疗方案/建议，护士都支持他们 ⑤个人信息保密性较好 ⑥护士考虑他们的隐私 ⑦他们能获得想要的资源	①与患者/家属讨论他们的权利 ②成为患者/家属的代言人 ③评估患者/家属需要的信息/教育 ④为患者/家属提供信息/教育 ⑤让患者/家属按照自己期望的程度参与决策 ⑥保护患者/家属隐私 ⑦确保信息保密 ⑧帮助患者/家属获取多学科资源
应对：尊重患者及其家属的应对技巧		①尊重患者/家属的应对技巧 ②提供学习不同应对技巧的机会 ③帮助患者/家属使用支持系统
选择：帮助患者控制生命和死亡	①他们在医疗保健过程中被视为合作伙伴 ②他们有足够的信息用于决策 ③他们的知情同意权得到保护 ④他们改变生理和心理舒适度的要求被认真对待	①视患者为医疗保健合作伙伴 ②保护患者的知情同意权 ③做患者的代言人 ④让患者/家属参与计划，评价其症状管理水平

（续上表）

内容	结局指标	过程指标
持续：促进持续关怀	①持续的健康/疾病照护与他们的价值观和生活方式协调一致 ②他们有持续健康照顾所需的信息和资源 ③他们与医疗保健系统人员建立了良好的关系 ④他们知道有问题/疑惑时联系谁	①与患者/家属合作，确保持续健康/疾病照护个性化 ②持续随访，包括丧亲咨询 ③帮助获得社区资源

资料来源：Paulen A，Rapp C. Person-centered caring［J］. Nurs Manage，1981，12(9)：17－21.

四、 健康照护模型

美国东岸南卡罗来纳州大学达琳·阿蒙多拉（Darlene Amendolair）构建了健康照护模型。以克里斯滕·斯旺森（Kristen Swanson）的“了解、和……一起、为……做事、使能够、信任”五大关怀要素为模板，运用质性研究法得出了护理知识、给予护理和护理技能三大内容。

在健康照护模型中，护理知识包括能力、护理程序/评判性思维、真实的表达、关心、告知和解释、授权和自主、给予希望/专注于、成功；给予护理包括承诺、移情和同情、培育、尊重和尊严、护患关系、关怀存在；护理技能包括干预、个性化护理、关怀存在、触摸、倾听、响应性的沟通和交流。此模型教导了护士实施关怀的具体策略，具有较强的实践性。

（王丽娜，广东省第二人民医院）

第三节 人文关怀的能力评价

【人文护理启示录1-3-1】 如何走出死亡恐惧

护理故事

住院部16楼的患者刘军（化名）半夜突然醒来，跑出病房，咆哮着质问："为什么不给我输血?""这个为什么不能报销?"面对患者突然爆发的情绪，护士和家属都有点蒙。冷静之后，这名59岁的晚期多发性骨髓瘤患者开始哭诉："我睡不着，我能怎么办，我害怕啊!"此前半个月内，与刘军同住的三位病友先后突发脑出血离开人世，这加剧了他对死亡的恐惧。

"其实我不怕死，我是怕去不了女儿的婚礼。"这句心里话，刘军一直都没告诉家人，而是在16楼东侧尽头一间小办公室里，向血液肿瘤科医生哭着说的。如果等不到合适的骨髓进行移植，留给他的也只有半年时间。

刘军再次走进这间办公室，是在女儿婚礼后。几次访谈下来，他完成了对自己一生的回顾。多次的诉说释放了内心的恐惧，此时已经明确知道大概率等不到骨髓移植的刘军反而很平静。刘军不止一次提到当兵的经历，他希望自己能"光荣地来，光荣地去"。因为刘军提过要捐献器官，主治医生开始联系器官捐献管理中心，帮他完成了角膜捐赠的手续。病房里，刘军把红色封皮的证书端在胸前，和医护人员合了张影，一周后平静地走了。

护理感悟

2012年，记者出身的凌志军在《重生手记》一书中记录了自己抗癌求医的感受。当时凌志军花了300元挂上专家号，耐心等待3小时，终于在医生下班前几分钟见到了"专家"。凌志军强打精神试图叙述病症，但专家并不感兴趣，而是拿着核磁共振胶片对着年轻医生讲课般滔滔不绝，凌志军形容"这情景就如同你花了一大笔钱之后来到期待已久的埃及金字塔，经验丰富的导游把钱揣进口袋却视你如无物，扭过脸去教导他自己的儿子如何谋生"。

"医学是一种回应他人痛苦的能力。"这是美国哥伦比亚大学医学教授、叙事医学创始人丽塔·卡伦对医学的崭新定义。人患病之后，尤其是慢性病，比如癌症，对患者来说，疾病本身不那么可怕了，可怕的是不知道该不该活着，或者活着的意义是什么。但如果患者真正理解了疾病，即使带病生存，也可以用一种开放的心态去生活，这些需要患者和有专业知识的人交流，需要和医护人员交谈。通过交谈，医护工作人员更充分地理解了疾病对患者身份和生活的影响，患者可以从中提高自尊、获得价值感、赋予生活意义。

一、护理人文关怀能力概述

护理人文关怀能力是护理人员人文素养的重要组成部分，可以被视为临床护理人员的一种特殊能力。护理人文关怀存在于护理人员与被护理者之间，护理人员为了帮助被护理者恢复并保持健康，通过与对方积极互动了解其需求，并利用自己的专业知识、专业能力，满足患者融情感、认知、行为于一体的需求的专业性行为过程。护理人文关怀的本质是以人为本，以患者为中心，强调以患者的利益和要求为中心，将患者看作具有生理、心理、社会、文化等各种需要的整体人，是对患者进行系统、全方位的护理。护士人文关怀品质是护士经过特定文化教育形成的带有稳定性倾向的，能够通过护理人文关怀行动体现出来的专业性或特征，包括人文关怀理念、人文关怀知识、人文关怀能力和人文关怀感知等。

人文关怀是患者的重要需求，也是优质护理服务的核心内容之一。研究表明，大多数护理纠纷发生的根本原因在于护士人文关怀不到位，人文关怀的缺失导致患者生理、心理、社会需求无法得到满足，降低了患者满意度和护理服务质量。提高患者就医满意度的先决条件是护士具备高水平人文关怀能力，当护士具备高水平人文关怀能力时，才能耐心倾听患者主诉、用心满足患者的合理需求，并及时给予高质量的健康教育，建立和谐护患关系，让患者感受到贴心的人文关怀。如何评价护士的人文关怀能力，国内学者李梁等运用德尔菲法初步构建了护理人员人文关怀能力评价指标体系，见表 1－2。

表 1－2　护理人员人文关怀能力评价指标体系

一级指标	二级指标
人文交流能力	①注重构建良好的沟通环境 ②使用恰当的沟通技巧，合理使用语言及非语言沟通技巧，并善于倾听 ③交流过程中态度和蔼、语言恰当，尽量不使用复杂的专业术语 ④沟通中能用关切的语言询问、解答以及关心患者及家属 ⑤护理操作前后进行合理的解释 ⑥运用沟通能力协调好患者及家属、医务人员之间的关系

（续上表）

一级指标	二级指标
人文决策能力	①准确执行医嘱 ②能及时发现医嘱中存在的错误并及时纠正 ③做出准确、完整、合理的护理诊断、护理措施以及护理评价 ④根据患者疾病的急缓程度，使用首优原则进行处理 ⑤遇患者急重症或是突发状况能及时采取准确的护理措施
人文行为能力	①从自身出发，规范自身仪表 ②进行健康教育，要保证内容完整、准确、科学，并运用多种方式进行教育 ③患者入院时，以礼貌、热情态度进行接待 ④给患者营造安静、整洁、舒适的住院环境 ⑤进行护理操作时，注重保护患者的隐私 ⑥患者出院时，真诚地感谢患者及家属的配合
人文共情能力	①能够换位思考理解患者及家属的需求并给予帮助 ②对于不同病情患者应给予针对性的心理护理并鼓励患者 ③鼓励患者建立积极的应对疾病的信心 ④发现患者负面情绪，并采取相应措施帮助其缓解或消除 ⑤帮助患者建立患者间沟通机会，增加其恢复健康的积极性

护理人员人文关怀能力评价指标体系有助于我们深化对于人文护理内涵的认识，同时还能指导护士的人文关怀实践，使抽象的概念和理论具备实践性和操作性，使人文护理的理念真正融入护理实践工作中。

二、 护士人文关怀现状

作为医学的重要组成部分，护理具有重要作用。随着医疗改革的不断深入及人们质量意识的不断提升，在护理中融入人文关怀已成为医学界关注的重点内容，人文关怀不仅能够对患者予以更多的安慰与鼓励，同时还能够有效地提升护理人员的护理能力，从而对患者实施良好的护理服务。然而纵观目前实际的护理情况，诸多护理人员并未具有较强的人文关怀理念与能力，从而无法有效地实现上述目标。

受多年来传统医疗模式、护理技术化倾向及人力资源不足等客观因素影响，护理行业普遍存在着“重技术，轻人文”的现象，导致了我国人文关怀护理教育关注度不足，护理人文关怀教育体系发展尚不健全，从而致使我国护士的人文关怀能力与国外存在较大差距，需要护士在临床护理工作中通过继续教育进行弥补，而在临床护理中，护理管理者仍侧重于护士专业操作能力的考核而忽视人文关怀能力的培养，致使我国临床护士人文关怀护理关注度亦不足，人文关怀素养不容乐观。现阶段我国人文关怀理念还处于探索和实践阶段，人文关怀实践标准有待建立，人文关怀实施的管理制度有待完善。随着我国居民物质生活水平的提高，人民健康观念不断完善，患者在关注躯体健康的同时，对高质量的人文关怀亦迸发出强烈的需求，形成了患者对高质量人文关怀的需求与我国薄弱的人文关怀护理水平之间的矛盾，该矛盾已经成为我国护理事业发展急需解决的问题之一。

因此，在护理教育中完善人文关怀护理教育体系，在临床护士的继续教育中加强护士的人文关怀能力培养，在医疗改革发展中建立成熟的医院人文关怀制度，是摆在我国护理教育、临床护理研究、医疗体系改革面前的问题之一。国内护士人文关怀质量整体表现参差不齐且不容乐观，护士人文关怀质量需要个体不断将经验内化，是一个长期过程，研究者应重视护士人文关怀知识的内化和行为体验。

三、 护士人文关怀影响因素

护士是一个极具人情味的职业，它需要人性化。面对紧张的医患关系以及患者需求多样化的时代，这份职业将承载更多希望。病痛可以压垮一个患者甚至一个家庭，护士是患者在医院的挚友，需要在为患者进行积极治疗的同时加强人文关怀，帮助患者减轻心理压力，树立对抗疾病的信心。无论护理管理者还是护理教育工作者，都应将提高护士人文关怀作为己任，使其努力成为与时代发展相契合的新型护理人才。

护士在生活中有更多的关怀亲人和他人的体验。在其长期护理工作和与患者人际交往过程中，逐渐学习、积累关爱知识，形成主动关心他人的意识，并能够长期坚持将关怀能力运用到工作中去。护士的人文关怀理念、知识、感知等并不是与生俱来的，而是通过后天的教育培训及不断的实践磨炼形成与发展起来的。

对护士实施人文关怀，解决护士困惑，缓解护士压力。在护理工作中给予护士足够时间与机会去关爱患者，让他们在实践中感受、体验、表达并实施关爱，为患者全程提供“人性化护理，人文化关怀”。与临床护理技术操作相比，人文关怀更能表达对患者的关怀，将人文关怀运用于临床护理技术的操作过程，体现着护理服务质量，使患者感受医院的温馨，促进其康复。将人文关怀教育贯穿于护理专业人才培养的始终，使学生在课程中感受教师人文关怀的精神和品质，培养自身关爱人、关心人的能力。护士作为人文关怀的实施主体，其人文关怀能力是衡量护理服务本领的重要指标。

教育有利于人文关怀品质的形成，可将护士人文关怀培训纳入护理管理的范围，以提高护士的整体人文关怀品质。护理部作为全院护理工作的指挥中心，对护士继续教育、培训、考核负有主体责任。有研究发现，开展护理部主导的护士人文关怀培训，护士人文关怀能力、自我效能感、患者护理满意度均得到明显提高，并有效降低了患者护理投诉率。这对提高护士职业认同感和医院整体护理服务质量有着积极意义，值得护理管理者进一步探索和研究。

四、 护士人文关怀能力培养

2016年《国家卫生计生委办公厅关于印发〈新入职护士培训大纲（试行）〉的通知》（国卫办医发〔2016〕2号）指出，新入职护士规范化培训的培训目标是“增强人文关怀和责任意识，能够独立、规范地为患者提供护理服务”。《全国护理事业发展规划纲要（2016—2020年）》要求不断加强护理人员的人文关怀能力。人文关怀能力是个体融合体力、智力、情感等为一体的内在素养外化为自觉的创造性的服务于患者的实际工作能力，是护士必备的职业能力之一。

人文关怀能力的培养是一个长期、系统的工程，需要通过各种形式将人文关怀精神加以诠释和表达。护士人文关怀品质并不是与生俱来的，社会责任、人道主义思想、情感、意志、价值观念、知识、能力等专业特征，可通过后天教育和临床实践培养发展而来。因此，护理管理者可通过制订系统化人文关怀培训方案，树立人文关怀理念，增强人文关怀知识与实践能力，并在长期临床护理工作中不断增进人文关怀体验、人文关怀感知，进而内化、提升个体人文关怀品质。在护理工作中，要提高患者对护士的信任度，保证护理质量，护士必须注重对患者的人文关怀。培养和提高护理人员的关怀能力是深化优质护理、提高住院患者满意度及信任度的重要内容。

以临床应用为目标开展人文关怀实践。人文关怀实践是理解、深化人文关怀本质的关键环节，是人文关怀在具体应用中的显性行为特征。通过在实践中感受、体验、表达、实施关怀，逐渐培养护理人员主动关心患者的职业素养。

实践是人文关怀品质深刻生动的“培养基”，获得性人文关怀知识与能力需在实践中得以应用与训练，内隐性人文关怀理念与感知需在实践中得到深化与提升。护理管理者在实施人文关怀品质提升策略时，应以临床应用为目标，关注临床人文关怀实施过程中的具体问题，注重临床真实情景下的沟通与反馈，提供可参考、可应用的人文关怀实践指导工具，帮助护理人员主动营造关怀氛围，给予患者个体化人文关怀，促进人文关怀从理论向实践迁移和深化，并最终使患者获益。

人文关怀教育发展缓慢，国内缺乏系统的、规范化的人文教育体系，导致大部分护理人员不能够充分理解人文关怀的内涵，使患者真正得到的人文关怀非常少，严重影响护理质量。

低于国外常模标准可能与我国的文化背景、教育体制及所调查的规范化培训护士的人口学特征不同有关。Ngozi Nkongho 制定的人文关怀能力常模，其调查对象为欧美国家的护理人员，欧美国家护理教育较重视人文教育，注重培养护理人员将关怀理念自觉地运用到日常生活中的意识。相比而言，我国护理人文关怀研究起步晚，护理教育侧重于培养护理人员专业知识和实践技能，人文知识教育和关怀能力的培养还不够完善。因此，笔者结合临床护理实践，提出以下几个有助于提高护士人文关怀能力的策略。

一是通过举办人文护理大讲堂、大培训、大讨论等人文关怀系列活动和建立“护士之家”微信群等多种途径，既改善医院人文关怀氛围，又增强护士归属感，提高培训参与率。培训内容涵盖医学哲学、医学伦理学、护理人文、护患沟通技巧、护理礼仪，将人文关怀培训融入护理专业教育中，有效强化护士对人文关怀理念的理解，增强自身关怀意识。

二是通过护士听、读、写、讲，以人文书籍、音乐、绘画为依托，结合亲身案例，层层深入，直抵内心。理解重症患者疾病的痛苦和心理的变化，学会倾听，并通过移情，将这种感悟运用于护理工作中，提升护士护理技术、服务态度，耐心解答患者的问题，护士主动对患者讲解疾病相关健康教育，实现真正意义上的护患和谐。

三是医院加强人文工作建设，营造良好的人文环境氛围，并对护士进行相应的人文关怀，让护士感受到人文关怀的重要性，并进一步加深其对人文关怀的认知，使护士在实际工作中做到主动关心患者，主动实施人文关怀。加强护士的人文关怀教育，从理论和实践两方面予以教育，目的是提升护士对于人文关怀理论知识的掌握程度，以及人文关怀技能。此外，还可通过经验交流的方式提升护士的人文关怀能力。医院可通过相关的科研工作开展人文关怀研讨会，或者是在进行国际交流时，邀请资质较高的护士一同参与，了解国际上针对人文关怀的实施方法，吸取先进的经验。

护理人员人文关怀品质提升并非一蹴而就，需在长期的临床实践中潜移默化地锻炼，护理管理者应制订覆盖全人群、全岗位、全职业周期的系统化人文关怀在职培训方案，持续优化供给侧培养方式，基于叙事护理不断增强人文关怀理念与感知。实践是人文关怀品质深刻生动的“培养基”，获得性人文关怀知识与能力需在实践中得以应用与训练，内隐性人文关怀理念与感知需在实践中得到深化与提升。因此，制订以问题为导向的可操作的临床人文关怀实践指导方案，有助于促进理论向实践迁移。此外，积极营造良好组织氛围，打造人文关怀传递链，实施磁性护理关怀举措，有助于促进人文关怀在组织内的传递，进而促进组织内部人文关怀品质的整体提升。

（王丽娜，广东省第二人民医院）

第四节 临床护理的人文关怀

护士是一个数量庞大的群体，在中国医务人员整体中所占比例最大，约占60%，有500余万人。在举世瞩目的2020年全国4万多援鄂医疗大军中，63%是护士，多达2 6000人。护士在临床工作中承担着大量的工作。俗话说：“三分医疗、七分护理。”不管是在日常繁忙的临床工作中，还是在与SARS、新型冠状病毒肺炎等传染病殊死搏斗的战场上，患者身边出现最多的都是护士。救治新型冠状病毒肺炎患者，护士们不仅要完成静脉输入药物的核对、静脉穿刺、口服药物分发等治疗性操作，而且承担着咽拭子取样、与患者面对面沟通等危险的工作；还承担着搬运危重患者以及为患者翻身、换衣、拍背等日常护理；以及随时观测重症患者微泵、呼吸机、心电监护的数值、工作状态，密切观察患者，特别是危重患者病情的变化。此外，为缓解特殊疾病、特殊医疗环境带给患者的心理压力，护士们想尽各种方法给予患者心理支持。这些操作都有着明确的专业技术要求，但为专业技术实现提供坚强支撑的是人文精神，抑或说，专业技术的实现本身就彰显着、落实着人文精神。

【人文护理启示录1-4-1】 椎间盘突出行内固定术后引流不畅

护理故事

女性患者，50岁，因椎间盘突出，行内固定手术。手术成功，术后安返病房，护士检查双下肢肌力后，判断术后血运正常。夜晚，患者疼痛难忍，述右腿疼痛。值班护士认为术后少许疼痛属正常，认为患者对疼痛的感觉过于敏感，便告知患者术后会疼痛是正常的，让患者忍一忍。患者忍受疼痛一个小时后，仍然感觉右腿胀痛难忍，按铃呼叫护士过来察看，护士仍认为是手术导致的疼痛，未予处理，但报告了值班医生。值班医生过来检查了患者的右腿和负压引流瓶，发现负压引流瓶已经有四分之一的鲜红色引流液，医生认为引流通畅，疼痛可能是术中牵拉了神经引起的，便给予曲马多100 mg肌肉注射镇痛。四个小时后，患者再一次诉右腿疼痛难忍，值班护士告知患者7:30主任便会来查房，再忍一忍。7:30，主任来查房时，检查后发现患者右腿的肌力为Ⅰ级，即患者的肌肉有主动收缩力，但不能带动关节活动。仔细察看后发现，引流管接负压引流瓶的夹子没有打开，导致淤血引流不畅，压迫了神经，造成患者的右腿疼痛并影响了肌力。

护理感悟

在人类的文化中，病和痛，总是相伴而生，疼痛是疾病的衍生症状。疼痛与体温、脉搏、呼吸、血压并称为“第五生命征象”。医疗的任务，不只是救人，还要减轻患者的痛苦。从案例中我们可以看到，案例中的护士在两次巡房中，都没有对患者的肌力进行评估，也没有对患者进行体查、疼痛评估，以及检查引流瓶，以致患者忍受了长时间的疼痛，右腿的肌力降到Ⅰ级。在临床护理中，护士作为患者的护理者，是最了解患者情况的，在患者主诉疼痛的时候，应该第一时间对患者的生命体征、管道、疼痛部位等做评估，排除外在因素后，对患者进行疼痛护理，书写护理记录，并报告医生。疼痛是身体的语言，也是人体的防御机制，疼痛的出现，提醒着我们身体某方面出了状况。疼痛给人体带来明显的身心不适感的同时，也预示着灾难、疾病和死亡，对临床护理的意义重大，研究疼痛对临床工作至关重要。

一、疼痛护理

（一）疼痛的概念

疼痛是机体受到损伤时发生的一种不愉快的感觉和情绪性体验，是一组复杂的病理、生理改变的临床表现。它包括伤害性刺激作用于机体所引起的痛感觉，以及机体对伤害性刺激的痛反应，常伴随有强烈的情绪色彩。疼痛可以是局部的，也可以是全身性疾病的反映，我们把以疼痛为主要症状的疾病统称为“痛症”。产生疼痛的原因和疼痛本身是非常复杂的。疼痛可分为急性痛和慢性痛，按照作用于人体的部位又可分为头痛、颈肩痛、胸腹痛、腰腿痛等，按照疼痛的来源可分为软组织痛、关节痛、神经痛等。

一方面，疼痛可作为机体受到伤害的一种警告，引起机体一系列防御性保护反应。另一方面，疼痛作为警告也有其局限性。如某些长期的剧烈疼痛，对机体已成为一种难以忍受的折磨。因此，镇痛是医务工作者面临的重要任务。

（二）护士在疼痛护理中的作用

疼痛管理是护理工作的基本内容之一，与所有的护士密切相关。护士在急慢性疼痛管理中发挥了关键作用。疼痛护理工作内容包括了疼痛评估、病情监测、疗效评价、患者及家属健康教育等。

护士是患者疼痛状态的主要评估者。护士往往最先了解患者的疼痛及各种不适症状，临床中，护士需运用可靠有效的疼痛评估工具，在患者的共同参与下，按照实践标准开展疼痛评估。评估内容包括：疼痛的强度、部位、性质、时间特点、使其加重或缓解的因素以及既往干预措施和效果。

护士是疼痛患者及家属的教育者和指导者。研究表明，健康教育能对疼痛患者的健康状态、疼痛体验、认知及疼痛控制感觉产生积极影响。开展健康宣教可丰富患者的疼痛管理知识，减少其忍受疼痛的意愿及对药物副反应和成瘾的担忧。患者在接受健康宣教后开始更多地承担起自己在疼痛管理中的责任。护士通过宣教和指导，可以使患者及家属主动参与疼痛管理过程，从而有效促进疼痛管理的开展。

（三）疼痛的评估

疼痛是受病理、生理、心理、文化背景和生活环境等诸多因素的影响，通过神经中枢的调整和处理，最终得出的主观感受。疼痛评估是指在疼痛治疗前后及过程中，利用一定的方法测定患者的疼痛强度、类型、性质、部位等信息，为临床评判病情、制订治疗方案提供科学依据。

护士是临床工作的一线人员，与患者接触最多，也最了解患者的不适。疼痛评估是护士的基本工作职责之一，护士须掌握疼痛评估的知识和技能，才能准确、及时、全面地评估疼痛。疼痛评估的方法主要包括护患交流和观察以及体格检查。

1. **护患交流和观察**

对于能够交流的患者，疼痛评估主要依靠医护人员的询问、观察以及患者的表达。建立良好的护患关系对疼痛评估非常必要，有助于得到患者的积极配合。护士通过交流使患者明白疼痛治疗的必要性，并使患者知道，医务人员有责任和能力帮助患者解决疼痛问题。护士应尽可能保持轻松愉快的气氛，尽量使用通俗易懂的语言，有规律地按照一定顺序询问患者。此外，护士应鼓励患者在出现新的疼痛或疼痛发生变化时，主动向医务人员报告疼痛情况。

2. **体格检查**

体格检查的目的是进一步评估护患交流和观察中发现的可疑症状，为诊断提供充分信息。体格检查应该有合理的计划和顺序，并要向患者解释检查的目的。疼痛评估包括多个要素，其中疼痛部位、疼痛强度、疼痛性质和疼痛发生的时间特点是疼痛评估的基本要素。在临床工作中，可结合患者的病史，对与主诉密切相关的部位和项目做重点检查。在检查疼痛部位时应提醒患者，以得到其理解和配合。

【人文护理启示录 1－4－2】 待产妇坠楼的悲剧

护理故事

8 月 31 日晚，某待产妇因“停经 41＋1 周要求住院待产”入院。经初步诊断发现，待产妇第一胎 41＋1 周待产，检查发现胎儿头部偏大，阴道分娩困难，难产风险比较大。检查后，医护人员向待产妇、家属说明情况，并建议剖宫产。家属认为剖宫产对宝宝的影响不好，坚持顺产，并在《产妇住院知情同意书》上签字。后待产妇疼痛难忍，再次向医护人员提出剖宫产的要求，医护人员再次征求家属意见时，家属称表示理解，但拒绝手术，继续观察。待产妇由于疼痛再次走出分娩中心，再次提出想要剖宫产，但家属一直不愿意，坚持顺产。将待产妇劝回待产室后，医生建议家属剖宫产，但家属仍不同意。绝望之下，20 时左右，待产妇从 5 楼分娩中心坠下，抢救无效身亡。经公安机关鉴定，初步排除他杀，属自杀跳楼事件。

护理感悟

舒适护理是一种新型的护理模式，更是一种个性化的护理模式，它更多强调的是患者生理、心理层面的舒适，以降低患者的不愉悦感觉为护理目标，与以往的护理不同，它强调以患者为中心和以人为本的理念。案例中的不良事件，违反了舒适护理的心理舒适，待产妇最终选择跳楼，是因为感受到了不被尊重，没有安全感和满足感，在疼痛和内心绝望的煎熬下，选择了最决绝的方式离开世界。不可否认，案例中的医护做到了尊重待产妇的意见，多次建议其家人剖宫产，但最终医护及家人都还是没有关注到患者的情绪变化，没能及时阻止悲剧的发生。倘若案例中的医护一开始便忽略待产妇的心理感受，舆论的风定会吹向医院。我们在临床护理中，应认识到舒适护理的重要性，在最大程度上满足患者的需求，消除患者的恐惧感，尽量安抚患者的情绪，多角度地进行护理，提高患者满意度，在护理的过程中改变、提升护理理念，以患者为中心，以人为本。作为院方，也应该在医院推行舒适护理，将舒适护理作为护士的绩效考核目标，在制度上保障舒适护理在医院的推行，以避免类似悲剧发生。

二、 舒适护理

（一）舒适护理的定义

什么是舒适？舒适是轻松、自在的状态，没有疲惫或疼痛等，人的四个层面的需要被满足，从而使人感到轻松、自在。其中，四个层面的需要包括：生理需要、心理需要、社会需要、环境需要。

舒适护理（Comfort care）指通过护理使人在生理、心理、社会、灵性上达到最愉快的状态，或缩短、降低其不愉快的程度。也就是说，护理人员能给予患者一个最舒适的状态。

舒适护理是一种有效的护理模式。在科学的、进步的护理理念下，护理研究不断深入，同时随着人们生活水平的提升，人们对健康生活越来越重视，追求生理健康、心理健康与社会的和谐统一。舒适护理是护理的独特领域，在整体的护理上，强调舒适，减少患者的疲惫或疼痛，以达到患者最愉快的状态。舒适护理是将舒适研究运用于基础护理，增加患者的舒适感受和满意度。

（二）舒适护理的内容

1. 舒适的四种状态

（1）缩短（Shortening）：将患者不愉快的时间尽可能缩短，而没有增加患者不愉快的程度；

（2）减轻（Relief）：将患者不愉快的程度尽可能降低，而不增加患者不愉快的时间；

（3）自在（Ease）：将患者不愉快的感觉完全消除；

（4）超越（Transcendence）：不仅将患者不愉快的感觉完全消除，更令人有“超越自在”的感受，此时精神焕发，活力十足，不但不会疼痛，而且还比平常愉快。

2. 舒适的四个层面

（1）生理舒适：生理舒适，就是一种身体的感觉，影响因素包含外部因素和内部因素。外部因素包括：病房的温度和湿度、墙壁的光洁度和光线、病房的音乐和噪声分贝。内部因素是指患者内心的感受，舒适的环境会使患者感觉自己不是住在病房，也不是一个生病的人，而是像度假一样放松、舒适和愉悦。

（2）心理舒适：心理舒适也是人内心的感觉，不同于生理舒适的内部因素，心理舒适是一种心理的满足感和安全感，在医生和护士的照顾下，患者内心有一种被尊重的感觉。

（3）社会舒适：社会舒适是由患者的家庭、职业、人际关系和经济因素带来的舒适感觉。

（4）灵性舒适：灵性舒适是由患者的宗教信仰等精神层面为患者带来的舒适度。

3. 舒适护理的措施

（1）创造舒适的就医过程。患者来到医院，接诊、门诊预检分诊、门诊医生诊疗、病房照护均体现出舒适和热情，住院治疗时给予适宜的治疗，将舒适护理运用在临床，用心为患者做健康教育。

（2）创造舒适的就医环境。舒适温馨的就医环境是患者感到舒适的重要因素。其中包括安静、干净、舒适的病房；干净平整的床位；便利的生活环境和生活用具，适宜的通风和光照；护理人员的关心和微笑，护理人员应做到“三轻”，即说话轻、走路轻、关门轻，创造一个有助于患者身体康复和心情愉快的环境。

(3) 对每个患者都需要用心交流、细心护理。在临床护理中，需注意观察患者的心理状态，适当给予安慰和理解。护士在护理工作进行时，动作尽可能轻柔，语言上要安抚患者的情绪。患者在手术前，需进行术前访谈，减轻患者对手术的紧张和恐惧。护士在每天交班时刻需问候患者，及时发现患者的不适，接受患者的反馈和意见，并及时处理。

(4) 保护患者的隐私权，尊重患者的权益，而家人的关爱、社会的支持是患者战胜疾病无穷的力量。

(5) 护士需尊重患者的灵性舒适，尊重患者的信仰，灵性的关心能使患者得到心灵上的满足。

（三）舒适护理的临床意义

(1) 整体护理是护士临床护理的根底，而舒适护理的实施是整体护理的进步。整体护理与舒适护理并驾齐驱是目前最人性化的护理，也是未来护理的发展方向，更是护士的护理专业价值的体现。未来的护理研究领域要求整体护理与舒适护理的结合。

(2) 舒适护理提升了护士的效劳理念。护士在临床上更加注重满足患者的舒适需求，以提高患者舒适度为效劳宗旨，把患者的需要和舒适放在护理工作的第一位。舒适护理体现了护士在临床工作中是不可替代的一部分。

(3) 舒适护理转变了护士的心智模式。与以往的完成简单工作、服从医生指令不同，舒适护理要求护士把患者当成一个有需求的整体，要求护士善良且同情生命、敬畏生命，在护理中应用新的理论和方法来创造临床护理的活力，在实践中不断完善护理程度、提升护理质量。我们坚信，护士在临床工作中积极进取，在快节奏的医院工作环境下，坚信以人为本，以患者为中心，护士的快乐便能传递给患者，护士的关心便能给予患者战胜病魔的勇气，而护士诚恳的爱，能够给予患者无穷的希望，这就是舒适护理的意义！

【人文护理启示录 1-4-3】 输液风波

护理故事

患者因截肢术后伤口疼痛，夜间无法入睡，护士报告值班医生后，医生拟医嘱："25%硫酸镁 100 mL 静脉注射，一日二次。"根据用药常规，静脉注射时应使用 2.5% 的硫酸镁，而不该是 25%，医生疏忽，将 2.5% 错写成了 25%，护士没有怀疑，未发现其中的错误，按医嘱给患者静注了 25%硫酸镁。结果药液尚未注完，患者就颜面苍白、脉搏变缓，还没来得及抢救，患者即呼吸、心跳停止，当场死亡。

护理感悟

案例中，护士貌似没有出现差错，只是遵医嘱用药，但在临床上，护士是操作者，操作者也应承担一定的责任。护士在临床的工作不只是简单地执行医嘱，而应在每一次操作时谨记慎独，打起十二分精神，仔细查对每一次的用药和操作，为患者负责，更为我们的职业生涯负责。护理工作面对着的是人，而人只有一次生命，护理工作是护理技术、知识、爱心的结合，在实际工作中，护士要为患者着想，同时也要善于保护自己，杜绝事故、差错的发生。在工作中，我们应科学规避护理职业风险，做好安全护理。

三、 安全护理

（一）安全护理的概念

安全护理分为广义和狭义。狭义是指患者在接受护理过程中，不发生法律和规章制度允许范围以外的心理、机体结构或功能上的损害、障碍、缺陷或死亡；广义上的安全护理是指护士在执业过程中不发生允许范围和限度以外的不良因素的影响和损害。

1. 护理事故

护理事故是指护理工作过程中，由于护士的过失，直接造成患者死亡、残疾、器官组织损伤，导致功能障碍或造成严重人身损害的其他后果。

2. 护理差错

护理差错是指在护理工作中，由于护士的过失，造成患者身心痛苦，延长治疗时间，但未造成人身损害的严重后果或未构成事故。

（二）安全护理的要求

（1）强化职业安全教育。

（2）增强法律意识。

（3）加强专业培训。

（4）健全护理安全管理制度，其中包括：建立、健全规章制度，制定标准操作规程。

（5）提高系统的安全性和有效性，改进防护设备，创造安全工作环境，医院环境应科学、合理，加强与患者的沟通，做好入院健康宣教。

（6）完善护理安全处理的应急预案，坚持以预防为主，重视医护的专业训练。

（三）常见安全护理的问题及措施

1. 静脉输液

静脉输液易出现错配液体、静脉炎、输液反应、输液空气栓塞等问题，处理措施如下：

（1）严格遵守安全给药原则，严格执行“三查八对”，加强用药后的观察和记录。

（2）掌握正确给药的方法和技术，促进疗效及减轻不良反应。

（3）及时与患者沟通，指导患者正确用药。

（4）加强巡视，防止药液外渗。

（5）嘱咐患者发现红肿疼痛或其他输液反应时及时按呼叫器，根据患者病情进行处理观察。

（6）必要时留存液体与输液器送检。

2. 坠床、跌倒的预防措施

（1）做好环境保护措施，病房内应有充足的光线，地板干净、不潮湿，危险环境应有警示标识，移开危险的障碍物。

（2）高危患者床边应有高危跌倒/坠床患者的标识，并锁好床、轮椅、便椅的轮子，睡觉时将床栏拉起，嘱咐患者离床活动时应有人陪护，患者的衣服应合适，鞋底应防滑。

（3）呼叫器放于患者易取位置，入院时引导患者熟悉病房环境，当患者头晕时，确保其在床上休息，呼叫器发出声响后及时回应患者的呼叫。

（4）定时巡视病房，教会患者使用合适的助行器具，必要时使用合适的身体约束，将患者坠床跌倒的可能性降至最低。

3. **坠床跌倒时的处理措施**

（1）立即就地察看患者，并报告医生，将患者的伤害降到最低限度。

（2）检查患者意识、瞳孔、生命体征，以及皮肤是否有外伤，必要时进行B超或CT检查。

（3）若跌倒后，患者出现意识、瞳孔、生命体征变化，立即遵医嘱予以输氧、输液、心肺复苏等处理。

（4）跌坠发生后，做好患者及其家属的安抚工作，消除其恐惧、畏惧心理，并详细交接班，及时如实报告护士长，做好相应处理，防止事态扩大，并及时向护理部报告。

4. **管路滑脱**

（1）管路应设置“引流管”标识签，交班时严格交接管道的数量、名称、部位、作用等，记录有关管道的外露刻度。

（2）气管插管患者，应交接插管外露刻度，并用胶布妥善固定。

（3）转运过程中，对意识不清患者要用约束带，妥善固定，防止在转运过程中管道滑脱；对躁动患者遵医嘱给予镇静剂。

（4）引流管滑脱时，采取必要的紧急措施，用无菌纱布敷盖引流口，改变患者体位，不可自行将脱落导管送回，应立即通知医生，医生根据病情采取应对措施。

（5）气管插管意外拔管时，应立即通知值班医生，并观察患者生命体征，准备好插管用物。

5. **压疮**

预防压疮应做到：勤观察、勤交班、勤翻身、勤整理、勤擦洗、勤更换、勤按摩，留意患者营养摄入是否足够。

6. **误吸**

（1）健康宣教，有效预防。

（2）发生误吸时，应立即使患者头低足高，俯卧拍背，负压清除异物，开放通路，准备抢救用物，做好生命体征的记录，同时告知家属，做好家属的心理护理。

7. **擅离**

（1）入院时进行安全健康宣教，记录患者的联系方式。

（2）告知患者外出时需请假，老年患者或神志不清者身边应有巡视陪护。

（3）做好病房的安全管理，在入门处加装摄像头等。

（四）安全护理的临床意义

（1）安全护理不仅关系到患者的预后，还关系到护理质量和医院信誉。

（2）安全护理是反映护理质量高低的重要标志，其能保护患者得到良好的护理，体现了医院护理的优质服务。

（3）做好安全护理，不只是在保护患者，更是在保护护理人员自己，对维护医院正常工作秩序和社会治安也起到至关重要的作用。

【人文护理启示录 1－4－4】 术后疼痛

护理故事

王某，男，20 岁，因转移性右下腹痛伴固定压痛点入院。经诊断为急性化脓性阑尾炎，给予急症手术。术后第 3 天患者述刀口疼痛。经查体，右下腹刀口处发红，无肿胀，无腹膜刺激征，医生认为是术后伤口的正常反应，并嘱患者多休息。患者因对病情不了解，担心预后而心情烦躁，睡眠欠佳，有明显焦虑表现，向护士寻求帮助。护士因忙于工作，加上自己近期心情不好，不愿过多理睬。第二日，患者因护士态度过于冷淡而投诉到护士长处，护士受到了科室批评。

护理感悟

案例中，患者已出现明显的焦虑情绪，护士却因个人情绪选择忽视，这会让患者觉得不被尊重。俗话说，“三分治疗、七分护理”，说的是护理工作的重要性。一个健康的人在进入患者角色后，往往由于疾病的折磨、医院诊疗环境的陌生、新的人际关系的出现等，会产生一系列的特有的心理活动。心理护理的任务就是针对患者的心理活动，采用一系列心理护理措施，去影响患者的感受和认识，发挥其主观能动性，改变患者的心理状态和行为，帮助患者适应新的人际关系以及医疗环境，尽可能为患者创造有益于治疗和康复的最佳心理状态，使其早日恢复健康。

四、 心理护理

（一）心理护理的概念

心理护理是指在护理实践中，护理人员以心理学知识和理论为指导，以良好的人际关系为基础，按照一定的程序，运用各种心理学方法和技术，消除或缓解患者不良的心理状态和行为，促进疾病转归和康复的方法和手段。

心理护理与心理治疗既有联系又有区别。心理护理强调运用心理学的理论结合护理实践，使之成为患者心身康复的增强剂。临床经验告诉我们，只有将心理护理与躯体护理紧密地结合，才能增进服务对象的身心健康，更好地为患者服务。

（二）心理护理的目标

1. 提供良好的心理环境

良好的心理环境包括适宜的医疗环境、良好的护患关系。接待患者时，护理人员态度应和蔼可亲，尊重患者，平等相待，认真倾听患者的诉说，给患者及家属以安全感及信任感，以利于患者康复。

2. 满足患者的合理需要

需要是人心理活动的源泉，经过语言沟通和分析，护理人员及时、恰当地了解到患者的需要并帮助其满足，会令患者感到舒适，达到心理上的满足感。

3. 消除不良的情绪反应

这要求护理人员需尽早识别患者的不良情绪，以便采取有效措施。及时发现是心理护理的关键，心理护理开展得越早，效果越好。

4. 提高患者的适应能力

有效的心理护理能够调动患者战胜疾病的主观能动性，增加其做出促进和维护自身健康的行为的可能性，以提高患者的适应能力，这才是心理护理的最终目标。

（三）心理护理的原则

1. 交往的原则

心理护理是一个人际交往的过程，患者的信赖感的产生是在交往中进行的。在交往中，护患双方处于平等地位，不同的是，护理人员应起主导作用。沟通交往，可使护患双方相互了解、交流思想，以便协调关系，有利于患者消除不安感和不信任感，以便护理人员更好地开展工作。

2. **启迪的原则**

在心理护理中，护理人员是主导者，应充分认识到患者心理活动的普遍规律与每个患者的特殊性，必须用科学的道理、通俗的语言、灵活的方法，启迪和教育患者。

3. **针对性的原则**

患者在年龄、性别、职业、心理特征、文化或病情上是不同的，其心理反应也是千差万别，护理人员在心理护理中应做到因人而异，以消除患者对疾病的错误观念和认识。

4. **自我护理的原则**

调动患者的主观能动性是心理护理的目的，护理人员要帮助和指导患者尽可能进行心理的自我护理。良好的自我护理是心理健康的表现。

5. **保密的原则**

心理护理过程经常涉及患者的隐私问题，护理人员必须尊重患者的隐私权，对其隐私要严格保密，不可随意谈论。另外，患者不愿意陈述的内容不应追问。

6. **尊重的原则**

人格上，护患一律平等，护理人员在与患者交谈时应一视同仁、语气温和，礼貌且诚恳，使患者感受到尊重，切不可用轻视、嘲讽、耻笑的态度伤害患者的自尊心。

（四）心理护理的临床意义

随着现代医学模式的转变，心理护理的作用日益受到重视。心理护理是一门实践性很强的应用学科，已广泛应用于临床护理实践。由于心身疾病的治疗和转归已与心理社会因素更加密切，患者的情绪状态和心理变化直接影响着疾病的治疗效果和康复程度，因此，对心身疾病的心理护理就显得格外重要。心理护理在临床护理工作中具有非常重要的意义，其主要表现在以下几个方面：

（1）帮助患者调整心理，使之处于最佳康复状态。

（2）消除患者不良的心理刺激，防止心身疾病的发生。

（3）帮助患者协调各种人际关系，以适应新的社会环境。

（4）调动患者的主观能动性，使其积极主动地进行自我护理。

（5）协助医生促进心身疾病、人格障碍、神经症等患者的康复。

（邓秋燕，广州雅敦科技有限公司）

第二章
训练科学思维，提升决策能力

一名优秀的护士，不仅要具备丰富的临床知识、熟练的操作技能，更要具备科学的思维能力，具有足够的灵敏度来发现潜在的医疗安全问题，警惕可能发生的医疗差错。但在实际工作中，新入职的护士经常因专业知识和临床操作技能不够熟练而缺乏质疑的勇气，年资较长的护士则因长年累月繁重枯燥的护理工作而失去了思考的能力。培养科学的思维能力，就是要建立更深层次的思维方式，主动、理智地评估各种观念和信息，从“应该思考什么”转变为“如何思考”，从而更好地提升护理的临床决策能力。

第一节　护理科学思维能力的培养

【人文护理启示录2-1-1】护士细心审核，避免不良事件

护理故事

颅内动脉瘤患者拟做动脉瘤栓塞术，医生下医嘱剃头备皮，主管护士执行医嘱时，产生疑问，颅内介入微创手术一般经股动脉开展，备皮区域为会阴部，难道是患者家属临时要求更改手术方案，选择开颅手术？还是医生下错了医嘱？主管护士经过思考提出疑问，而后再次询问主管医师后得知医生套用医嘱模板，没有正确更改医嘱，差点造成不良事件。护士心里一惊，还好不嫌麻烦去向医生确认，并提醒自己以后工作要更加小心谨慎。

（案例来源：明立岚，新乡医学院第一附属医院）

一、护理评判性思维

（一）评判性思维的概念及重要性

案例2-1-1中的护士正是具有评判性思维，对医生的医嘱不盲目执行，独立思考，才能及时避免一起差错事件。

评判性思维也称批判性思维，并不是我们通常想到的“否定”“找茬”等负面意思，评判性思维是指建立在特定情境下，采用一定标准，应用科学的、询证的方法在分析、推理、解释的基础上有目的的、自我调控判断的过程。培养评判性思维能力，更重要的是学会独立思考和质疑，提升逻辑思维能力，使我们的头脑更敏锐，思路更清晰，决策更明智。

评判性思维于20世纪80年代引入护理领域，在护理专业中具有非常重要的现实意义。现代护理日益多元化和复杂化，面对复杂多源的信息，如何敏锐地察觉到关键问题，有效地利用已有的护理知识和技能做出正确的判断，尤其是对可能存在的差错发出质疑，都要求护士具备评判性思维。

护理评判性思维是指在护理决策中，有目的、有意义的自我调控的判断和反思过程，是临床决策和解决问题的思维基础。临床护理决策中，处处需要评判性思维，如对医生下的医嘱不盲目执行，用评判性思维去审核是否存在医疗差错；对不合理的器械操作或操作规范持怀疑的态度，积极发现和改进等。

（二）评判性思维的构成要素

评判性思维主要由认知技能和情感特质两种要素构成。其中，认知技能包括解释、分析、推论、说明、评估和自我校准六部分。情感特质又称评判性精神，是指个体有意识、有目的地进行评判的心理准备、意愿和态度倾向，包括开放的思想、公平的态度、寻求理由的倾向、求知欲和灵活性。

护理中的评判性思维特质包括独立自主、充满自信、乐于思考、不迷信权威、头脑开放、尊重他人等。案例2-1-1中，护士的评判性思维体现在解释、分析、推论、说明、评估和自我校准六个方面。

（1）解释：准确解释问题以及客观和主观的数据信息来源。本案例中护士准确理解了颅内动脉瘤患者拟做动脉瘤栓塞术。

（2）分析：研究问题中的想法或观点，客观和主观的数据等。本案例中护士分析颅内介入微创手术一般经股动脉开展，备皮区域为会阴部。

(3) 推论：查询、评估争议（承认错误推理）并得出结论。本案例中护士推测是临时要求更改手术方案、选择开颅手术还是医生下错了医嘱。

(4) 说明：明确解释结果、证明程序的正当性和表达论证。本案例中，护士向医生求证，以证明自己观点是否正确。

(5) 评估：评估信息，以确定其可信度及相关性。本案例中护士认为颅内介入微创手术一般经股动脉开展，备皮区域为会阴部；而开颅手术才需剃头备皮，评估无误。

(6) 自我校准：通过普遍标准不断监测自己的思想并自我校正。本案例中护士事后的反思：还好不嫌麻烦去向医生确认，提醒自己以后工作要更加小心谨慎。

（三）评判性思维的障碍

评判性思维在护理中如此重要，为什么临床中还是有很多接受过良好教育的护理人员故步自封、墨守成规，很难做到评判性思考呢？阻碍评判性思维的原因复杂，主要包括以下因素：

(1) 专业知识及技能不熟练。比如实习护士或刚毕业入职的护士会因为专业知识和临床操作技能不够熟练而缺乏质疑的勇气，容易对医生的指令盲目听从，缺乏独立思考的能力。

(2) 以自我为中心。常见的表现形式为利己主义，比如意识到某流程规范不合理，但改进后可能增加自己的工作量，出于利己的原因和不想多找麻烦的心理而不去改善。

(3) 从众心理。迫于同伴压力，大家都认为这样没问题，自己不愿做出头鸟，即使意识到有问题也不想主动提出。

(4) 思想保守，因循守旧。墨守成规，害怕改变，不愿去尝试新事物，不愿去做出改善，不想走出自己的舒适区。

(5) 无根据的假设。无根据的假设是非理性的，是指没有充分理由而想当然的看法，最常见的一种就是刻板印象。比如临床中常见的刻板印象——认为专家具有权威性，但权威专家的观点并不都是正确的，对于专家的理论和观点，我们常常会缺乏质疑的勇气。

除此之外，还有偏见、成见、迷信、狭隘主义、失控的情绪、自我欺骗、好面子等因素，都严重妨碍了我们的评判性思维。

【人文护理启示录2-1-2】 我的反思日记

护理故事

今天上班最忙的时候，我接到一个患者的咨询电话，由于我手上还有很多事情要做，就飞快地回复了一长段话。讲完之后，问他明白了吗，结果患者停顿了一下，说："你能再讲一遍吗？我一句话也没记住。你的语速太快了，说话都不喘气的吗？都不考虑听的人的感受吗？"我愣了一下，只好放慢语速再重复一遍，直到确认患者确实弄明白了才挂断电话。

这让我意识到沟通中语速的重要性。本来加快语速是为了节省时间，结果却适得其反，欲速则不达，不但浪费时间精力，造成无效沟通，还给患者留下了不好的印象，这让我开始反思沟通技巧的重要性。沟通是相互的，不能只考虑自己输出，不考虑别人的接受程度。尤其是考虑到患者缺乏临床知识，而我作为临床医护人员就应该尽量用通俗易懂的语言与患者沟通。

另外，非语言沟通也十分重要，尽量不要把个人情绪带到工作中。之前听到过一个案例，护士因为个人原因心情不好，在护理患者时拉着一张脸，一个肿瘤患者看护士脸色不好，以为自己病情很严重，非常担忧，就算后来病理结果表明是良性的，也认为是医生护士在欺骗他。

除此之外，不管是生活中还是工作中，沟通讲话都要注意态度语气，伤人的话不要脱口而出，如千万别跟（非精神疾病倾向的）患者说"我觉得你精神有问题，你去看精神科吧"。开玩笑也要适可而止，避免因为自己的无心之失给患者造成的心灵创伤。

曾子曰："吾日三省吾身。"临床医护人员常与患者打交道，确实要时时反思自己在沟通讲话中有没有问题。有首诗是这样说的，"身是菩提树，心如明镜台，时时勤拂拭，莫使有尘埃"，我想我也要经常反思自己，时时勤拂拭，勿使心灵惹上尘埃。

（四）评判性思维的培养方法

评判性思维的培养方法很多，包括反思日记法、病例分析法、角色扮演法、苏格拉底式问答法、Taba教学法、概念图法、思维图法、以问题为基础的教学法、以质疑为基础的学习法等，以下简要介绍常用的三种方法。

1. 反思日记法

写作是深化反思的一种有效途径，能促进写作者的自我认知和专业成长。

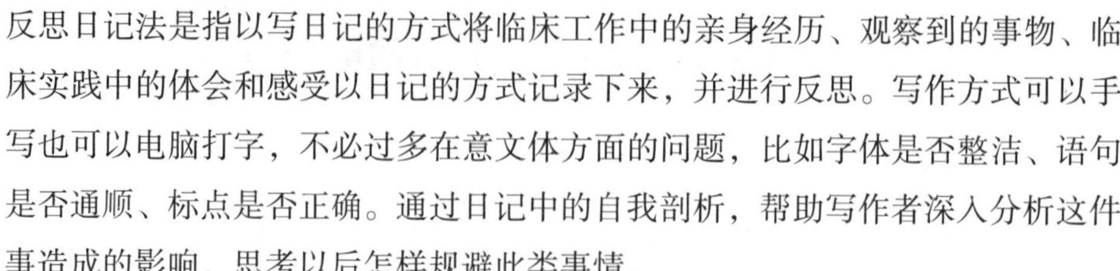

反思日记法是指以写日记的方式将临床工作中的亲身经历、观察到的事物、临床实践中的体会和感受以日记的方式记录下来，并进行反思。写作方式可以手写也可以电脑打字，不必过多在意文体方面的问题，比如字体是否整洁、语句是否通顺、标点是否正确。通过日记中的自我剖析，帮助写作者深入分析这件事造成的影响，思考以后怎样规避此类事情。

2. 病例分析法

对具有代表性、典型性或较复杂的病例进行分析，归纳其护理成功或失败的经验，大胆假设、质疑，分析各病例之间的异同点，形成相关记忆图式，培养观察、比较、分析、综合、推理、假设和论证的能力，促进评判性思维的发展。

3. 角色扮演法

模拟某个临床情景，分别扮演护士和患者，通过换位思考和移情作用，探讨情感、态度、价值观以及解决问题的策略。从角色扮演法中，扮演护士的可以进一步考察临床知识和操作技能的掌握情况，而扮演患者的则可以换位思考，从患者的角度更能体会到护理中的不足和需要注意的事项。

【人文护理启示录 2-1-3】 小创新， 大关爱——改良约束手套

护理故事

约束手套又叫波板手套、防拔管手套，是临床护理中使用较多的一款防拔管护理用具，主要用途是预防非计划性拔出治疗性管道，避免意识不清的患者抓伤皮肤或自伤自残。约束手套的手掌面为棉质布料，内置防抓板（硬板），防止手指抓、挠、扣，手背面为网状面料，柔软透气。

但在临床护理中发现，经常有患者戴约束手套的时候手腕翻转，导致手掌面对着约束手套的网面，无法防止手指乱挠乱抠，容易抓伤手掌，起不到约束作用。因为约束手套看起来很像乒乓球球拍。外二病区护士长灵机一动，将“球拍”和“乒乓球”结合起来，将“乒乓球”缝在棉质面的中间，小球刚好对着手掌。经过几次试验，护士长先是把一整个小球放进去，发现不是特别好固定，又改为半个球，缝好后，自己戴上体验，神奇地发现无论手怎么活动，手掌真的翻转不过来了。护士长又想到如果把乒乓球换成类似网球有弹性的小球，应该可以提高患者的舒适度，且能起到按摩作用。

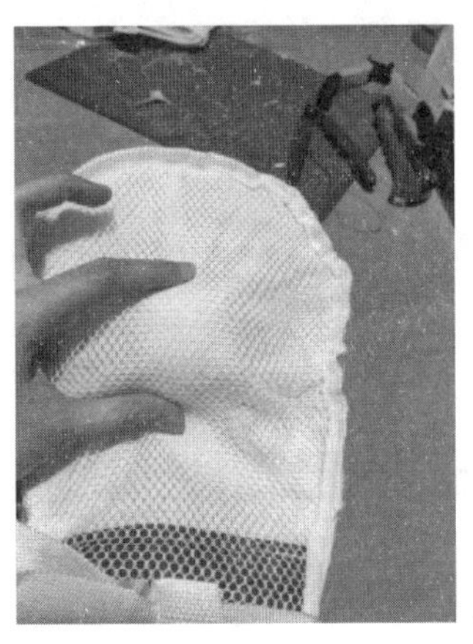

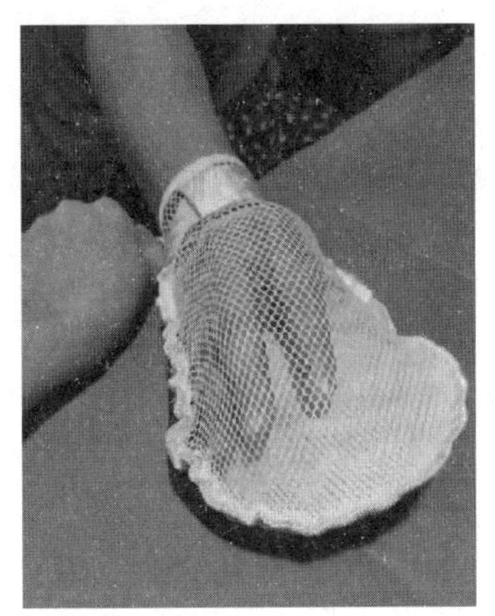

护理感悟

护士长的一个小创新，背后是对患者的大关爱。只有真正将患者和护理工作放在心上，才能抓住稍纵即逝的灵感，对护理中的操作器械和流程规范进行改良。也正是护士们一个个小小的创意，推动了护理行业的发展，为患者提供了更优质的护理服务。

（梁丽萍，广州市第十二人民医院）

二、 护理创新性思维

（一）创新性思维的概念

案例中的护士长具备创新性思维，善于对临床中发现的问题进行思考，同时能够抓住稍纵即逝的灵感，对约束手套进行改良。创新性思维不同于定式思维，是指思维主体从侧面或反面对事物进行考察或分析，从而获得内在规律或独立见解的思维方式，即突破常规思维的限制，以新的视角去思考问题。创新性思维具有自主性、创造性的特点，是科学技术发明的思想基础，是推动医学进步的动力，也是医护人士改善自身素质和提高工作水平的重要条件。

随着社会的进步和科技的发展，人们对卫生保健水平的要求也在日益提高，这些都对临床护理提出了更高的要求。要适应时代的变迁，就必须要具备创新性思维，对本职工作有独到的见解和独特的创新能力。传统的定式思维会造成护士循规蹈矩、墨守成规，对医生或医嘱的失误往往容易疏忽甚至听之任之，失去了审核把关的作用，容易出现医疗差错，引起医疗事故和医患纠纷。

（二）培养创新性思维的途径

1. 勤于思考，善于质疑

遇到问题要勤于思考，不能做思想上的懒惰者，经常想一想：患者为什么会出现这种临床表现？各项医嘱的作用和意义是什么？这类患者的护理重点是什么？有没有更好的处理方法？相关的操作规范或操作仪器有没有改进的地方？同时要善于质疑，发现临床中可能出现的差错事件，做好护理的审核把关，及时堵上漏洞。对不合理的操作规范进行改进，发明或改良操作器械，促进临床护理的进步。

勤于思考，善于质疑，是护理人员改善自身素质、提高工作水平的重要方法。案例中的护士长在临床护理工作中发现了约束手套的漏洞，没有视而不见，而是勤于思考，动手实践，想方设法不断改进。

2. 开阔视野，增长见识

积极学习护理学前沿知识，开阔视野，增长见识，扩大思维的广度，才能启迪创新性思维。破除思维定式，转换视角，对同一事物从不同的角度进行观察分析，往往能从思维定式中脱离出来，避免“身临其境”的盲目，使视野更广，想象更丰富，从而实现创新目标。

3. 捕捉灵感，做好记录

灵感是一种复杂的心理现象，是以已有的经验和知识为基础，在意识高度集中之后产生的一种极为活跃的精神状态。由于某种情景的触动，人的思维产生突变性飞跃和敏锐的顿悟，思想豁然开朗，为百思不得其解的问题找到了答案。灵感具有突发性和瞬时性，因此要及时捕捉灵感，并立即将其记录下来，再进行进一步的验证和研究。案例中的护士长通过想象约束手套像球拍，进一步迸发灵感，将“球拍”和“小球”结合起来，改良了约束手套。护士长及时将自己的灵感付诸实践，没有让灵感一闪而过。

（刘阳阳，广州市第十二人民医院）

第二节　护理临床推理能力的建设

【人文护理启示录 2－2－1】 垂体瘤患者术后的护理推理

护理故事

患者女，36 岁，因颜面部改变，四肢肢端肥大 2 年，头痛 6 个月，视力下降，视物模糊 1 个月入院，昨日在全麻下行经鼻蝶入路垂体瘤切除术，术后清醒，返回神经外科监护室。

患者既往体健，否认传染病、家族遗传性疾病，头颅 MRI 显示鞍区肿瘤，向上突入鞍上池，压迫视交叉，内分泌检查生长激素（Gh）8 μg/L。患者血压 120/70 mmHg，体温 37.2 ℃，每小时尿量 300 mL，诉烦渴，频繁想喝水，但克制自己不去喝水。垂体瘤患者术后常见并发症有尿崩症、电解质紊乱、继发颅内出血、中枢性高热、脑脊液鼻漏等。对于垂体瘤术后患者，术后应该严格观察其每小时尿量，若连续 2 小时大于 200 mL，可考虑患者出现术后并发症尿崩症。考虑到患者液体为匀速输入，短时间内未大量补液，不会造成尿量增多；未使用脱水利尿剂或高渗液体，不会造成尿量增多；未在短期内食用高糖水果，不会造成渗透性利尿而引起本次尿量增多。排除其他引起尿量增多的因素，患者有可能发生尿崩症。继续观察一个小时，看看患者症状是否得到缓解，如果一小时后每小时尿量仍大于 200 mL，并且烦渴症状加重，则推断患者出现尿崩症。

一小时后，患者仍出现尿量大于 200 mL，并且烦渴，说明患者出现了尿崩症。如果不通知医生及时处理，患者尿量持续增多，会出现电解质紊乱。护士于是立刻通知医生，给予患者相应的药物治疗，并抽血急查患者电解质。患者经过药物治疗，每小时尿量减少，症状得到缓解，血标本电解质结果显示基本正常。

垂体瘤患者术后容易出现并发症，最常见的就是尿崩症以及电解质紊乱，如果没有及时发现患者尿量增多，并且排除其他相关因素，及时告知医生，采取处理措施，患者会出现更严重的电解质紊乱，严重时危及生命。

（案例来源：明立岚，新乡医学院第一附属医院）

一、 临床推理的方法

（一）临床推理的概念

人文护理启示录 2－2－1 是护士对垂体瘤术后患者的一个完整的临床推理过程。临床推理是指临床医护人员收集信息、处理信息、了解患者的问题或情况，制定和实施干预措施并评估效果的过程，以及对该过程的反思和学习。

护士在医疗过程中负责做出大量的判断和决定，每天需要参与多个临床案例的推理，重症监护室的护士更是每 30 秒就会面临一次临床判断和决定。护士的职业与医生一样，要对患者的生命健康负责，时刻充满了挑战性，不仅需要临床知识和技能，更需要较强的思考和推理能力。临床推理技能的运用对患者的治疗效果有积极影响，而临床推理能力较弱的护士常常无法敏感地觉察到患者病情的恶化或潜在的危险。

（二）临床推理的步骤

临床推理流程又叫临床推理循环，简称“临床推理环”。临床推理环包括八个步骤，分别是观察患者状况、收集信息、整理信息、分析问题、设立目标、采取行动、评价和反思。临床推理是一个动态的过程，八个步骤虽独立呈现，但界限经常是模糊的，通常在做决定、实施或评估结果前会合并一两个步骤或在不同步骤间来回变化，所以护士应该学会灵活运用。另外，护士要学会识别、理解并认真完成临床推理环的每个步骤，而不是对患者的问题想当然并且在没有经过深思熟虑的情况下开始干预。

1. 观察患者状况

在这个阶段，要注意观察患者的状况，如患者的年龄，性别，因何入院，患者的精神状态怎么样，能否自理，等等。该阶段是护士对患者的第一印象，虽然第一印象很重要，但要注意不能因先入为主的印象或刻板印象影响后续的思考和决策。

2. 收集信息

在这个阶段，护士开始收集患者的相关信息，包括三个方面，一是患者的既往信息，包括但不限于病史、临床病历、医嘱、护士记录、护士交班记录、既往的体检记录等；二是患者的新信息，如给患者做健康评估；三是与患者有关的临床知识回顾，包括生理、病理、药理、诊断学、治疗学等。不能低估信息收集阶段在整个临床推理过程中的重要性，早期忽略的细节可能会导致患者治疗出现不良结果。

3. 整理信息

在这个阶段，主要是对收集到的信息进行整理分析，主要包括阐释、筛选、关联、推理、匹配和预测六个部分。

（1）阐释：分析数据，把正常值和异常值相对比，以理解患者的临床表现或症状；

（2）筛选：把相关的信息和不相关的信息区分开来，发现不一致并缩小范围找到最重要的信息，识别线索中的差异；

（3）关联：发现新的关系或模式，将线索集中归类并找出它们之间的关系；

（4）推理：通过推理找出导致异常值的原因，考虑可替代方案及其后果；

（5）匹配：将当前的情形和过去的情形、目前的患者与之前的患者相匹配；

（6）预测：预测结果。

4. 分析问题

在这个阶段，护士要综合收集到的所有信息并进行推理，对患者的问题做出最后决定性的诊断，以确定合适的照顾目标和行动计划。

5. 设立目标

在这个阶段，需根据当时情况的紧迫性设立目标，目标必须是明确的、可测量的、可达到的，且具有现实性和实效性，即什么时间达到什么样的结果。

6. 采取行动

在这个阶段，选择最优行动方案，并明确执行人和执行时间。

7. 评价

在这个阶段，对已采取的行动计划和效果进行评价，判断干预措施的效果，患者情况是否有改善。

8. 反思

反思是临床推理的最后一步，是有意识的、有序的、有构架的智力行为，要求护士从改善、提高或改变的角度出发，批判性地回顾他人的操作，探索和理解他人所做的事情，思考“从这个过程中学到了什么，还可以用什么不同的方法做”。

（三）临床推理与评判性思维的区别与联系

临床推理与评判性思维之间既有区别又有联系。临床推理是认知能力和大脑情感习惯的复杂组合，是分析获得想法的过程，而这个过程需要依赖评判性思维。简单来说就是，护士在进行临床推理时需要依赖评判性思维来进行。评判性思维能力较好的护士的思考更有广度和深度，在进行临床推理时会去除不相关的、不连续的、不符合逻辑的想法，使临床推理更加高效和科学。

二、 临床推理的应用

现用临床推理的方法对人文护理启示录 2－2－1 进行分析。

（一）观察患者状况

患者女，36 岁，因颜面部改变，四肢肢端肥大 2 年，头痛 6 个月，视力下降，视物模糊 1 个月入院，昨日在全麻下行经鼻蝶入路垂体瘤切除术，术后清醒，返回神经外科监护室。

（二）收集信息

1. 阅读当前资料

患者既往体健，否认传染病、家族遗传性疾病，头颅 MRI 显示鞍区肿瘤，向上突入鞍上池，压迫视交叉，内分泌检查生长激素（Gh）8 μg/L。

2. 收集新信息

患者血压 120/70 mmHg，体温 37.2 ℃，每小时尿量 300 mL，诉烦渴，频繁想喝水，但克制自己不去喝水。

3. 知识回顾

垂体瘤患者术后常见并发症有尿崩症、电解质紊乱、继发颅内出血、中枢性高热、脑脊液鼻漏等。

（三）整理信息

1. 阐释

对于垂体瘤术后患者，术后应该严格观察其每小时尿量，连续 2 小时大于 200 mL，可考虑患者出现术后并发症尿崩症。

2. 筛选

患者体温 37.2 ℃，这个不必太担心，患者术后吸收热为正常现象，可以继续观察。患者诉口渴，频繁想喝水，短时间喝水多了，会影响患者本小时内尿量。患者液体为匀速输入，短时间内未大量补液，不会造成尿量增多；未使用脱水利尿剂或高渗液体，不会造成尿量增多；未在短期内食用高糖水果，不会造成渗透性利尿而引起本次尿量增多。

3. 关联

排除其他引起尿量增多的因素，患者可能会发生尿崩症，可以继续观察一个小时，看看患者症状会不会缓解。

4. 推理

患者如果一小时后每小时尿量仍大于 200 mL，并且烦渴症状加重，则推断患者出现尿崩症。

5. 匹配

垂体瘤患者术后发生尿崩症是常见术后并发症。

6. 预测

如果不通知医生及时处理，患者尿量持续增多，会出现电解质紊乱。

（四）分析问题

一小时后，患者仍出现尿量大于 200 mL，并且烦渴，说明患者出现了尿崩症。

（五）设立目标

我会立刻通知医生，让医生给予患者相应的药物治疗，并建议医生抽血急查患者电解质。

（六）采取行动

我会叫医生开医嘱，相应剂量垂体后叶素皮下注射，为患者抽血急查电解质。

（七）评价

患者经过药物治疗，每小时尿量减少，症状得到缓解，血标本电解质结果显示基本正常。

（八）反思

垂体瘤患者术后容易出现并发症，最常见的就是尿崩症以及电解质紊乱，如果没有及时发现患者尿量增多，并且排除其他相关因素，及时告知医生，采取处理措施，患者会出现更严重的电解质紊乱，严重时危及生命。下一次再遇到垂体瘤患者，我会更有经验去护理患者。

（刘阳阳，广州市第十二人民医院）

第三节　护理反思实践的应用

反思，即思考过去的事情，从中总结经验教训。《大辞海》释义为“西方哲学中通常指精神的自我活动与内省的方法”，是人类由劳动实践中获得的一种自反性的思维能力和活动，是自我意识的高层次发展。传统文化中“吾日三省吾身”“以史为鉴，可以知兴替”“前车之鉴，后事之师”都是在强调反思的重要性。

著名哲学家和社会学家尤尔根·哈马贝斯阐述了技术性旨趣之于劳动、实践性旨趣之于人类互动、解放性反思之于权利。贝弗莉·琼·泰勒（Beverley Joan Taylor）根据其理论，认为反思的类型可以分为三种，即技术性反思、实践性反思和解放性反思。因临床问题常常是复杂且不可预测的，上述三种类型的反思，既可以单独使用也可以组合使用。我们一般认为，经验性知识来自技术性反思，解释性知识来自实践性反思，批判性知识来自解放性反思。

工作和生活中的问题和挑战不会总以固定的形式出现。所以在解决实践问题时，不同类型的反思可以单独使用，也可以组合使用。通过反思可以产生各种知识，医护人员也可以从一系列反思过程中受益。

一、 技术性反思

（一）技术性反思的概念

技术性反思是指以科学的方法和理性、演绎的思维为基础，通过严谨的手段生成和验证经验知识，确保工作流程是基于科学证据的。即使用客观的方法对工作问题进行系统的质疑、持续的论证和修订，从而更好地制定政策和流程。

技术性反思是整合思维的一种方式，可以对临床操作和规定进行精心调整和改进，因此通常用来验证现有的工作流程是否合理，现有的规章制度是否还合时宜。通过技术性反思，可以形成一个客观的、理性的、有说服力的立场，可以更好地促进流程再造或规章制度的更新。

（二）技术性反思的过程

技术性反思的程序包括评估和计划、执行/实施、评价。技术性反思特别适合需要理性思考的、具体的、可以解决的问题，可操作性强，能帮助我们在反思过程中保持思维流畅。技术性反思可用于对实践性问题进行评判性思考，也可作为临床讨论中技术问题分析的大纲或作为正式研究方法的一部分。无论在哪种情况下使用，技术性反思都能使人评判性地思考和科学地推理，还可以通过客观和系统的调查来预测类似操作可能的结果。

1. 评估和计划

对问题进行初步评估和对论证的发展进行规划，可为理性思考奠定前提。例如，思考一个已经执行了很长时间的临床操作，对该操作的价值提出质疑，怀疑该操作在某种程度上已经过时了，在这里我们将该操作命名为“A”。在评估和计划步骤中，思考 A 是什么，为什么要执行该操作，该操作是如何完成的，什么时候能执行 A，执行 A 的结果是什么，为什么认为 A 是有问题的，打算如何改进。从对这些问题的回答中得出初步假设。

2. 执行/实施

在这个阶段，通过分析在这种情况下出现的问题和假设来发展论点，即支持继续执行当前形式的 A 的理由是什么，有什么依据支持 A 的当前形式，支持 A 当前形式的前提是什么，支持的理由是否符合逻辑，能否提供可信的结果。终止执行 A 当前形式的理由是什么，有什么依据，反对 A 当前形式的前提是什么，反对的理由是否符合逻辑，能否提供可信的结果。通过对上述问题进行系统的思考和回答，能够得出什么推论。

为了验证“A 在当前的形式中是有问题的”这个结论，可以将理性讨论和决策的结果应用于与 A 相关的实践中，即通过对比实验来观察效果，证明论点。

3. 评价

根据技术性反思程序所获得的信息来审视问题，对反思的过程和结果进行评价，包括通过技术性反思程序获得了哪些信息，在这个过程中能以何种方式验证论点的合理性，针对这个问题的观点和得出结论的依据是什么，对这个问题的价值判断是什么，通过技术性反思得出的结论可能会产生哪些其他影响，根据以上评价做一个简洁的陈述来验证或否定开始时所陈述的假设。

【人文护理启示录2-3-1】卫生棉条的新用法：改进大便失禁的传统护理方式

护理故事

某医院NSICU科室的护士发现，对大便失禁患者的传统护理方式容易发生失禁性皮炎。这是因为粪便刺激了皮肤，使皮肤经常处于潮湿和代谢产物侵蚀的状态，加上皮肤之间的摩擦，极易形成皮肤红肿溃烂。传统的护理方式只能在短时间内保持皮肤干燥、清洁，还是会使皮肤经常处于潮湿和代谢产物侵蚀的状态，加上清洁肛周次数过多，造成肛周皮肤频繁的机械摩擦，容易引起失禁性皮炎。

NSICU科室的护士认为应该改进对大便失禁患者的护理方式，降低失禁性皮炎的发生率。通过查阅大量文献，她们认为可以采用内置式卫生棉条联合失禁性皮炎评分量表的方法对大便失禁患者进行肛周皮肤护理，根据评估量表判断患者皮肤情况，调整失禁管理方法。具体操作是将卫生棉条置于患者肛门，尾端的棉线留在肛门口外，每1~2小时辅助患者翻身一次，翻身时观察卫生棉条的尾端，如有粪水溢出，及时取出卫生棉条，并观察腹泻情况；如无粪便，每2~4小时更换卫生棉条。这样做既避免了肛周皮肤反复受到代谢物的侵蚀，也降低了肛周清洁的次数，实验证明能有效降低失禁性皮炎的发生率，同时也减轻了NSICU护士的工作负担。

（案例来源：明立岚，新乡医学院第一附属医院）

案例分析

（1）评估：在这个过程中，通过对问题进行初步评估和对论证的发展进行规划，为理性思考建立前提。

有争议的护理行为 A 是什么？执行 A 的临床目的是什么？A 的内容或构成是什么？A 的频率是多少？A 的结果是什么？争议的焦点是什么？改进建议是什么？

有争议的行为是传统的护理方式容易发生失禁性皮炎。执行传统护理的临床目的是帮患者把大便清理干净，避免患者肛周发生红肿溃烂。传统护理的内容或构成是帮助患者清洁肛周，更换护理垫。传统护理的频率是 30 分钟查看一次，如有大便则进行清洁。传统护理的结果是护士需要频繁地帮助患者清理，更换护理垫，且患者仍有很大的概率发生失禁性皮炎。争议的焦点是大便失禁患者的传统护理方式是否需要改进。改进建议是采用内置式卫生棉条联合失禁性皮炎评分量表的方法对大便失禁患者进行肛周皮肤护理。

（2）执行：第一步，在这个过程中，通过分析实施过程中可能出现的问题和前提假设来展开论证。

支持继续 A 的理由是什么？支持理由背后的护理临床假设是什么？上述假设能否得到临床证据的支持？如果不能，存在哪些问题？现在可以得出什么推论？什么情况下，A 可以继续得到支持？什么情况下，A 需要重新被评估？

支持继续采用传统护理方式的理由是大便失禁患者会引起肛周皮肤渗出液增多、红肿，严重者肛周皮肤发生溃烂，必须及时清洁并更换护理垫，保持肛周皮肤干燥。支持理由背后的护理临床假设是所有的大便失禁患者都需要频繁清理并更换护理垫，以保持肛周的干燥清洁。频繁清洁肛周并更换护理垫并没有充分的临床证据证明，该前提没有考虑采用传统护理方式无法避免代谢物对肛周的浸润，也没考虑频繁地清洁对肛周皮肤的机械摩擦。肛门括约肌过度松弛的患者和对卫生棉条耐受不足的患者仍需要传统的护理方式，而一般的患者可以采用内置卫生棉条的方式减少代谢物的浸润并降低因频繁清洁而造成的机械性摩擦。

第二步，根据之前的推理来阐述和澄清自己对 × 的看法。

终止 A 的理由是什么？反对 A 的临床护理假设是什么？反对 A，可以产生哪些推论，它们在哪些方面是合理的？

终止采用传统护理方式的理由是传统的大便失禁护理操作频繁，不能有效保持肛周皮肤干燥，且频繁清洁肛周皮肤造成的机械摩擦过大，都容易引起失禁性皮炎。反对继续采用传统护理方式的临床护理假设是降低失禁性皮炎的发生率不一定非要频繁清洁肛周并更换护理垫，可以通过采用内置式卫生棉条的方法对大便失禁患者进行肛周皮肤护理。棉条采用一次性包装，无菌无污染；填塞紧密，尾部的伞状部分密闭性良好，能有效减少代谢物对皮肤的浸润；卫生棉条的价格远远低于频繁更换护理垫的价格，节约成本；不用再频繁地清洁肛周并更换护理垫，减轻护理工作量；降低失禁性皮炎发生率，提高了护理质量。

（3）评价：通过技术性反思程序所获得的信息来审视问题。

通过实施技术性反思获得了哪些信息？上述信息证实或证伪了之前的假设？对这项争议的建议和结论是什么？上述结论是正确的吗？通过技术性反思程序得出的结论，可能会产生哪些其他可能的结果？

通过技术性反思可以得出，改用内置式卫生棉条可以有效减少代谢物对肛周皮肤的浸润，降低清洁肛周造成的机械摩擦，从而降低失禁性皮炎的发生率、减轻失禁性皮炎的严重程度。之前的假设被证实，传统的对大便失禁的频繁清洁护理存在不合理性，容易导致失禁性皮炎的发生。上述结论是正确的，改用内置式卫生棉条联合失禁性皮炎评分量表对大便失禁的患者进行护理，可以降低失禁性皮炎的发生率，减轻护士的工作负担，使患者和护士双方都比较满意。

对这项争议的建议和结论是，传统的大便失禁护理已有文献证明不能有效保持肛周的干燥，加上频繁的机械摩擦，都容易导致失禁性皮炎。改良后的方法可以有效地减少失禁性皮炎的发生率，降低护士的工作负担。

通过技术性反思程序得出的结论，启发我们必要时通过技术性反思和必要的研究项目对其他未经审查的护理操作、流程进行质疑和改进。

二、 实践性反思

（一）实践性反思的概念

贝弗莉·琼·泰勒认为的实践性反思主要是指，对人与人之间的沟通交流模式进行系统性的质疑，从而洞察潜在的问题和习惯性问题，进而提高认识、产生新见解，改善与他人的交流方式，提高工作幸福感和实践结果。

我们可以留意到医生与护士之间、护士与护士之间、护士与患者之间的沟通都具有不同的模式，运用实践性反思的方法可以让护士识别与医生或患者之间的非正常的沟通模式。

（二）实践性反思的过程

实践性反思的过程主要包括体验、阐明和学习，即通过思考工作或日常生活中发生的人际沟通方面进展不太顺利的一件事，回顾自己当时的反应和体验，反思自己的行为方式或工作环境，并从这件事的经历中获得新的见解。

1. **体验**

体验包括复述一个实践故事，尽可能对这段经历进行完整地描述，回忆起那些对事件有影响的景象、声音、气味、人和其他特征，对这段经历进行深度描述。包括发生了什么事，什么时候发生的，在哪里发生的，为什么会这样，都有谁参与了，当时的情景是怎样的，结果是什么，你对这种结果的真实看法是什么。

2. **阐明**

阐明包括澄清和解释互动行为的情景意义。即重新审视这些描述来明确自己与他人建立的沟通模式，在故事中找到互动行为的特征，并分析造成这种结果的深层次原因。思考自己在这个故事中，对实践结果的期望是什么，自己的期望与好的实践有何关联，故事中的自己在互动中的角色是什么，在多大程度上实现了互动角色，不良的互动效果的深层次原因是什么。

3. **学习**

学习即从这件事情中学习到了什么，包括创造新的见解，并将它们融入现有的认知中，把学习到的东西应用到工作环境中去，对现有的工作关系进行调整。

【人文护理启示录 2-3-2】 沟通技巧的重要性

案例分析

人文启示录护理 2-1-2 “我的反思日记” 同样属于实践性反思，现按照实践性反思的步骤进行分析。

1. **体验**

我去年曾经接到一个患者的咨询电话，因为正是上班最忙的时候，手上还有很多事情要做，所以就快速用了一长段话回复患者。讲完之后，问他明白了吗，结果患者愣了一下，说：“你能再讲一遍吗？我一句话也没记住。你的语速太快了，说话都不喘气的吗？都不考虑听的人的感受吗？”于是我只好放慢语速再重复一遍，并耐心地解释，直到确认患者确实弄明白了才挂断电话。这是一次糟糕的交流，我感觉很不好。本来加快语速是为了节省时间，结果却适得其反，欲速则不达，不但浪费时间精力，造成无效沟通，还给患者留下了不好的印象，这让我开始反思沟通技巧的重要性。

2. **阐明**

在接到患者的咨询电话时，我有义务为患者答疑解惑，使患者免于奔波。但我的实际做法并没有达到有效的沟通，我本来应该耐心地回答患者问题，而不是因为自己着急就只顾着赶快讲完，不考虑患者的感受。我应该更多地从对方的角度出发，考虑对方的感受和接受程度。尽管后来又进行了补救，但前期的沟通确实既浪费了时间又造成了不好的印象。在这个案例中，我变得很被动，没有实现有效的沟通。

我认真反思自己的原因，之所以讲话语速特别快可能跟我学生时代的经历有关。我小学的时候跟着爷爷奶奶一起生活，我的奶奶是一个善良慈祥但性格有些软弱的人，常常被别的老太太欺负，她们以打击嘲笑奶奶为乐，说一些很难听的话，我的奶奶总是当场呐呐不言，事后又很难过后悔，后悔自己为什么不当场反驳。奶奶的性格促使我走上了完全相反的道路，我口快心直，上学时经常因为说话太犀利伤害到同学。后来意识到我竟然变成了自己最讨厌的人，就努力改变了说话伤人的习惯，但并没有改掉快言快语，所以我在很忙碌很焦急的时候语速还是特别快。

3. **学习**

这两次经历虽然在当时很痛苦，但的确帮助我改变人际交往过程中形成的某些根深蒂固的、不好的沟通习惯。在之后的学习和工作中，我一定要特别留意自己的语言沟通，时时反思，持续改进。

三、解放性反思

（一）解放性反思的概念

解放性反思即通过变革性行为将人们从限制其生活的控制力量中解放出来，可以帮助我们识别在实现目标的道路上或大或小的阻碍因素。解放性反思通过系统的方法来评判工作场所中的权利关系，发现自己所扮演角色的错误而固执的看法，从而带来积极的改变。

医生、护士与患者应该是平等合作的关系，但在实际临床中，医生通常占主导地位，而护士常常感觉自己与医生的地位不平等，有些患者甚至会感到医护人员高高在上而自己处于弱势地位，这都是生活和工作中潜在的不平等的权利关系造成的，实际存在但并不合理。

（二）解放性反思的过程

解放性反思包括构建、解构、面对和重构四个步骤。选择一个您曾参与的对结果不满意的实践，这个实践体现了人与人之间权利与合作的不平衡，通过构建、解构、面对和重构这个实践，进行解放性反思。

1. **构建**

构建一个事件，在这个事件中，您觉得您没有发挥出积极的作用，并且存在着权利关系的不平等。构建的内容可以包括发生了什么事，什么时候发生的，发生在哪里，为什么会这样，结果是什么，您当时的感受是什么。

2. **解构**

以一个感兴趣的旁观者的角度，重新审视自己的叙述或创造性的表述，发现故事中内在的权利关系或隐形的权利博弈。

3. **面对**

保持一颗警惕之心，对实践持评判的态度，坦然面对存在的隐形权利问题，意识到自己的生活和行动受到历史和社会文化的影响，这些影响或多或少地限制了自己的自由和行动，但自己并不孤独，应该从痛苦的自我指责中解脱出来，并产生新的认知。

4. **重构**

重构是将根据新见解产生的变革性的策略与场景重新组合在一起，即解放自己，利用提高的认知重建自己的世界。

【人文护理启示录2－3－3】 解放性反思

护理故事

【构建】一名住院患者在面对医生时礼貌又尊重，却对他的主管护士呼来喝去，该患者病情较轻，只是三级护理，却频繁按铃呼叫护士，甚至有一次口误将护士唤作“服务员”，还对其说：“你肯定是因为上学的时候不好好学习才只能当护士，做伺候人的活儿。”护士觉得自己受到了侮辱，感觉自己被歧视，但为了防止发生医患纠纷，只能选择沉默。

【解构】患者对护士没有最起码的尊重，认为护士低人一等，是因为她“不好好学习才只能当护士”。虽然护士与医生一样重要，应该受到平等的对待，但在实际临床中，患者通常认为医生更有权威，护士地位比医生低。

【面对】虽然说人人平等，但在实际临床中，医生、护士和患者三者并不是平等的权利关系。医生因为专业和工作性质，占据绝对的强势地位，患者则因为缺乏临床知识而又依赖医护人员治病救命，通常处于弱势地位；但也有部分患者面对医生表现出尊重懂礼，同时认为护士只是服从医生、伺候患者的劳动服务人员，认为护士低人一等。其实护士与医生只是分工不同，护士同样要学习临床专业知识，是临床上不可或缺的专业技术人才。尤其是随着现代护理专业的发展，护士越来越具有独立性，例如现在多家医院试行开通护士的处方权，以及护士独立开展专科门诊等，都在一定程度上提高了护士的临床地位。

【重构】护士认识到她受到患者的歧视并不是因为自己的原因，其实是在临床中存在的潜在的隐形权利关系。她需要解放自己，利用她提高的认知重建她的实践经历。如果以后遇到这种情况，或许应该鼓起勇气明确地告诉患者，护士尊重理解患者，也应该得到患者同等的尊重。包括以后在与医生的沟通合作中，也应该具备质疑的勇气，不要不自信而认为自己确实比医生的地位低。

（刘阳阳，广州市第十二人民医院）

第四节　叙事护理能力的拓展

叙事护理是指具备叙事护理能力的护理人员开展的一种关注、理解、感受和回应患者的疾病痛苦体验和疾苦困境的陪伴式照护活动，通俗地说就是，护理人员通过倾听患者，或医护人员向患者讲述他们有关疾病的境遇和痛苦体验，为患者提供必要和恰当的情感支持。护士是在临床与患者接触最多、接触时间最长的人群，护士的态度，甚至一句话都有可能对患者产生很大的影响，对患者来说非常重要。所以护理人员要怀着尊重、谦卑和好奇的态度，利用叙事护理的理念，倾听患者的故事，在适当的时候给予力所能及的支持，就算面对病危的患者也可以给予必要的安慰，陪着他们一起面对，不让他们感到绝望。

【人文护理启示录 2-4-1】 重获新生

护理故事

一个 23 岁刚刚大学毕业的年轻女孩，因服药自杀被送到中毒科救治。好在药物毒性不大，服药量也不大，经抢救，女孩恢复状况良好。但是女孩精神萎靡不振，不积极配合治疗。

护士来查房的时候就问她："你还这么年轻，人生才刚刚开始，未来还有无限可能，怎么这么想不开啊?"

"我哪里还有什么未来，我就是个彻头彻尾的失败者!"

"为什么说自己是失败者呢?"

"我考研失败了，工作没有着落，本来就心情不好，男朋友又跟我分手了。我们大一就在一起了，他还是我的初恋，我们在一起 4 年了，我整个大学都是他，说好了毕业就结婚的，他怎么那么狠心，说分手就分手。"

"那你们是因为什么分手的啊？是有什么矛盾吗?"

"没闹什么矛盾，他肯定是因为我没考上研，而他考上编制了，就不要我了。分手没多久，我就看到他朋友圈跟另一个女生好了，那个女生家庭条件比我好，他肯定早就找好下家了。"

"既然这样，那就更应该忘掉他，重新开始啊。"

"我也想忘了他，可是心里痛得撕心裂肺，总是忍不住看我们大学拍的照片，反反复复回忆以前，我是不是特别没出息?"

护士对女孩子进行开导："你不是没出息，你只是对感情比较认真。你有没有想过，其实现在跟他分手反而是一件好事。"

"被别人甩了算什么好事?!"

"你想啊，如果是你们已经结婚有孩子了才发生这种事，才看清楚他的本质，然后再离婚，可能会更痛苦，现在早早分手，才是及时止损啊!"

她沉默了一会儿，说："好像确实是这样，我以前没想这么长远，就是考研没考上，工作没着落，又被分手，感觉天都塌了，觉得自己特别失败，没脸回去见父母，一时冲动就喝了药。其实我早就后悔了，真的不值得，可是我还是忘不掉他怎么办，理智上明白要放下，可是心里还是很痛苦。”

护士接着说：“不知道你有没有听过一种说法，失恋为什么这么痛苦，是因为真的很像戒毒。谈恋爱也是一种成瘾机制，和药物滥用一样，都和多巴胺有关。戒毒是一个漫长而艰巨的过程，失恋也是，还会经历类似戒毒的戒断反应。有些失恋的人还会经历一种疾病叫‘心碎综合征’，类似一过性心肌梗死的症状。但是时间会削弱依恋系统，时间越久，与依恋感相关的大脑区域的活动就越少。曾经撕心裂肺的痛，时间久了就会变得云淡风轻。”

“听你这么说了以后，我忽然觉得好像也没什么了，原来这些都是正常的心理反应。我不再纠结为什么他要分手，我为什么这么痛苦，我要像戒毒一样戒掉他！”

“这样想就对了！”

“谢谢你啊护士，你的话让我豁然开朗，我不会再这么颓废了，我要好好养病，然后准备考研‘二战’，我要努力追求梦想，让他后悔去吧，我一定要过得比他好！”

一、叙事护理的步骤

（一）关注

关注是叙事护理开展的前提，也是关键步骤之一。护士只有开始关注患者，才能注意到患者是否有表达的需求和倾诉的欲望。护士在为患者实施照护的过程中，有的患者可能会向护士诉说身体的不适、生病的经过和内心的感受，希望寻求护士的帮助；也有些患者虽然感到痛苦和无助，却自己默默忍受着，不愿向他人倾诉，这种时候就需要护士有一双善于发现的眼睛，主动去了解患者内心真实的需求。在案例2-4-1中，护士正是关注到患者是因自杀入院且不积极配合治疗，认为自己应该帮助患者，从而开始了与患者的对话。

叙事治疗的精神要求我们要带着一种尊重、谦卑和好奇的态度来面对生命。在案例2-4-1中，护士并没有因患者的自杀行为歧视她，而是怀着尊重、谦卑和好奇的态度跟患者进行对话。每一个生命个体都具有独特性和不可复制性，只有抱着尊重的态度，才能获得患者的信任感，让患者鼓起勇气讲述。在倾听时，要掌握技巧，适当鼓励，适度互动，适时回应。患者因为疾病的折磨常常会反复诉说身体的不适和内心的痛苦，护士应当全神贯注地倾听，运用肢体语言和简单的词语适时回应，例如可以点头示意或轻声地说“嗯”“是”“这样啊”“然后呢”，鼓励患者继续说下去，不要打断患者讲述，也不要随意评价听到的内容。但对患者故事中的表现和努力及时给予反馈、鼓励和肯定。如果患者想倾诉时护士正忙，可以简单跟患者解释下，等空闲时主动找患者聊天。

（二）理解

理解既指护士要理解患者讲述的故事内容，也指护士要理解患者的感受和情绪，感受患者的痛苦、害怕和无助。对待患者要有同理心，能够换位思考，与患者共情。护士不仅要通过提问和分析让自己更好地理解患者讲述的故事，亦要帮助患者将他们的故事与当前的处境联系起来，帮助患者进一步理解自身疾病困境及其原因，重新认知自己的疾病叙事，进而获得积极的生命意义。

（三）反思

叙事护理中的反思可以简单理解为“我从故事中得到了什么”，包括两种模式，一是行动中的反思，二是对行动的反思。

行动中的反思是在行动中，即在患者叙事的过程中进行的反思。护士在患者讲述的过程中，对听到、看到的信息快速主动地思考，识别和接纳患者与自己原有认知可能存在的差异，调整自己的行为与思考方式，同时寻找恰当的方法回应患者。

对行动的反思，一般指对叙事这一行动进行的反思，可以发生在行动前的计划阶段，也可发生在行动后的回顾阶段。护士在听患者倾诉后、实施护理干预前，反思已完成的关注和理解阶段是否有做得不合适的地方，有没有进一步改进的空间。另外，护士评判性地回顾分析前期患者的叙事过程，归纳总结从患者叙事中了解到的偏差，更为客观地发现患者存在的问题，制订下一步护理干预计划。

（四）回应

回应是叙事护理的灵魂，恰当的回应能够帮助患者实现生命意义的重构。

叙事护理中的回应包括即时回应与延时回应。即时回应是指在患者叙事中护士给予的回应，例如关注阶段提到的运用肢体语言和简单的词语适时回应，对患者故事中的表现和努力及时给予鼓励和肯定，以及在患者表现出情绪反应或情感支持时做出针对性的反馈。

护士应当掌握一定的回应技巧，注意与患者的交流方式，避免灌输和说教。也可举其他患者的例子或自己的经历来鼓励患者，使患者从他人的故事中获得希望和正能量。

二、 叙事护理的常用技巧

常用的叙事技巧包括外化、解构、改写、外部见证人和治疗文件。

（一）外化

外化指内在的东西转化为外在的东西，即通过命名、改换指称方式等帮助当事人领悟到人和问题的不同。叙事护理的核心是，人不是问题，问题才是问题。当患者有一种模糊的、说不清楚的状态，我们就可以鼓励患者给这个东西命名。比如自杀的患者经常因为各种外部打击而认为自己是个“失败者”，认为自己活着没有价值，所以不积极配合治疗。外化的作用就在于把人与问题脱离开来，为患者提供一个检视自己与问题的关系的空间，帮助他们认识到问题是怎么形成的，发掘问题对其生活、人际关系甚至人生目标、价值观等不同方面产生的影响，解除消极的自我认同定论，增加患者对自己人生的掌控感，促使患者从根本上改变原有的认知和行为。

在案例 2 -4 -1 中，女孩因为自己考研失败、找不到工作、男朋友分手而将自己定义为一个“失败者”，这个失败者就是她对自己现在状态的“命名”，即问题的外化。

（二）解构

解构可以比喻为“打开包装”，探索问题背后的社会文化原因，探索问题的来龙去脉，倾听那些没有被说出来的心声，探索重要的或意义不同的事件，把个体已经内化认同的社会文化概念外化出来，对故事进行重新解读。比如，一个 10 岁的男孩很自卑，不愿去上学，后来了解到原来是因为他爱哭，同学就笑话他是个“懦夫”，长此以往，他也认为自己不是个“男子汉”。解构可以使他认识到他自卑的深层次原因其实是传统的社会文化观念要求男孩要勇敢，“男儿有泪不轻弹”。只有了解到深层次的社会文化原因，我们才能更好地帮他转变观念，改写故事。案例2-4-1中，护士问女孩为什么觉得自己是“失败者”，即是顺着女孩的话，很好地引导女孩进一步地叙述，即是叙事中解构的过程。

（三）改写

改写是指以对话中所发现的那些被遗漏的片段或偶尔出现的情节（又称例外事件）为起点，运用高度积极的好奇和耐心，借助策略性的提问方式，不断探索拓展故事情节，挖掘故事中的亮点，将一个个单薄的例外事件连缀成丰富的支线故事，为讲述者提供新的视角、新的选择，摆脱限定式的故事套路束缚，找到新的解决方案，从而让故事的走向发生改变。人不等于问题，问题才是问题，问题不会百分百地操纵人，每一个人都是解决自己的问题的专家，每一个人都是有资源和能力的。

案例2-4-1中，护士对女孩说现在分手是件好事，是及时止损，就是运用叙事护理技术中的“改写”，让女孩意识到她现在的情况并不是最糟糕的，反而因为及时止损避免更糟糕的情况出现，扭转女孩定式思维，改写故事的走向。最后护士用医学与心理学的知识解释失恋为什么这么痛苦，使女孩搞清楚原理之后不再害怕，有了面对痛苦的勇气，重拾了生活的信心。

（四）外部见证人

外部见证是指借助他人的眼光和说法证实自己的改变（新的自我认同），外部见证人就是承担这种功能，见证人可以是医护人员或患者的亲朋好友，或者是患者的病友。通过这些患者在乎的人，患者看到了自己转变的一面。这种对患者改变的见证，会增强患者对自身改变的理解和认同。“衣锦还乡”、颁奖台下的观众见证都说明了外部见证人的作用。

（五）治疗文件

治疗文件是指借助某种工具强化患者信念，以达到治疗的目的，包括奖状、证书、微信、短信、电子邮件、信件、录音、照片等。比如，儿科在孤独症患儿配合治疗时奖励一朵小红花或一张卡通贴纸，在患儿康复治疗基本恢复正常后颁发“毕业证书”，完成孤独症患者“脱帽”等，治疗文件就是起到一种制造仪式感的作用。

学习叙事护理技巧可以让护理人员具备更好的叙事能力，但每个患者都是一个独立的个体，可能并不会按照护理人员的套路走，所以一个案例中经常只会用到一个或几个技巧，有的甚至一个技巧都用不到，但这并不影响护理人员进行叙事。护理人员只要怀着尊重、谦卑和好奇的态度，秉持叙事护理的核心理念和精神，认真聆听患者的故事，发掘故事背后的力量，引导患者重塑自我，用积极的自我认同取代消极的自我认同，以更为积极的态度和行为去面对疾病和生活，就已经达到了叙事治疗的目的。

（刘阳阳，广州市第十二人民医院）

第三章
建立人文关怀标准，践行人文护理要求[①]

关怀是护理实践的基础。20 世纪 80 年代，美国关怀科学家 Jean Watson 博士提出，关怀是护理的本质和核心。关怀是护士的法定职责和义务。2008 年我国颁布的《护士条例》明确提出，护士应尊重、关心、爱护患者。自 2010 年起，我国卫生行政主管部门在全国公立医院范围内开展的让患者满意、社会满意和政府满意的优质护理服务示范工程活动及随后的改善医疗服务行动计划活动中，均强调要以患者为中心，对患者实施人文关怀，并关爱护理人员。2016 年，中共中央、国务院颁布的《“健康中国 2030”规划纲要》提出，加强医疗服务人文关怀，构建和谐医患关系。人文关怀在护理专业发展、民众健康及社会和谐中的重要性得到政府、社会及行业的一致认可。如何切实有效实施人文关怀，国内外学者进行了积极探索。美国加利福尼亚大学洛杉矶分校医疗体系打造了以关怀为首的五星级服务模式，大幅提高了患者满意度；有学者构建了基于结构、过程及结果的优质关怀模式及急诊科护理人文关怀标准；加拿大安大略省注册护士协会（Registered Nurses Association of Ontario，RNAO）发布了以患者、家庭为中心的照护指南，探索护理人文关怀的规范。近年来，我国多家医疗机构进行了有益探索，2021 年 4 月，以中国生命关怀协会人文护理专业委员会名义，发布了我国首部《医院护理人文关怀实践规范专家共识》，旨在为护理人文关怀的全面实施提供指引。

---

① 本章内容参考刘义兰，杨雪娇，胡德英等. 护理人文关怀标准的研究进展［J］. 中华护理杂志，2014（12）：1500－1505.

第一节　医院护理人文关怀标准与实践规范

人文关怀又称人性关怀。人文关怀是护理的核心，是优质护理的重要指标，是护士必须履行的基本职责。当今社会呼唤人文关怀，医学乃至社会各界高度一致认同关怀在行业中的重要性，促进人文关怀的回归成为当今医疗行业的重要命题和挑战。人文关怀作为护理不可分割的一部分，加强护理人文关怀质量管理是护理管理工作的重要一环。将关怀融入护理实践中，通过关怀行为建立护理服务标准，是发展和加强关怀行为的关键举措。

一、护理人文关怀质量评价标准

护理人文关怀质量评价标准的建立，有利于规范护理人员的关怀行为，有利于对关怀组织结构、关怀过程及结果进行科学评价，从而提高患者和护理人员的满意度，提高护理服务质量。目前国内外护理人文标准的研究主要涉及基础标准、工作标准、管理标准和教育标准等方面。

（一）基础标准

基础标准是护理人员应具备的基本人文素质和要求。目前护理人文关怀基础标准研究仍处于探索阶段，多以理论或模型为基础。提炼核心要素、制定关怀型护理人员的基本素质要求，是实施专业关怀的必要基础。Jean Watson 等学者基于人性化关怀理论，创建了住院护士关怀模式，对护理人员关怀能力提出了六点要求，见表 3 – 1。

表 3 – 1　护理人员关怀能力要求

序号	要求
1	与患者或其家属建立并维持一个持续的关怀关系
2	从患者角度全面评估其关怀需求和担忧
3	能评估主观和客观上有意义的担忧
4	与患者或其家属一起制订全面的关怀和治愈计划
5	通过与其他护士、医生等团队成员的直接交流制订计划
6	监督和确保全面关怀计划的实施

（二）工作标准

在工作标准中，对人文关怀的流程、关怀礼仪、关怀语言与行为进行细化，将有利于提高护士人文关怀实践行为的可操作性。

1. 明确护士关怀职责

随着20世纪80年代初医学模式的转变，美国和日本护理界提出以患者健康为中心的护理工作模式。与此同时，美国临床护理专家Ann Paulen等建立了“以人为中心的关怀标准”，规定了护理人员在各方面应达到的标准，见第一章表1-1。

2. 注重关怀实践

护理理论要与实际相结合，才具有实践性。该理论强调将关怀要素与临床护理程序或内容实际相结合。《AHNA整体护理实践标准：关怀和治愈指南》介绍了如何运用整体护理和护理程序，构建评估、模式/问题/需求、结果、治疗护理方案、实施的护理关怀标准，这种护理程序充分融入了关怀元素。国际人文关怀协会（IAHC）规定了护士对护理服务对象的关怀服务实践标准，包括如何对患者进行基本关怀、安全关怀、治疗关怀和精神关怀共40个条目，见表3-2。

表3-2 国际人文关怀协会人文关怀标准

	护士和其他照顾者
基本关怀标准	通过关心、关怀患者，怀着增强患者福利的意愿接触患者（家庭、群体、社区）
	应礼貌、尊重、公正
	应富有同情心、温和、善解人意
	以文化敏感的方式努力发现患者的价值、信仰和诉求，并引导它们
	维护患者的权利和尊重其尊严
	基于实践支持患者的文化
	保护患者的隐私，保守患者的秘密
	与患者建立相互信任的关系
	鼓励患者提出问题，并提供诚实的答案
	确保患者理解所提供的信息

（续上表）

	护士和其他照顾者
基本关怀标准	支持患者独立决策
	协助患者决策和规划，并按照关怀的优先护理计划进行
	教育患者，解释程序、治疗方案和药物
	鼓励自我护理
	预见患者的需求和担忧，并帮助患者筹集必要的资源
	记录患者的优先需求和担忧
	灵活运用知识、技能，勇于负责
	发展自己的知识和技能
安全关怀标准	监测并警惕地观察患者
	使自己可以帮助患者
	提供一个安全的环境，保护患者免受伤害
	解决卫生保健系统中可能会侵犯患者的权利或伤害患者的问题
	通过交流和计划促进护理人员和患者之间无缝护理与合作
	及时回应患者有恶化迹象的需求
	实现对患者的承诺
	迅速采取行动，以减少患者的不适，减轻其症状和痛苦
治疗关怀标准	了解患者的故事、现状和背景
	以真诚的方式与患者建立治疗性关系
	体验患者的感受
	关注患者的想法，并给予回应
	提供信息并接受来自患者的反馈
	维护患者的自尊
	支持患者的精神和情感
精神关怀标准	鼓励患者说出他/她的信仰、担忧和正面、负面的情感
	倾听并支持患者
	接受患者的沉默
	回应、安抚、同情患者
	支持患者当即或长远的决定
	尊重患者对临终关怀的意愿
	帮助患者及其家人度过死亡和悲伤的过程

3. 规范关怀操作

规范的关怀操作有利于指导护士的关怀行为，促进关怀护理实践。人文关怀的操作包括关怀流程、关怀礼仪、关怀行为、关怀语言等多个方面。例如，护士在接待新入院患者时帮助其尽快熟悉环境，查房时与患者“拉拉家常”，注意患者的感受和信息反馈；同时帮助患者之间建立友好互助关系，能令患者感到亲切和踏实，有助于患者主动参与和配合治疗护理活动。护士实施关怀的具体工作及操作标准可参见表3－3。

表3－3 具体关怀工作及关怀操作标准

责任护士	尊重患者，每天初见患者时，给予一次礼貌的、患者喜爱的称呼，建立治疗性、关怀性的护患关系
	入院送上一杯中医养生茶饮
	对患者进行关怀需求的评估，并提供相应的护理
	每天花5分钟时间专门与所负责的患者沟通
	通过一些有意识的动作，如握住患者的手、轻拍患者的肩膀、整理患者的衣服和床铺等，让患者感受到护士的关爱
	对患者提供护理时，护士眼中必须有患者，关心患者的整体，而不只是完成治疗和操作
	不同责任护士交接班时，两人同时到患者床边，介绍下一班护士，让患者感受到任何时候都有护士来提供照顾
	为患者提供辨证食疗方，教授患者专科养生保健操
	出院时，为患者送上一张爱心卡
	通过书籍、网络、杂志等途径学习护理人文关怀基本理论知识和新进展
	护士进行自我关怀与相互关怀的实践
	记录人文关怀的事例，并与同行分享，总结人文关怀经验与效果，撰写论文或宣传稿件
	尊重、关心患者的家属，每天与患者家属至少进行一次良好沟通
护士长	每天与每位患者及其家属进行沟通，了解其需求，并提供必要的帮助
	组织护士学习人文关怀相关知识
	评估责任护士对患者实施关怀情况，及时提供指导
	每两个月组织一次责任护士护理人文关怀故事分享会，提升护士关怀意识和能力
	每季度出一期科报，记录感人事例
	每月组织一次人文关怀护理业务/教学查房，突出人文关怀的内容

（续上表）

护士长	设立护理人文关怀展板，提供患者/护士/家属交流的机会
	结合专科疾病特点，开展专科特色的关怀护理服务
	在科室营造关怀氛围，对护士给予关怀，对于有特殊需求的护士，向上级报告
	开展护理人文关怀研究或经验总结，及时撰写论文及宣传稿件
	每月召开民主生活会，进行护理人文关怀质量控制并对存在的问题进行整改
	对护理部进行的“住院患者关怀护理问卷调查”存在的问题进行整改

4. **制定专科关怀标准**

随着关怀研究实践的深入，建立专科化、关怀化的标准是大势所趋。1991年科威特学者 Sandra Bonner Jones 开始关注以关怀为基础的青少年艾滋病教育，其内容涉及医疗、高风险性行为、社会伦理等多个问题。2001 年美国俄亥俄州阿克伦通用医疗中心 Kris M. Kipp 提出的急诊护理人文关怀标准，结合了急诊特点，制定了以患者为中心和以团队为中心的治疗标准，设定了分诊时、治疗前、治疗中、当被问及延误或有关治疗问题时、患者入院和出院时等护理服务各个环节标准，设计了五种情形（见表 3－4）的关怀护理对策，并教导员工识别那些高风险、容易不满意的患者。2007 年美国奥尔康州立大学 Savina Schoenhofer 等人研究了灾难中的高级护理实践，并在努力构建“以护理理论为基础的关怀”，指导护士在灾难情形下如何对患者实施关怀。美国亚拉巴马大学助理教授 Leslie G. Palardy 等将“关怀圈模式”用于心脏外科，提高了心脏移植患者药物治疗的依从性。

表 3－4　五种特殊情形

序号	情形
1	当被问及有关延误的问题时
2	当被问及有关治疗的问题时
3	当患者唠叨着他们要走，说“没有被治疗，没有被关注”时
4	当患者唠叨着他们要走，说“拒绝医疗建议”时
5	当患者使用威胁和不敬的言语时

（三）管理标准

建立管理标准，设立机构关怀组织，明确管理者关怀职责，有利于创设良好的人文关怀氛围，促进人文关怀的实践与研究。

1. 护理人文关怀流程

为持续改进护理服务，落实优质护理服务要求，应建立“身心社灵”四位一体的整体、全人、全程护理。护理人文关怀流程包括评估、计划、实施和评价。

（1）评估。入院评估时注重评估患者人文关怀需求，一般采用心理需求评估表获取患者人文方面的心理需求，如文化背景、宗教信仰、生命价值等，为护理计划及其实施提供依据。

（2）计划。以人文关怀十大要素为依据，根据患者人文关怀需求的具体内容及迫切程度，制订切实可行的长期计划，如心理问题的解决；以及短期计划，如辅助设施的提供、疾病健康宣教等。

（3）实施。在护理工作的各个环节中，包括入院、检查、治疗、健康教育、出院、出院延伸服务中运用人文关怀护理技巧满足人文需求，及时观察患者人文关怀需求的动态变化，调整护理人文关怀服务内容。

（4）评价。护理管理者走动式督查，采用患者满意度调查、第三方满意度测评等评价护士人文关怀的落实情况，进入 PDCA 循环①，发现短板，完善护理管理制度，改善人文关怀护理流程。

2. 医院护理人文关怀的组织管理

同医院其他各项工作一样，护理人文关怀的推进需要有效的组织管理。护理人文关怀组织管理是医院护理管理者在人文精神指导下，以人为本，以文化育人，通过构建和谐优美的人文环境，营造温馨融洽的人际关系，不仅以“润物细无声”的方式给广大护理人员以潜移默化的影响和引导，还通过制度的制定和实施，推进护理人文关怀的开展，提升护理人员的职业化素质，激发他们的积极性和创造性，从而实现优质护理服务的目标。医院护理人文关怀组织管理包括以下几个方面的工作。

（1）建立护理人文关怀组织。医院成立护理人文关怀委员会，形成分管院领导—护理部主任（副主任）—科护士长—护士长—护士的自上而下护理人文关怀管理组织。制定各级各类护理人员关怀职责，相关人员切实履行职责。

---

① PDCA 循环是美国质量管理专家休哈特（Walter Shewart）博士首先提出的，由威廉·戴明（William Deming）采纳、宣传，获得普及，所以又称戴明环。PDCA 循环的含义是将质量管理分为四个阶段，即 Plan（计划）、Do（执行）、Check（检查）和 Act（处理）。

（2）制定相关制度、流程和标准。建立护理人文关怀制度、常规、标准、规范工作流程，实施培训并组织落实。

（3）营造人文关怀氛围和环境。营造人文关怀的氛围，如在合适的地方悬挂或张贴体现人文关怀的医院理念、院训等；创造优美的就诊环境，种植绿树和花草；医院各项标识明确，有检查平面图和指示牌，地面贴“注意楼梯”等安全指示条；提供免费轮椅给老弱病残患者；为残疾人员准备专用卫生间等。

（4）优化就诊流程，改善患者就医体验。为患者提供多种形式的挂号渠道；设立自助挂号、缴费、打印检查结果的机器等，加强信息化建设，便于患者网上查询或在手机上获得检查结果；整合、精简就诊环节，节省患者排队等待时间。

（5）畅通沟通渠道。采取设立管理者接待日、建立意见箱和沟通本等措施，便于服务对象和工作人员及时反映心声和问题，并及时解决相关问题、化解矛盾。

（6）建立和完善人文关怀培训考核制度。制订护理人文培训计划，设定培训目标、内容和方式。采取多种适宜的方法实施培训，并考核人文关怀培训效果。

（7）建立人文关怀评价及改进机制。构建包括管理者评价、服务对象评价、护士自评和同行评价的评价机制，设置评价标准和条目。评价内容包括护士人文关怀知识评价、护士人文关怀能力评价、患者对关怀满意度评价、护士工作满意度评价等。可运用自我评价、同行评价或第三方满意度测评等方式。条件成熟的医院，可将人文关怀评价纳入常规质量督导中。此外，注重评价结果的利用，对表现出色的科室、个人及其行为进行表扬或奖励，例如评选人文关怀示范单元和先进个人。对发现的问题要进行原因分析，提出并实施针对性改进措施，促进人文关怀质量的持续提高。

（8）对护士实施人文关怀。医院应实施柔性管理，制定护理人员人文关怀政策，保障护理人员福利和待遇，开展“巴林特小组”等形式的活动，减轻护理人员工作压力，使其心情舒畅，提升工作满意度。有爱的护士才能更好地关怀患者，而关怀护士是管理者的重要职责。管理者对员工的关怀，员工可以传递给患者。

3. 护理人文关怀工作职责

护理人文关怀工作职责是从制度规范层面上要求各层级护理人员在工作中

运用人文关怀知识和技能为患者实施照顾护理，并不断学习提升自身人文关怀能力，进行护理人文关怀教学与研究，促进护理人文关怀的进一步发展。

（1）护理部人文关怀职责。

①建立健全管理制度，制订相关工作计划。护理管理者首先要制定医院人文关怀护理工作年度计划，其次组织制定护理人文关怀的制度、流程、规范、评价标准等，并组织培训和实施。

②加强自身学习，组织人文关怀培训。护理管理者加强自身人文关怀素质修养，通过各种形式的学习提升关怀的意识和能力，系统开展对护理人员的人文关怀培训，切实强化护理人员人文关怀意识，提升其关怀能力。

③加强科研创新，开展护理人文关怀研究。组织护理人文关怀课题的申报立项、科研的实施及论文的撰写和发表。应用循证方法，促进人文关怀研究的改进和发展。

④营造人文关怀氛围，对护士实施关怀。护理管理者要积极营造人文关怀氛围，采取切实可行的措施，让护士感受到被关怀。建立"人文关怀链"，护理部主任关怀总护士长和护士长，护士长关怀护士，护士更好地关怀患者，等等。

⑤加强督导，监测人文关怀效果。运用 PDCA 等质量管理工具，持续改进人文关怀护理质量，如开展人文关怀护理查房，开展人文关怀满意度调查等，促使护士为患者提供有效的人文关怀，提高患者护理服务满意度。

⑥延续人文关怀，拓展爱心活动。护理管理者组织护士成立医院爱心志愿小组、爱心小分队等，多渠道、多形式开展各种爱心活动，扩大人文关怀护理社会影响力。

（2）护士长人文关怀工作职责。

①制订人文关怀工作计划。护士长根据护理部相关制度和年度计划制订本科室具体工作计划，合理安排工作进度，建立护理工作督查表，及时点评总结，确保计划的实施。

②提升护士人文关怀能力。护士长在提升自身人文关怀素养的基础上，应用理论与实践相结合的方法加强对护士的人文关怀培训，并定期举办音乐会、读书会、人文关怀故事分享会等，提升护士人文关怀能力。

③开展人文关怀护理科研。根据科室专科特点，定期开展人文关怀护理经验交流会，鼓励护士积极申报课题，撰写与发表论文，提升护士人文关怀科研能力。

④营造科室人文关怀氛围。征求护士排班意见，满足个人合理需求；采取多项措施关怀护士，如举办护士睡眠日、护士人文关怀爱心小厨及释放护士压力的小组活动等，使护士每天在愉快的氛围和心情中工作。

⑤落实个性化人文关怀。在临床工作中每日例行查房，向患者介绍自己，与患者建立关怀关系；了解患者情况，对特殊患者实行个性化人文关怀，实施具体关怀行为。

⑥检查人文关怀实施效果。检查科室人文关怀护理实施的情况，开展人文关怀护理查房，促使护士为患者提供安全、有效的人文关怀护理服务，提高患者护理服务满意度。

⑦拓展人文关怀爱心活动。鼓励护士参加医院爱心志愿小组，并成立科室爱心小分队，组织开展各种爱心活动，如定期到养老院、孤儿院及有特殊需求的患者家庭，为他们提供心理辅导、专科护理、生活关怀等，将人文关怀延伸到社区和家庭。

（3）护士人文关怀工作职责。

①树立关怀理念，强化关怀责任意识。树立利他主义价值观和人文关怀理念，培养自己为患者提供人文关怀的价值观和意识。特别是充分意识到关怀患者是自身基本而重要的本职工作。

②加强学习，提升人文关怀意识和能力。积极参加医院、科室的人文关怀培训，并加强自学，努力提高个人人文关怀意识和能力，掌握人文关怀实施的方法。

③落实对患者的人文关怀。在护理的全过程中实施对患者的关怀，包括对患者的礼貌称呼、主动与患者沟通、与患者建立关怀性关系、评估患者关怀需求、及时提供患者所需要的服务等。

④开展或参与主题活动。积极开展或参与各种人文活动，如志愿者探访、患者手工作品比赛等，通过各种形式实施人文关怀。

⑤记录人文关怀的故事，书写反思日记，与同事分享护理人文关怀故事。

⑥做好与同事之间的相互关怀。形成良好健康的生活方式，对自我进行关怀。

⑦进行护理人文关怀研究。

（四）教育标准

教育标准的研究主要围绕教育课程设置、教学模式和方法等方面，对学生人文关怀意识的形成将产生深远的影响。以关怀模型为依据，在教学实践中，结合现代教学方法，构建关怀教育或教学模式，包含感受、倾听、交谈、解释、触摸、表达、自信与教学等要素。

我国护理人文关怀标准的制定尚处在起步阶段，如何构建护理人文关怀质量评价标准还需要进行系统、广泛、深入的研究。如构建针对护士与护士生的人文关怀护理的课程设置标准，人文关怀培训机构的准入及其评价标准，护理管理机构的关怀组织结构及其管理标准，护理人员关怀认知、态度、行为、能力、关怀结果的评价标准等。采用自评与他评的多元化评价机制，不断拓展理论基础、优化评价方法，以探索提高护理人文关怀质量的有效途径，实现护理技术与人文关怀的融合发展。

二、 护理人文关怀实践规范

人文关怀是护理的本质和核心。护理人文关怀对改善患者就医体验、促进医护患关系和谐、助力护理专业发展及健康中国建设具有重要作用。2021 年，中国生命关怀协会人文护理专业委员会形成《医院护理人文关怀实践规范专家共识》，从护理人文关怀组织管理规范、护理人文关怀环境规范、护理人文关怀培训规范、对患者人文关怀规范、对护理人员实施人文关怀规范及护理人文关怀质量管理规范六个方面提出建议，为医疗机构护理人文关怀的全面实施提供指引。具体内容如下：

（一）护理人文关怀组织管理规范

（1）构建护理人文关怀组织管理体系。在主管护理工作的院长领导下，设立护理部、片区、科室三级，或护理部、科室二级管理体系，各级护理管理者人文关怀职责明确。

（2）多部门合作。从人、财、物、宣传等方面为护理人文关怀提供全面支持和保障。

（3）制定护理人文关怀专项管理制度。在各项护理管理制度、规范、流程中充分体现人文关怀，对不合时宜的制度及时进行修订。

（4）制订医院护理人文关怀发展规划与年度计划。包括目标、措施、考核与保障机制；定期对护理人文关怀工作进行总结、分析、持续改进。

（二）护理人文关怀环境规范

（1）医院关怀文化氛围。利用医院宣传栏或病区人文关怀展板宣传人文关怀典型人物、先进事迹、关怀故事、关怀资讯等，并定期更换。有条件的病区可设置活动室、宣教室、家庭会客室、图书角等区域。

（2）关怀性物理环境。合理运用声光背景及色彩等，使其适合于人的生理与心理需要。包括：各种引导及安全警示标识标牌清晰、醒目；病区空气清新，温度、灯光适宜，并根据人的需求调节；墙面根据科室性质设计不同色彩，必要时增加书画和绿色植物等室内装饰；设有工作人员减缓压力的场所和设施。

（3）关怀性心理/社会环境。护理人员遵循礼仪规范，举止文明、态度友善；与同事相互尊重，密切合作；对患者护理负责，工作严谨，保障患者安全。

（4）关怀性设施设置。配备数量足够的轮椅、平车、呼叫器及其他医疗设施，配备微波炉、陪护寝具等生活设施。患者各种用物的摆放尽量方便取用。设有隔帘或屏风，保护患者隐私。

（三）护理人文关怀培训规范

（1）培训对象和时间。医院对不同类别不同层级的护理人员，包括护理管理者、护士、实习护生、护理员等，进行人文关怀培训。根据培训对象的工作年限、层级及类别确定培训时间。

（2）建立培训师资队伍。培训教师具备本科以上学历、中级以上职称、良好的人文关怀素养并接受过人文关怀相关培训，或开展过人文关怀研究等。培训师资除护理人员外，应适当聘请医学人文及相关领域专家。

（3）培训内容。针对不同类别和层级的护理人员，设置相应的人文关怀培训内容。包括人文关怀理论知识和关怀礼仪规范、关怀性沟通能力和叙事护理等。

（4）培训方法。采用多样化的教学方法，如理论授课、角色扮演、情景模拟、经验分享、护理查房、工作坊、榜样宣传等，可将线上培训与线下培训、院内培训与院外培训、机构培训与自学相结合。

（5）培训效果评价。培训效果评价方法包括理论考核、现场实景考核，采用护士关怀能力量表、护士关怀品质量表等量表，以及培训对象自我评价、教师及服务对象评价等。

（四）对患者人文关怀规范

医院护理人文关怀应贯穿患者就医的全过程，制定从入院至出院的《全程护理人文关怀实施细则》。

（1）门诊患者人文关怀规范。包括真诚接待、主动巡视、优化流程、及时沟通等内容。

（2）住院患者人文关怀规范。包括主动与患者建立良好的关系，重视患者的需求并满足患者的合理需求，及时评估人文关怀效果和持续改进人文关怀质量等。

（3）出院患者人文关怀规范。需要定期对出院患者进行电话等形式回访，了解患者对护理的满意度及建议，并告知患者相关科室的联系人员和联络方式。通过护理门诊、基层医联体单位或“互联网+”为患者提供所需服务与关怀，必要时提供居家护理服务。

（五）对护理人员实施人文关怀规范

对护理人员实施人文关怀规范，包括护理管理者对护士的关怀、护士与同事间的相互关怀和护士的自我关怀。如护理管理者应为护士提供安全舒适的工作环境并进行职业防护意识、知识及技能培训；引导护士进行职业生涯规划，关心护士思想生活，对有特殊困难、问题或心理压力者及时提供相应帮助。护士自身应注意保持积极的心态并建立良好的人际关系。

（六）护理人文关怀质量管理规范

（1）建立护理人文关怀质量评价标准。制定护理人文关怀质量评价标准，并定期修订。包含关怀组织结构、关怀过程及关怀结果指标，如：护理人员关怀知识、关怀设施、关怀流程或措施、关怀培训落实情况、护患关系、患者关怀满意度、护士职业满意度等。做到人人知晓人文关怀质量标准。

（2）护理人文关怀质量督导。各级护理管理者可通过现场察看、询问患者、询问护士、查看记录等方式，了解人文关怀措施落实情况并进行总结分析。

（3）护理人文关怀质量持续改进。对护理人文关怀亮点、经验和成效，及时推广；对发现的问题及时进行原因分析，提出改进措施并实施。

（祁艳，广东省第二人民医院；吕玉文，广州医科大学）

第二节　患者住院的人文关怀要求

护士以真诚为半径，以尊重为圆心，为住院患者提供更好的人文关怀服务，丰富患者住院期间的精神生活，有利于改善患者生活质量，提高他们坚持治疗、乐观生活的信心，促进患者身心全面健康发展。

【人文护理启示录3-2-1】 迎接新患者

护理故事

蔡阿姨正在护士站办理入院手续。责任护士小王在为蔡阿姨佩戴手腕带的时候，发现蔡阿姨整个人显得有点紧张，手一直紧握着拳头。小王对此完全不意外，新入院的患者多少都会有些紧张。小王露出了微笑，边帮蔡阿姨戴上手腕带，边跟蔡阿姨聊天："蔡阿姨，您看，这是您的手腕带，上面记录了您的住院信息。您在住院期间进行的检查和治疗，都需要用到手腕带来核对您的身份，所以您住院期间可不能把它摘下来。这个手腕带是防水的，不影响您日常活动，您不用担心。我是您的管床护士小王，您住院期间都是我和我的小伙伴们为您服务，有事您可以找我。您是第一次入院，所以等一下我带着您到处转转，让您熟悉一下环境。"

蔡阿姨确实挺紧张的，一来是担心自己的病，二来是对医院完全陌生，再加上没有人陪她过来住院，她心里真的是既紧张又焦虑。护士小王亲切的语气着实让蔡阿姨的心情放松了一些。

在完成接诊的手续后，小王一手帮蔡阿姨提着行李，一手挽着蔡阿姨走进了病房。"蔡阿姨，这里就是您住的病房啦！您住16床，床已经消好毒了，床单、被褥、枕套都是新换的，您可以放心用！如果脏了我们会来帮您更换。病房的卫生间在这里，您在病房里要穿防滑拖鞋，这样可以让您进卫生间的时候不滑倒。卫生间里这个红色的按钮是报警按键，如果您在卫生间出现紧急情况，您就按一下，我们马上就会赶过来。这两位是您的室友张阿姨和李阿姨，她们比您早来几天，已经很熟悉我们病房的环境了，你们几个有空可以聊聊天。”

蔡阿姨左转转右转转，很快就熟悉了病房的环境。在蔡阿姨熟悉环境的时候，小王熟练地走到16床专属的柜子旁边，拉开柜门，一边将蔡阿姨的行李放进柜子，一边向蔡阿姨介绍：“蔡阿姨，这是您的柜子，上层可以放包，下层可以放一些生活用品。您的床右边的这个柜子是您的床头柜，也可以放一些日常用品。住院期间准备一些常用的物品就足够了，但是咱们要保持桌面的卫生，这样对您的心情和身体都有好处。”

蔡阿姨听着小王的话，把自己的行李打开：“小王姑娘，我就是准备了一些日常用品。哎呀，我忘记带暖壶了，这要是想喝热水怎么办？我这岁数大了，喝不了凉水呀！”

“蔡阿姨您不用担心，咱这儿有暖壶，一会儿护理员阿姨会帮您打好热水送过来的！开水房就在护士站对面，提供24小时开水，您啥时候想喝都可以。护理员阿姨一般每天会帮您上午、下午各打一次水，这样您可以少跑一点。”

小王帮助蔡阿姨把生活用品放置好后，又微笑着说：“阿姨，您的主管医生是孙主任，我已经通知他，他一会儿过来看您。医生办公室在病房的另外一边，如果您有事想找孙主任，可以跟我说，我带您去找他。当然，如果您有疑问，也可以随时可以与我们沟通。”

蔡阿姨说：“好的，小王。本来我第一次住院挺紧张的，但是你这一路的讲解，让我莫名地放松了许多，太谢谢你了！”

小王微笑地跟蔡阿姨说：“阿姨，您太客气了。这是我应该做的。您刚到病房，就先休息一下！咱们这晚上十点交接班，十点半之前熄灯休息；床头有呼叫铃，如果有事情您可以随时叫我们。”交代完毕后，小王轻轻地把病房门关上，迈着轻快的步伐离开了病房。

护理感悟

住院对于每一位患者及其家庭来说都是生活中的大事。疾病的严重性、检查的复杂性、治疗的风险性和生活上的诸多不便，会让患者处于高度的应激状态。因此，护理人员在患者刚入院时就要做好主动服务。一句轻轻的问候，一个温暖的微笑，一些耐心的解释，能够冲淡患者对疾病的恐惧、对医院生活的忧虑，也能够拉近医患之间的距离，将爱与善的种子撒播到彼此的心田。

一、 患者入院的人文关怀要求

（一）入院时的人文关怀要求

护士在患者入院后，应热情地接待，主动向患者介绍自己及管床医生。将患者带到床位后，介绍同病室的病友，减少患者的陌生感。入院后对患者进行评估，为患者定制个性化的入院宣教方式，使患者能更快地适应医院环境，建立护患之间的信任度，提高入院宣教效果。例如，对文化程度较低的患者进行宣教时，单纯的言语沟通不容易让患者理解，护士可以向患者进行操作示范；年老患者记忆力差，可用简洁的话语反复进行宣教，使患者加深印象。

（二）住院期间的人文关怀要求

向患者强调住院期间的相关要求，帮助形成住院期间的生活习惯。例如带着患者熟悉病区的环境，告知床头桌物品摆放要求，陪人数量的限制等。所有入院患者始终按照住院要求统一标准，利于患者形成行为习惯，减少思想上的抵触情绪。使用委婉的语气督促患者整理房间。整理房间时要避开患者进餐时间，从患者的角度去思考，避免使用强制性或命令式的用语，多使用肯定的语句，例如“您的生活物品可以放到这里”，减少或不使用否定语句，例如“你不能”。

护士要具备主动服务意识。为患者提供合适的病员服及洁净的被服；发现有破损的病员服或被服时，及时联系医院相关职能科室进行更换；巡视病房发现患者的被服被血迹、体液污染，要主动、及时为患者进行更换。

（三）病室环境的人文关怀要求

病区设施应该以方便患者为前提进行设计，例如提供充足的储物空间，休息的椅子或陪人床等，尽力为患者提供方便。病房需经常开窗通风，室内温湿度适宜，让患者感到舒适。

加强科室的文化建设，利用装饰物如图片、宣传画等营造病房温馨和谐的环境，让患者感受到家的氛围。

护士要指导保洁人员每天对床头柜进行擦拭，打扫地面，保持病房内干净整洁；出院患者的床单位要及时进行终末消毒并整理，为患者营造干净整洁的病房环境。

【人文护理启示录3－2－2】 术后出院指导

护理故事

乳腺切除术后的张阿姨，被她的爱人扶着在病区楼道内散步，正巧遇到了刚刚出完诊回来的护士小刘。

张阿姨最近老是觉得手术后左上肢抬不起来，加上又快出院了，心里十分担心，这个时候碰到跟她一直很聊得来的小刘，立刻上前询问小刘这个问题。

小刘让张阿姨做了一下左上肢抬起的动作并进行了评估后，跟张阿姨解释道："张姨，您的左手不能抬起来是因为医生在手术中清扫淋巴结的时候，损伤胸部的肌肉和那块区域的神经，所以您的左手不能像手术前那样运动。但是您不用着急，只要您有规律地进行手部锻炼，一般3～6个月就可以恢复到像以前那样了。"

张阿姨还是有点担心地问："我老伴听其他病房的人说，以后我做手术这边的手还有可能肿起来，是真的吗?"

小刘微笑着说："张姨，您不用太担心。您说的那个情况是可以预防的，而且方法还挺多的。刚好我正准备跟您聊聊出院后要注意什么，您先回病房，我拿点资料后就过来找您。"

小刘到护士站拿了相关的健康宣教资料，便返回张阿姨的病房里。她首先拿起了预防肢体水肿的宣教单，对着上面的图画内容，用缓慢的语速跟张阿姨讲解肢体如何进行功能锻炼才能避免水肿，并且将宣教单中强调不能做的事情明确地指了出来。看着张阿姨和她的爱人不断地点头，小刘调皮地笑了一下，考起了他们两人刚刚宣教的内容。果不其然，张阿姨和她的爱人对于注意事项存在着理解上的分歧。小刘根据他们理解有偏差的地方，又讲解了一遍。这一次讲解后，小刘让张阿姨向她的爱人进行讲解，如此反复，终于让这两位老人家明白了平时在家中如何预防肢体水肿。考虑到张阿姨可能时不时需要翻阅健康宣教单，小刘用荧光笔把重点的内容标了出来。

随后，小刘跟张阿姨说："张姨，今天告诉您的东西，明天我再来问问您。明天您可不能看资料哦，我要考一下您。"张阿姨被小刘的语气逗乐了，开心地点了点头。

护理感悟

出院指导对患者的身体康复、减少疾病复发、提高生活质量具有极其重要的意义，是护理工作中的重要内容之一。出院指导主要是对患者出院以后的健康教育内容进行指导和帮助，以提高患者出院后的生活质量。康复期即将出院的患者，对于疾病相关知识已有了初步了解，但对于预后和家庭护理还是缺乏了解。针对此类患者，在出院前护士要有针对性地开展宣教和指导，全面而详细地讲解康复知识和出院的注意事项。

二、 患者出院的人文关怀要求

（一）患者出院前的人文关怀要求

出院指导并不是单纯地对患者进行出院健康教育，而是从延续性护理理念出发，在患者一入院便开始拟定延续性护理计划，针对患者出院后可能出现或面临的问题，在住院期间逐步分阶段地进行健康教育，如出院后的生活方式改变、康复锻炼的方法、病情自我监测等。

护士从患者计划出院开始，就要逐步落实，提前做好出院指导计划，并进行评价。根据患者病情的特点和指导内容，运用不同的方式进行指导。在指导过程中，避免单向传递信息而忽略患者的掌握程度。指导结束之后要检查患者对指导内容理解的情况，评估是继续重复指导还是进入下一指导内容。

（二）出院指导的人文关怀要求

护士要与患者建立伙伴关系，采取同患者讨论的态度实施出院指导，避免居高临下、颐指气使，更要杜绝使用指责的语气进行沟通。理解患者的处境，真诚地帮助患者。当出院指导不能被患者接受或者指导效果不佳时，责任护士要从患者的心理特点出发，主动分析原因，对症下药，让患者更好地理解及接受指导内容。尽量使用通俗易懂的语言帮助患者理解，减少专业术语的使用，事先评估相关指导资料的难易程度，并主动征求患者及其家属对于使用指导资料的意见。

（三）患者出院后的人文关怀要求

向患者提供出院后可能需要的帮助，如专家门诊时间、预约方式、科室咨询电话等。指导病情监测的方法要注重科学性，指导前征求相关专家意见，保证指导的内容准确无误。可以结合疾病特点设计出院指导知识手册，指导患者出院后如何服药、饮食、运动，也可以设计表格帮助患者进行自我监测。

【人文护理启示录3-2-3】 温暖陪伴

护理故事

护士小廖的科室近期来了一位23岁的肺癌患者小徐。小廖对他的印象很深刻。这位年轻的患者脸上蒙上了一层土灰色，又暗又涩，没有光泽；脸颊瘦得完全变形，是一个典型的恶病质表现。小徐的父亲皮肤黝黑，长期照顾患病的小徐让这位不到60岁的老人失去了活力，脸上橘子皮似的皱纹向下拉着，眼角几道深沟向大家诉说着他难以言表的心情。每当小廖步入病房，总可以在小徐的床头看到他那佝偻的身影。

或许是对生活失去信心，又或许埋怨生命的不公，小徐对于治疗和检查并不配合，也完全不与医护人员沟通。小廖很能理解小徐的心情，所以无论小徐对她如何，她都没有丝毫怨言，嘘寒问暖和耐心解释更是每天都不落下，只要工作不忙，小廖就一定来到小徐的床前陪他聊天；为了给小徐创造好的环境，护士长还带领小廖和其他几位护士，为小徐准备了一个单间病房，还在房间里插上花，放上了一些小徐喜欢的书本，努力让小徐有了在家的感觉……来自亲人般的关爱，终于让这位年轻的患者绝望冷却的心又重新温暖了过来，开始愿意配合医生的治疗和检查了。

然而，在医院待了将近2周后，就在那天下午，小徐终究没能逃过离开的那一刻。他的老父亲守在他的身边，看着他咽下最后的那口气，然后就安静地坐在床边，一句话都不说。小廖抑制住自己内心的悲痛，在床旁安静地陪着这位父亲。过了一会儿，这位父亲突然把脸深深地埋进了自己的手掌里，按捺不住地痛哭出声。小廖却在心里松了一口气，这位叔叔终于将自己悲伤的情绪表达了出来。小廖安抚着小徐的父亲，等他情绪稳定些，再和小徐的父亲一起，帮忙为小徐进行身体的擦拭和衣着的整理，让小徐体面地走完生命最后的一程。

在小徐的父亲启程回家之时，护士长带领小廖和其他护士为小徐的父亲准备了一张卡片，卡片上写着："感谢您的信任，让我们能陪在您身边，陪您度过生命中最艰难的时刻。愿小徐一路走好！天堂不会再有病痛！"小徐父亲紧紧地握着这张卡片，眼泪止不住地往下流……

护理感悟

揭开人生序幕的是护士，拉上人生帷幕的也是护士。在这个"谈癌色变"的时代里，癌症给人带来的不仅是深深的恐惧，还有对生命的绝望。在患者离世时，如何安抚死者家属也是非常考验医护人员的一项技能。医护人员应引导家属较好地控制情绪，与家属一起共同努力，为临终患者提供一个良好的环境，在充满温情的气氛中走完生命的最后一程。

三、患者离世的人文关怀要求

（一）患者离世前的人文关怀要求

尽量给临终患者安排单人间病房，病房环境保持安静、温馨，病房内设陪护床，尽可能满足家属照顾临终患者的要求，满足患者生命最后一程亲人间陪伴的需要。护士指导家属对临终患者进行生活照护，在病房内创造属于患者及家属的家庭氛围感。

护士要经常关心患者及家属，多倾听他们的心声，鼓励家属表达感情，运用案例分享、家庭系统排列、暗示、隐喻等沟通技巧，进行心理辅导，及时处理患者及家属产生的各种不良情绪。

与科室其他医护人员一起，适当、合理使用现代医学技术，控制和缓解患者临终前的各种症状，保持患者的舒适，尽量减少患者的痛苦。

（二）患者离世后的人文关怀要求

护士协助家属妥善安排好患者离世后相关事宜。与家属一起共同面对患者的死亡，鼓励家属表达自己的情绪，并协助解决实际面对的问题。

（李莹，广东省第二人民医院）

第三节　患者转科的人文关怀要求

【人文护理启示录 3－3－1】 转运风险

护理故事

患者张大妈，63 岁，因“月经紊乱三年余”到妇科住院手术治疗，在腰硬联合麻醉下行“腹式全子宫切除术＋左侧附件切除术”，手术顺利，出血量少，在转运回病房的电梯中，出现呼吸、心跳骤停，经抢救后呼吸、心跳恢复，但患者因呼吸抑制导致缺氧，因缺氧时间过长导致缺血缺氧性脑病，参与转运的医生没有及时发现患者出现呼吸抑制的病情变化，虽予以积极抢救，但由于脑缺氧时间超过脑细胞对缺氧的耐受程度，造成大脑的不可逆性损害，神志一直处于昏迷状态。

护理感悟

此事件警示我们，在对危重、术后患者转运过程中，一定要备齐抢救器材，随时观察患者的生命体征、神智及主诉，在转运中要对患者有规范的术后监护，避免此类事件的发生。

【人文护理启示录3－3－2】 关怀转诊患儿家属

护理故事

新生儿监护室接到外院转诊一名母亲妊娠糖尿病患儿的电话，转运医生护士马上携带转运温箱和监护设备出发。接到患儿后，将宝宝包裹好，放入温箱做好保暖措施，让宝宝爸爸一起跟车到医院。在路上宝爸突然担忧地说："你们是无陪护病房，宝宝自己住在这，不让我们陪，又不让我们看，哭了、闹了、饿了，你抱吗？你给喂吗？"看着宝宝爸爸一脸担心和顾虑，转诊护士向其解释道："您放心，我们24小时有护士轮班照顾宝宝们，宝宝们不会饿着，奶瓶都是一次性的，就连睡的床单每天都会更换的。""孩子看起来都长得差不多，你们不会搞错吧？""每个宝宝都有自己的专属身份证，我们也有严格的查对制度……"转运的医生及护士耐心地向家长答疑解惑。到科室门口，转诊护士拿来腕带及新生儿信息表，耐心与宝宝爸爸解释：这是宝宝的特殊身份证明，入院时分别戴在他的手腕和脚腕上的，信息表上有宝宝的信息，印上宝宝脚印与家长拇指印，你来探视宝宝和接宝宝出院时，我们是要和你对"暗号"的。随即与宝宝爸爸一起核查宝宝的身份信息，查看宝宝全身皮肤情况，共同核查好的两条腕带戴到宝宝身上，并在新生儿信息表上按压宝宝的脚印及家长的拇指印后，主动递上湿纸巾给爸爸擦拭，护士轻柔地帮宝宝擦拭足底油印。接着，护士为宝宝爸爸介绍管床医生、监护室环境以及宝宝的一些治疗情况，告知每日医生会向其汇报宝宝情况，并将监护室电话号码告知宝宝爸爸，有任何事可以随时与我们取得联系。宝宝入科后，做好保暖，连接心电监护进行生命体征监测，及时予以开奶或静脉补液……做完处理后用宝宝爸爸的手机拍摄宝宝、病房的环境和医护人员工作状态，让宝宝妈妈了解宝宝住院情况。病房里安静又整洁，医护人员们的动作轻柔，一个个宝宝在暖箱里睡着，我们医护人员认真有爱的工作状态，让宝宝家人安心。

护理感悟

真正的护理应该做到共情，爱与守护，抚慰心灵，在患儿家属遇到困难、内心受困扰的时候，医护人员学会换位思考，耐心细致地解释，用心地呵护患儿，真正地理解患儿家属，解决患儿家属的后顾之忧，使其安心将宝宝交予我们。冰心曾说，爱在左，同情在右，走在生命的两旁，随时撒种，随时开花。让我们真正做到了用爱去感受，用爱去帮助，用爱去守护！

一、 患者转入时的人文关怀要求

当护士接到转入患者医嘱，应认真落实以下步骤：

（1）通过电话了解即将转入患者的基本情况。根据患者病情准备合适的床位，并告知管床医生转入患者的床位号。管床护士根据患者病情准备必要的仪器设备，预先调试好仪器，保证仪器完好备用。

（2）患者到达后，通知医生；主动上前迎接，问候患者，如“您感觉怎样?”并自我介绍：“我是您的主管护士，你可以叫我小刘，您的日常护理工作由我们小组负责。您请坐。”请患者坐在接诊台前，测量并记录生命体征，介绍病区的环境及住院须知，帮助患者尽快熟悉，消除其紧张感。平车送入的病情较重的患者，直接护送患者至病床，取舒适卧位，手轻轻触摸患者的头部或握手，给予真诚的关爱：“请您好好休息，一会儿医生就会来看您。”接诊全程要以亲切的态度、温和的语言、友善的表情、得体的举止，传递对患者的关怀。与病友建立良好的关系，提供家庭氛围的护理环境。填写交接登记本，详细记录患者的情况，与下一班护士交接班时，充分尊重患者的意愿，选择合适的称谓，如“李叔叔，这是下一班的护士小王，我们来看看您的伤口情况。”交接过程中，注意保暖和保护患者隐私。

【人文护理启示录3-3-3】 转科匆匆忙

护理故事

骨折合并高血压的李大爷，在创伤骨科手术后，需转科至心内科继续治疗，护士小刘接到医嘱后，准备好转科病例，到床边准备带患者至心内科。“李大爷，医生告诉您转去心内科治疗了吧？我现在送您去心内科。”“啊！这么快，现在就走呀？等等我，收拾收拾东西。”李大爷和老伴赶忙收拾床头柜，小刘等了一会儿，发现大爷随身物品很多，保温杯、老花镜、换洗衣服，还有奶粉、水果，就随口说了一句：“住院带那么多东西呀！您快点，我还要顺路去药房取药！”坐在轮椅上的李大爷听后，着急地催促老伴：“快点快点，走了走了！”小刘推上李大爷就走。途中经过一个斜坡，李大爷手里抱着的东西脱手掉在了地上，大爷急忙去捡，顺势滑倒在地上。经过医务人员和患者家属的帮忙，才把李大爷扶到轮椅上。到心内科后，测血压230/110 mmHg，马上送入急救室检查治疗，好在骨折手术伤口没有受到影响。

护理感悟

从这件事情我们看出，转科前护士与患者未提前沟通，未交代好注意事项，未固定好患者，未检查轮椅安全。护理人员应以患者为中心，不能将自己工作忙的焦虑情绪转嫁给患者，同时应关注患者的感受，在护理工作中耐心细致，从细微之处体现对患者生命和健康的尊重与关爱。

二、 患者转出时的人文关怀要求

当护士接到转出科医嘱，应认真落实以下步骤：

（1）与医生确认转科原因及转入科室后，使用关怀性语言通知患者及家属，主动询问患者的需求：“您对对方科室有特殊需求吗？我们帮您联系，尽量满足您的需求。”电话告知相关接收科室患者的基本信息及个体化需求，确认转科时间，请对方科室提前做好接收患者的准备。及时处理转科医嘱，整理好病历，填写转科登记本。

（2）协助患者清理物品，温馨提醒患者随身携带贵重物品，妥善保管。使用关怀性语言与医生、患者及家属有效沟通，根据病情需要选择性地护送患者转出，保证各种管道通畅、患者使用的仪器正常运转，保证搬运工具性能良好，确保患者的安全，提供支持性和保护性环境。

（3）携患者住院病历、转科登记本和剩余药物（确保没有遗漏），护送患者到转入科室。转科交接时，主动介绍患者的情况，与接班护士一起将患者转运至床上，妥善安置，保护患者隐私。

（4）转出转入双方交接清楚，避免遗漏。主动向患者介绍接收科室的责任护士，使患者感到放心和满意。如“这是××科室小李护士，她现在负责您的护理工作。”询问患者在之前科室住院的意见和建议，对于不满意的地方表示歉意，虚心接受患者及其家属的建议。与患者及其家属礼貌性道别：“您安心在这里治疗，再见!”填写完转科登记本，与接收的责任护士道别。

【人文护理启示录3－3－4】 转运中的鞋子风波

护理故事

患者王大姐下午来院进行人流手术。手术过程中，别人穿错了她的鞋子离开了。手术结束后，两个护士将她架到10米外等候病床。转移的途中，因为没有穿鞋子，患者感到脚凉，便提出自己没有穿鞋子，护士没有给她把鞋子拿到床边。患者在等候区的床上醒后，仍没有鞋子。患者喊叫护士后，护士才拿来鞋子。护士发现患者没有鞋子时，因工作繁忙无法分身，而且认为手术室与休息室距离较短，患者穿着棉袜，平时在家也会不穿鞋在地上走，故没能及时为患者拿回鞋子。

而患者王大姐认为自己有关节炎，今天过来做人流手术，术后要像坐月子一样保暖，不能“受到寒气”，还拿来羽绒服。她认为转运过程中护士没有给自己穿鞋子，且在等候床休息时，护士发现她没有鞋子，也没有给其拿鞋子，完全不关心患者身体。

护理感悟

从这件事情我们看出，护士只是以健康人的思维考虑，未能意识到患者个体的身体状况以及各地方的风俗习惯，没有从患者的角度考虑，尊重患者的风俗习惯，体现人文关怀。

三、 患者转运中的人文关怀要求

患者在转运过程中极易出现病情变化，护送人员与患者、家属、医生及医院其他服务人员要进行有效的沟通和交流，了解患者病情，由医生判断病情可以转运的情况下，才进行转运。护送人员对患者应礼貌打招呼，自我介绍，恰当称呼患者，沟通中保持和患者的目光交流。介绍转运目的地及途中注意事项，耐心解答患者或其家属的疑问。护送人员维护患者的转运安全，确定两侧的围栏是否固定牢固，根据天气选择合适的转运工具，选择安全、平稳的转运路线。

转运过程中，若患者侧躺，护送人员应在患者的头侧向的一边进行护送，方便密切观察患者的脸色，倾听患者主诉。上坡时，保持患者头部在上脚在下。尊重患者需求，注意患者保暖需求、保护患者隐私。转运过程中确保不中断患者吸氧等必要的治疗，如观察输液滴速是否正常，茂菲氏滴管液面是否保持在1/2以上，进针口有无出血回血等现象。

在整个转运过程中，注意平稳，速度均匀，不要急转弯、急刹车或碰撞，全程细致观察患者病情，询问患者有无不适，发现问题及时处理。转运完毕，将患者安全交于接收科室，协助患者转移到病床上。与患者及家属做好解释及告别，携带转运工具返回科室。

（郑文，广东省第二人民医院）

第四节 患者手术的人文关怀要求

每一位来到手术室的患者，无论手术大小，都会感到陌生迷茫。手术器械虽是冰冷的，但一名有温度的手术室护士却是在患者迷茫和担忧时温暖他们心灵的恒温仪。护士利用他们的温暖和真诚，让手术室成为患者心中一个温暖的地方。

【人文护理启示录3－4－1】 守护温暖

护理故事

一个寻常的工作日，手术室门口来了一位不寻常的患者。在患者交接处，手术室护士小牛见到了戴着墨镜、身体略带一丝僵硬的患者高先生。小牛通过术前访视已经了解到患者高先生曾遭遇烧伤导致失明，于是针对患者的特殊情况，小牛亲切地把患者搀扶入手术间内，协助其摆好麻醉体位。此刻躺在手术床上的高先生面色紧张，身体僵硬，配合其摆好麻醉体位也是相当困难。

“您好，请问您叫什么名字？”

“高××。”他不太耐烦地回答。

小牛一边检查他的输液通路，一边用亲切的语气说：“高先生，我是手术室的护士小牛，在手术期间您有什么不舒服可以随时告诉我，我会全程在手术间陪着您。从现在开始，请配合我们，这样可以让针对您的这些操作更顺利。我慢慢说，您照我说的来做，放松，其实很容易……”

“对，就是这样，您这个姿势摆得很好，要保持姿势，时间不长，但您不能随意动，麻醉师会在您背后实施麻醉，这样手术时的疼痛会减轻，请您坚持一下……”

就这样几句自信又温柔的话语，让高先生明显放松了许多，麻醉过程也很顺利，高先生几乎没有感觉到什么痛楚。麻醉结束，高先生轻轻舒了一口气，紧张的情绪又缓解了很多：“真是像你说的一样，确实没有那么可怕，也不是特别疼。”虽然戴着墨镜，浅浅的笑容还是从高先生的脸上浮现出来。

手术开始了，手术的仪器声响还是让高先生紧张起来，呼吸略急促，额角有细细的汗，监护的数值也在变化，小牛及时发现并来到他身边，搭了条中号手术单在高先生的上半身给予保暖，在检查微循环的同时，握住他的手，神情认真，语气温柔地说：“高先生，您的手有些凉，冷吗？您现在感觉怎么样？”

“我能感觉到伤口处的操作，还有那个滴滴声，是什么啊？我……”高先生絮絮叨叨，语气略显激动，握住小牛的手也越来越紧。

“您的手术是椎管内麻醉，它可以确保手术中没有痛感，您要放松，不要过分关注切口周围。那个滴滴声是手术必须用到的仪器设备的操作声，便于医生操作。您现在深呼吸，放松自己，手术很快会顺利完成。您看刚才麻醉的时候您就配合得很好，请相信我，您会好起来的。”

“对不起，我有点太敏感了。”高先生紧握的手慢慢松了下来。

“高先生，我看在手术室门外等候的是您的女儿吧，个子真高，多大了……”

“是的，都大学毕业了……”被分散了注意力的高先生很快放松下来。

接下来的手术过程，小牛一直陪伴在高先生身边，给予患者温暖的支持，很快手术顺利完成了。

“高先生，您配合得很好，手术顺利完成了，我们送您回病房，您的姑娘在手术室门口等着您呢。”

高先生面带笑容，比了一个大拇指的手势。

护理感悟

手术室护士要熟练掌握各种仪器、设备的使用，积极配合麻醉医生和手术医生顺利进行麻醉和手术。在麻醉前护士要耐心与患者进行沟通，解释操作流程，取得患者的理解和配合。

在手术过程中，护士需适当予以关怀性问候，消除患者对手术器械使用过程中发出的声音产生的畏惧；向患者告知手术治疗及操作中的注意事项，缓解患者的紧张与焦虑；手术过程中与患者进行沟通交流，适时交代手术进程，解答患者疑问。术中切忌谈论与手术无关的话题。

一、 患者术前的人文关怀要求

护士在接收到患者拟定手术的医嘱后，应以温和的语言问候患者及其家属，进行自我介绍，并确认患者身份。在核实患者的基本信息后做好手术前准备工作。

护士应该认真倾听患者对手术的想法，主动讲解手术目的及此类手术成功案例，缓解患者的紧张情绪。在交流的过程中，保持与患者眼神交流，告知患者手术前麻醉所需要的注意事项，并取得患者的配合。

在术前准备操作时，护士应保持双手清洁、温暖，做到动作轻柔，减少暴露，保护患者隐私，关注患者的感受。告知患者术前更换病号服、不化妆，保管好个人的贵重物品。

护士在进行术前访视时，应先进行自我介绍，对患者给予关怀性语言，缓解患者术前的紧张恐惧心理。要核实患者的基本信息、了解患者的既往史和现病史，并对患者的全身情况进行评估。在访视的过程中，耐心地回答患者提出的问题。温馨提示患者术前禁饮禁食的时间，以及备齐手术所需物品。

【人文护理启示录3-4-2】 临阵换将， 惹出事故

护理故事

这是一家医院的普外科病房。

许多上午的手术常常会做一上午，经常手术结束的时候刚好碰上中午12:00——上午下午两班护士交接班的节骨眼，下手术台，回病房。

上午班护士A下班，下午班护士B接班。

如果护士B提前5~10分钟接班，一切都好说。可就是眼看着手术患者回病房的电话都打过来了，交接班的时间也到了（12:00），下午班护士B还没来。她迟到了6分钟。

本该护士B接术后患者的，这时只好由护士A立即上前接手。患者是腹部手术，术后带有胃管、输液管、尿管。接才下手术台的术后患者，主要是完成过床、摆体位、连接管道等相关工作。当护士A正在忙碌的时候，护士B换好工作衣过来接班了，由于她来晚了，导致护士A晚下班，她本身带着歉意，就主动要求护士A快点下班回家，把这里都交给她。

可是2个小时之后，主管医生查看患者，发现患者胃肠减压用的负压减压器引流无效——负压减压器连接管上的调节器没开!

原来护士A接好胃管后，还没等调节开关，护士B匆匆赶来让自己下班，而护士B以为护士A已经接好了管子。

所幸未酿成严重后果，但主管医生对护士的失误很不满意，此事亦属护理不良事件。

护理感悟

护理术后患者时，一定要密切关注患者的生命体征变化。有留置管道的患者，护士要仔细检查留置管道是否通畅，并固定妥善，避免脱管。

每一项的护理操作，每一项工作事务，都有开始和结束。在这其中，每一个当事护士都要善始善终，中途换人是发生护理差错和事故的安全隐患，极易造成护理事件中断和交接不清，继而酿成护理不良事件，使护理工作陷入被动和混乱。

二、 患者术中的人文关怀要求

患者进行麻醉后，护士应询问患者的感觉，注意保暖，保护患者隐私。进行每项护理操作前，向患者解释操作目的，确保患者能理解并接受。

"有时去治愈，常常去帮助，总是去安慰"，医疗技术并不能治愈所有的疾病，但优良的服务和人性化的理念却能抚慰病患内心的创伤。

温暖、细心的术前访视："看下您的手腕带？""今晚十二点以后就不能吃东西喝水了，明天早上八点请您的家属在病房和您一起等待，我们会及时来接您到手术室进行手术。"

"昨天睡得怎么样？""你女儿真的好可爱"，术前与患者亲切交谈，可以分散患者注意力，缓解其紧张情绪。

近年来，医院不断改善医疗服务，越来越注重患者的就医体验。从患者进入手术间的那一刻起，专门护理人员时刻不离，协助术中体位，固定好患者肢体，做好各种防护措施；术中随时与之交谈、询问其感受，密切观察其体温等各项生命体征的参数变化。术毕，巡回护士及时为患者擦净术中残留消毒液、血迹、污渍，为患者穿好衣裤并妥善固定引流袋，盖好被子，将患者安全、整洁送回病房，病房医务人员进行后续治疗。

手术室的温馨服务，旨在为患者提供手术期人性化的护理，使患者不再感到手术是一件可怕、痛苦的事，为患者手术期留下一段美好的回忆。

人文关怀意为主动关心人、爱护人和尊重人，是社会文明进步的重要标志，是人类自觉意识提高的重要反映。随着社会的不断发展，人们对健康和心理的需求也进一步提升。为提高护理服务质量，降低患者对手术的恐惧心理，护士应在围手术期常规护理的基础之上，向患者提供更多的人文关怀服务。

医学是"有时去治愈，常常去帮助，总是去安慰"。对于从未接受过手术治疗的患者来说，他们对手术风险充满担忧。因此，护理人员在术前、术中、术后对手术患者提供人文关怀是非常重要的。护士应该充分地了解患者目前的心理状态、情绪、对疾病的认识以及患者对手术的接受程度，对患者做好思想工作，给患者必要的精神支持和关爱。

三、 患者术后的人文关怀要求

手术后，巡回护士应守护在患者身旁，加强肢体约束固定，观察患者意识状态、生命体征及病情变化。

当患者恢复清醒时，护士应告知患者手术过程顺利，稳定患者情绪。为患者穿好衣裤，盖好被子，注意保暖，保护患者隐私。搬运患者时动作轻巧，注意保护伤口。

病房护士应在患者返回病房后观察及询问患者的疼痛耐受性，根据疼痛评分的数值给予妥当处理。关注患者的情绪，发现负性情绪及时进行针对性疏导，多用鼓励性语言。进行每一项操作或指导功能锻炼前，护士需解释每个步骤及配合事项。每次与患者沟通时，都应该询问患者的需求。护士应态度和蔼，持续向患者及家属讲解接下来的护理操作及可能的治疗，以确保患者了解接下来会发生什么，避免紧张，随时为患者及家属解除疑惑。

医务人员的职责不仅是治愈疾病，更多的是帮助患者找回健康、保持健康、传承健康和提供人文关怀；优质的护理服务不仅是为患者做好疾病护理，还要注重患者的心理护理和人文关怀。对患者的人文护理就是用更加人性化的护理手段为患者提供细致周到的护理服务。

（李建云，广东省第二人民医院）

第五节　患者检查治疗的人文关怀要求

传统的观念认为护理人员就是简单地执行医嘱，完成抽血、打针、发药、书写文书等工作。其实护理人员更是通过这些烦琐的机械操作，与患者及其家属进行沟通交流，了解患者的情况，在互动中习得分析和阐释的能力，准确找出存在的问题，对患者实施精准护理，达到解决问题的目的。

护士的工作对象是人，需极其细致、耐心和一丝不苟的操作，但在临床工作中，由于工作繁忙或经验欠缺，护士的工作难免会有疏漏之处。所以护士做各项操作时要严格按规章制度执行，多花一点时间沟通与倾听，就可以避免许多不良后果，用精湛的技艺和丰富的知识服务于患者。

【人文护理启示录3－5－1】按压无小事，操作需谨慎

护理故事

一线护士在平凡的工作中感受着人生百味，奉献自己的爱心。她们是健康的使者，托起患者生活的希望。

某日早晨，呼吸科护士小吴给3床肺部感染患者李女士抽血。李女士是呼

吸科“常客”，对每一位护士都非常熟悉。小吴在操作前进行了三查七对后，进针前亲切温和地告知采血方法及注意事项，抽血的过程顺利，抽血完毕。此时其他病房呼叫铃响了，小吴将按压针口的棉签交给李女士后便匆匆离开去查看其他患者。当护士小吴离开后，李女士便将棉签丢弃，起床上洗手间。30分钟后3床呼叫铃响起，李女士说左手臂抽血的地方还在流血，还鼓起了一个包。护士小吴赶到床边查看，原来是进针点还在出血，立即予按压止血，并询问李女士有没有按压3～5分钟，李女士说：“我按压不到一分钟，看没出血且着急上洗手间，就丢了棉签，上完后发现抽血的地方鼓了一个包后才按铃通知护士。”护士小吴很无奈地对患者李女士说，我明明已经告诉过您注意事项了，您为什么还是没有按压好？李女士也是一脸委屈。

护士长前来了解情况，对整件事情进行了分析，找出出错的环节。护士小吴认为自己已经告知了患者李女士，自己已经尽到责任了。而患者李女士当时是因为急着上洗手间才忽略了按压针口。护士小吴没有确认患者有无遵守止血操作规范，匆匆离开时也没有强调按压的必要性导致了事故。护士小吴意识到了自己的错误。

护士小吴来到床边安抚患者李女士并表示抱歉，及时对皮下出血进行了处理，并细心耐心地讲解了抽血的注意事项和按压止血时长不宜过短的原因。

护理感悟

这个案例提醒护理工作者在做操作的时候，需对患者的行为能力进行评估，判断患者是否能配合操作，对于特殊人群，如老年患者，应该给予更多的关注，了解需求，加强巡视。无论有多忙，都要按照操作的规范要求进行，降低操作风险，杜绝不良事件的发生。在工作中，我们多一些去倾听，多一些理解，多一些包容，你会发现，即便委屈的时候，一个肯定的眼神，一句真心的歉意，足以让一切变得美好。丰富护患情感，让护理工作变得有温度，这才是护理工作者对于这份特殊职业最好的诠释。

一、 抽血的人文关怀要求

抽血前，护士要态度和蔼地主动自我介绍，尊重患者，礼貌性确认患者身份后，温和可亲地解释操作的目的和意义，耐心倾听、解释患者提出的问题，取得患者及家属的配合与信任，让患者舒适、放心、安全地配合抽血。

护士备齐用物，准备抽血时，帮助患者取合适体位，注意保暖及隐私保护。进针前亲切温和地告知采血方法及注意事项，对于较紧张的患者，可安慰患者凝视某物体或将头转向一侧。发现有恐惧心理或应激能力差的患者可先给予相应处理，如饮温开水、发宣传小册子让其阅读，在旁予以心理疏导，以稳定其情绪，消除紧张感。

护士进针时准确选择穿刺点，要做到轻、稳、准、快，争取一次成功。过程中随时关注患者的感受和反应，适时给予安慰。如指导患者手握拳，再放松，以减轻疼痛。

护士抽血后为患者按压抽血部位止血 3 ~ 5 分钟，血液病患者及凝血机制障碍患者可适当延长按压时间，直到出血停止。帮助患者穿好衣裤，取舒适体位。温馨提示患者是否可以进食等事项，告知抽血结果的时间及取报告的方法。最后分享患者感受，并肯定患者的表现，对合作表示感谢。

【人文护理启示录 3 - 5 - 2】 输液查对无小事

护理故事

医院的清晨总是忙碌的。

在心脏内一科病房，带教老师护士小王将已经双人核对无误的 9 床生理盐水 100 mL 加头孢哌酮钠他唑巴坦钠 2 g 组液体放在治疗盘内，准备和试用期护士小芳一起去床边给患者静脉输液。

去往病房途中，因 3 床刘先生有事情咨询，小王就叫小芳先去床边准备，并交代不能单独操作。小芳看了液体后，端着治疗盘来到病房中，刚好另一位护士小红在病房测血糖，小红就告诉小芳可以先把液体挂输液架上，老师一来就可以输液。

小芳一想，这样可以节约时间，就忙碌了起来。第一次查对呼叫董 × × 女士时，患者正在洗手间，小芳未按流程核对患者信息，只用普通话口头询问患者是董 × × 吗？患者隔着门回答：“是。”小芳就将液体挂在床旁的输液架上，患者从洗手间回到病床后，就对小芳说：“快点给我打上针，我一会儿还要去检查呢，错过了就要到下午了。”护士小芳看老师没有来，患者又着急，未再次核对患者信息（全程未使用 PDA 扫描、未核查手腕带），消毒后就将液体连接至留置针上，正准备打开输液调节夹时，带教老师小王及时赶到，告知小芳应是 9 床需静脉输液，而她却错误输到了 29 床。

小王立即安抚29床患者，并予更换液体。事后询问29床患者，当护士呼叫名字时为什么回答是，患者说她是讲粤语的听不懂普通话，听见护士询问就回答，也对小芳的行为表示谅解。

护理感悟

护理操作需谨慎，无论多么着急，都一定要三查八对，确保给正确的人执行正确的医嘱。该事件是由试用期护士违反带教制度，未在老师指导下擅自行动，查对方法不正确引起的，幸好带教老师及时发现，未造成不良后果。

这提醒了我们在临床带教过程中，应先评估学生的能力，明确告知哪些可以做，哪些不能做，要做的该怎么做，执行过程中做到放手不放眼。同时应充分了解患者的生活习性，与患者沟通时使用开放式的提问，避免患者因语言问题造成误解。护理工作的细微之处，恰恰就是体现了这份执业的特殊性。每一次的护理操作看似简单，殊不知这份“简单”，承载着无数人的汗水与艰辛。

二、 输液的人文关怀要求

护士输液前要态度和蔼地主动自我介绍，尊重患者，礼貌性确认患者身份后，面带微笑，语气自然地解释输液的目的和意义，告知当天的输液总袋数和所需时间，所用药物的作用和注意事项，询问用药史、过敏史，是否空腹、是否需要上洗手间等。护士需耐心倾听、解释患者提出的问题，患者不理解不配合时，从患者安全角度耐心解释，取得患者及其家属的配合与信任，让患者舒适、放心、安全地配合输液。对于有特殊原因要求先输液的患者，如果是检查或治疗时间有特殊要求，护士应尽力满足，同时向同病室其他患者做好解释；如果是非正当要求，可以委婉拒绝。

护士备齐用物，准备输液时，帮助患者取合适体位，注意保暖及隐私保护。消毒时，告知患者消毒液会有一点点凉，消完毒后肌肤属于无菌区域，不能乱动。进针前亲切温和地告知准备打针了，不能回缩。对于较紧张的患者，可安慰患者凝视某物体或将头转向一侧。对控制力差的特殊患者，穿刺时肢体容易剧烈回缩，护士可根据提前评估的结果，请他人协助固定穿刺侧肢体，确保穿刺顺利。

护士进针时准确选择穿刺点，要做到轻、稳、准、快，争取一次成功。穿刺失败时要诚恳向患者及家属表达歉意，同时表达对患者痛苦的理解。护士若对第二针把握较低，请穿刺技术较好的同事协助，尽量保证第二针成功。穿刺过程中，随时关注患者的感受和反应，适时给予安慰。

护士穿刺成功后，妥善固定。对于老年、儿童以及控制力较差的患者，主动提供托手板妥善固定，防止针头脱出。向无陪护患者主动提供帮助，将床头铃放在患者手边，根据患者需要将水杯及常用物品放在患者触手可及的地方。避免因过度活动，导致针头刺破血管，药液外渗。帮助患者穿好衣裤，取舒适体位。对患者做好健康教育，例如：不能擅自调节液体滴速；磺胺类药物用药后需要多饮水；有恶心、呕吐、输液处疼痛等不适时按床头铃告知医护人员。遇到临时增加液体时，第一时间通知患者，同时安排好输液速度。

输液结束拔针时，护士交代按压技巧及时间，确保按压位置准确。对行动不便的患者，主动为其按压，直到穿刺部位不再出血。之后如果有皮下淤血，主动告知康复小技巧，必要时嘱医生开具药物。最后可请患者分享感受，并肯定患者的表现，对合作表示感谢。

【人文护理启示录 3－5－3】 用药指导不仔细， 险致黏膜损伤

护理故事

我们应该抱着严谨的精神，细心、耐心地呵护每一个生命，这也是每一个护士的初心。

一天 22:30，某医院妇科护士小邓去查房时，85 岁的张女士告知口腔疼痛、咽喉疼痛，并伴有上腹痛。护士小邓立即报告医生，经过询问患者及家属，张阿姨一日三餐均在医院饭堂购买，也没有吃其他的水果和零食。是什么原因呢？张阿姨为阴道炎患者，给予的是常规抗炎治疗且已经是第 3 天，前几天都很正常，以前也没有胃溃疡等病史。护士小邓突然看到桌上有一盒高锰酸钾片，就询问张女士这个药你是怎么用的？张女士说吃两片，每天一次。护士小邓这才知道是今天刚开的外用坐浴的高锰酸钾片被张女士当成片剂口服了。

原来下午护士小张去发药时，张女士的女儿刚好去买生活用品，不在身边，张女士又听不懂普通话，只听明白了两片，每天一次。恰好高锰酸钾片由原来的粉剂包装改成了片剂，外表看上去就跟口服药一样，张女士的女儿也没有仔细看药盒上面的标签和用法，就跟晚上的口服药一起服用了。谜底揭开后，立即给予盐水进行胃部的清洗，同时告知近期以流质饮食为主，多吃保护胃黏膜的食物，如牛奶、粥等。一周后，张女士康复出院。

护理感悟

护理不是简单的打针、发药，是一项需要耐心、细心的专业性工作。该事件主要是由护士未落实口服药发放流程引起的，患者听不懂普通话；其次高锰酸钾由粉剂改为片剂包装，容易被患者误认为口服药。

护士在发药时，需了解药物的作用及副作用、用法与用量、同时使用的药物之间有无配伍禁忌，避免不良反应的发生。对于老人、幼儿及理解力有障碍等患者，护士应在其有陪伴人员时再发药，并确定陪伴人员知晓用法用量。

对特殊的药物，如外用的高锰酸钾片，应在科室统一定位放置，药盒外贴外用警示标识。使用时，由医护人员调配好浓度及温度，再交患者使用，避免因浓度过高造成黏膜损伤，温度过高造成烫伤。

在日常的护理操作中，无论是抽血、输液、用药指导，均需抱着严谨的精神，严格将三查八对贯穿于护理工作的全过程。首先，查对制度的掌握执行与落实与否，关系到整个医院的医疗质量和安全。其次，在工作中，我们需要多一些倾听，多一些理解，多一些包容，细心、耐心地呵护每一个生命；慎思笃行，时刻敬畏着我们守护的每一个生命。护士的工作是平凡而伟大的，说其平凡是因为这项工作不需要豪言壮语，只需认真仔细；说其伟大是因为这项工作服务的对象是最宝贵的生命，大千世界里，我们像小草，小草虽小，但一样能铺满辽阔无垠的大草原。

三、 指导用药的人文关怀要求

护士指导用药前，要态度和蔼地主动自我介绍，尊重患者，礼貌性确认患者身份后，面带微笑，语气自然地向患者详细解释每种药物的疗效，并且重点说明药物的用法、用量以及不同药物的用药顺序。询问用药史、过敏史，对于特殊药物，如降压药，应告知患者不可随意停药、调整药量；不同的降糖药，告知患者是饭前、第一口饭还是饭后服用。对于首次就诊的患者，要确保患者或家属充分理解各药物的疗效，熟记服药注意事项，确保患者用药安全。耐心倾听、解释患者提出的问题，患者不理解不配合时，从患者安全角度耐心解释，取得患者及家属的配合与信任。

由于老人、幼儿、理解力有障碍等特殊患者对医学知识的认知能力有限，护士可通过一对一指导、视频、服药指导手册等多样化的方式介绍本病区常用药物的用法、用量、服药注意事项，让患者或其家属熟练掌握各种药物的用法、用量、用药顺序，确保在正确的时间通过正确的方法服用正确的药品和正确的剂量。对于同时服用多种药物的患者，护士可以为患者列出服药清单，方便患者查阅记忆。

护士在平时的查房、交接班、发药、健康教育、出院指导等过程中，加强监督患者的服药正确性与依从性，告知如有恶心、呕吐、腹痛等不适时告知医护人员，确保患者安全有效地服药。

（童赟，广东省第二人民医院）

第六节 患者治疗的人文关怀要求

医学本身蕴含着丰富的人文精神，医学与人文融为一体才能更有效地为人类服务，以达到防病治病、尊重关爱患者的目的。人文关怀本质是以人为本，以患者为中心，表现为对人的生存意义、患者的价值、患者的权利和需求、患者的人格和尊严的关心和关注。大量的医疗实践反复证明，最佳的医疗过程应该是医学人文精神和医学科学精神相辅相成、互为补充的过程。医学是治病救人，帮助人解决痛苦的科学，要实现这一目标，从医者必须具备关爱人的品格，因为人文关怀是构建和谐社会良好医患关系的润滑剂。

【人文护理启示录 3－6－1】 为什么我和别人不一样

护理故事

刘女士因为右上腹持续性疼痛 1 周住进了护士小周的科室。医生经过一系列的入院体格检查，怀疑刘女士可能存在胆囊方面的问题，于是为刘女士申请了腹部超声检查。小周作为责任护士，在接到医生的医嘱后，带着医嘱执行单来到刘女士的床前，告知刘女士医生为她开具了超声检查，但是这个检查需要预约到 3 天后，并且在检查前 3 天，刘女士不能吃奶制品、豆制品、糖类等容易产气的食物。刘女士一听，立即提出了抗议：“我的朋友做 B 超检查，都是隔天早上就去做的，为什么我和别人不一样？要 3 天后才能去做检查？再说了，我是因为肚子痛才进医院的，想要治好肚子痛，结果你们就让我在这里干等3天吗？你们是不是故意拖延我的住院时间，就为了多收点钱？”

小周一听，明白刘女士是误会了。小周笑了笑，并没有因为刘女士尖锐的措辞而生气，反而用温柔的语气向刘女士做进一步的解释。腹部超声检查，特别是胆囊检查，对患者有较高的要求。刘女士不仅需要在检查前3天禁食容易产气的食物，在检查当天还要空腹，不可以吃东西和喝水，这样才能最大限度地减少胃肠道气体的干扰。同时，检查前一天晚上还需要清淡饮食，保证胆囊里面的胆汁充盈。这样做的目的是让胆囊在B超检查过程中更清晰地显示出来，有助于医生的临床判断。刘女士听了小周对于检查要等3天原因的解释，明白自己是误会了，不禁有些不自在。小周看得出来刘女士有些焦虑，为了缓解刘女士的情绪，小周向她介绍了检查过程。在检查过程中，刘女士多是仰躺着接受检查，但为了更好地显示胆囊颈和肝外的胆管，超声科医生还会要求刘女士将身体侧到左边进行检查。

在小周详细地指导下，刘女士顺利地完成了超声检查，对于小周的护理服务，刘女士也是赞不绝口。

护理感悟

临床上的每一项检查都是协助医生诊断的基石。护士要熟悉并掌握各项常见检查的注意事项，才能对患者及其家属进行有效宣教和指导，以确保最终检查结果的准确性和有效性。此次事件中，护士掌握了胆道超声检查的注意要点，在患者提出疑问的时候，立刻进行解释，消除了患者的疑虑，保证了检查的有效性。

一、 指导检查的人文关怀要求

（一）检查前的人文关怀要求

护士在医生开出医嘱后，根据检查目的，对患者进行详细的指导。例如在患者行B超检查前，介绍B超的预约方式和地点，是否需要空腹，以及其他注意事项。宣教时应邀请家属一同参加，结束后可要求患者及其家属复述，以便了解患者及其家属的掌握情况。

护士应使用通俗易懂的方法向患者介绍大致检查过程，如画图介绍或在模型上模拟过程，以消除患者的疑虑和紧张情绪，同时注意讲解过程中避免过多的医学术语。常见的检查项目，可以借助一些工具进行宣教，例如向患者发放图文并茂的宣传页、录制视频在病区内循环播放，供患者随时查看。

检查前，护士需要向患者宣教检查后的注意事项，包括饮食、活动、症状自我监测等，让患者知晓接受不同检查后可能引起的不适及并发症，做到提前告知，使患者对检查后可能发生的情况有一定的心理准备，提高护患之间的信任感。

（二）检查后的人文关怀要求

检查结束后，护士应再次评估患者对于检查后注意事项的掌握情况，有针对性地观察患者检查后的反应，以便及时发现相关并发症，及时给予患者人文关怀。

护士及时关注患者检查结果，主动告知患者，并根据结果开展相应的健康宣教，例如对胆囊结石患者进行饮食指导，指导颅内动脉瘤的患者绝对卧床休息、保持大便通畅等。

患者询问检查结果时，护士可对确定的部分进行适当解释，不可因对结果不确定就拒绝告知或推给医生，以免影响患者对护士的信任度，但应注意避免武断地对结果下结论。同时，护士要加强相关业务知识学习，与医生、检验科人员多沟通交流，用完备的知识和细致的关怀为患者提供更加优质的服务。

【人文护理启示录 3－6－2】 真的就是一分钟的事情

护理故事

深夜的病房十分安静，除了患者床旁仪器发出的声音，就是护士小叶阅读 I-PASS 交班本翻页的声音，还有护士小朱核对明天患者输液医嘱及检查液体质量时发出的声音。过了一会儿，小叶从交班本上抬起了头，习惯性地看了一眼挂在墙上的时钟，2:45，又到了巡视病房的时间。今天小叶负责的病房，有 2 名病重的患者和 12 名一级护理的患者，按照要求，小叶需要每小时对这 14 位患者进行巡视，以便观察患者的病情变化。

随着脚步的移动，小叶轻轻地推开了其中一间病房的门。在这间病房住的是前两天因为动脉瘤破裂出血而住院的王先生。小叶走到王先生的床头，只见本应已经睡着的王先生睁开了眼睛。“您怎么还没睡呢?”小叶轻轻地问道。

“头还是疼得厉害。晚上睡觉前吃的止痛药，都没有什么用。”王先生不舒服地转了一下身。听到王先生这么说，小叶拿出了瞳孔笔检查王先生的瞳孔大小，发现是正常的。她松了一口气，“我帮您复测一下血压。您稍等我一下，我去拿个血压计”。小叶走出病房到护理台去拿血压计。回到病房后，她打开了床旁灯，对王先生说：“我现在帮您测个血压。”结果王先生没有回答。小叶心里“咯噔”一下，赶紧拍了拍王先生的肩膀并大声呼唤王先生的姓名，结果王先生也没有反应。小叶立即再次拿出瞳孔笔观察王先生瞳孔的变化，发现王先生的瞳孔呈散大的状态。小叶考虑王先生可能出现了脑疝的情况，立即按响了床旁铃，呼叫一同上班的护士小朱，让小朱赶紧到医生值班室找值班医生过来抢救。

值班医生赶过来后，经过针对性检查，证实了小叶的判断。紧接着，便是送患者外出检查及预订手术室进行手术……在忙完所有的急诊手术工作后，看着小朱护送着王先生到手术室进行手术，小叶这才松了一口气：“还好我想到要回去帮王先生测个血压，要不然后果不堪设想！这都不过是1分钟左右的事情！”

护理感悟

作为一名临床护士，面对的是患者的生命安全。在工作中，如何保证护理质量，提高患者的生命安全？这就需要掌握专科疾病的病情观察要点及患者病情，根据要求进行病情巡视。此次事件中，护士严格落实分级护理制度，按时巡视，发现病情变化时进一步落实病情评估，为挽救患者的生命争取到了宝贵的时间。

二、 病情观察的人文关怀要求

责任护士要掌握所管患者的病情，有针对性地进行病情观察。告知患者如出现身体不舒服，要及时告诉医生或护士。按照分级护理的要求，根据患者的护理等级进行病房巡视。对于病情不稳定的患者及重点患者要加强巡视，以便及时发现患者病情变化。

当患者出现任何病情变化的迹象，要结合主诉、临床症状及检查检验结果进行思考，进一步有重点地评估患者。如果有不确定的因素，要及时与医生或者上级护士沟通，以免贻误患者最佳诊疗时机。与医生沟通患者的病情时，可采用SBAR标准沟通模式，围绕目前患者出现了什么情况、护士自己对于导致该问题的初步判断、发现患者出现情况后进行的护理评估、对于该问题的建议等内容进行交流。

提供心理护理。患者住院期间出现的健康问题，护士都要尽快、尽力帮患者解决，避免有熬、等、拖的想法。当患者出现病情变化时，在保障生命安全的前提下，安慰鼓励患者，消除患者的担心或恐惧。患者或其家属心里较为焦虑或紧张时，容易在患者出现任何病情变化时出现恐慌。护士在掌握患者病情的前提下，有预见性地评估病情可能出现的变化，提前进行相关疾病知识宣教；病情出现变化后，及时向患者及其家属进行讲解，减少患者及其家属的心理负担。

护士在平时工作中，要加强专科业务学习，做好典型案例积累，提高自身病情观察能力及临床思维能力，保障患者生命安全。

【人文护理启示录 3－6－3】 措辞使用不当，引发患者投诉

护理故事

护士小陈和小罗刚接班，就来了 2 名急诊的患者。她俩忙得双脚不着地，偏偏病房里的患者事情也不少，这不，都快 20:00 了，她们连晚饭都没顾得上吃。

就在护士小陈刚给 19 床的患者换完液体的时候，耳边又响起了呼叫铃的声音。她抬头一看，心里冒出了一股莫名烦躁的情绪，8 床白先生的家属在今晚第 9 遍按响了铃。小陈按下心里的烦躁情绪，飞快地走到白先生的床旁，一边按呼叫铃，一边询问家属什么事。白先生的爱人秦女士将自己手里的体温计递给了小陈，说道："护士，你帮我看看我们家老白的体温是多少？我摸着他的身体，感觉好烫。"小陈看了一眼体温计，体温计显示白先生的体温达到了 39℃。小陈将体温计递回给了秦女士，快速地回复了一句："是发烧了。您等一下，我去跟医生汇报。"

小陈回到护理台，拨通了值班医生的电话，告知白先生体温过高的情况。值班医生回复正在急会诊中，稍后再回病房处理。小陈想了一下，从冰箱拿了一个冰袋给秦女士，让她将冰袋用毛巾包好后放在白先生的腋下进行物理降温，并告知秦女士医生因为急会诊，要稍晚些才能到病房查看白先生。秦女士手上拿着冰袋，眼巴巴地看着小陈，问道："护士，你说我们家老白为什么会

发烧呀？前两天都好好的，今天突然间精神就差了，对我也不怎么搭理。是不是因为今天换了药呀？”小陈抬手看了看手表，肚子这时抗议了起来，她不耐烦地说道：“这我哪里知道呀！医生来看完后你就知道了。你等着吧。”说完头也不回地迈出了病房，跟护士小罗做了个简单的交接班，然后就去吃晚饭了。

护士小陈还扒拉不到几口饭，就听到外面的病房有吵闹的声音。小陈走出去一看，秦女士正站在护理台，拍着桌子对着小罗吼。一看到小陈出来，秦女士立刻指着小陈说道：“就是她！说什么不知道！不知道还当什么护士？一点同理心都没有！老白都病成这样了，她自己还跑去吃饭……”秦女士再说些什么，小陈已经听不到了，愤怒、委屈的情绪一下子支配了她。她不顾小罗的阻止，冲到秦女士面前大声辩驳了起来。双方越吵越大声，最后秦女士抓起了手机，拨打了医院的投诉电话……

护理感悟

日常护理工作十分琐碎且工作量大，同时又对护士有过硬的技术和高质量的服务水平要求。高强度工作的压力极易让护士工作积极性下降，出现对待患者冷漠的情况。该事件中的护士小陈，在患者家属询问病情及提出疑问时，不仅出现了推托现象，未能认真对待家属的提问，语气也十分不耐烦。在家属出现负面情绪的情况下，未能提高警惕，充分考虑家属的感受，导致护患之间矛盾的进一步激化，最终被患者投诉。这提醒护理人员，遇到类似事件，要积极了解患者及其家属的需求，积极、有效、正确地做出回应，换位思考，接纳患者及其家属的情绪，这样才能达到有效沟通。

三、 病情答疑的人文关怀要求

患者向护士询问时，例如查看化验结果或住院费用，咨询病情转归、治疗方案或各项检查结果等，护士要认真倾听，避免打断患者或者改变话题，明确患者询问的内容及目的。与患者进行交谈过程中，应避免连珠炮式提问、过分表达自己的意见、主导谈话过程等行为，充分考虑患者及其家属的感受，以保证有效的护患沟通，避免对患者的问题答非所问或者引起患者的反感。

护士在遇到患者询问病情转归问题时，要保持遵循科学、严谨负责的态度，围绕患者的情况给予合理的解释，必要时与医生做好沟通，避免做出不恰当的保证和不负责任的承诺。

患者提出疑问时，护士要认真对待，耐心细致地解答，面对质疑时要保持平和的态度，避免出现不耐烦、轻蔑的态度，或者使用生硬、命令式或教训式语言。

（余秋敏，广东省第二人民医院）

第七节　特殊环节与时段的人文关怀要求

“志存救济，故亦曲碎论之，学者不可耻言之鄙俚也。”早在唐代，药王孙思邈就曾如此言之。救人性命、除人痛苦，这是古代医护人员的不变信仰。千百年来，正是仰仗于前人如此深刻的思想与卓越的技术，我们才得以站在这里，履行职责、展望未来。

【人文护理启示录 3－7－1】 峰回路转，好事多磨

护理故事

“我在 ICU 干了这么长时间，还是第一次看见这么惨不忍睹的皮肤。”伤口专科护士骆老师说。

李叔今年 60 岁，由于患有银屑病合并感染性休克，从外院转入 ICU，李叔还患有吸入性肺炎、皮肤软组织感染、心功能不全、肾功能不全、Ⅱ型糖尿病、乙型肝炎后肝硬化失代偿期、高血压病Ⅲ级很高危组、G6PD 缺乏性贫血、高尿酸血症、心房颤动、胆囊结石、电解质代谢紊乱、高脂血症等诸多的基础疾病，已经在外院治疗了几个月，不但未见好转，还愈发加重。入科后，即给予抗感染、抗休克、经口气管插管呼吸机辅助呼吸、连续血液净化、降糖、强心利尿、补充糖皮质激素、纤维支气管镜下吸痰及肺泡灌洗、胃肠减压等处理。鉴于李叔皮肤护理的疑难问题，次日科室组织护理查房，责任护士晓宇在护士站向查房人员全面汇报病例后，所有人来到床边，护士长轻轻地握着李叔的手，问候他感觉如何，向李叔说医生来查房，一起想办法如何护理好他的皮肤，李叔虚弱地点点头。护士晓宇轻轻地掀开被单和松开衣服，从上往下

查看，几乎全身都体无完肤，特别是双侧耳后、背部、臀部、骶尾部、四肢等多处大量麸皮样鳞屑脱落，还伴有溃烂和水泡，骶尾部还有一处较大面积的Ⅱ期压力性损伤，又因大便失禁加大了皮肤愈合的难度，大家不禁为之惋惜，60岁的年龄，后面还有很长的光景啊！ICU 的护士们，看多了生离死别，更加懂得生命的珍贵，同时也明白生命质量的意义。

查房中听取了伤口专科护士的意见，对患者采取控制腹泻，隔离排泄物，抗炎，伤口换药及负压吸引，完好皮肤也采用了保湿、止痒等措施，以保持伤口床干燥及保证伤口床氧供等。同时，还制定和实施了心理护理和照护措施。

“李叔，又痒了是吗？我给您开电视，您一边看电视我一边给您伤口换药、皮肤涂药，请您忍耐一下。”为了分散注意力，晓宇拿来平板电脑，给他播放电视。

李叔的银屑病不仅造成大量鳞屑不断脱落，且伴有炎性浸润，患处常常疼痛和瘙痒，给他带来极大的困扰和焦虑。“李叔，我知道您很不舒服，能给我讲讲这种感觉是怎样的吗？”几天的陪伴，李叔也和晓宇熟络了些，他说：“这病反反复复的，治了这么长时间也不见好，脱不完的皮屑，身上、床上都是脏兮兮的，大家都嫌弃我，甚至不敢靠近我。还有好几种病缠身，钱也花了不少，现在更加严重了，我已经看不到希望了。”晓宇赶忙安慰他说：“所以这次也加大了治疗的力度呀，用上了血滤机，把你体内的毒素给清除出去，负压机吸出伤口渗液，从目前的检验指标看已经有明显的好转了，只要有信心和耐心，不假时日，就会好起来的，我们一起努力哦！”于是，晓宇和护士们常常守护在李叔身边，一边聊家常、聊病情、聊心情，一边更换伤口敷料，清理大便和床上的皮屑，整理床单位，适时协助李叔变换舒适体位，渐渐地，李叔病情好转，心情也好起来。

经过一个月的治疗，终于看到了曙光，李叔的皮肤伤口逐渐干燥、结痂，病情稳定，在转出 ICU 的这一天，李叔开心地给护士们比了个心。

我们也从中悟到，与患者交谈现实的疾痛是可行的，即使与病情最严重的患者交流，见证和整理这些疾痛经验也有实用的价值！护士的在场询问和关切，会以无法想象的方式对患者有滋养作用。

同时，我们也用行动践行着爱德华·特鲁多（Edward Trudeau）医生的名言：“有时去治愈，常常去帮助，总是去安慰。”希望每个患者的生活更有质量，让家属和患者都能对未来有所期待！

护理感悟

糟糕的皮肤并不是一朝一夕就能康复的，需要极大的耐心和责任心才能护理好。因为银屑病会让患者的皮肤乃至床单位看起来“脏兮兮的”，让照顾者不愿靠近，这也就长时间存在患者因被嫌弃而自责、自卑的问题。这就是银屑病，很难有地覆天翻的变化，患者的样貌是不容易改变的，痛苦、沉默、恐慌和纠结充斥着患者生活的方方面面。你不要试图去改变这些痛苦和症状，因为所有这些对于患者来说都是合理的。护士要做的是去陪伴这些痛苦、沉默、恐慌和纠结，让这些得以被见证和被整理，这个过程中我们要和患者共同去接纳生活的现实和无奈。

我们应怀着尊重、谦卑、好奇的态度来陪伴患者，倾听患者讲述他们生命的故事。只有先改变态度，才能改变行为，只有把病与人分开，才能看见患者内心的需要。患者不只是身体的痛，更是心灵的痛。我们的照护和陪伴，为患者提供温暖，给予他们勇气与信心！

一、 护理查房时的人文关怀要求

护理查房不仅仅关注疾病本身，更重要的是关注疾病中的“人”，通过查房进一步了解和还原每一位患者背后的故事，从而发现疾病和治疗下引发患者问题的根源，患者最关心什么，我们就帮助患者解决什么，提供解决问题的需求，触动患者感动的地方，将工作的细致落到实处。

护理查房时，主持查房的护士长或护理组长礼貌、恰当地称呼患者，先向患者及其家属做自我介绍，包括部门和职位，以及介绍参加查房的护理人员，再向患者解释护理查房的目的、意义和流程，取得患者同意，并真诚地感谢患者的配合。查房人员与患者以及家属沟通时宜保持目光的交流。

整个查房过程不影响患者休息、治疗，不加重其思想负担。同时，查房不影响其他工作人员。根据病房空间及位置，控制参加查房人员数量，避免病房内拥挤和嘈杂。必要时，缩短在患者床边停留的时间。

用患者和家属听得懂的语言和语速，亲切、细致、清晰地询问患者患病经过，既往身体状况、检查情况、治疗方法、用药等。家人支持情况和角色改变后的客观和主观感受。除了询问疾病对于身体、手术、康复的影响外，还要尽可能提及各方面的影响，比如对行为、情绪、情感、认知、人际关系、态度、身体状况、生活、学习、工作等方面的影响，让患者尽可能全面地描述疾病对其生活的影响。专心倾听患者的疑问和顾虑，耐心解答，并给予健康的宣教和注意事项的交代。

对于口语或听力障碍存在沟通困难的患者，需耐心、细致借助手势和形体沟通或请其家属代为转达；对于因方言沟通困难的患者，应找来能听能说的同事当翻译，做好交流，避免信息传输错误和遗漏。

护理体检前解释体检方法和目的，确保患者及其家属能理解并配合。确保护理体检时动作轻柔，注意保暖，拉上床帘，保护患者隐私。需要改变体位时，应提前告知，并等待患者摆好体位后再行检查，对不能或者难以自行更换体位的患者，应协助完成，护理查房完毕应协助患者取舒适体位并整理好床单位，同时感谢患者的配合。

针对责任护士提出的护理问题，指导老师分别提出专业的护理指导措施，真正做到以患者为中心，解决患者的护理问题，提高患者满意度，同时充分体现人文关怀的理念，进一步推动护理品质的提升。

【人文护理启示录3－7－2】 有温度的护士

护理故事

护士小婷是一名ICU高级责任护士，在一次N班床边巡视时，发现59岁的患者杨先生情绪焦虑、满脸不快，对医护人员的工作极为不满。经了解，杨先生因患有慢性阻塞性肺疾病急性加重（AECOPD），从呼吸科转入ICU监护治疗，已经行无创呼吸机辅助呼吸3天了，但是气促、缺氧症状改善不明显，还不能脱机。小婷轻声询问患者不满情绪的原因时，患者愤愤地诉说："在医院吃不好，睡不好，还不让说话！"小婷耐心倾听，安慰患者氧合的改善需要一定时间，需要耐心和积极配合，因为从血气分析结果及呼吸机辅助参数来看，虽较前变化不是很明显，但也已有所改善，并向患者解释"不让说话"是因为戴着无创面罩说话，会把呼吸机送进气道的气体吞进胃里，引起胃内胀气从而引发通气不足及不适等症状。同时，经评估，患者吞咽功能良好，报告医生同意拔除胃管，改换鼻罩通气，这样可便于患者沟通和经口进食。于是，小婷随即协助患者慢饮温水，进食少量安素，遵医嘱使用丙泊酚帮助入眠。次日护士自费给患者买温暖可口的早餐，因为晚上休息好，早上又能自己进食，杨先生心情也好起来，积极配合治疗。两天后病情好转，杨先生愉快地转出ICU，还写了封表扬信，表达对ICU医护人员的尊重、理解与感谢之情。

就像南丁格尔所言：护理工作是平凡的工作，然而护理人员却用真诚的爱去抚平患者心灵的创伤，用火一样的热情去点燃患者战胜疾病的勇气，护理工作没有轰轰烈烈的辉煌，却写满了简单又平凡的爱。捡拾生命，救民于疾患，这是每一个白衣天使的真挚情怀。它像一片洁白的云，用博大的爱簇拥在大众的蓝天周围，让温暖的阳光永远普照在大地上。

护理感悟

南丁格尔说："护理工作是一门艺术，护士要有一颗同情的心和一双愿意工作的手。"孔子也说过："仁者爱人"，即用仁爱之心去尊重人、理解人、关心人、爱护人、安抚人、帮助人，这也是我们中华民族的传统美德。

现如今，医患关系日趋紧张，医疗纠纷日益增加，重建和谐的医患关系，维护正常的医疗服务秩序，我们最需要的就是"暖医"与"暖护"。人文护理的核心就是照护患者、有效沟通、了解和满足患者的需求；护士就应学会"闲扯"，对患者真诚热情，用爱心、耐心、细心、同情心对待患者，营造安全、温暖的氛围，使护患沟通融洽、和谐、温暖，对患者一视同仁，使患者感到自己受尊重、被善待和被接受。

护士工作中应做到四多。一是多交流。多到床前与患者进行交流，了解患者的心理，有利于患者的身心恢复，增进护士和患者之间的感情。二是多宣教。治疗、护理前要多解释，结束后告知注意事项，尽量多重复，加深印象；及时询问并解答患者的问题。三是多观察。治疗中，勤观察患者的反应，及时发现问题，解决问题。四是多微笑。微笑时口到、眼到、神色到。世界著名文学大师泰戈尔说：当一个人微笑时，世界便会爱上他。

二、 巡视时的人文关怀要求

巡视病房观察病情是护士临床工作不可忽视的一项最基本、最重要的护理工作。责任护士应提前15分钟到岗接班，了解所负责患者病情，根据患者不同的护理级别、不同的病情，确定巡视时间，并按时巡视病房。巡视病房时应内容全面，避免走马观花，对危重患者、新入院患者、手术患者以及其他特殊患者应重点巡视，观察病情及治疗情况，了解需求。发现问题及时解决，加强沟通，提高护理工作的预见性。

严格执行分级护理制度，建立护理巡视卡，既利于护士巡视登记备案，又利于患者及其家属监督。对特殊病情要建立床边工作意识，向患者说明自己所在位置。巡视时要走到患者床旁，使用患者能理解的语言，进行有效沟通。重视患者主诉，进行必要查体，发现问题及时处理且详细记录。

巡视病房与常规护理工作应恰当结合。白天巡视病房时，择机进行健康教育，督促病房规格化等。落实周到的生活护理措施，减少患者对呼叫铃和陪护的依赖。夜间巡视病房时，为避免影响患者休息，应做到走路轻、开关门轻，手电筒光线应柔和，避免照射患者面部。巡视时，应主动询问患者“您有什么疑问或需要吗?”对于患者出现不良情绪、异常行为、睡眠障碍或者存在疼痛等表现时，应主动了解、安慰和提供帮助。之后应告诉患者“如有需要可随时按铃找医务人员”。对意识障碍患者要加强家属陪伴教育，防止意外发生。确保病房安静，遇到房间人多或有人大声喧哗时，应委婉提醒，保证病房安静，适于患者休养。

巡视工作的质量取决于护士综合素质及合格的人力资源配备。护士长每天巡视病区三次，全面掌握病区当天所有患者的整体状况及人文护理情况，并促进病区各项护理工作的落实。安排有经验、高职称的专职人员巡视；让护士有充足的时间与患者沟通，真正做到把护士还给患者，改善护患关系，提高护士的地位。护士也要有目的、有计划地认真仔细观察，及时准确地掌握病情变化，为患者的抢救赢得时间。

【人文护理启示录 3－7－3】 隐匿性出血

护理故事

“张叔术后四小时，目前生命体征稳定，腹腔引流管引流量不多，现在是淡红色……”ICU 病房里，两名护士正在床边交接着 3 床张叔的病情，张叔安静地躺着，因麻醉未完全清醒，鲜红色血袋正在输血，监护仪上跳跃着安静的心电图，呼吸机正在正常地工作着。小蒙是接班的护士，她专注地凝视着监护仪上基本平稳的参数和波形，熟练地点开屏幕回看前几小时的记录，与之前相比，张叔心率稍快、血压稍降，但还是在正常范围内，便调试了监护仪的报警参数。接着俯下身来，细致查看张叔身上留置的两条腹腔引流管，并自穿刺口的近端向远端挤捏管道，只见管内引流液在缓缓地流动，连接引流管的酒精瓶内冒着小气泡。护士小蒙看着淡红色引流液约 60 mL，微微地点了点头，站起身来，轻轻地掀开被子，发现张叔的腹部有点隆起，于是伸手去触诊，腹部微软，摸摸四肢还温暖。

她问："前一个小时的引流量是多少？"

交班的护士小敏看了看记录，说："200 mL，鲜红色。"

她又问："他的肚子之前有这么鼓吗？"

小敏看了看，也顺势触摸了一下患者的腹部，说："好像小一点，但是不太确定，术后没有量腹围。"

小蒙心里还是感觉不对劲。于是拿起 PDA 查看起来，赶紧问："刚才做的血气结果，血红蛋白比入科时掉了 1 g？"

小敏也接过 PDA 看了看，说："对呀，况且还输了 2 个单位的红细胞呢。"

她说："快叫医生过来，张叔腹腔可能有活动性出血！"

医生立即床边 B 超检查，发现了患者腹腔内存在活动性出血且量大，并有小血凝块不完全堵塞了引流管，导致引流不畅、引流量少的危险情况。经及时送手术室行止血手术，成功挽救了患者的生命。

护理感悟

"失之毫厘，谬以千里"，一个小小的数字足以要人性命。若对所交接患者的疾病或相关知识不了解，也是导致错误执行的原因。接班是很容易出事故的环节，很多发生在交接班时的事故令人心痛！护士失误，病人遭殃，代价惨痛。故交接班制度很重要，要严格遵守交接班制度，避免事故发生。千万别让交接班成为催命符！

护士交接班工作是护理工作的一个重要部分，也是易发生护理缺陷的环节之一。护理交接班分书面交接、口头交接和床头交接，但有时候书面与口头的交接内容却与在床头看到的完全不同。所以，接班的时候不仅要认真听，更要用慧眼仔细看和用脑细琢磨。

一位 ICU 专家有句经典的话："没有突然的病情变化，只有没有发现的病情变化。"在 ICU，患者病情瞬息万变，细致的观察和准确的判断尤为重要。护士就像哨兵，有一双火眼金睛，随时发现风平浪静下的暗流涌动，及时发现细微变化和安全隐患，并预见性地采取有效措施，便能及早地挽救患者生命，确保生命安全。

护理工作无小事，需要细致再细致。反复的核对与检查是对工作的负责，更是对生命的负责。我们肩上的使命一直在提醒我们：我们是要救治患者的，我们给予患者的，一定是我们做得最好的。

三、交接班时的人文关怀要求

护士交接班是护理工作的一个重要部分，需要上一班护士对当班患者病情以及治疗进行总结，同时为下一班护士护理提供依据，使患者的治疗护理不间断，保证护理工作的连续性。同时，交接班又是病房巡视观察及护患沟通的重要时机，一定要细心全面，对交接内容不但要过耳，更要过眼过心，这样才能及时发现问题，妥善处理，保证患者安全。

交接班主持人要面对大家正直站立，首先向大家问好，接班的同事应回答“辛苦啦!”体现同事间的相互尊重与关心。相互问候以后，交班护士向大家报告本班情况，包括新入院、危重、手术、特殊检查治疗、行为异常、自杀倾向的患者的病情变化及心理状态等，突出有价值信息，避免遗漏重要信息；同时应语速适当，吐字清晰。参加交接班人员着装仪表规范，夜班护士在交班前要做好个人清洁，着装整齐，仪态端庄。

在患者床前，护士长首先要代表在班的护士以亲切体贴的语言问候患者，交班者汇报病情时要严肃认真，体现对患者的尊重。对患者进行查体、交接皮肤、管路等需要暴露患者身体时，护士应事先向患者解释，拉起围帘，注意保护患者隐私，动作要轻柔，检查要细致，让患者感受到温暖和安全。交接班时应注意观察患者病情、精神状态、情绪等，关注患者感受，如体位是否舒适、伤口疼痛程度等，给予相应护理及必要安慰，且告知患者配合注意事项。认真倾听患者需求，及时解答患者疑问，注意保持和患者的目光交流。夜间交接班时，先在病房外逐一介绍患者病情，再进房查看患者，以免影响患者休息。

本班工作未完成需要下一班完成的，应重点交接。交接班时如果发现疑问或分歧，应避开患者讨论，不当面讨论分歧，不当面指责同事，避免破坏患者对医疗行为的信任，影响治疗依从性。对有些不需要患者了解的内容要注意回避，如患者的隐私，家属要求对患者保密的诊断、病情等，可回到办公室或护士站后再交代解决，以免引起不必要的纠纷或给患者带来压力。关注患者家属需求，耐心解答家属疑问。

（吴丽，广东省第二人民医院）

第八节　特殊患者的人文关怀要求

护理人文关怀是指在诊疗护理过程中，护理人员本着人道主义精神对患者的生命与健康、权利与需求、人格与尊严、生活质量与生命价值的真诚关怀和照顾。我国自古以来提倡“医乃仁术”，即医者应当对患者富有关怀、爱护、同情之心。西方护理中，南丁格尔精神可概括为“人道、博爱、奉献和创新”。“护士必须要有同情心和一双愿意工作的手。”在近代，伟大的南丁格尔如是说道。随着社会的发展及人文关怀理论的提出，护理人员的工作也不应仅局限于传统意义上的认真、负责，而是设身处地从患者的角度出发，给予他们最温暖诚挚的服务。

【人文护理启示录 3－8－1】“救命神器” ECMO

护理故事

席卷中国的新型冠状病毒之战，让有“救命神器”之称的“ECMO”名声大噪。2020 年 1 月 22 日，武汉大学中南医院用 ECMO 成功救治了一名新型冠状病毒肺炎重症患者，属全省首例。ECMO（Extracorporeal Membrane Oxygenation）即“体外膜肺氧合”，简称“人工膜肺”，其中最核心的部分是膜肺和血泵，分别起人工肺和人工心脏的作用。

37 岁的梁女士来广州参加广交会，长途奔波受凉后咳嗽发烧，吃药无好转。梁女士坚持参加完展会后，发现自己气促胸闷才到医院就诊。胸片已显示双肺炎症，肺下部出现白色。医生立即收入院，给予输液和吸氧。梁女士入院后病情迅速恶化，高流量吸氧、无创呼吸机、有创呼吸机，都难以维持梁女士的血氧饱和度情况，她的血氧饱合度一路降到 70%。入院第 40 小时，梁女士胸片影像已成“大白肺”。肺部已基本失去功能，如果不能快速改善，她的大脑和各个器官可能因“缺氧”衰竭，甚至导致死亡。

梁女士的生命危在旦夕，经与家属沟通，入院第 43 小时，梁女士用上了 ECMO，医护人员在股静脉处插管，将静脉血引流到体外，经过“人工肺”氧合，再将血液泵入体内。从高流量吸氧、无创呼吸机、有创呼吸机到 ECMO，ECMO 这个高级的呼吸支持神器，为治疗争取到宝贵时间。治疗过程中，医护团队总是坚定地说："希望还是很大，大家一起努力，一定能让她感受到生活的美好！"简短的几句话，是打气，也是迎难而上的决心。18 天后，梁女士顺利撤机，直到康复出院。

面对病毒性肺炎引起的呼吸窘迫症，ECMO 作为高级的呼吸支持手段，病毒和并发症的治疗决定结局。如果梁女士原发病没有对症药物，ECMO 的作用是支持免疫系统和病毒直接对抗，ECMO 代替肺维系着患者的生命。病毒死去后，肺部休养生息，恢复供氧。不好的结局是，免疫系统被过度攻击，引发"炎症风暴"，导致肝肾等多器官衰竭。据世界卫生组织的不完全统计，ECMO 的抢救成功率约为 50%，百分比背后，是一条条鲜活的生命，一个个温暖的家庭。

护理感悟

近几年来，我们见证了科学技术发展所带来的医疗护理的创新，新的医学装置具有科技性、跨学科性。最早的 ECMO 应用在心脏手术上。它的原型来自美国心脏外科专家约翰·吉本（John Gibbon）发明的体外循环机。ECMO 实施时需要多个科室的合作，比如由麻醉科、心脏外科、心脏内科、血管外科、急诊科、重症治疗科等多学科组成救治团队，各专科发挥各自学科优势，使患者获得最佳的医疗救治方案及技术。为患者筑起最后一道生命防线，让生命重获新生。

急危重症护理是以护理学专业理论为基础，研究急危重症患者抢救、护理和科学管理的一门综合性应用学科。当护士为危重症患者实施护理的时候，需要不断提升自己的专业知识和技能，学习新的技术和治疗方法。ECMO 是心血管、重症医学、伤口护理等多学科不懈努力、通力合作的结果。护士在救治团队中也有着重要的作用。在救治的过程中，需要始终以人为本，从患者的情感需求出发，激发患者康复的内驱力，努力挽救一条条鲜活生命，还原一个个温暖家庭。

一、特殊疾病患者的人文关怀要求

（一）重症患者的人文关怀要求

生命体征不稳定，存在两个以上的器官系统功能减退或衰竭，病情发展可能会危及生命，符合以上特征，即为重症患者。重症患者通常伴有不同程度的脏器功能障碍，比如脑功能障碍、循环功能障碍（休克）、呼吸功能障碍、心脏功能障碍、肝肾功能障碍。

突发情况时，重症患者需要先就地抢救，将患者安置在适当的抢救体位。根据不同疾病放置适当体位是急救的首要步骤，这是最简单又不能忽视的一项急救措施。待患者病情稳定后方可转运。具体操作为：①根据患者的病情，了解患者基本情况，并进行自我介绍。②将患者安置于抢救室或重症病房，保持室内空气新鲜，温、湿度适宜。本着救死扶伤的人道主义精神，遵循生命为先、先救治的原则。③救治前向医院报备申请绿色通道，并系统评价患者情况、主要症状、皮肤情况、阳性辅助检查、各种管道和药物治疗情况等。④快速建立静脉通道，视病情及药物性质调整滴速；吸氧，视病情调整用氧流量；心电监护、留置导尿；保暖；做好各种标本采集；协助相应检查，必要时行积极术前准备等。

救治过程中，耐心且适当向患者解说目前救治情况，以取得患者最大的配合。同时尽快与患者家人取得联系，获得支持。理解尊重患者，保护患者隐私。引导患者主动讲述需求，并向患者传递所有医务人员均在尽力抢救和治疗的信息。

晨晚间护理落实到位，做好患者“三短九洁、五到床头”（三短：头发、胡须、指甲短；九洁：头发、眼、身、口、鼻、手足、会阴、肛门、皮肤清洁；五到床头：医、护、饭、药、水到患者床头）。保持身体功能，加强肢体被动活动或协助主动活动。做好呼吸、咳嗽训练，加强皮肤护理，预防压力性损伤。配合医生积极进行抢救，做好护理记录。遵医嘱给药，实行口头医嘱时，需复述无误方可执行。若患者的诊治有困难或出现意外情况，应及时向有关领导或医院总值班汇报，及时请多学科会诊或医院抢救小组共同参与救治。如果不能联系到家属，需积极与相关救助中心部门联系，安排陪护人员。必要时联系相关派出所、社区提供帮助。

【人文护理启示录 3-8-2】 死亡并不可怕

护理故事

人们常常觉得死亡离自己很远，但是在医院，我们时常经历着别人的死亡。其实，死亡离我们很近，在死亡面前我们都很脆弱。生命短暂，生如夏花之绚烂，死如秋叶之静美。我们不能拒绝死亡是生命起点的逻辑。这个轮回，多数人只是对它缺乏理解。

81 岁的李先生，患有Ⅱ型糖尿病、终末期心肌病、急性肾功能不全等病多年。上一年太太已去世，家里只留下李先生孤身一人。他午夜时分出现大范围胸痛，被他的一位老朋友送到医院急诊室抢救。当我们看到李先生时，他面容消瘦、脸色苍白，大汗淋漓。护士查体发现李先生血压偏低，仅为 82/40 mmHg，呼吸短促，达到 32 次/分。疼痛评分为 NRS 5～10 分，伴有严重的疲乏感。急诊超声心动图显示心脏扩大，左侧心脏几乎完全丧失功能，心脏射血分数小于 5%。

这一次，李先生又心脏病发作，病情严重，需要马上转往重症医学科。李先生的朋友告知医生，李先生本人不想使用任何抢救设施。医生询问李先生是不是不想使用任何抢救设施，但李先生因为呼吸急促无法回答。可是李先生的朋友不是他的法定长期代理人，朋友的意见不能作为李先生不使用任何抢救设施的依据。李先生又没有任何家属，医生只好将李先生转往重症医学科。

护士正要将李先生转往重症医学科，发现李先生烦躁不安，似乎想拔下罩住口鼻的氧气面罩。护士轻轻握住李先生的手，希望李先生不要再拔管了，就轻轻地在李先生耳边劝说。这时发现李先生也想说什么，护士就耐心地倾听了李先生的意愿并转告医生，医生才将其转到内科病房，同意了不再心肺复苏的请求。

转入病房后护士给李先生吸氧及心电监护。李先生可能意识到自己快要离世，接受了使用自控吗啡镇痛泵。护士确认李先生在舒适的状态，邀请李先生的朋友来到大厅坐下，护士给朋友端来一杯水，在确认李先生没有其他家属后，请朋友陪伴李先生。

当朋友询问李先生今晚会不会去世时，护士握住朋友的手确定地说：是的，李先生很有可能今晚就去世，但是我会在这里和您一起陪着他，帮助他免受痛苦。朋友来到李先生床边，与李先生一起听他们最爱的广播节目，李先生此时有较长时间的呼吸暂停，但是表情会随着朋友的讲说变得温和，露出笑容。

李先生安静地去世了，当时他朋友就在身边，临终的过程安静平和。

护理感悟

人总要面对两个问题，活着与死亡。死亡的恐惧主要基于死亡是种痛苦的经历。死去之后，生前的亲人、朋友、荣誉、名利、财富等一切将化为乌有。安宁疗护的出现，为临终患者提供缓解性及支持性的照顾，成为一种实现人的尊严、生命尊严，提高生命质量、生活质量合乎法律规定的方式。在安宁疗护实施的过程当中，医护人员面临权利和义务之间的冲突，如何解决这种伦理冲突？

在安宁疗护的过程当中，医务人员应注意履行告知的义务，尊重临终患者的权利，让临终患者享有知情权，充分注意临终患者不因生命的衰竭而丧失享有作为人的基本权利，让每个人都能在临终时得到关爱和帮助，无痛苦、有尊严地走完人生最后的旅程，只有这样，才能把两者关系协调统一起来。如果护士没有及时发现李先生的诉求，而将李先生送入重症医学科，李先生的朋友因为不能陪伴而被要求离开，李先生也会因为呼吸机、IABP（主动脉内球囊反搏术）等各种抢救治疗方法而全身插满管子，无法动弹。李先生可能因为各种并发症送上手术室、抢救台，可能进行两小时心肺复苏无效，最后直接被送进太平间。

重症临终患者的护理中，护士往往是发现患者问题和疑虑的第一人。护士能了解发生在患者身上的事情，鼓励患者表达对护理的期望，能够满足患者那些未言明的需求。护士也会因为正确满足患者需求，感受到生之伟大、死之静美。李先生最后安详离世，精神需求得到满足，提高了临终时的生活质量和生命质量。护士也被李先生和朋友的情感感动。护士在科室做情感分享时，谈到与李先生一起听他们最爱的广播节目时几近落泪。

（二）临终患者的人文关怀要求

临终患者通常指预期生存少于6个月或更短的人，主要通过安宁疗护（姑息治疗）满足慢性病患者整体症状管理的需求。临终患者的照护必须连续地帮助临终患者及其家属解决心理、社会、情感和精神方面的全方位需求，协助其度过生命最后的时间。

临终患者会经历否认期—愤怒期—协议期—犹豫期—接受期的心理变化。否认期的患者易抱有侥幸心理或者猜疑心理，当否认无法再继续下去时患者常表现为生气与激怒。当患者愤怒的心理消失时，开始接受临终的事实，为延长自己的生命想办法，或期望能有奇迹出现，试图通过与他人合作及友善的态度来改变命运。当患者发现身体状况日益恶化，已经无法阻止死亡来临时，会产生很强烈的失落感。护理人员应根据不同的心理时期给予患者陪伴、照顾以及精神支持，始终以独特和尊重的态度对待患者，建立融洽的关系。基于患者的文化背景，评估患者对疾病的了解，了解其家庭价值观等。通过敏锐的观察，正确识别患者的症状，进行有效的疼痛和症状管理，减轻患者的不适。护士可以使用简单易懂的语言向患者进行病情的解释，面对患者的否认不要争论，从沟通中发现护理问题及患者需求。

允许家属参与患者的治疗决策，了解家属在支持患者方面的意见。结合患者及其家属的具体情况，制订治疗方案，减轻患者及其家属的负担。加强患者与其家属的联系，通过主动分享建立信任关系。可以让患者和家属共同分享他们的经历以取得相互理解。保持希望，运用现有医疗技术提升患者的生存质量。但需避免不恰当医疗延缓患者死亡，增加患者痛苦。如果患者提出需求，需要安宁疗护时，团队其他成员要尽量相互协作，进行有效的沟通以帮助完成患者及其家属的心愿。

【人文护理启示录 3－8－3】 多米诺移植

护理故事

对很多需要移植的患者来说，合适的器官源需要苦苦等待，匹配器官就像中彩票。病房里三位患者都在苦苦等待合适的供源……

这天，一台全球瞩目的多米诺移植正在手术室进行。心有大爱的逝者捐出了肝和小肠，其中的一半肝脏和全部小肠让因多次手术、输血产生严重免疫排斥反应的“短肠人”陈先生重生，另一半肝脏挽救了因肝衰竭濒死的 45 岁的张女士，陈先生置换出的肝脏又救治了 6 个月大的先天性胆道闭锁患儿超超。这如同多米诺骨牌一样的连续移植，挽救了 3 个家庭。

回忆起术前，陈先生说当时真觉得没指望了。夜深人静时，辗转难眠的陈太太，会听到丈夫偷偷抽泣。直到他们突然接到医院通知，匹配成功，当天就能手术。

术后的陈先生又开始担心移植器官功能降低甚至丧失、医疗费用高、术后的并发症及疾病复发等问题。甚至有的时候，陈先生早上突然醒来，先要摸一下腹部，看看手术的地方是不是完好。一天早上，陈先生在医生换药的时候看到伤口有点发红，就开始变得焦虑、恐惧，睡不着觉，生怕移植区又出问题，担心移植的肝和小肠功能会变差。

护士发现陈先生的情况后，在病情允许、解除隔离后，安排陈先生和两位移植术后的患者住在一间病房。每天护士查房时邀请三位患者一起做康复运动，通过交流、交友，相互传授治病、防病的经验体会，相互鼓励。护士知道患者支持系统中最大的支持来源是患者的家属，护士请来陈先生的儿子，拍好视频，播放给陈先生看，病友们也对陈先生多安慰、多鼓励，终于使陈先生振作起来，积极面对康复治疗。一个月后陈先生顺利出院。

护理感悟

器官移植的最终目的是让患者能活得更长，并拥有良好的生活质量。器官移植患者经历了确诊、配型、手术等与疾病抗争的过程，认为器官移植给予其第二次生命，多数患者会以积极的心态面对生活；但与此同时，沉重的经济负担、夫妻关系变化、不可预知的器官存活期限等，使器官移植患者感到抑郁。患者通常表现为不爱讲话、不和医务人员沟通、不遵医嘱等。反复住院的患者还会出现猜疑心重，甚至表现出对人生的绝望心态。器官移植术后需终身服用免疫抑制剂，药物的副反应使许多患者出现体型改变、多毛症、痤疮、牙龈增生等。尤其是对个人外在形象较为重视的患者，常感到自卑，并减少与外界的交往，社会活动空间缩小。

患者由渴望移植器官到实现愿望，对移植器官由陌生到熟悉，再到视为自体的一部分需要一个过程。只有通过良好的人文关怀教育，患者才能完全接受。所以，患者入院后医务人员要热情接待，主动与之交谈，详细了解患者的性格、爱好、生活习惯等，使患者感到被尊重、被重视，从而对医务人员产生信任感。在治疗护理过程中，医务人员要设身处地地为患者考虑，如经常换位思考、密切观察患者的情绪变化。向患者介绍成功案例，或邀请成功案例为其讲解移植手术的相关知识，这样可明显减轻患者心理顾虑。如患者出现严重心理问题，则可找心理医生做心理咨询，或通过患者间沟通患病后的心得和治疗过程，来建立患者的自信。患者支持系统中最大的支持来源是其家属，医务人员应该要求患者的家属多安慰、多鼓励、多做细致的思想工作和进行生活护理，使患者振作起来，正确对待疾病。

（三）器官移植术后患者的人文关怀要求

器官移植术后患者是指肾脏、肝脏、心脏瓣膜、造血干细胞等移植术后的抗排异治疗患者。

护理人员应为患者创造温馨、舒适的病房环境，保持病区内适宜的温、湿度，光线柔和；尽量降低仪器的报警和运作音量，夜间尽量开床头灯，为患者营造良好的休养环境；必要时可在病房内放置绿色植物，增进患者舒适感。

护理人员和蔼可亲的态度和严谨的工作作风可使患者产生亲近和信任的感觉。保护患者的隐私，消除患者对环境的陌生感。与患者多交流，及时发现患者孤独、焦虑、抑郁、恐惧等不良情绪并进行安抚，调整患者的身心状态。教会患者各种放松训练的方法，比如音乐治疗、观看视频、和其家属视频聊天等。出院时告知关于免疫抑制剂药物的服用方法和禁忌证，定期随访，并鼓励患者适当参加社交活动，尽快恢复到社会生活当中。

此外，护理人员应加强与患者家庭支持系统的沟通，家庭支持系统是患者接受治疗和面对疾病最坚实的心理依靠，能够给予患者最大的情感支持和关爱。加强患者自我管理能力锻炼，患者自我管理能力不仅会对遵医行为造成影响，而且会对患者心理状态产生影响。建立病友会，让已康复移植患者与等待移植的患者进行交流，鼓励其正确面对移植手术，增强战胜疾病的信心。在隔离期间为患者制订详细的术后康复计划，让患者逐渐恢复生活自理能力，增加日常活动量。

【人文护理启示录 3－8－4】 护理中断的处理

护理故事

三月的天气还有些冷，一天中午，心理精神科值班护士小王将一名新入院的患者安置在 3 床。此时，小王看到医生开出了两条新的医嘱：新入院 3 床患者血常规、血生化等和原来在院 13 床患者血常规，小王审核了医嘱并打印了采血标签条码。

另一位护士小李核对医嘱并准备好两位患者的采血管和采血用物到病房后，先为新入的 3 床患者抽血。小李熟练地拿起 PDA 核对了患者的手腕带与采血试管，这时隔壁病房的一名患者呼叫护士，小李立即放下采血管去处理，大约 5 分钟后返回 3 床继续完成采血。之后小李又来到 13 床的旁边，发现患者做集体治疗还未回来，就回到护理站将 3 床采的血标本送出。将未采血的试管放在护理站。

一个小时后，13 床患者完成集体治疗回到病房，小王准备去采血时，发现护理站怎么也找不到13床的采血管，查找后看到3床的采血管还在护理站，方意识到可能是抽错血了，小李与检验科联系后确定是将3床的血误抽入了13床的试管。

此时小李非常疑惑，明明已完成了核对，为什么会出错呢？小李回忆起刚才采血的每一个细节，认为自己不可能出错。就来到3床患者身旁询问，当听到临床的陪护阿姨说：刚才你出去的时候，3床患者好奇拿起了放在试管架上的试管，不知道放回去放对了没有。小李一听说这个情况就生气，一定是3床患者把试管换了，导致自己采错了血。小李因此非常大声地批评患者不应该拿试管。

此时小王赶忙到病房拉回了正在气头上的小李，并完成了两位患者的重新采血。小李则非常气愤，认为这次的错误都是患者自己造成的，与自己没有关系，也不愿意按要求上报不良事件。护士长知道这件事后，与小王、小李一起做了一次事件的复盘，分析了整个流程，找出了出错的环节，并了解到患者是对所有人都不信任才拿起试管看了看，最后小李也终于意识到自己的错误。后来的日子里，小李只要上班就去与3床患者聊聊天，倾听患者的故事，关心他最近的生活，听听他的心里话，慢慢地小李与患者像好朋友那样相处，他也对医院越来越信任。

在护理工作中，要带着爱去陪伴生命，了解患者背后的故事，关爱患者。精神科护士不是神，只是在努力帮助着那些需要帮助的人们。精神科护士获得的不仅仅是患者对治疗护理的配合，更是对工作的认可。

护理感悟

面对自己的错误，不要害怕，只要敢于承担就可以让自己变得非常优秀。现在的临床工作中，优质护理服务越来越被重视，尤其是在特殊疾病患者中。精神疾病病房更是工作任务繁重、工作环境复杂；精神疾病患者更是病情多样，风险大，常会做出意想不到的事情。在护理工作中，中断事件经常发生，对患者的安全带来隐患。在综合各个领域众多学者观点的基础上，护理中断事件（Nursing Interruptions，NT）指护理人员在提供合乎伦理规范的护理服务过程中，遇到的突然发生、打断或延缓当前事务、分散护士注意力的外来行为。

遇到护理中断事件时，不同的护理人员将根据各自的判断，结合不同的工作经验，针对中断事件进行各自的处理。例如日常工作中，人们在从事一项工作任务时，如因为突然出现的事情而被打断，很容易忘记要做的事或很难恢复到被打扰的事务中去；即使重新恢复到正在做的事，也会接着之前的某一个步骤或环节重新开始，而当他们想要恢复到之前的状态时，则要非常努力，这样可能会增加错误和重复的概率。小李在为患者抽血时出现了护理中断事件，而在这个时候，采血试管离开了小李的视线，再次回来采血时，没有及时再次核对而出现了采血的错误。

谁都会犯错，人的一生不可能一点错都不犯。护理中断容易迅速转移患者的注意力从而引发不良结局。尤其是精神科、重症医学科等高风险科室。护理工作的环境灵活、复杂、高风险，护理活动中的中断事件，不仅会引发不良医疗结局，还会使人心烦意乱，带给工作者负面的情绪。小李采血时认为之前已核对，回来后未再次核对采血管就为患者完成了抽血，未考虑到护理中断带来的风险，也没有意识到精神患者的特殊性。发生采血错误后小李首先想到的是患者的问题，而没有意识到自己的问题。正确面对自己的错，告诉自己，要懂得如何去改善，不要一错再错就可以了。面对自己的错误，无论多么严重或细微，都要尽可能地去弥补。懂得弥补，才不会让自己的人生受到更多的损失。护理人员只要本着一颗有责任的心，护理就不再是冷冰冰的技术操作。面对错误，不要找敷衍的理由。任何一种错误，都会有解决的方法。

（四）精神疾病患者的人文关怀要求

精神疾病是一组以表现在行为、心理活动上的紊乱为主的神经系统疾病。主要是由家庭、社会环境等外在原因和患者自身的生理遗传因素、神经生化因素等内在原因相互作用所导致的心理活动、行为及其神经系统功能紊乱为主要特征的病症。

护理人员要从心理层面和社会层面来理解精神疾病患者，尊重关爱患者，让患者感受到没有被社会抛弃，感受到被尊重及发现自身的价值。对患者有爱心，表达关怀，如微笑服务、细心、耐心，主动与患者深入交流，了解患者心理动向。安慰、鼓励患者，与患者交流语速适当，语调不高亢，语气不厌烦、不嫌弃。应满足患者的基本生活需求，同时比较全面地掌握患者心理、社会支持和健康需求。提高自身文化修养、具备良好的沟通艺术，巧妙地解决问题，营造亲切关怀服务氛围，让患者感受到关爱。护理人员在操作过程中尽量将患者的痛苦减轻到最小，充分尊重患者的人格，保护患者隐私。在实施约束时尽量避免使用武力，重视医疗性沟通，尽量做到在患者自愿的情况下进行，注意避免粗暴和用力过大，并在约束部位放置衬垫。

及时识别患者及其家属的求助心理、厌倦心理、迁就心理、否认心理、忌讳心理，并给予正确的疏导。帮助患者建立家庭支持系统，建立良好的护患关系，全面掌握患者的动向。向患者及其家属讲授一些有关精神疾病治疗、用药、康复的知识，使他们对所患疾病有一个完整的认知，从而产生战胜疾病的信心。联系患者的实际情况、思想状况及治疗方法为患者制订集体的心理治疗最优方案。对个别患者提出的特殊问题及时反馈给经治医师，进行有针对性的疏导。出院前患者心理活动复杂，需要施予针对性强的个性人文关怀。可对社区、工作单位有关成员及其家属进行必要的健康教育，使患者获得社会和家庭的支持，帮助患者回归社会，协助患者进行维持治疗。

【人文护理启示录3－8－5】 无陪伴患者特需服务

护理故事

康复科绝大部分是卧床患者、老年患者、残疾人群，无论从生活上还是行动上均需要人帮助、照顾。部分患者住院期间无家属陪护，自理能力欠缺。针对这一特殊情况，科室护理组开展了“无陪伴患者特需服务”，通过制订详细计划，加强瞬间管理，更注重患者接受医疗、护理服务过程中的每一次护患短暂接触后产生的真实感受，让患者从进入医院的那一瞬间开始，到走出医院的最后一瞬间都感受到舒适、愉悦。

无陪伴患者特需服务的主要内容如下：

（1）入院有人迎。热情主动接待每一位入院患者，介绍环境，讲解相关疾病护理措施、注意事项。为患者准备一张整洁的床铺，送上一壶热水。

（2）就诊有人领。由于康复科门诊离挂号室较远，新入科的门诊患者经常没有挂号就来到康复科，而患者行动不便，往返耽误时间，遇此情况，由护士前往挂号室为患者挂号、协助办理入院手续。

（3）检查有人陪。无陪伴住院患者及行动不便的患者如需外出检查，由护士陪同。护士就所做的各项检查详细认真地向患者讲解注意事项。

（4）询问有人答。及时解答患者疑问，让患者住院期间明明白白，如用药、费用等。

（5）困难有人帮。每日为患者打一壶热水，各班根据情况补充水壶内的热水，保证患者随时有水喝。每日为需要订饭的患者订饭，如有特殊需求及时与食堂沟通，尽量满足患者需求。如需外出购买生活所需物品、水果等，护士也可协助购买，避免外出意外发生。

（6）出院有人送。对于老年及行动不便的患者，提前与其家属沟通，出院当天由家属来接，确保患者回家途中的安全。

护理感悟

“知微见著，可见天下事，必要于细。细则成，细则胜。”服务举措虽细微，但只要通过我们的点滴努力，大家群策群力，会让来到医院的每一位患者觉得周到，感到温暖。

二、 特需服务患者的人文关怀要求

特需医疗，是指医院在保证医疗基本需求的基础上，为满足群众的特殊医疗需求而开展的医疗服务活动。包括为患者建立温馨、舒适的就诊环境，保持适宜的温、湿度环境，光线柔和。必要时可在病房内放置绿色植物、杂志书籍，播放音乐，增强患者舒适感。根据患者需求全程导诊，各专科均可优先就诊、检查、治疗。设立专业诊室，一对一地进行私密诊断，保证患者的个人隐私安全。

特需患者入院前，护士根据患者就诊信息，合理安排病房，检查房间设施，保证仪器设备处于正常状态。入院时，调节好病房内的温度和湿度。护士热情接待患者，主动介绍医务人员、病区环境等，进行入院告知。根据患者喜好，明确患者称谓，增强患者的被尊重感。与医生一同接诊，全程陪伴患者的整个治疗就诊过程，让患者放心和安心。

护士态度和蔼、语言简洁明确地与患者沟通病情、治疗相关事项，并做好各项检查的准备，保证各项治疗服务安全正确的执行。充分考虑患者的身体状况、想法和意愿，结合治疗情况，合理安排各项检查治疗顺序，并取得理解和配合。护士操作时应耐心地向患者解释操作的目的，在操作中，护士要注意交流中的语气和措辞，避免冷漠、命令性口吻，当患者主动配合时，护士要予以感谢和鼓励。勤于巡视病房，护士应亲切问候、主动询问患者需求，善于观察，及时发现患者的需求。及时解答患者治疗和用药的疑问，保持态度严谨，处置正确，让患者安心和放心。出院时，协助患者整理物品，必要时协助其办理结账手续，主动征求患者及其家属意见。礼貌送别患者离院。

（陈莺，广东省第二人民医院）

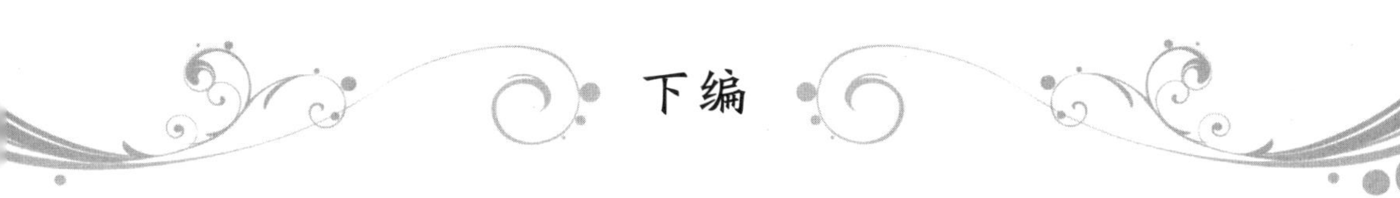

下编

临床护理实践

第四章
重症监护室的护理叙事

一、 被抢救吓哭的患者

护理叙事

会有人为了一位素未谋面、正在被抢救的患者落泪吗？这个问题，我从未想过。既然不认识，又为什么会伤心呢？

曾经有一次，我像往常一样巡视病房。突然，一台心电监护仪上的心率数值正由 68 噌噌地下降至 35。这正是 908 床的生命体征。我赶紧跑到床边查看。阿伯的脸色、嘴唇已经发紫，并且嘴角吐出大量白色泡沫。随后，开展紧急而有序的抢救工作——吸痰、胸外按压、注射肾上腺素……五分钟后，阿伯的心率总算能维持在 70 次/分。然而好景不长，又过了 15 分钟，阿伯的心率又再次下降。新一轮的抢救工作再次启动。经过半小时抢救，阿伯最终还是离开了。我回到护士站，打开电脑准备写抢救记录。

这时，我隐隐约约地听到有人正在哭泣，便闻声找去。907 床，这位哭得泪流满面的年轻妈妈看见我走过来，便用衣袖擦拭泪水，并带着哭腔问我："你们抢救成功了吗？"我摇了摇头，她抑制不住又哭了。她这么一哭，涕泗横流，着实看得我不知所措。我只能默默地将纸巾递过去。过了一会儿，她擤着鼻涕，断断续续地诉说着，当听到隔壁床的患者在抢救，她顿时感到了恐惧。听着机器"咚哒、咚哒、咚哒"的声音，很担心自己也会像他一样。如果自己死了，刚出生的宝宝怎么办？老公笨手笨脚的，不会照顾怎么办？父母要白发人送黑发人怎么办？想着想着，自己就被吓哭了。

听到这，我只是安慰她，你没事的，你现在病情已经稳定，不会像阿伯那样子的。因为我实在找不到合适的语言，只能用这缺乏共情的话去安抚她的心情。这时，组长过来巡房，打开了病房里柔和的音乐，并坐在 907 床边握着这位新手妈妈的手，指着床边宝贝的照片说："你看，宝贝多可爱……"聊着、聊着，她慢慢地笑了。

"如果抢救时，清醒的患者就在隔壁听着这一切，我们应该怎么办？"科室对此制定了几个对策，效果还不错。比如：如果患者住在单间，就关上门来减少声音，打开电视去分散注意力；如果患者住在大厅，就用屏风遮挡，播放音乐，并时不时过去跟他讲讲话。这些方法虽看似微不足道，但大多数患者说毫无察觉，不知道发生了什么；有的说听音乐和聊天以后感觉好受多了，有的说感觉有人陪着就没那么害怕了。

护理感悟

抢救，是重症监护室中不可避免的事情。在监护室住的通常是昏迷的患者，他们自然无法知晓发生在其周围的事情。但我当时万万没想到，自己在抢救患者时居然忽略了那些清醒的患者。我所忽略的，不是即将滴完的补液，不是机器的报警，也不是患者的呼叫，而是患者对正在发生的抢救事件的感受。案例提到的这位年轻妈妈刚与死神擦肩而过，所以当她发现隔壁床抢救的时候，容易产生沮丧、害怕的情绪。由于我当时只顾着抢救，也没意识到这个问题，才出现了患者被吓哭的这一幕。

虽然科室的工作日趋繁忙，但是通过这件事，我发现护理不能只关注技术，更不能只做到救活患者。患者是一个有着自己想法的独立个体，是需要时间去关爱、陪伴、支持的。我们应该将人文护理渗透到任何一个与患者相关的细节，让患者感到温暖。

（陈文文，广州医科大学附属第三医院）

二、 音乐愈人初体验

护理叙事

2022 年，这已经是我（患者）罹患系统性红斑狼疮的第七个年头了。回想去年 2 月在医院重症监护室治疗的经历，那首《茉莉花》至今仍回荡在脑海。感谢医护人员没有放弃我，并且用音乐疗愈我的心灵。

有一回，我在单间病房里突然大声喊道："我不治了，叫我爸爸过来，我要出去。”此时的我已经不知道在这里待了几天，只觉得浑身难受。不光是身上插着的那些让人痛苦的管子，那冷冰冰的白墙，还有监护仪时不时发出的警报声……这一切都让我感觉非常不舒服。也不容我多想，医护人员就急匆匆地跑了过来。虽然他们戴着口罩，但能看到他们紧张地皱起眉头，生怕我做出可怕的事情。事实也的确如此，为了将他们拒之门外，我随手拿起桌上的纸巾扔到地上。看见他们仍然向我靠近，我根本无法思考，更没有听到他们小声地在讲什么，只顾着扭动身体，做出攻击的动作，并喊着不要靠近我的傻话。这一整天，我时而激动时而缄默，甚至拒食、不睡觉。

现在提起这件事，我跟那天的医护人员一样也很诧异。因为我的本意是接受治疗，想快点好起来，快点出院，和家人快乐地生活，却不承想行动跟不上思考。后来我还凭空听见有人在跟我讲话，于是在他们眼中我就变成了对着空气自言自语的人。当时医生说我这属于谵妄状态，可能是由产后抑郁导致，也可能是 ICU 综合征，或者是由系统性红斑狼疮脑病引起的。于是，他们同意让家属进来陪我。听到这个消息，我非常高兴。然而，为了不让隐瞒已久的真相被丈夫知道，我要求只能够让我爸爸和姐姐进来陪我。我和丈夫从相识至婚后这一年，我一直没有告诉他患病的事。如今，刚怀上的宝宝又因为自己的病没了。我害怕看见他，害怕他知道真相，也害怕被他嫌弃、抛弃。在我再三的要求下，第二天他们安排了专人一对一的看护，并让我爸爸进来监护室陪我。说实话，这让我安心了不少。但我仍然没有向医务人员妥协，依旧违拗、拒食。那时，我像个小孩子一样，紧紧握着爸爸的手，生怕他又离开。

要说我后来是怎么配合治疗的，除了医生的治疗、家人的陪伴以外，音乐也起到非常重要的作用。护士们称这是“音乐治疗”。这也是我在其他医院没有过的体验，真的十分感谢他们让我接触了音乐。最开始在这里接触音乐，应该是在我戴着呼吸机昏睡在病床上的时候。当时我不清楚到底经历了什么，但依稀地听到了音乐，有那么一瞬间，我觉得很安静、很舒服。本以为是自己濒死之际去到天堂的体验，后来看了他们为我写的 ICU 日记才知道这一切都是真实存在的。在之后清醒的日子里，我还接触了不同音乐形式的治疗。本以为我要一直躺在床上，不能活动也不能下床走动，最多就是让我自己活动一下手脚。没想到护士播放音乐，带着我跟随音乐节奏，从头部开始活动我的全身。这种具有游戏性的活动让我感到新奇和愉悦。此外，他们还让我接触音砖、空灵鼓，教会我在上面弹奏《茉莉花》。我一边弹奏，一边唱着“好一朵美丽的茉莉花，芬芳美丽满枝椏，又香又白人人夸……”这音乐如同珍珠滴落玉盘，急雨敲击窗棂，给漫长煎熬的治疗生活带来阵阵涟漪，让我仿佛看见了另一种生命的盛景，绚烂而美丽。真没想到音乐具有如此大的魅力，赋予了我动力，令我恢复自信，带着微笑去治疗。

然而在我出现谵妄以后，这些音乐律动、乐器演奏无法引起我的兴趣。由于几天没有入睡、没吃东西、抗拒治疗，我身心俱疲，一点精神都提不起来。到后来，我紧绷的神经根本无法放松。我一点也睡不着，时刻担心爸爸会走开。护士察觉我的精神状态不佳，先是坐在我身边陪我聊天，随后建议我进行音乐肌肉渐进式放松训练。出于对她的信任，我同意了。听着她的引导语，我慢慢闭上眼睛，深呼吸，把注意力放在身体上，从头部、颈部、肩部、背部……慢慢一点点地放松自己的身体。听着舒缓的音乐、温柔的引导声，我握着爸爸的手，真的开始放松、慢慢睡着了。即便这种放松状态只是持续了二十几分钟，但我在这段时间仿佛从喧嚣和冗杂中脱离出去，来到一片净土，使我那烦躁的心平静下来。

就这样又过了几天，我开始接受治疗，不再抗拒医护人员的接触。虽然偶尔会发发脾气，闹闹别扭，但总体情况还是有所好转。直到我出院那天，音乐也依然伴随着我。令我感动的是，护士还手把手教会我爸爸唱《茉莉花》。在探视时，她敲着音砖，而我们跟着音乐一起唱起“好一朵美丽的茉莉花”。

这段经历颠覆了我对以往治疗枯燥乏味的认知，令我感受到监护室的温暖。以前，我每次听到医生跟我讲病情，我都觉得很费解，有时候甚至不知所云。所以，每当我服药一段时间觉得不疼了，就认为自己已经好转，并开始停药。就这样反反复复地治疗，我始终觉得自己只是小病，不愿意去相信医生。但是这次病情加重，面对自己身体的不适、家人的担心、医护人员的关怀，我渐渐意识到自己之前是多么任性。虽然对医护人员来说，像我这样的患者并不少见，用音乐来治疗也只是辅助手段。但是，对我来说，音乐恢复了我的宁静，抚慰了我痛苦的灵魂，重拾了我对生活的希望。这也能让我静下心来，认真去听、去理解医生所讲的疾病严重性，并慢慢重视起来。

知识链接

美国音乐治疗协会前主席布鲁夏（Kenneth Bruscia）曾在《定义音乐治疗》一书中这么定义音乐治疗：音乐治疗是一个整体系统的干预过程。在这个过程中，音乐治疗师利用音乐形式和在治疗过程中与患者建立起来的治疗关系，达到帮助患者恢复健康的目的。

音乐在治疗中的基本功能作用包括：从生理层面来说，音乐可以减少紧张焦虑，促进放松，起到镇痛作用等效果；从人际层面来说，音乐能提高患者人际交流能力，提高自信心和自我评价等；从心理层面来说，音乐能够与患者情绪产生共鸣，并逐渐改变患者的情绪状态；从审美层面来说，音乐之美能激发患者内心深处对自我的本质力量的体验。

（严诗玉，广州医科大学附属第三医院）

三、 拥抱每一个正经历创伤的人

护理叙事

假如你得知自己即将经历一场大抢救，并被送进重症监护室，你愿意接受抢救吗？如果愿意，这意味着你将要忍受常人难以忍受的痛苦，可能是口腔中插着气管，可能是不能下床活动，也可能是无法见到家人……那你还愿意吗？

“为什么要救我，送我来这里遭罪，还不如让我死了算了。”这是患者小霞在忍受疾病折磨时说过的一句话。至今，每当提起监护室，她总会不遗余力地避免提及这段经历。

小霞，33 岁，因畏寒发热 1 天余，剖宫产取胎术后 1 天，ECMO 术后 20 小时余，收入 ICU 治疗。经过七天治疗，她终于清醒并撤除了经口气管插管。

我问她：“你知道你现在在哪吗？”小霞摇了摇头。

我向她解释道：“这里是医院。你现在在 ICU。你记不记得你当时肚子痛、拉了血便去医院看病呀？”

小霞说：“不，不对，不是这样的。我的宝宝呢？今天明明是预产期。我不应该在这里。”

我：“能告诉我 100 减 7 是多少吗？”

小霞思考片刻：“87。”接着，她又激动地说道：“我不知道，别问我。”

尽管事后我们暂停了镇静药，并反复解释几遍，但她仍然没有想起自己生病的事。有时候，她还会整晚呆呆地看着天花板，不睡觉、不愿搭话，也不配合治疗。接下来的几天，为了让小霞好转起来，我每天都会到床边陪她聊聊天，讲讲这几天发生的事，并慢慢开导她。接着，我像往常一样播放她喜欢的音乐，并尝试做音乐肌肉渐进式放松和引导想象。慢慢地，小霞开始能正常地和我们交流、对答切题，同时身心也放松了许多，有时还能入睡。

正当我们为她好转而高兴时，殊不知她的噩梦才刚开始。

住院第13天，原本正在积极配合做音乐律动的小霞突然间叫喊“有狗在说话”“别过来”“你快来帮忙呀”。她边说边想下床。我赶紧制止她，并跟她解释。到了下午，小霞去做MR回来以后，听到医生说自己有少量脑出血，又开始保持缄默、不肯说话、不配合。当天晚上，小霞出现气促，血氧饱和度下降。考虑是肺部感染加重，医生又重新插回气管插管。隔天，医生见其好转，于是拔除了气管插管。我们就继续以音乐为基础，进行音乐律动、呼吸训练以及乐器演奏。

住院第18天，小霞又出现了新症状——呕血。我们能从她的胃管中引出血性液体。

“我喉咙很痛很痛，肚子的伤口也很痛很痛，右腿穿管的地方也很痛。”小霞说道。

当天，医生予以布托啡诺镇痛，并帮小霞做了胃镜检查。结果发现她的食道、胃内部都呈糜烂性损伤。操作后，我发现小霞表情十分痛苦。虽然，我在旁边安慰着她，但她并不愿理睬，一直闷不作声。

到了下午探视时间。

小霞问：“宝宝呢？”

小霞丈夫回答道：“你不用担心家里的事。我都安置好了，宝宝跟奶奶一起很好。我现在基本天天都在这外面陪着你。你要加油，不要想太多。我等着你转到普通病房，就可以天天陪着你啦。”

没聊几句，小霞便激动地说：“当初为什么要救我，送我来这里遭罪，还不如让我死了算了。你知不知道我天天在这里是多么痛苦。”说罢，她便不愿再和丈夫多聊。

我关了对讲机，说：“我知道这几天的经历让你很痛苦，但是你要坚强起来。想想你家宝宝，他还那么小，他很需要你的陪伴；而且你老公也很爱你。他们都希望你能够康复，早点出去。你对自己要有信心，相信你可以好起来的。”

“可是我真的很痛苦。喉咙很痛、很痛，真的很难受、很难受。”

“你除了这里觉得痛，还有其他地方吗？”

“我每个地方都觉得不舒服。早上的检查让我很痛苦，身上插着管子让我很痛苦。我感觉每天都在经历这些痛苦。为什么要让我承受这些痛苦！为什么要送我来这里!"说着说着，小霞哭了。

面对小霞的负面情绪，我继续安慰、引导她往好的未来去想。那几天，除了开导，我也继续对她做着康复治疗，帮助她从床上活动逐步转为床边站立。一切似乎又朝着好的方向发展着。

"我能不能加你的微信呀?"小霞腼腆地笑着问道。

"当然可以啦。"我感到十分欣慰。这是住院以来，她第一次微笑。可是，我并没有立马加她的微信。休息两天以后再上班时，我发现小霞已经转到了高危产科。

于是，我来到高危产科。在回访过程中，我觉得小霞的情况已经好了很多。

小霞丈夫："我能不能加你的微信？如果后面有什么问题，我也方便再咨询一下你们。"

这时，小霞便激动地阻拦了丈夫，并喊了起来，"别加她微信，为什么要加她的微信？你知不知道，她很忙的。如果每个患者都像你这样子，以后人家都不用上班了"。

我一下子顿住了，不知道该讲什么。我没做过多解释，便安慰着说："你不要这么激动，要好好养身子。激怒伤身。你好好休息吧。"

后来，小霞出院后，我做了两次电话随访。从她丈夫那了解到，小霞如今对这段经历只字不提。一提到ICU，她就马上变得暴躁，一听到警报声就十分紧张。听到这些，我真的很后悔当时没有好好跟她解释没加微信的事。我真的很想回到过去，去拥抱她，并用自己的行动去抵消她对自己所产生的不信任感。

护理感悟

对大多数住过监护室的患者来说，随着时间慢慢流逝，他们对这里的痛苦回忆将会慢慢减轻。然而，对少数人来说，出院以后，他们也仍旧生活在这段悲惨时光的阴影下。那些痛苦的场景时常会在脑海中闪现，仿佛身临其境般重现眼前，影响他们的正常生活。小霞正是这类经受ICU创伤后应激障碍(Post-traumatic Stress Disorder，PTSD）的人群。

在监护室醒来的这段时间，小霞脸上显露的不是劫后余生的喜悦，而是淡漠、焦躁、痛苦。虽然，我们当时已经竭力救治、尽可能照顾到她的心理，最终却没能真正打开她的心结。我至今仍心存歉疚。虽然一直以来尽心去陪伴照顾，却没能做得更好。我不是不想加她的微信，而是确实忘记了。一切努力似乎都功亏一篑了。

ICU 中患者出现 PTSD 并不奇怪。ICU 里嘈杂的环境、不分昼夜的治疗、与家人的隔绝，这些无一不让脆弱的患者感到悲伤、焦虑。我们应该及时观察并干预他们的心理状况，更不要忘记对他们的承诺。任何一件对我们来说微不足道的事情都可能改变患者的认知、情绪和治疗效果。所以，我们在临床中应该践行“有时去治愈，常常去帮助，总是去安慰”。

知识链接

每五个 ICU 患者中就有一个在出院后的一年内出现 PTSD，这通常与镇静药的使用以及可怕的早期 ICU 经历有关。当患者再次暴露在与 ICU 相关的事件时，便会回忆起在 ICU 中的痛苦经历从而变得警惕激动并且产生回避行为。对此，我们医务人员应该防患于未然。通过改善 ICU 的物理环境和人文环境，如改变机器报警铃声、制定人性化的探视制度、关注并改善患者生理问题、注重患者心理护理，从而正面影响患者的 ICU 体验，使患者保持积极、乐观的情绪状态。

（陈文文，广州医科大学附属第三医院）

第五章
产科的护理叙事

一、为"奶"加油，让爱延续

护理叙事

亲爱的朋友们，你见过凌晨一点的广州吗？甚至更晚的呢？一日？两日？还是日复一日呢？在医院爱婴区，有这样一群特殊的人群，她们日复一日经历着广州夜晚的每个时刻，她们有个神圣的名字——母乳妈妈。

在大家心目中，刚生完宝宝的产妇都是什么样的？是不是打扮得清清爽爽，一天能吃几顿美味的月子餐？是不是除了吃大部分时间就是用来睡觉，宝宝饿了，会有人把宝宝送到妈妈身边吃母乳，吃完就被抱走，享受着女王一样的待遇？然而事实上，产妇一边忍受着生理上的疼痛，一边因为喂养疲惫不堪。她们没有办法睡个整觉，即使没有胃口也要勉强自己喝下一碗碗的下奶汤。她们蓬头垢面，手忙脚乱地照顾初到人间的天使们，她们痛并快乐着。今天我们故事的主角就是这众多妈妈中的一员——张丽（化名）。

张丽是第一胎，足月剖宫产，手术过程顺利。初为人母的喜悦让她忘却了伤口的疼痛，看着熟睡中的宝宝，她暗暗下决心一定要给宝宝最好的爱。第一天，宝宝还未适应这个新世界，大部分时间都在睡觉。张丽觉得自己的宝宝简直就是别人口中隔壁家的孩子，不吵不闹，大部分时间都在睡觉。张丽深知母乳喂养的好处，在护士的帮助下，早早地就给宝宝早吸吮。为了尽早有充盈的奶水，张丽每次喂完奶后都会用吸奶器继续刺激乳房，并偷偷喝了大量下奶的汤水，即使管床护士一再强调要清淡饮食。终于，在第二天晚上，奶水如洪水猛兽般袭来，张丽胀奶了！不仅如此，宝宝也一改之前的安静，变得哭闹不安，一直不停张嘴找食，给他含上奶头后，宝宝吃两口又睡，一拔出奶头就哇哇大哭，反反复复。无休止的吸吮、哭闹、胀痛让张丽和她先生彻底崩溃了……

张丽的先生终于忍不住出来找我们拿配方奶了。我说，建议不用配方奶，我可以教你们继续母乳喂养，解决胀奶和孩子吃奶的问题。“我就是要拿奶，宝宝一直哭，出了问题是不是你负责?”尖锐的怒吼声划破了病房的寂静，张丽先生怒发冲冠，攥紧了拳头，继续吼道：“哪个文件规定了不能拿奶的？你的工号多少？我要投诉你!”愤怒的火苗在张先生的眼里燃烧，陆续有产妇及家属从病房探出头来张望。此刻，我既害怕又委屈，一篇篇关于患者家属殴打医护人员的新闻在脑海里闪过。我站在张先生的对面，扑面而来的怒气让我的腿都开始打战，但十几年的工作经验告诉我，这一刻，无论我说什么，张先生都无法理解，现在唯一能做的就是顺从他，稳定他的情绪，于是我给了他一杯配方奶，让他先回病房。

回到护士站，我的思绪久久不能平复。明明自己是为产妇好，配方奶不仅会让宝宝产生乳头错觉，更加不吃人奶，还会使产妇的乳汁无法移除，导致乳房更胀痛，严重的还会发烧，患上乳腺炎，可是她们却偏偏不能理解。我越想越气，越想越委屈，恨不得冲到张丽床前跟她好好理论一番。

深吸一口气，稍稍冷静一点的我再次翻阅她的病历：孕 3 产 1，IVF 术后，足月剖宫产。产妇是第一胎，新手爸妈在照顾宝宝各方面都很生疏，再加上这胎是试管婴，前面有两次试管都没有成功，自然是很紧张这一胎宝宝。我的情绪慢慢缓和下来，假设自己就是张丽，去体会她现在的感受和想法。现在，张丽已经是产后第三天了，伤口疼痛和宫缩痛虽然较前稍微缓解，但是都还存在，造成她行动的不方便。而且现在她已经开始出现生理性胀奶了，乳头还出现了皲裂。我太了解这种感觉了，我回想起自己第一胎胀奶的时候，简直不堪回首。胀奶比生孩子更痛，胸又硬又胀，刺痛刺痛的，碰都碰不得，连衣服布料的摩擦都是一种折磨。加上乳头皲裂，宝宝每吸一口奶，就像剜掉一块肉，那种酸痛感遍布全身，痛得脚趾能在地上抠出一个洞来。一想到这，我不禁打个冷战，乳房都在隐隐作痛，太可怕了。并且从产后第二天开始，宝宝食量逐渐增加，但是初乳的脂肪含量又较少，宝宝很难吃饱，往往边吃就边消化掉了，所以就出现了很多产妇说的“宝宝吃不饱”“我的奶没营养，不够饱”。本来身体就承受着难以忍受的痛，再加上宝宝不停地哭闹，产妇和家属既心痛又疲惫，还无可奈何，难免会情绪失控。想到这，我一下子释怀了，从伦理考量来看，继续母乳喂养的医疗建议符合对产妇有利原则，为患者提供最优的医疗建议可以最大程度地促进患者的健康权益。但是从产妇个人因素来讲，产妇此时的疲劳、疼痛是影响产妇做出医疗决定的主要因素，也应纳入我们做出决策的考虑范围。综合考虑后，我认为目前首要解决的是稳定、安抚产妇及其家属的情绪，然后根据产妇目前的临床症状，结合产妇的自身意愿，为产妇制订一个合理的个性化解决方案。

我收拾好心情，想到前两天从文献中看到过的“CICARE 沟通模式”，不如现学现用一下！抱着试试的心态，我再次来到张丽的房间。此时张先生抱着宝宝正在喂配方奶，张丽皱着眉头喋喋不休地跟她老公在抱怨：“这里的护士老是让我喂母乳，喂母乳，一句话就把我们打发了，我不想喂嘛！宝宝根本吃不饱，一直闹！她要是不把奶给我，我今天不会罢休的！”

我走到产妇床前，拍了拍张丽的手，轻声说：“丽丽，我是小刘，是你和宝宝今晚的管床护士，主要负责你们的护理工作。我来看看有什么能够帮助你的。”此刻我要让产妇及其家属感受到，我是来帮助他们解决问题的。宝宝吃了奶安静下来了，产妇及其家属的情绪也稍稍缓和下来，我循循诱导产妇及其家属讲出他们的焦虑，此时我的角色是个倾听者。

我说：“宝宝长得好像爸爸，好可爱。你老公真的不错，一直陪着你，很辛苦啊！中国好老公！我看你白天一直没拿过配方奶，你也很不错啊，剖宫产还能坚持母乳喂养，不容易啊！”

“我们已经连续两天没有休息过了，太崩溃了，宝宝就像长在身上一样，一直吃，一拔出奶头就哭。已经喂了两个小时了，他还是不饱，你们又不肯把配方奶给我们，只是一味地让我们喂母乳喂母乳，喂了也没用，宝宝还是闹！”张丽越说越激动，委屈地直掉眼泪。

我轻轻拍了拍她的背，说道：“所以你想给他加点配方奶，让他吃饱一点，好好睡一觉，这样大家都可以休息一下是吗？”

张丽回应：“是的。太累了，没日没夜的。白天还好，晚上太难熬了，时间久了谁受得了。早知道喂母乳这么麻烦，我就直接断奶算了。”

对此我表示理解：“确实，晚上睡不好很容易影响情绪。一个晚上还好，时间长了，很难坚持。但是你现在胀奶了，晚上不喂的话，胸会胀得更痛的。”

“不说胀奶还好，一说胀奶我就更不想喂了。你们根本体会不到胀奶有多痛，比生孩子还痛，呜呜呜，而且我的奶头被宝宝吸破了，每次把奶头塞到他嘴里，我都要咬紧牙关，鼓足勇气。姑娘你知道吗？痛都不算什么？累也不算什么，最痛苦的是绝望。我已经很努力地给宝宝吃母乳了，但是胀奶一直没有缓解，宝宝吃一点，胸会好一点，可是还没有半个小时又胀起来了，那种感觉好绝望，好像无尽的黑暗望不到头……”张丽向我倾诉道。

我轻轻抱了抱产妇，说：“我懂你的感受，我也经历过，确实很痛苦。”

产妇眼里闪过一丝希望：“你也生过孩子？你也胀过奶？”

“是啊，我都生了两个，我胀奶时还没有你勇敢，我都是边哭边喂宝宝。不过我最后还是坚持纯母乳喂养到一岁。现在小孩发烧感冒比喝牛奶的小朋友少很多呢。”

张丽破涕而笑：“那你胀奶是怎么缓解的呢？”

看到张丽对我放下戒心，我帮张丽进行了乳房专科检查，并且全程观察了张丽喂奶的经过。总结出以下几点：①目前张丽只是生理性胀奶，乳汁通畅，乳头稍硬，乳房两侧有硬结；②在宝宝衔乳过程中，产妇可能由于胀奶引起乳头乳晕较硬，使宝宝没有含着大部分的乳晕，这也是张丽乳头皲裂的主要原因；③宝宝刚吃奶时，拼命吸吮，2 分钟左右开始进入睡眠，含着乳头，时不时吸一两下，并没有做到有效吸吮，这也是为什么张丽认为宝宝一直在吃，但一拉出奶头就哭的原因。既然找到了问题的根源，那我们要解决的就是帮助宝宝找到正确的衔乳姿势，把乳汁有效地移除。这样既能从根本上解决胀奶问题，也可以让宝宝每餐吃到够量的乳汁，减少哭闹。那如何能既解决产妇问题又减少产妇的痛苦呢？首先要解决乳房疼痛的问题，不痛了产妇才愿意配合。其次，要解决乳晕水肿的问题，由于乳头硬，导致婴儿无法含住大部分的乳晕，这也是乳头皲裂和宝宝不能有效吸吮的主要原因。想到这，一个专为张丽设计的个性化护理方案跃然于脑海，我立刻把分析的结果和解决方案解释给张丽和她先生听，得到他们的认同和信任后，立即着手解决张丽乳房胀痛的问题。

我拿了两块冰块，用干毛巾包裹住，敷在张丽两侧乳房上，并利用这个空隙帮她按揉百会穴：“丽丽，现在帮你冷敷一下，大概十分钟。如果有什么不舒服就告诉我。冷敷主要缓解你的疼痛，并且让乳汁回流的速度变慢，你现在感觉怎么样？”

“呼”，张丽舒了口气，“现在好多了，冰块放上来的一瞬间，我觉得乳房瞬间轻松了，而且你按揉我的头部，我感觉一阵酥麻感从头到脚，好舒服，真的没那么痛了。”

“这个是百会穴，下次你喂奶前，也可以用同样的方法。先生，你要学会，下次帮你老婆按！”

冷敷后，乳房的红肿稍稍消退，产妇疼痛感没那么明显。现在我要解决第二个问题：乳晕水肿，乳头硬。

“丽丽，现在我要教你一种能够减轻乳晕水肿的手法——反向按压法，非常简单，可以自己操作的。待乳晕柔软后，宝宝就能很好衔接了，先生，你也来跟我一起学吧！”

我把双手大拇指放在张丽乳晕两侧，轻轻向胸壁按压。“丽丽，就是这样，慢慢向胸壁的方向按，力度以不感到疼痛为主，你可以用大拇指，也可以用三指并拢按压，你试一次给我看。”

张丽缓慢地按压乳晕四周，看到有乳汁缓慢地从乳头上流出，她高兴地说：“刘护士，真的不痛，而且好简单。之前你们同事教我的手挤奶方法，挤得我乳房好痛，我都怕了！”

我解释道：“这个反向按压法只能暂时缓解乳晕水肿，真正想解决胀奶问题，还是得靠宝宝吸。”

乳晕柔软后，我立刻将宝宝抱到妈妈身旁，轻轻捏着大部分乳晕，塞进宝宝嘴里，宝宝开始大口大口吸吮。“丽丽，你看，宝宝的嘴要包裹住你大部分的乳晕，这样你的乳头就没有那么痛，也没那么容易皲裂。另外，你听，宝宝吃奶的时候有‘咕噜咕噜’的声音，说明他真的吃到奶了。”

张丽看着宝宝大口大口地吞咽着奶汁，满脸宠溺：“原来之前都没有有效地吸吮，现在宝宝边吃，我感觉这边的胸也在慢慢变轻松，没有之前那么紧绷了。”

“你和宝宝都很棒！如果喂的过程中，宝宝很快睡了，你可以动动他的小耳朵，弄醒他，他就会继续吃，让他一次吃饱，不要养成奶睡的习惯，两边乳房要轮流吸吮。你现在奶水充足，等会宝宝吃饱了，你要把多余的奶挤出来，这时你就可以用手挤奶了。”

“好的，刘护士，太谢谢你了，我又有信心喂纯母乳了！”张丽真诚地说道。

“当然，在这期间如果累了，不要勉强，可以适当添加少量的配方奶。其实生理性胀奶是一种正常的生理现象，一般持续 48 小时左右，所以不要担心，要相信自己，每个母乳妈妈都是最棒的！”

听完后，张丽悬着的心终于放了下来，露出了久违的笑容，最后我打趣地问：“那……下餐的配方奶……”

张丽先生不好意思地说："刚刚真是不好意思，是我太冲动了，下餐暂时不需要配方奶了，我们按您的方法先试试。"

最后，张丽在出院前已经可以纯母乳喂养，乳房虽仍稍胀，但较之前好转，宝宝每两餐奶之间能熟睡两个小时左右。一个星期后，我通过电话随访了解到，张丽奶量充足，乳房不胀，纯母乳喂养宝宝，也已经适应妈妈这个角色，并对我们医院的就医环境和专业的医疗服务非常满意。同时，这次事件也让我感触颇深：护理，对于我们来讲，可能就是一份工作；可是对于患者来说，我们就是他们的希望，就是他们在无尽黑暗中的一盏灯。很多时候，我们总是习惯说"你必须这样做，我是为你好"，而往往忽略了患者的心理需求，她们可能需要的不仅仅是一个标准答案，更多的是一句感同身受，就像特鲁多所说："有时去治愈，常常去帮助，总是去安慰。"愿所有同行共勉！

护理感悟

1. 加快 CICARE 沟通模式的普及

近年来，医患关系备受关注。护患关系作为医患关系的重要组成部分，是构建和谐医患关系的重要因素。护理工作与患者及其家属接触最频繁，也很容易产生各种各样的纠纷。从近几年护患纠纷诸多案例来看，诱因虽纷繁复杂，但有其共性特点，最重要的原因是护患沟通不畅。从护理人员自身看，服务态度不好、责任心不强、业务技术不熟、缺乏沟通艺术、不注意保护患者隐私等，是引发护患纠纷的主要因素之一；从患者的角度而言，对护理工作不理解、不尊重，一旦对疗效等不满时容易把情绪转嫁到护理人员身上。

CICARE 沟通模式是美国加州大学洛杉矶分校综合医院提出的以流程为导向的沟通方式，旨在提升医疗照护服务，提高患者满意度。CICARE 通过循序渐进的六个步骤指导医护人员进行沟通，包括接触（connect）、介绍（introduce）、沟通（communicate）、询问（ask）、回答（respond）、离开（exit）。医护人员在接触环节应向患者打招呼并使用合适的称呼方式；在介绍环节，向患者自我介绍，说明将要提供的服务内容；在沟通环节向患者阐明将要做的事情、需要耗费的时间以及可能产生的影响；在询问环节应询问患者是否还有疑问，且进行护理服务前需征得同意；在回答环节应对患者提出的询问或要求给予及时反馈；在离开环节应向患者解释下一步的安排，有礼貌地离开。2017 年宋剑平等将 CICARE 沟通模式汉化并修订成中文版六步标准沟通流程，即一看、二引、三告知、四问、五答、六再见。

CICARE 沟通模式的应用，可规范护理行为，使沟通变得高效有序，有利于创建和谐的护患关系，提高患者及其家属满意度，同时提升护士自身素质，使护士对工作的满意度及认同感更高。但沟通是一门艺术，涉及心理学知识，六步标准沟通流程为护理人员提供的仅仅是一个程序框架，在实际工作中并不是只靠机械记忆和操练就可熟练掌握，还需护士不断提高自身人文素养，真正用心去和患者交流。

2. 希望“以人为本”不再是口号

分娩是女性自然生理过程，分娩完成后，在产褥期缺乏保健知识、担忧新生儿照护等因素的影响下，大多数产妇会产生不良情绪，自我效能下降，甚至出现产后抑郁，导致产后相关并发症发生风险增大，进而使其产后主观幸福感与生活质量下降。目前，临床上的产后护理多注重新生儿照护、产后康复治疗配合等，在一定程度上忽视了产妇产后本身的护理需求，难以为其提供全面而细致的身心护理服务。

“以人为本”护理强调遵循“以患者为中心”的原则，全面考虑患者需求，予以其个体化、细致化的护理，可有效提升护理质量。故事中张丽由于剖宫产伤口疼痛、宫缩痛导致自我效能下降，同时缺乏生理性胀奶的相关知识，对自己目前的生理变化不适应，产生迷茫和焦虑，再加上宝宝的哭闹，导致她和家属产生不良情绪。作为张丽的管床护士，需积极转变护理模式，在充分了解张丽产后护理需求的基础上，展开个体化、人性化的护理服务，促进产妇康复。

“以人为本”强调坚持以人的活动为主体，坚持“以人为中心、体现人的价值”，可有效提升管理、服务工作质量。

（刘颖，广州医科大学附属第三医院）

二、 我不想灌肠

护理叙事

“护长，32 床术后第一天，腹胀，有肠型，管床医生开了灌肠，但是患者坚决不同意，怎么办?”周一早上我来到科室，新入职护士小余跑过来，皱着眉嘟着嘴向我抱怨。“怎么了？小美也说服不了她?”“是啊，护长，我们俩轮番去给她做思想工作，她就是坚持不灌肠。”

经了解，32 床，胡×兰，36 岁，孕期我院规律产检，孕期顺利，无合并症。因停经 39 +3 周，下腹坠痛伴少量阴道血性分泌物 4 小时以上，10 月 17 日 4:08 收入产房。专科情况：宫高 38 cm，腹围 110 cm，胎心音 138 次 /分，不规则宫缩，头先露，未衔接。17:20 宫口未开，胎心音 110 次/分，不规则宫缩，17:30 马上送手术室行剖宫产术，剖出一活男婴，体重 3.8 公斤，术中出血约 150 mL，手术顺利。术后给予补液、抗感染、对症治疗。今天是术后第一天，宫缩良好，阴道出血不多，恶露正常，肛门还未排气，查体腹膨隆，叩诊鼓音，可见明显肠型，听诊肠鸣音消失，考虑为术后肠麻痹。

我边听小余汇报病史边翻阅病历。此时，产妇病情跃入脑海，大脑飞速运转：孕 3 产 2，瘢痕子宫，术中行盆腔粘连分离术，术前还试产过，这应该是患者术后腹胀发生的主要原因。首先在顺转剖前，患者在试产过程中憋气、用力，吸入了大量气体；其次急诊剖宫产术前肠道准备不足，肠道内有食物残渣也会产生过多气体；并且术中采用硬膜外麻醉方式影响胃肠蠕动，术中分离粘连致肠管浆膜面受损面积大，可致术后再次粘连可能。再加上术后伤口、宫缩疼痛，使术后的早期活动难以落实。这些都是导致患者发生胀气甚至肠梗阻的原因。

我走进病房，看到患者满脸疲惫之态躺在床上，不停地说肚子好难受。床边一男性用双手给她顺时针按摩腹部，手法不错。我评估这产妇应该属于中度疼痛。我上前打招呼：“你好，我是陈护士长，能跟你聊聊吗?”她不理我，自顾自不停地说着：“不用再说了，我是绝对不要灌肠!”说完被子蒙头，不理我了。初次会面就让我吃了个闭门羹。

“护士长，我能和你谈一下吗?”当我走出病房时，胡女士的先生走出来低声说。“不是故意不配合你们工作的。”

看来有故事！我心想。“好的，那我们到办公室谈吧。”

来到办公室，我给他递了杯水：“先喝杯水，再慢慢说。”

他接过茶杯，轻轻抿了一口，握着杯子的手指微微地颤抖着，茶杯里的水也跟着颤动。他的双眼就这样直直地望着杯内，虽然强装镇定，但他那紧绷的神情，出卖了他。

他把杯子放在桌面，然后开始说话，他的语速很慢，夹杂着一丝沉重，“三年前，为了省钱，她在怀孕 30 周就回老家待产，当时也是剖宫产，手术第一天出现腹胀，医生建议灌肠处理，一天灌肠两次，在第二次灌肠后出现小腹疼痛，下午出现发热症状，而且腹部非常痛，拍了 X 光，考虑灌肠导致直肠穿孔，立马转胃肠外科做了开腹手术治疗，还把肠子拉到肚子外面，做了一个临时肛门，在医院里前后住了三次院。那一次的经历导致她整个人精神状态不佳，工作也辞了，甚至患上了抑郁症。这次怀孕后，我们是慕名来你们医院产检、生孩子，就是怕再次发生不好的事情。没想到这次还是发生了腹胀，所以当医生和护士说需要灌肠治疗的时候，她的反应才那么大。护士长，你们的产科那么出名，除了灌肠，肯定有其他的治疗方法的，是不是？我不是不相信你们的技术，只是我们跑了很多医院看了很多医生，她抑郁症才控制得比较好，我不敢冒这个险”。

“生孩子本来是喜事，但同时又遭遇这种不愉快的经历，估计换谁都会很恐惧和郁闷。现在胡女士抗拒医生提出来的治疗方案是可以理解的。但是根据目前她的情况，首选治疗方案是‘下床运动 + 清流饮食 + 灌肠治疗’，这个方案效果明确，风险低，其护理治疗目标是促进肠蠕动，减轻腹胀，预防术后肠梗阻的发生，帮助她尽早恢复健康出院。但是考虑到胡女士之前不愉快的经历，我们会把她的意见纳入我们制订治疗方案的考虑因素，和主任商量邀请专家来会诊，看是否能为胡女士制订出适合她的治疗方案。您先回病房，好吗？”

“太感谢了，那我先回病房。还有，你们能不能不要在她面前提及上次灌肠导致肠穿孔的事情，我怕她再次受刺激。”

“我们明白的，您放心！”

我与主治医师联系：“主任，32 床胡 × 兰，3 次剖宫产，这次是顺转剖，今天术后第一天，患者腹胀，有肠型，肠鸣音消失，管床医生建议‘下床运动 + 清流饮食 + 灌肠治疗’，但是患者在上次生产后第一天腹胀，灌肠治疗后发生肠穿孔。这次患者及其家属坚决拒绝灌肠。家属强烈要求制订一个不需要灌肠的治疗方案。”

“可以的，请马上安排 MDT 会诊，邀请中医科、康复科、胃肠外科会诊讨论。”

我再次来到胡女士病房：“小兰，今天早上我来看过你，你还记得我吗？”

“记得，你说你是陈护士长。”

“很高兴你能记住我。我们来做个小游戏好不好？”

“可以啊，只要不给我灌肠，做什么都可以！”胡女士对灌肠十分排斥。

“好，小兰，你看我手上的这个尺子有六个表情，你觉得你现在疼痛程度和哪个表情相符？”我举起手中的尺子向她提问。

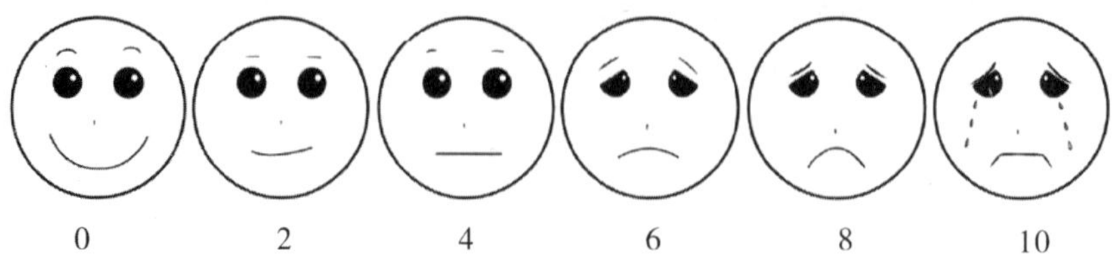

胡女士指着左边数起第四个表情，说："这个表情。"

"第四个是吗？"

"是的。"

我向胡女士解释道："刚才我们做的小游戏呢，其实是面部表情疼痛评定法，你目前是属于中度疼痛。等会儿医生会给你开止痛药，这种药物对胃肠道影响很小，而且服药期间也可以母乳喂养。"

"谢谢护士长，我真是觉得疼得太难受了。"

"你目前除了疼痛以外，还有一个很重要的问题需要解决，就是你的腹胀。我们给它起个名字，叫'不听话的肚子'好不好？"

"不听话的肚子？很有趣哦，那你们打算怎样处理我这个不听话的肚子？"

"今天上午我们邀请了中医科、康复科、胃肠外科会诊讨论，最后帮你制订了一个不需要灌肠的治疗方案。"

"真的吗？"

"真的，现在让我们韩主任给您讲解一下治疗方案好吗？"

"好的。"

韩主任上前介绍道："胡女士，恭喜你生了一个大胖小子。你看，现在你不听话的肚子是不是比昨天大了，还有这凸起的一块就是肠子，还有胀痛感是不是？这个需要进行治疗，因为您和您的先生都不希望采取灌肠治疗，经过中医科、康复科、胃肠外科会诊讨论，我们制订了一个不需要灌肠的次优治疗方案，使用'药物止痛 + 穴位针灸 + 腹部热熨'方案，帮助肠蠕动，缓解肠胀气，当然你也要配合我们多下床活动。针对这个次优治疗方案可能存在的风险，我需要告知，并获得您的同意。第一，当次优治疗方案不能达到治疗效果时，您需要进行胃肠减压治疗。第二，若不治疗或治疗不成功，可能会发生肠梗阻，住院的时间和费用会相对增加。您现在同意我们提出来的治疗方案吗？"

"我本来就是冲着你们医院来生孩子的，我相信你们的医疗技术。只要不需要灌肠的方案，我都能接受。"

经过产妇及其家属同意，我们为产妇制订治疗护理计划，在使用镇痛泵的基础上，增加疼痛评估的频率。根据患者疼痛产生的原因以及患者疼痛的特点，给予预防性的肛塞 50 mg 双氯芬酸钾栓进行镇痛，提高患者舒适度。在每日两次进行穴位针灸 + 腹部热熨治疗后，立即指导产妇使用束缚带下床进行有效活动。治疗第一天后，产妇能自主肛门排气，肠鸣音正常，腹围 89 cm。治疗后第二天，产妇腹部柔软，未见肠型，肠鸣音正常，腹围 84 cm，腹胀症状缓解，产妇无不适感。患者对整体的护理治疗效果很满意。

11 月 22 日上午，胡女士出院，我前去病房探望，她正在哺乳。胡女士的先生连连道谢："多亏了你们，没有你们的坚持努力，我老婆肯定要灌肠，太感谢你们了！"胡女士也反复说："没想到真的不需要灌肠，护士长，你知道吗？灌肠真的是一件很恐怖的事情！"我握住胡女士的手，说道："一切都过去了，以后的都会是幸福。"在胡女士看不到的角度胡女士先生给我竖起大拇指，那一瞬间我俩会意一笑。

护理感悟

1. 中医"治未病"理念的普及任重道远

及时发现、早期诊断和治疗对控制疾病的进展起关键作用。在疾病早期运用中药、针刺、艾灸、推拿按摩、刮痧拔罐等中医适宜技术，可以达到调整阴阳、活血通络的作用，从而达到治未病的目的。故事主人公胡女士"三次剖宫产，顺转剖，盆腔粘连"这些都是产后肠胀气发生的高危因素，如能在术后及时采用预防性的措施，针灸中脘穴、内关穴、神阙穴、足三里穴、天枢穴等穴位，联合中药热熨神阙穴治疗，可加快胃肠蠕动速度，达到健胃健脾、调理气血，预防产后肠胀气的发生。但由于缺乏中医药技术相关知识，加上很多非中医背景出身的医护对中医药技术效果的怀疑态度，束缚了医生护士在临床上开展中医适宜技术。因此，有必要通过继续教育项目，培训和推广中医适宜技术，助力推动中医适宜技术在临床中高质量发展。

2. 践行医患共同决策势在必行

医患共同决策（Shard Decision Making，SDM）是指医患双方共同参与医疗决策的过程。该决策模式要求医生基于最佳证据向患者解释治疗方案和替代方案，并考虑患者的价值观及偏好，与患者达成协议共识、责任共担的医疗决策。在临床中，患者往往因为治疗本身可能发生的副作用和难以预测的治疗结局，以及个人价值观、偏好等因素，在治疗方案的认同方面很难与医生达成一致。从这个案例来看，患者因为在上次生产后经历灌肠治疗后发生肠穿孔，对灌肠的治疗方案非常抗拒。如果医生、护士在患者拒绝配合治疗方案的时候，鼓励患者主动表达诉求和偏好，基于最佳证据向患者解释治疗方案和替代方案，患者拒绝配合治疗方案的情形是可以避免的。

知识链接

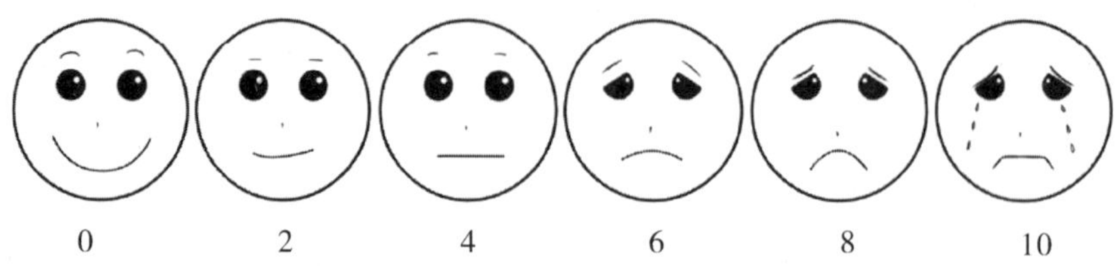

图5－1　Wong-Baker 面部表情疼痛量表

Wong-Baker 面部表情疼痛量表（Wong-Baker FACES Pain Rating Scale，WBS)，分为0、2、4、6、8、10分，分别由6种表情呈现，分数与疼痛程度呈正相关，0分：无痛；2分：有点痛；4分：轻微疼痛；6分：疼痛明显；8分：疼痛严重；10分：疼痛剧烈。评估时，让患者从中选择一个代表疼痛程度表情。这种疼痛评估方法简单形象、易于掌握，不需要任何辅助设备，适用于3岁及以上人群，而且没有特定的文化背景和性别要求，尤其适用于急性疼痛者、老人、小儿、表达能力丧失者、语言或文化差异者。

（陈钰仪，广州医科大学附属第三医院）

第六章
产房里的护理叙事

一、 产妇之吻

护理叙事

今天上班，有一个孕妈妈，她因为胎儿水肿，抱着最后一线希望，从外地来到我们医院就诊治疗。本想着等孩子再大一点就提前剖宫产，等孩子出生再慢慢治疗，没想到孩子还没出来就胎死腹中，不得已只能引产排胎。

宫口开到5厘米的时候，她完全失控了，忍受不了身体的疼痛和精神打击，于是悲痛地哭泣、叫喊着……听到她的哭喊，我马上走过去，当我走近产妇的时候，她向我伸出求助的手，嘴里不停喊着："医生救救我，帮帮我……"看到她痛苦的表情、绝望的眼神，我紧紧地握住她的手，没想到她拉着我的手后就深情地亲吻了我的手，眼泪哗哗哗地流出来……那一刻我也泪目了，于是俯身紧紧地拥抱她！

很多产妇在生完孩子后都会说：刚才我以为自己会死，过不了今天。我非常理解产妇的痛，特别是这些排胎的妈妈，她们更加需要关怀。于是我就站在她身边，一直握着她的手，另一只手轻轻地抚摸她的肚子，不断地安慰她。就这样，我一直陪伴她，直到她情绪安静下来！我喂她喝了半杯水，告诉她：不用害怕，我在这里陪你。接着我教她呼吸放松技巧。毕竟是经产妇，这一胎不足月，不到半个小时，胎儿就排出来了。后来我还为她做了哀伤辅导，帮她度过伤心时刻。

当时我这样为她做哀伤辅导：

（1）产妇排胎后，我马上将她过床，把她安置在待产区单独的房间，提供安静隐私的空间，避免听到其他产妇及新生儿的声音。

（2）每当和她说起这个孩子，我依然用“宝宝”这个称呼死婴，避免使用“他”“胎儿”“死胎”等，让产妇感觉到我们没有嫌弃死胎，仿佛她是刚刚生完正常孩子的妈妈。

（3）我尊重产妇及家属合理范围内的要求，例如，想不想看宝宝？需要留下宝宝的胎毛或者脚印吗？甚至是为宝宝穿好衣服，帮他们拍照等。

（4）温柔地解释死婴的特征，包括体重、身长、肤色和是否有畸形。

（5）产妇在哭泣，不断地向我诉说她怀孕一路以来的艰辛，我并没有打断她，没有安慰她叫她不要哭，不要伤心，因为我知道她非常需要倾诉、宣泄情感。

她告诉我这个宝宝是看不孕、促排卵才怀上的。为了这个宝宝，她都记不清一年要从几百公里的乡下往返多少次广州，几乎花光了家里的积蓄。本来打算等孩子再大一些提前终止妊娠，让孩子出生后治疗的。哪怕借钱，他们也要治疗孩子，没想到现在连这个机会都没有。面临着下次都不知道还能不能再怀孕，下次怀孕孩子会不会还是水肿胎等问题。

我抚摸她的手臂，对她说：“是的，真不容易，不断往返广州，金钱和精力都付出了很多！你们太不容易了！我们医院的产前诊断和生殖中心技术都很不错，下次怀孕之前可以先到产前诊断看一看医生，尽量避免再次出现同样的问题。”

此外，我安慰道：“你很不容易，如果你此刻很难受，那就哭吧，我在这里陪你。”于是产妇号啕大哭，我知道那是情感的宣泄，我在一旁握住她的手静静地陪伴她，直到她的情绪稳定下来。

后来产妇选择留下胎儿的脚印作为纪念，于是我为她盖了一对宝宝的脚印。产妇的情绪慢慢平静下来后，我送她到病区。

护理感悟

说到产房，大家自然而然就会想到充满活力、天真可爱的宝宝。

然而还有一种产妇，她们因为胎儿患有严重的疾病，或者因为各种原因胎死腹中，不得不引产终止妊娠，这些妈妈也要经历像生孩子般的疼痛才能把胎儿生出来。正常的产妇在经历疼痛时，想着腹中的宝宝，还有坚持下去的力量。可是这些排胎的妈妈，她们在经历疼痛的时候却没有任何坚持的希望和力量。或许为了怀这个宝宝，整个家庭已经付出了很多代价，包括金钱和精力。有些人因为基因问题流产好多次，最终都无法拥有属于自己的宝宝；有些做了几次试管婴儿，每次都能成功受孕，而且还是双胞胎，但是到了快生产的时候却突然流产了；还有各种的原因，孩子最终都无法保住。在产房工作，我见过很多很多这样的孕妈妈。

作为一位母亲，我经历过顺产的阵痛，深深体会每一位产妇的痛，我更加理解排胎妈妈精神上的崩溃。

每个人都会经历人生的痛，然而每个人承受的痛各不相同。我希望能尽自己的能力，带着一颗慈爱的心，用爱去抚平世间每一种伤痛！

知识链接

围产期哀伤辅导，指向围产儿死亡产妇及其家属提供身体、心理、情感和精神上的综合护理措施，以帮助他们度过哀伤，恢复到危机前的社会功能状态。

（陈贝双，广州医科大学附属第三医院）

二、 导乐， 让分娩成为美好的回忆

护理叙事

这是一个平凡的夜晚，我和往常一样值夜班。突然，一阵叫喊声划破了寂静的夜晚。循着叫喊声我来到产妇身边，只见产妇精神状态几乎失控，她不由自主地颤抖、呻吟，咬着牙语无伦次地大声呐喊：“哎呀，疼死了，我忍受不了了，我要手术……”

自然分娩对于产妇来说是一次自我的极限挑战，这需要产妇坚强的意志力和来自家庭和医护工作者强大的支持力。根据专业经验，我认为产妇的疼痛感除了来自生理上的自然反应，还有是由对生产的心理恐惧和无助诱发的。我知道这位准妈妈此时非常需要“导乐师”的陪伴和鼓励！

“导乐”是希腊语 Doula 的音译，原意为一个女性照顾另一个女性。国际上在多数情况下，导乐是指在分娩过程中提供服务的人员，也可被称为分娩的陪伴者、分娩陪伴的专业人员或分娩助手。我院的“导乐”以助产士为主，在产妇生产过程中从宫口开 3 厘米开始，一直陪伴着产妇至分娩结束，给予产妇生理上的照顾和情感上的支持和鼓励，从而缓解产妇对分娩的疼痛感和恐惧感。

对这位准妈妈做了快速的常规检查后，我马上把她带到单人间，进行

"导乐"。当时呈现在我面前的是一个全身冰冷、肢体僵硬、无法正常交流的产妇。我立刻关掉空调，为产妇盖上被子，紧紧握住产妇的手，面带微笑，用眼睛温和地注视着她。在产妇及家属的要求下，我安排她丈夫进来陪产。家属见状问我："为什么她的手这么冷？为什么她在不停地发抖?"我暂时没有正面回答家属提出的问题。我一直握着产妇的手，面对面和她交流，用我的专业知识向她讲解产程经过以及相关知识。

我告诉产妇：宫缩是产力，它是来帮助我们的。每经历一次宫缩，宫口就会开大一点点，宝宝的头就会下来一点点。

宫缩是一种自然的生理现象，宫缩的疼痛产妇一般都是可以接受的，特别是潜伏期。有时候是我们内心的恐惧放大了这份疼痛，所以我们可以安静下来去感受这份疼痛。宫缩的疼痛不是持续的，一般潜伏期是 5 ~ 6 分钟一次，每次持续 30 秒。只是在宫缩的那 30 秒内感觉疼痛，所以如何度过这 30 秒很关键。

宫缩时正确呼吸可以转移注意力，减少疼痛，提高血氧浓度。宫缩时鼻子吹气"闻花香"，嘴唇吐气"吹蜡烛"。一边呼吸，一边想象宫口慢慢打开，宝宝的头慢慢下来。告诉自己，为了宝宝我一定要勇敢一点、坚强一点，我是个勇敢的妈妈，我是个坚强的妈妈!

慢慢地，她在宫缩时能配合我短暂呼吸一两次，我就不断肯定她，鼓励她。

不到 10 分钟的时间，产妇可以完全配合我，并主动提出喝水、吃粥。此时产妇额头微微出汗，要求我开空调。我知道她已经建立自然分娩的信心了。

我一直陪伴在产妇身边，不断给予她精神上的鼓励，并使用"导乐"用具为她按摩缓解疼痛。我充分利用她丈夫角色的重要性，指导产妇和她丈夫慢舞，摇摆骨盆，坐分娩球。产妇由恐惧转变为勇敢面对和配合。

由于产妇全身心地放松，产程比想象中快很多。顺利生完宝宝后，产妇激动地流下了眼泪，她对我说："感谢你，如果没有你，我肯定坚持不下去的。"

分娩结束后，我问产妇："你觉得总体来说，这次分娩你是快乐的还是痛苦的?"

产妇微笑着回答："看着宝宝这么可爱，我觉得所有的痛苦和坚持都是值得的，我的这次分娩过程总体感觉是快乐和幸福的!"

产妇说："顺产需要坚强的意志力，刚开始我总想着不行就手术，忍了几个小时后，我觉得自己快崩溃了。在你的引导下，我慢慢调整，觉得为了宝宝，我要做一个坚强的妈妈。调整好自己后，我觉得虽然阵痛很痛，但是我可以配合深呼吸度过，我觉得自己特别棒，很有成就感！你一直在我身边陪伴，鼓励我，让我勇敢地坚持到最后，‘导乐’太神奇啦！下次生二宝我还要来你们医院，我还要找你作为我的‘导乐’师。”

是啊！“导乐”就是持续给予产妇信心，让产妇虽经历无数次阵痛，但最终战胜自我，顺利分娩！

我由衷地感到欣慰，因为我们的陪伴和鼓励，可以让产妇减少身体和心理的痛苦，激发产妇信心，勇敢地面对分娩这个挑战。

母婴平安是我们医护人员最大的心愿！这次使用“导乐”使产妇顺利生产只是我们日常工作的一个小小缩影，也是我们医院产科每位工作者的工作常态。一次次“导乐”技术的成功实践，增加了助产士们的信心。在未来，我会和医院产科的医护人员们继续开展更加完美温馨的导乐服务，让来我院生产的每位产妇都能有一段轻松美好的分娩经历！

护理感悟

作为一名助产士，每当看到产妇临产进入产程后，因为对分娩知识的缺乏，对宫缩疼痛的恐惧和无助，我的内心很是感慨：如果每位产妇在分娩前都见过助产士，充分了解分娩知识，这样产妇在宫缩阵痛时就可以从容面对。而这些分娩知识主要来源于助产士门诊。

产检和助产士门诊是两条平行线。产检可以保证孕妇及胎儿的健康和安全，而助产士门诊可以提前告知产妇分娩的基本知识以及注意事项，帮助产妇做好充分的准备来迎接分娩这个挑战。

目前我国大部分产妇还未意识到助产士门诊的重要性。她们认为，即使不看助产士门诊，也可以生出孩子。但人们却忽略了因分娩知识缺乏导致分娩创伤概率增加，对产妇日后心理健康造成影响。这也体现了目前人们对心理健康的重视程度还有待提升。

在人们越来越重视心理健康的情况下，了解分娩知识、正确对待分娩，可以在很大程度上减少产妇分娩后的心理创伤。

目前我国助产士门诊的开展率不到40%，因此，非常必要加快我国助产士门诊的建设与发展。做好助产士门诊宣传工作，联合社区组织，宣传、推广和普及分娩知识，使更多的孕产妇受惠！

（陈贝双，广州医科大学附属第三医院）

三、 你守护的是一段婚姻、 一个家庭

护理叙事

这是一个平凡的夜晚，我在产房上通宵班。今晚真的好忙，产床几乎都睡满了。奋战了大半夜，几乎把产房都清空了，只剩下一个产妇在用力，有一个进修老师在看着。产房就是这样，有时候很空闲，有时候又忙得不可开交。

忙了一轮又是下半夜，难得清闲，于是大家在办公室坐下来喝喝水，歇歇脚。突然听到那位在用力的产妇发出嘶心裂肺的声音。其实作为一名助产士，在产房听到产妇的叫喊声，我们早已习以为常。作为一名工作 22 年的老助产士，我更加不会感到惊讶。心里想，忙了一轮，脚都走得快肿了，我歇一下吧，反正有一位进修老师在那里教产妇用力。

心里刚想完，眼睛不由自主地看向黑板。这位产妇的诊断是：①胎膜早破；②妊娠糖尿病 A1 级；③甲状腺功能减退症；④不良孕产史；⑤孕 6 产 0 孕 39 +1 周 LOA 单胎临产。

这类型的产妇应该尽量缩短第二产程，让孩子越早出来越安全。我头脑里第一时间涌出这样的想法。

即使我已经很困，脚都走得快肿了，我还是决定过去帮帮这名产妇。我觉得这是我工作的责任，作为助产士，我负责的是妈妈和胎儿两个人的生命安全，是一个家庭的希望。

当我走到床边，发现产妇大汗淋漓，头发都湿透了，眼神暗淡，一副崩溃无助的样子。看到她的状态，我觉得我应该帮帮她，让她快点分娩。

我知道，此刻让产妇下床采用自由体位用力，比躺在床上用力产程会更快，即使产妇下床用力的安全风险比躺在床上用力高，但是这些风险在助产士可控的范围内，无非我必须每分每秒守着她，于是我问产妇："下来站着或者蹲着用力有力气吗?"她只是看着我摇摇头。

接着我又问她，如果是下来坐在分娩凳子上用力呢? 我向产妇解释此时利用重力的作用，胎头下降更快，对她更有帮助。产妇同意了，我扶她下床坐在凳子上。

每当宫缩时，会阴的胀痛、腰骶部的疼痛令产妇撕心裂肺地叫着，我耐心、温柔地抚摸她的腰背部，不断地安抚她，向她讲解分娩知识，喂她喝功能饮料。产妇的情绪慢慢安静下来。我陪伴她的过程，她一边对我说："我之前

已经流产了5次，内心很受打击，家婆很嫌弃我，甚至都想叫老公和我离婚了。我自己也很痛苦，甚至有一次我都走到珠江边了，我想跳下去一了百了，为什么要一个孩子这么难？没有孩子，我就会失去婚姻，失去家庭！其实在怀这一胎前，我家婆她们叫我先领养一个，家里的婴儿床都准备好了，可是那天要去看孩子的时候，我真的很抗拒，于是我拒绝了，从此家婆再也没来过我们家。我很害怕这一次孩子会出什么意外。我也想好好用力，可是各种疼痛让我实在控制不住。医生，我不是故意的，我不是故意的……"

我回应她："你在你的能力范围内已经做得很好了，现在先别想一些负面的，你可以想象宝宝出来大声啼哭的情景，你一定可以的！我会一直陪伴你，和你一起加油！"

在某个瞬间，产妇用疲倦、模糊、无助的眼神望着我，对我说："我可以抱着你吗？"

我没有回答，紧紧地把她抱在怀里！

当宫缩来临的时候，产妇紧紧地抱着我使劲用力！当宫缩过去，她像孩子般在我怀里安静入睡！我像母亲照顾婴儿般，静静地陪伴她，时而喂她喝水，时而抚摸着她，安慰她！

坐位胎监不好监测，于是我左手抱着她，右手斜着身体扶着探头。就这样持续了大概半个小时，终于孩子大半个头出来了，很快一声响亮的啼哭划破了黎明的寂静！

产妇听到孩子洪亮的哭声，她激动地哭了，嘴里不断地对我说："如今我有孩子了，我也是做妈妈的人了，我的婚姻、我的家庭保住了。医生，谢谢你！医生，谢谢你！你今晚守护的不单只是一个产妇，你守护的是一段婚姻，一个家庭啊！"产妇说完眼泪哗哗地流！

我感恩我的这份职业，常常可以让我回馈这个世界！

我感恩我的产妇们，常常可以触发我内心深处的柔软！

我感恩生命中无条件的爱，常常温暖人心！

知识链接

自由体位分娩，是指产妇根据自身情况如病情、体力、环境、设备等自愿选择自己感到舒适并能有效促进分娩的体位，如站立位、坐位、蹲位、跪位、侧卧位等，而不是静卧在床或固定某种单一的体位，并且多指排除仰卧位以外的体位分娩。

分娩过程中适当地增加运动和改变体位更符合人体的生理弯曲，顺应产道，促进产程进展，也能减轻产妇分娩的疼痛，增加舒适度，提高自然分娩的信心，所以医护人员应该鼓励产妇自愿选择舒适的体位进行分娩。

（1）侧卧位分娩的优势：可改变骨盆形状，轻微打开骶髂关节，增大骨盆空间；胎儿重力方向与母体产道垂直，可减轻胎头对宫颈和骶尾骨的压迫，有利于产程进展过快时降低分娩速度；减少子宫对下腔静脉的压迫，保证胎盘供血，减少胎儿窘迫的发生；第二产程胎儿下降时有利于骶骨向骨盆后方移位，有助于异常胎方位胎儿胎头旋转；可改善因仰卧位低血压及脐带受压导致的胎心异常；会阴放松，可减少会阴撕裂；适合使用镇痛药物及较疲惫的产妇；有助于降低血压，尤其是左侧卧位；可缓解痔疮及骶骨受压。

（2）站立位分娩的优势：借助重力作用，使胎先露更好地压迫宫颈，从而加强宫缩，促进胎头下降；与仰卧位及坐位比较，可增大骨盆入口；调整胎轴与骨盆轴之间的角度，使胎轴与骨盆入口一致；有助于胎头俯屈，配合骨盆摇摆，有利于促进枕横位及枕后位内旋；减轻宫缩痛及胎先露对骶骨的压迫，从而减轻腰骶部的疼痛；可增加产妇向下屏气的力量，缩短产程；增加胎儿供氧量，减少胎儿窘迫的发生。

（3）蹲位分娩的优势：借助重力作用，有利于胎头下降；坐骨结节间径增宽，从而使骨盆出口横径增宽；使骨盆关节活动度增大，有利于缓解头盆倾势不均及纠正胎头角度；减少胎头对骶骨的压迫，从而缓解腰骶部疼痛；产妇向下屏气用力的效果更好，产妇更省力；可自由改变重心，产妇感到舒适。

（4）跪位分娩的优势：跪位使胎体纵轴和母体骨盆轴一致，有利于借助重力作用，促使胎头下降，从而加速产程进展；可缓解脐带受压，减少因脐带受压导致的胎儿缺氧；与仰卧位、侧卧位及坐位比较，跪位较大程度增加了骨盆入口，有助于枕后位胎儿胎头旋转；减轻骶尾部疼痛及压迫痔疮导致的疼痛，缓解分娩疼痛，增加产妇舒适度；便于产妇骶尾部的按摩及骨盆摇摆运动。

（5）坐位分娩的优势：借助重力作用，有助于增加宫缩质量，缩短第二产程；可轻微增大骨盆入口，有助于产力的传导，促进胎头下降和异常胎方位胎头旋转；坐位分娩可以减轻子宫对腹主动脉及下腔静脉的压迫，改善胎盘循环，减少胎儿窘迫的发生；有助于减轻腰骶部疼痛和产妇休息；增加舒适度，减轻疼痛，便于肩部、骶部热敷及按摩。

本案例的产妇是采用坐位分娩，坐位大大缩短了第二产程。

（陈贝双，广州医科大学附属第三医院）

四、我的慈悲心去哪里了？

护理叙事

刚刚为一位产妇接生完，突然听到另一位产妇在叫喊，于是我赶紧走过去。这是一位没有家属陪伴的一胎妈妈，我协助她下床摇摆骨盆，给她喝了半杯水之后，这位妈妈的表情看起来明显缓和了。

“你是否需要打无痛针？可以帮你减轻疼痛。”

“打无痛针，需要多少钱？”

“大概 2 000 元左右，可以从生育保险报销。”

孕妈在考虑，我看得出她不想。

“我去看一下隔壁房的产妇，我会经常过来看你，你有需要可以随时按铃找我。”

在巡看其他产妇的过程中，不断地听到这位产妇的叫喊。我一有空就去陪她。但我一离开，她又叫了起来。其他同事也在忙，我这边同时要照看好几个患者。听到她的叫喊声，我内心感到烦躁，甚至产生了一种厌恶感。奇怪的是，我自己也感到很不舒服。

突然我想起了之前学习的同理心课程。老师告诉我们，面对大喊大叫的产妇，首先你要觉察自己的内心。于是我开始整理自己内心的想法：此刻我觉得产妇很烦，她感到痛又不想打无痛针，是她自己选择的，那只能由她自己去忍受疼痛。但我问自己：我的慈悲心去了哪里？分娩的痛是挑战女性的极限，一个没有打无痛的女性如此坚持，一定有什么原因？而无论什么原因，我都不应该去讨厌她，无论我能否为她做什么，至少我在态度上应该去理解她、接纳她。

产妇的疼痛是精神的崩溃，她在对我们发出求救的信号，不亚于身体在流血。我走到产妇跟前，耐心地教她呼吸，喂了她吃了半碗粥，和她讲解产程的知识。我打开手机的音乐，在产妇宫缩的时候，我让她听着音乐，跟着我的引导语呼吸和想象，帮助她转移注意力，缓解疼痛。

我让产妇下床摇摆骨盆，利用重力的作用可以让胎头更好地下降。当产妇站累了，我就让她坐在分娩球上，这样既可以休息，又可以促进产程的进展。

每当产妇在宫缩的时候努力，勇敢地配合音乐呼吸时，我就会肯定她、赞美她！被肯定、被赞美的她就越来越有力量了！

在这个过程，除了向她普及分娩知识，让她放松之余，我还会和她聊聊家常，让她觉得分娩中不再孤单和害怕。

产妇宫缩越来越频繁，阴道分泌物增多，根据经验，我觉得她应该宫口开全了。于是我为她做了内检，果然胎头已经在阴道口。

我洗手准备上台接生，整个过程不断地鼓励产妇，耐心为她接生。产妇极度配合。一个七斤的孩子，没有侧切，只有少许的裂伤。旁边进修医生说，这是她见过第一胎裂伤最少的产妇。医生说完，产妇马上接着说："她们都说接生的人很凶，可是我觉得今天接生的医生很温柔。如果你骂我，我肯定会更加紧张，乱了方寸，都不会好好配合。"

在后来的聊天中了解到：她和老公是同一个公司，公司要他们其中一个辞职，所以她没有工作。我终于明白她这么痛也不打无痛针的原因。我突然很心疼她，对自己之前内心的想法感到不可原谅！我想到了 17 年前我生孩子，那个时候老公刚转行辞职，我们还要还房贷，我每个月的收入很微薄。我选择并且坚持顺产最主要的原因是剖宫产很贵，而且我也没打算打无痛。

为产妇缝完针后，我喂她吃了一碗粥，帮助她给宝宝早接触吃奶。

在我离开那个房间之前，我俯身抚摸产妇的额头，对她说："你很棒，很坚强，很勇敢，做得很好！"

护理感悟

作为一名助产士，我们应该拥有同理心。因为分娩的阵痛是医疗中最痛的。在繁重的工作中，面对一些因为疼痛而失控或是因为过度担心母婴安全而焦虑的家属，产妇们撕心裂肺的叫喊声，家属们对我们工作的不理解，面对这些情况，我们可能感到气愤、失望、委屈、尴尬、伤心、无助……

如果没有内心的自我觉察，我们做出不理智的行为，或许我们自己都不知道。因此，在护理工作中，面对一些让我们情绪起伏的事情，我们不妨静下来觉察一下自己的内心。

首先我们先保持清楚的自我觉知，然后放下内心的评判，不要因为自己的情绪而评判对方。我们接纳自己内心的各种感受与身体反应，允许自己的情绪流动，不要否定自己，攻击自己。我们可以通过专注的深呼吸联结平静的自己，把注意力放在呼吸上，调整自己的状态。接着我们可以不说话，保持正念倾听，让患者或家属充分地表达，我们保持正念倾听即可。然后我们重复所听到的对方的语言，让对方知道我们完全了解他。我们情感上理解接纳对方的任何情绪和想法及要求，接着我们表达出对方的感受。被理解就可以缓解情绪。患者及家属的任何不满，其实都是需求没有得到满足。我们找到对方需求后应积极表达转化。

在本案例中，我对产妇的叫喊感到厌恶，甚至觉得她不打无痛针、疼痛都是她自找的。后来我觉察到自己不是在平静正念的状态，对产妇进行评判。当我觉察自己，放下这些评判以后，我可以重新调整自己并平静对待产妇。

同理心及自我觉察，是每位护理人员都很有必要掌握的技巧。因为我们要努力做人间的天使，做爱的化身！

知识链接

同理心，即设身处地地理解、感同身受地换位思考、将心比心。能设身处地地对他人的情绪和情感的认知性进行觉知、把握和理解。

同理心，主要体现在情绪自控、换位思考、倾听能力以及表达尊重等。

同理心，可以使我们暂时进入对方的内心世界，不带任何评价地去感受对方的感受和经验，敏锐地觉察对方经验意义的改变。

同理心，是觉察、不带任何评判、接纳，并温和地改变。

（陈贝双，广州医科大学附属第三医院）

五、我想拥有一个孩子

护理叙事

10月的广州，秋意渐浓，这样的天气特别适合下夜班后睡觉。昨天晚上通宵班，一刻都没停过，买的点心等到早上下班才有空吃。可我回到家，洗完澡躺在床上，却了无睡意，只想把阿虹的故事用文字记录下来。

前天上P班（16:00—24:00），快下班时，新收了一个孕19+周，难免流产，水囊凸出在阴道口的孕妇阿虹（化名）。入院诊断是：晚期难免流产；妊娠合并Ⅱ型糖尿病（胰岛素治疗）；大脑静脉血栓形成引起的脑梗死，非生脓性；不良孕产个人史；妊娠合并轻度贫血；高龄经产妇妊娠监督；孕7产2孕19+3周单活胎妊娠状态。虽然怀孕7次，然而阿虹身边没有孩子，唯一一个存活的孩子判给了前夫，她根本没机会和孩子见面。和现在的老公多次怀孕都流产了。

当时我去给她抽血的时候，她静静地躺在床上，眼泪不由自主地流下来。她说："如果我这个孩子保不住，我也会跟着她一起走的。我已经跟我老公说了。我之前自杀两次都不成功，这一次我一定会成功的！"

从她淡漠坚定的眼神，我感受到她那份必死的决心！当时我有点庆幸我们快交班了。

交班时，我们嘱留家属24小时陪护。真不敢想象孩子保不住那一刻，她会做出什么样的行为？这是一个怀孕7次而身边却没有一个孩子的母亲。

昨晚上N班（0:00—8:00）。接班时，看到阿虹还在23床，同事交班说她体温升高，宫口继续扩张，医生和她谈，要终止妊娠了。你们注意她，因为之前有过2次自杀未遂史，今天心理科也会诊过，开了抗抑郁药。

我知道，面对阿虹第7次失去孩子钻心刺骨悲痛的心情，我逃过了P班却逃不过今晚的N班。

我理解阿虹内心的痛楚，我觉得她需要宣泄这份痛楚，需要被看见！刚好接班后没有产妇要生孩子，我就和同事说我在23床陪阿虹聊会儿。那一个多小时，我时而握住阿虹的手，时而为她擦汗和眼泪。我站在她床边，温和地看着她，我说："接下来我在这里陪你，如果你愿意说，我愿意听。"

阿虹眼神飘向远方，她说："我那个28周生下来就夭折的孩子，白白的，很可爱。28周了，真的很心痛！现在我肚子里这个小孩已经四个月了，有胎动了，我和她说话她就会动，我放音乐，她也会动。我之前做过很多检查都说没问题的，我为了这个孩子已经花了几十万倾家荡产了。为了这个孩子，即使不喜欢西兰花，我也会每天逼自己吃，再没钱也会给自己吃好的水果，我吃很多牛奶和鸡蛋，只是想要她的皮肤好。

刚怀她的时候在安胎，我每天躺着都不敢动，整个孕期都在打肝素，前些天才拿了4 000千块钱的肝素。我打了1 000千多针了，扎了六年的血糖，我的双手都扎透了。

你看，我的肚子、我的手指、我的手臂全被扎透了！"

我的眼神看着阿虹描述的地方，我抚摸她的肚子，对她说："真不容易啊！全部都被扎透了！"

阿虹一边诉说，眼泪止不住地往外流。医生刚刚说给他们一个小时考虑，现在进来了，阿虹望着穿绿色手术衣服的值班医生，恐惧地对老公说："她来了，她又来了！"阿虹慌张问："老公，怎么办，怎么办啊？"然后号啕大哭！

阿虹的老公握着阿红的手默默地为她擦眼泪，嘴里欲言又止，仿佛张开嘴巴需要千斤的力气。

看着这对夫妇在艰难地抉择，我的眼睛也湿润了。我扭过头偷偷擦了眼泪。人间生死之抉择，这对一个怀孕7次，身边却没有孩子的女人来说是多么痛苦和无奈啊！

值班医生问他们商量的结果，阿虹的老公回答："那就按你们的意思。"

那一刻阿虹全身发抖，嘴里不停地喊："好冷啊，好冷啊！"我看到阿虹脸色和嘴唇发白，就连手指都是苍白发紫的。

我赶紧为阿虹拿多一床棉被，用被子紧紧地包裹阿虹。我告诉阿虹："深呼吸，把注意力放在自己的呼吸上。感受自己的呼吸，让自己放松下来，不用怕，你老公在你身边，我们都在这里陪你。这样紧张对你身体消耗很大的，放松下来。"我一边说一边抚摸阿虹痉挛的头颈部，再次喂阿虹喝了一杯温水。阿虹慢慢舒缓了，双手不再冰凉。

阿虹继续诉说："我有一个大哥、三个姐妹，父母专宠大哥，不理我们三姐妹，大哥好吃懒做还要父母照顾。而我父母每次看病，都是我5点钟起床，从增城带着父母去南方医院排队的。即使我对父母这么好，我住院10天，他们也没打过一个电话问一下，我安胎时叫他们过来帮忙做饭，他们都不肯。"

我温柔地看着阿虹，对她说："作为一个女儿，你做了你该做的，即便父母的行为让你伤心、失望。在你如此需要他们的时候他们竟然不帮你，在那样的时刻你是多需要他们的帮助啊！"

阿虹说："他们说，你又不是没有家婆。可是我的家婆这些年都没问过我看过我。这么些年，无论是过年过节都只是我和老公两个人过。她嫌弃我生不出孩子。最惨的就是我的老公，如果孩子保不住了，对于我老公来说是人财两空！"

我说："是的，你们付出的除了金钱还有心血，全部都没有了！即使你打了那么多针，承受了那么多的苦。如果可以，哪怕用你的命去换一个孩子给你老公，你都愿意对吗？"

阿虹连忙点头说："是的，是的！"

我对阿虹说："你除了身心的苦，你还有一份对老公的愧疚，对吗？你觉得你对不起他，他付出了那么多，最后还是人财两空。"

阿虹点点头，眼泪哗哗流……

我对阿虹说："刚刚抽动脉血那么痛，平时打那么多针，身体的这些痛还有心里的痛，你都在默默承受着，无论多苦，你都在努力坚持着。你已经拼尽所有，该努力的你都努力了。刚刚你的痛，你老公都看到了，我相信他也知道你付出了所有的努力。阿虹，如果你此刻觉得很伤心，很难过，很痛苦，你可以哭，你尽情地哭，可以的。"

阿虹的眼泪像决堤的坝，大片大片往下倾泻而出……

阿虹说："我宁愿我是一个怀不了孕的女人，我怀了七次了。之前那些 8 周流产还好，可是现在 28 周，4 个月了，她会动了，你知道吗？"

我惆怅地说："是啊，宁愿从来都没怀过孕，因为每次流产都相当于失去一个亲人，那失去亲人的心情真难受啊！我特别理解！"

阿虹说："为了这个孩子，我们倾家荡产，借了很多钱，父母嫌弃我嫁了个穷人，夫家的人嫌弃我生不出孩子，老公又倾家荡产，人财两空，我们把所有的心血、精力、钱和希望都放在这个孩子身上。如果这个孩子保不住了，我还活着干什么呢？我觉得我是世界上最惨的人，没有比我更惨了！那天住院隔壁床的女孩子保不了胎，我还安慰她，有人比你更惨，原来比她更惨的人是我！"

我对阿虹说："阿虹，世间真的很苦，你感觉到你什么都没有了。可是你还有你老公，你看他对你多好。你的老公并没有怪你，他理解你。"阿虹的老公整个晚上都不停地为阿虹擦眼泪擦汗，握着阿虹的手。

我叫阿虹感受此刻正握住她的手为她擦眼泪的老公。

我对阿红说："你看，你老公多爱你啊，他并没有指责你，没有怪你，你承受的痛苦他也看到了。就像刚刚抽血，他比你还着急。总是问我们好了没？为什么这么痛？能不能别扭？阿虹，世间有很多苦，世间真的很苦！然而你还有你老公，还有一个这么多年相依为命的老公。如果孩子保不住了，你老公人财两空。但一个如此爱你，对你这么好的老公，你怎么忍心抛弃他呢？如果连你也和孩子一起走了，那么你老公就真的什么都没有了。你怎么忍心辜负这个男人呢？阿虹，这些年身体的苦、心里的苦你都可以承受，你尽了一切的努力。然而流产，并非你的原因，也有可能这个孩子，原本她就不健康，她选择了自然淘汰。”

我告诉阿虹，之前有个亲戚，8 周就开始安胎，安胎到 17 周发现孩子一边没有肾，一边肾畸形，最后也是自然流产了。

“阿虹，你这一胎是自然受孕的，怀孕对你们来说并不难，而流产过的子宫会更活跃，更容易受孕，就像农民翻过土的土地一样。再过一年半载，你们就可以怀孕了。我听到你说这次怀孕，躺在床上三个月都不敢动。为了孩子也吃很多水果、鸡蛋、牛奶，不喜欢吃的西兰花也吃，其实不需要这样的。即便躺在床上也是需要运动的，下一次你再怀孕，或者怀孕前到助产门诊找我。我来和你详细说说。”

我还跟阿虹建议：你反复流产，本次胎儿做基因染色体检查可以辅助诊断。下次备孕前到我院产前诊断科咨询。再次妊娠 13 ~ 16 周可根据情况行宫颈环扎术。再次妊娠前或者产检时可同步到我院助产士门诊就诊，学习饮食、运动、妊娠相关知识等，助产士门诊予全孕期心理健康护理。

阿虹问我：“你在门诊哪里啊？”

她老公问我：“你贵姓啊？”

我告诉他们我的名字，也告诉她助产门诊的地点。

阿虹的腰越来越痛，宫缩越来越频繁，接着阿虹破水了，10 分钟后，孩子就排出来了。

我一直握着阿虹的手为她擦眼泪擦汗。阿虹的胎盘很久都出不来，医生为她钳夹胎盘，我在一旁握住阿虹的手给她力量，我跟阿虹说：“之前那么多苦，你都可以承受，勇敢一点，很快就结束了。我们尽量让这次顺顺利利，避免再让你的身体受伤。”

阿虹微笑看着我，很平静，很勇敢地配合医生。后来我们给阿虹点滴了杜冷丁减少她的疼痛，让她尽量休息一会。钳夹胎盘也算顺利，这一次排胎总共出血 310 mL，还算可以。休息了约 40 分钟的阿虹，此时退烧了，也没有宫缩了，我喂她喝了一杯温水，阿虹整个人看起来比之前好多了。

终于，在大家的努力下，阿虹顺利排胎，心理上也暂时可以接受，至少在排出孩子时，在离开产房时没有出现我们之前想象的不良情况。

送阿虹出产室的时候，我俯身抚摸阿虹的额头，对她说：“好好休息，把身体照顾好，希望以后我可以为你接生足月健康的宝宝，我们一起期待！”

阿虹微笑点头，对我说：“谢谢你！”

护理感悟

“看见即疗愈”出自瑞士心理学家荣格。作为护理人员，我们看见的都是患者表面的症状和体征。然而我们很难看到患者心里的痛苦。

在打针吃药之余，我们还可以倾听患者内心的感受和想法。特别是临床一些较特殊的患者，例如本案的患者，因为她有过两次的自杀史，我们采取的是防范，而非接近。就像我第一次接触该患者，我很庆幸自己快下班了，可以逃避，不需要面对。恰恰这些特殊的患者需要更多的关怀和亲近。

美国著名的医生特鲁多的墓志铭上刻着：有时去治愈，常常去安慰，总是去帮助。

在人们越来越重视心理健康和情感需求的时代，心理护理显得尤为重要！因此作为护理人员，我们可以学习一些心理学知识，给予患者药物以外的帮助。在心理护理的过程中，如倾听、共情、肯定感受、为患者提取积极资源等，这些技术非常重要。在本案例中，我耐心倾听，看见并积极回应，同理感受，最后为患者提取两个积极资源。

第一，她有一个爱她的人，我让她感受此刻正握着她的手为她擦眼泪的爱人，整个晚上她的爱人都是这么做。

第二，虽然流产这么多次，但每次都是自然怀孕。怀孕对她来说不难。只是她之前没有在我们医院系统就诊，预防流产，在孕前和孕期到我院产前诊断和产科就诊可以为她提供很好的帮助。

我为她提取积极资源令她对下次妊娠有所思考和期待。

最后我还告诉她助产士门诊也可以为她下次妊娠提供相关知识宣教，例如饮食、运动、心理护理等方面咨询。

通过情感的宣泄，内心的痛苦被看见和接纳，患者情绪逐渐稳定，通过对积极资源的提取，患者拥有积极的态度，拥有改变内在的动力！

当患者问我：“你在门诊哪里啊？”我知道她对未来满怀期待，不会再轻生！

（陈贝双，广州医科大学附属第三医院）

六、 音乐治疗颠覆顺产的认知

护理叙事

今年的感恩节，我收到了小莉（化名）寄来的鲜花和卡片。看着卡片里的文字，我不禁回忆她孕期及分娩的情景。

小莉是一位高龄产妇，生宝宝时已经 41 岁了。为了怀这个宝宝，她中西医结合，看了五年的不孕。本来打算做试管婴儿了，在最后一个月，她意外成功自然怀孕。

她从 19 周就开始来看助产士门诊了。她焦虑地对我说："双姐，怎么办，我妈妈上周过来照顾我，做的饭菜都是我喜欢吃的，结果上周我重了 5 斤，再这样下去我怎么顺产啊？"于是我为她详细讲解孕妇膳食宝塔，为她做饮食指导和体重管理。

因为在门诊每天都要看很多孕妇，有些孕妇即使来过，我都不能够很好地记住她们。

再次对小莉有印象是：她一进诊室就向我埋怨医生为什么给她开的钙片只有每天 500 mg，而网络上说孕妇每天是需要吃超过 1 000 mg 的钙片的。

我用营养学知识回答她，因为食物中也含有钙呀，不一定全部要靠药物来补。

她还是很气愤地向我倾诉："含钙的食物她每天都有吃，例如虾皮、海带、豆腐等，然而她依然抽筋。"

我跟她说，那你每天争取晒 20 分钟的太阳试试，因为钙也要经过光合作用，才可以更好地转化吸收。

后来她按照我说的去做，抽筋的问题也解决了。

小莉夫妻感受到助产士门诊可以给她提供更多的帮助，于是她早上约医生产检。为了争取更多时间和助产士交流，夫妻俩会特意下午来助产士门诊。这一点令我很感动，因为目前在我国，意识到助产士门诊的重要性的孕妇并不多。

疫情之前，我院助产士门诊的音乐治疗，在唐灏柯老师的带领下如火如荼地开展，每周末音乐治疗的号几乎在周一周二就会被预约抢光。我建议小莉夫妻来参加我们《音乐胎教 & 音乐镇痛分娩》课程第一阶段。周末他们夫妻如约而至！

在课堂上，我为他们讲解胎教的由来、胎教的好处、胎教的方法及技巧。接着，我用《妈咪》这首音乐引导他们和肚子里的宝宝做情感连接，小莉感动地留下幸福的眼泪！接着我还利用音乐引导想象，为小莉植入生产的信心和勇气！我叮嘱他们，每天至少20分钟左右聆听音乐为宝宝做胎教，和宝宝连接互动。

小莉在这堂课之后的助产士门诊就诊时告诉我，音乐胎教使他们夫妻的感情更亲密，让他们夫妻更快地进入父母的角色。

孕晚期，小莉参加了我们《音乐胎教 & 音乐阵痛分娩》课程第二阶段。这时候我们会指导孕妇如何在音乐中利用呼吸缓解疼痛，在音乐慢舞中促进产程；先生如何为产妇做音乐按摩音乐抚触。我们还会在课堂上教会产妇正念呼吸、音乐绘画等。

38周产检时，她血压在临界值偏高，做了动态血压提示：收缩压最高达到160 mmHg，舒张压最高达到96 mmHg。B超提示宝宝脐带绕颈2周，羊水5.0 mm。鉴于她高龄初产，医生提前收小莉入院，准备提前结束妊娠。同时由于高龄“珍贵儿”的原因，医生们放宽手术指征，让她自己选决定手术还是顺产。

小莉由于学习了大量的分娩知识，对分娩有足够的认识和信心，于是选择先阴道试产。就在催产点滴缩宫素时，强烈的阵痛让小莉一度想放弃顺产。我让她打开手机的音乐，听听平时为宝宝做的那些胎教音乐，舒缓情绪，增加信心。宫口开大3厘米，打了椎管内麻醉。

我放一些分娩专属的音乐，为她做肌肉渐进式放松。在我的引导下她慢慢入睡，休息了近两个小时。醒来时，她告诉我：非常感谢《音乐胎教 & 音乐镇痛分娩》课程，点滴缩宫素阵痛时，听到《妈咪》那首歌，歌中宝宝叫妈妈给到她无限的力量。听到课堂的那些音乐，原本坚持不下去的她自然而然想起那时候在课堂坚持顺产的决心，是音乐治疗帮助她度过最艰难的时刻。

休息之后，我让她下床和陪产的先生做音乐慢舞。我当时问，你们喜欢哪首情歌？小莉选了《知心爱人》，于是我就为他们播放这首歌。由于产妇站立位可以利用重力的作用让胎头更好下降，于是我让他们夫妻站立拥抱，让小莉靠在爱人怀里，我让他们闭着眼睛，沉浸在音乐中，回忆恋爱时或者最近夫妻之间甜蜜浪漫的事情或者情景。就这样，他们在音乐中再次体验属于他们之间的甜蜜浪漫！他们在我的引导下时而深情投入慢舞，时而欢快地摇摆骨盆，慢舞累了我便让他们坐下来音乐绘画。画完画后，我问她画的含义。小莉告诉我，她画的是木棉花，那个时候，广州的木棉花开遍整个大街小巷，非常美丽。就在那个时候，她发现自己怀孕了。五年了，真的太不容易了！为了这个宝宝，她喝了很多中药，打了很多针，促排卵，取卵，真的痛苦极了！本来以为下个月就要去放胚胎了，没想到竟然意外自然受孕，她真的很幸运！说到这里，小莉再次留下幸福的眼泪！

小莉继续说，由于这些年身体太差了，自己也是高龄，所以希望能够自然分娩。

产程非常顺利，整个分娩过程中，血压都维持在正常的范围内。最后顺产一个 6 斤的可爱女儿，圆了她做母亲的愿望！

小莉的先生也表示，没想到生孩子可以如此的甜蜜浪漫。在他们的印象中，生孩子都是电视剧里惨叫的画面，今天自己亲身经历，没想到原来是如此美妙的体验！音乐治疗真的颠覆了他们过往对顺产的认知。

知识链接

1. 分娩疼痛机制

分娩疼痛是最剧烈的疼痛之一。子宫肌肉阵发性收缩及胎儿进产道娩出过程中，子宫与产道组织损伤刺激神经末梢产生电冲，沿产妇的腰、骶丛神经传递至脊髓，再上传至大脑痛觉中枢，使产妇产生剧烈的疼痛感。

2. 音乐治疗原理

为什么音乐能够对疼痛起到抑制和缓解的作用？以下三个理论将会解答这个疑惑。

（1）疼痛中枢的抑制理论。

人类的大脑皮层有一个重要的机制，就是当一个神经中枢兴奋之后，会抑制周围其他的神经中枢。这个机制保证了注意力集中的能力。如果大脑皮层的数个神经中枢在同一时间内都处于兴奋状态的话，人就不能够把注意力集中在一件事情上。而人的听觉中枢与痛觉中枢都处于大脑的颞叶位置，距离非常近，所以人在听音乐激活了听觉中枢的同时，也抑制了痛觉神经中枢的兴奋。

（2）内啡肽理论。

科学实验已经证实，人在听音乐的时候体内血液中的一种重要生物化学物质的含量会明显升高。这种物质就是内啡肽（endorphin），也被称为安多芬或脑内啡，是由脑垂体分泌的一种内成性类吗啡生物化学合成物激素，属于氨基化合物（肽）。它能与吗啡受体结合，产生跟吗啡一样的止痛效果和愉悦感，是一种天然的镇痛剂。

（3）闸门理论。

由于中枢神经系统在一个特定的时间内所能够通过的神经信号的数量是有限的，周围发生的事情所产生的信号就与疼痛信号竞争神经通道的空间。竞争的结果就是其他信号会占据一部分神经通道的空间，从而导致了疼痛感的减弱。

（陈贝双，广州医科大学附属第三医院）

七、 肢体语言让情感沟通无障碍

护理叙事

工作之余，我喜欢学习心理学，喜欢学习沟通技巧。我觉得这些在我们生活中很重要！

如果给所有的疼痛排名，女人生孩子是排在第一的。在产房，每天都看见很多准妈妈忍受着这种强烈的疼痛。而我能做的就是尽我最大努力去安慰和陪伴她们，减少她们的痛苦。只要给我 10 分钟，我基本上可以让崩溃的产妇恢复理智，我自己管这十分钟叫“黄金十分钟”。

昨夜，来了位外国友人，刚来的时候，疼痛让她叫喊得非常厉害，宫口只开 1 厘米。她只会一点点中文，而我也只会简单的英文，大家根本无法好好沟通，更别说情感的疏导。刚开始我也想着放弃，因为她几乎失控了，在床上都要摔下来的感觉，加上存在沟通障碍。当时有很多同事在房间里陪她，听着越来越强烈的叫喊声，我觉得我还是尽我最大努力去试试吧。

我过去之后，先是帮她擦汗，给她喝水，再轻轻地抚摸她的背部和手臂，在她痛的时候我自己示范如何呼吸，让她模仿我。经过我的示范和鼓励，她稍微平静，但还没有达到我要的配合效果。

此时产妇在床上待不下去了，我让她下来坐着，她痛起来仍然摇头晃脑的。我心想，或者这个产妇是个例外，我搞不定她。

但我觉得虽然我们无法语言沟通，但肢体语言是无国界的，于是在她摇头晃脑的时候，她坐着，我站着，我把她紧紧地抱在我怀里，慢慢地产妇越来越配合，越来越平静。我喂她喝水，帮她按摩疼痛的腰背部。

她入院时大概是5:40，到我们早上8点交班，她再也没有大喊大叫。产程进展非常顺利，我们交完班她就准备生宝宝了，而这个过程一直由我和我的学生陪伴她。

虽然上夜班身体很辛苦，但精神上却很喜悦，因为那是工作的意义，生命的价值！

护理感悟

紧张、发抖的产妇，可以让她看着紧握的一只拳头，然后告诉她："你身体这么紧张，就像我这个拳头一样，那全身的血管就会收缩，供给宝宝的血流和氧气就会减少，所以你要放松。再者就是肌肉紧张，不利于宫口的扩张。"

一般当我们把这些原理告诉产妇后，她便会理解，因为她在原先的价值观里认为宫口一开很快就会生，甚至有些人认为转入产房或者入院就会很快生。她并不知道初产妇一般产程需要十几、二十几个小时，甚至更长时间。当产妇了解后，她的期望值会调整，接着就会调整自己。例如，当产妇知道宫口从1厘米开到3厘米需要8个小时，那么在她入院开1厘米，我们4个小时后阴道检查，告诉她开了2厘米的时候，她会觉得她的产程偏快。如果原先产妇不了解，她就会说我痛了几个小时只开1厘米啊？所以我认为非常有必要把这些平常我们认为非常简单的分娩知识告知产妇。

其实产妇也非常希望自己能够坚强，坚持完成顺利分娩。有时候产妇不配合，是因为她不知道怎么去做。接下来我就会让产妇看着我，我来为她示范如何吸气呼气。

我会引导产妇想象：你面前有一片你喜欢的花海，在这片花海中充满着你喜欢的花香味道。你深深吸气，把花香吸进去，再缓缓地吐出来。来和我练习做一次。

接着我就会肯定产妇做得非常好。即使产妇做得不标准，我也会对她给予肯定，我们的肯定可以增强产妇的信心。我会在旁边等待产妇宫缩来临的时候，指导她呼吸，然后表扬她做得非常好！告诉她其实她是可以做到的。这一次你能做到，下一次也一定能做到，从而帮助产妇建立坚定的信心。我告诉产妇，当你的宫缩越来越频繁，你的呼吸可以跟着加快。

允许下床活动的产妇，我会鼓励产妇下床活动，告诉她由于重力作用，下床活动有助于胎头的下降，纠正胎方位，加快产程进展。

在饮食方面，我会交代产妇两个小时流质进食一次，两个小时排空膀胱一次。进食不是因为肚子饿，而是为了更好地储备能量。

为什么要两个小时小便一次？因为充盈的膀胱会在宫缩的时候增加疼痛，还会阻挡胎头下降，产妇由于宫缩疼痛，导致感觉迟钝，极度充盈的膀胱有破裂的危险。此外，还需告诉产妇，阴道检查只是让我们知道她宫口扩张的情况，并不会因为我们的检查而扩大宫口。把主动权交给产妇，告诉产妇分娩靠自己，医生、助产士只是协助。这样也可以缓和紧张的医患关系。

最后，我还会告诉产妇，今晚是我值班，有什么需要可以按床头铃直接找我，我叫陈贝双，产妇可以叫我双姐。这会让产妇感觉到有亲切感和支持力。因为工作人员的态度也可以直接影响到产妇的情绪和信心，这也是医护人员积极的态度和行为。

有时候我们情绪消极，话语和行为也会变得消极，那么产妇也会容易受到影响。所以我们在临床中尽量多呈现积极的一面。有时候哪怕一句暗示的话语都会给产妇增加负担，例如你的胎儿偏大、你的骨盆偏小等，医护人员应该时刻注意自己的语言。

知识链接

黄金十分钟的内容及其在临床中的应用。当有产妇在产程中由于宫缩阵痛大声叫喊、发抖，我们助产士可以这样做：

（1）表情。摘下口罩，面带微笑从容地走到产妇身边。

（2）状态。情绪平和，从容淡定。

（3）身体语言。可以抚摸产妇的手臂或者肩膀，或者为产妇擦汗。

（4）询问。轻轻地问她：感觉到很疼，对吗？产妇都会回答：是的，好痛。这时候不和沟通者有任何的对抗，不要说生孩子都是这样的。

（5）同理产妇。可以跟着产妇的感觉走，然后说：是的，我能理解，生孩子很疼，不容易。

（6）肯定产妇。做妈妈非常伟大。你选择顺产非常勇敢和坚强！我特别佩服顺产的妈妈。

（7）询问＋确定。你知道宫口从1厘米到3厘米要开多久吗？3厘米到开全10厘米又要多久呢？开全到用力生出宝宝还要多久呢？一般类似于这种产妇，都是对产程知识缺乏，期望值过高，才会在产程中大喊大叫。我们可以告诉她，从规律宫缩开始，宫口由1厘米到3厘米需要8个小时，3厘米到10厘米（全开）需要4个小时，宫口全开到生完宝宝需要3个小时。而这只是教科书的平均值。放松、积极的人会更快，感到恐惧、焦虑、痛苦的人会更慢。

（8）告知。如果患者恐惧、焦虑、痛苦，大脑会分泌一些不利于产程进展的激素，例如儿茶酚胺，这些激素会与宫缩素拮抗，从而让产程延长甚至停滞。如果患者心情愉悦，放松，有坚定信心，会分泌一些对产程有帮助的激素，例如多巴胺、去甲肾上腺素、内啡肽、催产素，从而加快产程。

（陈贝双，广州医科大学附属第三医院）

八、 温柔分娩

护理叙事

（病患视角）生孩子的时候，因为疫情常态化防控管理，老公不能参与陪产。我宫口开三指后，立即要求上无痛针和请“导乐”师——而后真的太幸福了，所有的问题迎刃而解。待产时如何活动、饮食和睡眠等都被安排得清清楚楚，总是会被治愈，被鼓励和被温柔相待。助产士一次次坚定地告诉我：“你真的很棒！”“你一定可以的！”“你已经做得很好了！”“你非常勇敢！”使我而后想起这些片段仍会热泪盈眶，感慨命运的馈赠。

分娩，作为人类生生不息的基石，在经历了漫长的进化和演变后已具有其自身的规律性。旧时分娩一般无须介入，常常是由有经验的妇女协助，于家中分娩，现如今助产士承担了这个角色。

我前面因为疼痛，睡眠饮食都顾不上，助产士首先给我喂粥，然后关灯让我打开手机听着自己熟悉的音乐尝试休息，得到充足的休息后心情自然愉悦。我原以为待产只能一直躺着，助产士却说可以自由选择躺着、坐着、站着、跪着、趴着和蹲着等姿势。我们开始下床活动，听着音乐颠着瑜伽球、摇晃骨盆和深蹲，加速了产程。开到六指之后无痛的镇痛效果已经满足不了我，助产士在我每一次宫缩来临的时候带着我颠瑜伽球，宫缩过去之后从后面抱着我抚摸我，帮我按摩，让我闭上眼睛放松呼吸，想象自己躺在一片花丛中，鸟语花香，一片祥和。

每做一件事前，助产士都会询问我的意见，问我想不想，愿不愿意，可不可以。让我感知到我先是我自己，而后才是一个妈妈，不同于整个孕期里我都是被当作一个妈妈而存在。虽然产房环境对我来说是陌生的，但助产士的问候消减了我的焦虑和恐惧。后来我出现了无法排尿的问题，助产士耐心地带着我在浴室里淋浴，听流水声，还尝试了很多种方式，帮助我完成了排尿。助产士总是及时有效地观察着我的变化，给出细致化的鼓励和帮助，给了我很大的分娩信心。

宫口开全后，我被允许站着用力，医护们用镜子蹲在地上，观察着下面的变化，她们不断地鼓励加油和积极反馈，让我大概用了15分钟就完成了分娩，得到了一个小娃娃。生完孩子，我的内心是喜悦的，我感到无比地幸福！她就这么安静地躺在我的胸前，我感到从未有过的平静和责任，我认真地看着她，那么奇妙，那么不可思议。

很庆幸自己挂了助产士门诊，得到了充足的分娩知识准备，很庆幸自己请了“导乐”让我在最脆弱的阶段得到了温暖的关怀，包括整个医护团队，都温暖得让人动容。每一声关怀问候，每一次抓住我的手让我加油，从掌心传来的温度，都成为我这次分娩动力来源之一。

看过一些关于产后抑郁的文章，提到经历过分娩的妈妈会对分娩经历的细节记忆尤为清晰。这或许只是助产士工作的一部分，但充满尊严、爱与能量的分娩过程，却足以治愈我许久。产房里柔和的橙色灯光，助产士亲切温和的安慰，慢条斯理地喂我吃粥，趴在她肩上片刻的宫缩间歇……

谢谢你们，新生命的诞生和传承有你们见证真好！

（陈莉，广州医科大学附属第三医院）

第七章
妇科的护理叙事

一、 瘦为美?

护理叙事

三月末的广州，天空晴朗。

“请×号王××到妇泌护理门诊就诊，请×号王××到妇泌护理门诊就诊”，随着电脑叫号声的落下，一位年轻的小姐姐走进了我的视线。“嗯，好瘦！感觉一阵风就能把她吹着走……还脸色苍白，两眼无神，黑眼圈严重，嗯，睡眠肯定不好……”几秒钟的时间，我完成了这位女士的外观评估。

“请问您是王××吗?”我的语调缓慢而温柔。

“是的。”对面传来同样温柔的声音。

“您好！请坐！请问有什么可以帮到您? 您坐下来慢慢说。”

“我今年 24 岁，月经一直都不好。”

“之前的就诊记录显示您是 16 岁的月经初潮，自初潮起月经周期就不规律，每半月或一年来月经 5 天，偶有 1 次停经 2 年，请问是这样的吗?”

“是的。那时候我还小，家里人说女生刚来月经都是这样的，以后慢慢就好了，所有我就一直没理它。工作之后身边的人都说我的月经不规律，要尽快找医生好好调理一下，不然怕以后不好要宝宝，我才开始去看医生的。第一位看的是我们当地的医生，她说我是多囊（多囊卵巢综合征，Polycystic Ovarian Syndrome，PCOS)，一下子开了 6 个月的药（优思悦）让我吃，也没说其他的。吃完药后我没有回去复诊，想着应该就好了，但是一停药月经就又不来了。我等啊等，等了 2 个月，月经还是没有来，没办法，我又去医院看了。医生又给我开了优思悦，让我一直吃，我就一直吃到了2020年的3月。你别说，这药吃的时候我的月经都是来得好好的，然后我就想了，都吃了这么久了，应该可以了吧，就又把药停了，一停又惨了，月经又不来了！我想着这种药是不是吃多了没效，就自己改了另外一种调经药（2021年2月自行改服优思明）来吃，吃了半年左右，吃药的时候月经是好的，然后我又把它停了！可是，一停药，月经又不来了！我是找着规律了！反正月经不来的时候我就吃药，吃了药它就来了！”

听了王小姐的一席话，我出了一身的冷汗。调经药还可以这样吃?！“您有复诊的吧？医生知道您的用药情况吗?”“没怎么复诊，去医院看病太麻烦了！挂号排队老半天都不到，开来开去也就是这些药！我都知道的，为什么还要找医生开？自己网上买药就好啦！方便又快捷!”我感觉我的冷汗更多了……

“方便给您先做个专科检查吗？我需要全面评估一下您的身体情况。月经不调跟很多因素有关的，比如说营养啊，也就是体重，太胖或太瘦对月经都会有影响的；平时太紧张、焦虑、失眠，也会影响月经的，女生往往比较敏感，环境换了或者心情不好了，月经也很容易不正常；还有啊，就是您说的多囊，也是月经不调的一大病因啊！所以，请您配合一下我，完成一下相关的检查行吗?”

“行，你来吧!”

接下来的半个小时，我从头到脚，从内到外地完成了王小姐的一系列专科评估。首先，王小姐的多毛mF－G评分为1分（胸毛1）；痤疮评分为0分；黑棘皮症评分为0分；雄激素性脱发无；阴毛Tanner分期为5级；乳房Tanner分期为5级；乳头无内陷分级；泌乳反射无。营养评估方面：身高158.0 cm；体重只有36.2公斤；身体质量指数（BMI）14.5 kg/m^2；体脂肪率11.6%；肌肉量29.8公斤；内脏脂肪水平1；腰围55 cm，脐围61 cm；臀围78 cm，腰臀比0.70；血压93/75 mmHg；脉搏93次/分。情绪方面的评估：广泛性焦虑量表GAD－7评分为13分；抑郁自评量表PHQ－9评分为13分；匹兹堡睡眠质量指数为5分。王小姐的问题很明显了——月经不调、临床高雄、消瘦、情绪障碍，此外，还有随意用药！

“您平时生活习惯怎么样？吃得怎样？睡得怎样？有做运动的习惯吗？喜欢做什么?”

“就和大家一样啊！没有什么特别的。我就一普通职员，正常上下班的那种。”

“能具体说一下您一天的生活吗？就说最近的这段时间。”我内心深处觉得王小姐身材消瘦以及有黑眼圈是一定有原因的！

“我一周上 6 天班，早上 10 点上班，晚上 8 点下班，回到家吃饭、洗澡、看手机、睡觉，剩下的不上班的一天基本就宅家躺平啊！”

嗯，没有运动，这是第一个问题。

“能再具体一点吗？比如说吃饭时间？睡觉时间？”

“我早上大概 9 点起床吧，随便吃点早餐就去上班了啦！搭地铁半个小时到公司，然后就是工作啊，我们的工作餐是 12 点到 13 点，有胃口就吃点，饭菜好吃就多吃点，不喜欢吃或者没胃口就吃少点，我主要是晚上吃得多！我喜欢吃麻辣烫，喜欢吃烧烤，一吃可以吃一个多小时，不出去就自己随便煮点面条。吃完了洗个澡，看看手机吧，年轻人都不喜欢早睡。我平时上班都很忙，压力很大，只有晚上的时间是自己的，当然要好好享受一下，放松一下。”

“那请问一般几点睡觉？”

“一两点吧！偶尔三点？反正一天睡够 8 个小时就可以了吧？又没有规定说从哪开始算 8 个小时……”

好吧，问题都出来了——三餐不规律（甚至三餐变两餐），挑食，熬夜。

“您对您现在的体重满意吗？”

“还行啊！穿什么衣服都好看，大家还羡慕呢！有人还向我取经呢！现在不是流行‘A4 腰’‘养鱼肋’吗？我都有！”

…………

“综合评估，您的情况不算严重，但需要注意的问题很多。虽说您现在不考虑受孕的问题，但我建议您应该调整整体的健康状态，以最好的备孕状态去迎接备孕。”

“那我要做些啥？要一直吃药吗？”

“药物干预会有的，但建议您一定要按照医生的医嘱服药，因为如果您擅自停服激素类的药物，会导致体内的激素水平紊乱；另外，除了药物干预，我建议您开始生活干预治疗，因为对于 PCOS，生活干预是基础，也是唯一可以长期管理 PCOS 的方式。若您生活方式健康了，体重接近或达到正常水平，可以更好地稳定您的激素水平。”

“正常生活就可以对我有那么大的帮助？”

“是啊！生活干预的内容包括饮食、运动、行为干预、睡眠管理、心理管理等方面。第一，您的饮食方面要达到增重增肌效果。建议您三餐要吃对吃好吃全面（7:00—9:00 吃早餐，4 ~ 6 个小时后吃午餐，再过 4 ~ 6 个小时吃晚餐；三餐食物种类应齐全，烹饪方式选择清淡为主，总摄能 2 600 ~ 2 800 千卡，热量分配按 3 : 4 : 3 进行合理分配）。第二，运动方面建议您选择合适的增肌运动。建议您每周运动 3 ~ 5 次，运动前 5 ~ 10 分钟进行有氧热身，增肌运动可选择哑铃、仰卧起坐、俯卧撑、拉弹力带等方式分组运动，每组动作持续约 1 分钟，循环练习 15 ~ 20 分钟，最后 5 分钟进行拉伸放松。第三，建议您保持戒烟、戒酒、戒久坐（静坐时间不超过 1 小时）。第四，建议您保持良好的睡眠习惯（早睡指不超过晚上 11 点入睡，早起指早上 7:00—9:00 起床并吃早餐）。第五，建议您保持愉悦、放松的心情。对待工作和生活，压力大、情绪低落的时候您可以选择听音乐、与人倾诉等方式缓解情绪问题。您看，这整个生活干预治疗过程不产生额外的费用，不妨碍您的正常工作和生活，不对您产生任何伤害，但对您的疾病治疗最有效！您愿意试试看吗？”

“听上去好像很难……”

“刚开始您会觉得有困难是正常的，长期的习惯要改也不是一朝一夕的事情，我们慢慢来，建议您一个月复诊一次，我会根据您的情况来调整您的饮食及运动处方，让您逐渐养成好的生活习惯，然后能让您这些好的习惯一直延续下去，达到终身受益的目的。”

“那好吧，我试一下！”

经过六个月规范的药物治疗和生活干预，王小姐的月经能够按日子来了，体重足足涨了 3.2 公斤！王小姐对这次的治疗效果很满意，满心欢喜地准备当美美的新娘子了！衷心希望王小姐能够在不久的将来能够顺利进入准妈妈的队伍！

护理感悟

从王小姐的身上，我们能够看到，单一的护理评估或基础的护理治疗已经难以满足患者的就诊需求，她们需要的，是更加专业的核心护理技术及更加全面的就诊服务，因为她们除了希望能够解决当下的躯体问题外，还希望得到更多的医学建议来提高自己的生活质量，做到预防疾病的发生。患者可能有不同的文化背景，可能有不同的职业规划，可能有不同的经济情况，但她们对疾病都有共同的知情权和选择权。我们要做的就是精进自己的专科知识及专科评估、操作技能，通过我们耐心的宣讲，去告知患者疾病对她们的影响及影响程度，让患者充分了解该疾病可能带来的隐患，并通过我们细心的分析，采用不同的方案去改善患者不同的临床表现，进一步去建立患者对该疾病可控可预防的信念，肯定自己在治疗或预防疾病方面所付出的努力，从而真正使患者建立正常的生活作息及培养良好的生活习惯，达到医护患三方的最终目标——治未病而不是治已病。

从长远健康管理的角度出发，不良的生活习惯（抽烟、喝酒、熬夜、久坐、不运动）及饮食习惯（高盐、高油、高糖、高热量，节食或暴饮暴食）是导致身体出现亚健康的主要原因，加上不健康的“瘦为美”观念的传播，例如网络媒体对于“A4 腰、一字肩、养鱼肋”等字眼的诱惑，造成很多女性对躯体美产生了误解，从而落入“以瘦为美”的陷阱；现代人的生活节奏快，学习、生活压力大，很容易让人产生焦虑、抑郁的情绪，身心更容易感觉疲惫，从而越来越依赖于各种交通工具及电子媒体，身体缺乏适当的活动量及运动量，长此以往加速了身体机能的退化，这时候如果我们还不尽早地通过自身的健康生活方式去调节我们的亚健康状态，就会导致躯体慢性病的发生越来越年轻化，发病率也越来越高，最终导致对药物治疗的依赖性更加显著。所以，我们要将“健康美才是真的美”这一健康理念向大众传播，鼓励大家早日培养良好的饮食习惯和生活习惯，建立健康的生活方式，才能最终享有真正意义上的“躯体美”与“健康美”，从而真正达到提高我们整体护理水平，实现护理与人文关怀相融合的初衷。

（张宇宏，广州医科大学附属第三医院）

二、精医疗病痛，妙音愈人心

护理叙事

新生命的降临往往都能为家庭带来幸福和喜悦，而对于阿梅（化名）来说，这次产子就像噩梦一般……

阿梅生产后，正当她享受着初为人母的欢愉，就开始反复发烧，伴随着胸痛咯血。辗转了几家医院后，阿梅从家乡来到了广州求医，这时的她已经发展成呼吸困难甚至无法平卧。

阿梅今年 25 岁，在产后十几天就开始反复发热，最高体温大于 38℃。伴有右侧肩部及右侧季肋部疼痛。接着是频繁地咳嗽、痰中带血丝，后来症状越来越重，阿梅直接咯出了血，出现了气促及呼吸困难，也无法平卧，心率一度达到130次/分。短短十来天，情况急转直下，阿梅和家人吓坏了，立即到当地医院就诊。经过两天的抗炎治疗后转至我院，在CT和B超的检查后，阿梅很快被确诊为妇科恶性肿瘤（绒癌），肺部也有转移瘤及肺出血。同时阿梅也已经出现了呼吸衰竭和急性心力衰竭，病情危重。

经过初步评估，后续治疗为抗感染治疗及化疗。这对于阿梅和整个家庭来说无异于晴天霹雳，过快的心率和急促的呼吸好像一颗随时会引爆的炸弹，就连平时最简单的翻身都无法自己做到，原本健健康康的阿梅如今却在生死边缘徘徊。

还来不及考虑太多，一张病危通知书彻底击垮了她。一边是疼痛的折磨和对预后的担忧，一边是经济的压力和对家中两个女儿的牵挂……无数的烦恼像乌云一样笼罩在阿梅的心头。尽管经过了两天ICU的治疗，阿梅的身体情况得到了好转，但是阿梅变得越来越沉默，也不愿意再打针抽血。初见到她时，她好像一朵迅速凋零的鲜花，眉眼中还是年轻小女生的样子，眼神中却是与年龄不符的忧愁和痛苦。这时候，除了临床治疗外，我们还能做什么？

实际上，现今全球妇科恶性肿瘤每年新增病例已达124.7万，每年死亡病例为49.6万，妇科恶性肿瘤已经成为威胁女性生命的杀手。它带给患者的是放化疗的不良反应，包括脱发、恶心、呕吐，以及疾病不良反应，如癌因性疲乏、疼痛、睡眠障碍等。还有经常被我们所忽略的不良情绪反应，比如焦虑和抑郁。

研究显示，75%的肿瘤患者有非病理性焦虑，13.9%~25%的患者有焦虑症的迹象。他们出现情绪问题的概率相比健康人群增高了2~3倍，也更容易出现失眠。

但是阿梅是幸运的，此时，正赶上我院正大力推广音乐治疗活动。音乐治疗是一个系统的干预过程。在这个过程中，音乐治疗师利用音乐体验的各种形式，以及在治疗过程中发展起来的作为治疗动力的治疗关系，来帮助患者改善状况。在音乐治疗中，我们将音乐、医学和心理学结合在一起，用来帮助患者舒缓情绪、缓解疼痛，改善疲乏失眠、恶心呕吐等症状，降低血压及心率。美国等发达国家都将其作为补充替代医学治疗手段，而在我国，音乐治疗还是刚刚起步，应用相对较少。

我们为阿梅制订了音乐治疗计划，在她住院期间对她进行团体音乐治疗，每周安排8个内容的音乐治疗活动，每个音乐治疗活动时间为1小时（非医疗性治疗时间内)。8 个内容全部完成即为完成音乐治疗疗程。评价工具为心理弹性量表、焦虑自评量表、抑郁自评量表、匹兹堡睡眠质量指数、疲乏症状量表、治疗前后患者血压、深静脉血栓（DVT）风险评估量表。

治疗方法包括歌曲讨论与团体心理辅导、音乐聆听和音乐放松、音乐引导想象、音乐律动与经络律动等。在歌曲讨论中我们见到了不一样的阿梅，真正地走入她的生活，体会到她生活中幸福的点滴，病友间的情感交流又让这样的幸福无限放大，让她对重新回归家庭和社会充满期待。音乐聆听与音乐放松提高了阿梅的睡眠质量，她夜里不再辗转难眠，也能缓解癌痛；音乐引导想象能缓解化疗相关副作用，如恶心、呕吐、疼痛等，也是潜意识探索的工具；合唱能改善阿梅的心肺功能，帮助她融入集体；音乐律动与经络律动能促进阿梅的神经功能康复。阿梅是 DVT 的高危人群，音乐律动能有效地预防下肢深静脉血栓。经络刺激也能让她缓解郁结情绪，进行消化系统与排泄系统保健。太极八段锦柔和的动作也很适合刚恢复好的阿梅，能很好地锻炼她的关节与肌肉的控制力。

治疗后的阿梅又恢复回了活泼的样子，她天真爱笑，会因为化疗后的脱发而神伤，也会因为买到一顶好看自然的假发而雀跃，好像一切困难都无法再将她击倒，或许这才是她本来的样子。通过治疗前后的评估，我们发现经过治疗后阿梅的心理弹性评分呈上升趋势，焦虑和抑郁评分均呈下降趋势，有利于缓解她的焦虑抑郁情绪。疲乏症状量表得分和睡眠质量指数得分都有所下降，患者癌因性疲乏能得到有效缓解，睡眠质量得到一定改善。虽然阿梅的 DVT 风险评分为高危到极高危，但治疗期间未发生深静脉血栓。治疗后的血压及心率较治疗前稍微下降。

在医护的帮助和陪伴下，阿梅勇敢地面对一次次化疗带来的恶心、呕吐等副作用，战胜了疾病带来的恐惧，身体日渐好转。现今阿梅已结束化疗，定期回医院复查，同时也积极参与患者活动，笑容重新回到了阿梅的脸上。看着她脸上洋溢的笑颜与幸福，我们由衷感到欣慰，这不正是我们一直以来践行的宗旨：用我们的专业治愈身体，用音乐治愈心灵，使患者重新扬起生的风帆，让一个个家庭都重现欢声笑语。

（任雅欣，广州医科大学附属第三医院）

第八章
儿科的护理叙事

一、超早早产儿的“小星星”

护理叙事

（一）临床情境

50 床患儿谢××，男，因“胎龄 26 周，出生后呼吸急促半小时”入我科治疗。入院后因早产、支气管肺发育不良等，予患儿有创/无创呼吸机辅助通气支持长达两个多月。其间患儿因喂养不耐受、排血便等问题反复暂停喂养，使用静脉营养时间长。住院两个半月后，患儿出现右下肢肿胀，行床旁 X 线拍片，可见右下肢股骨骨折，请小儿外科会诊后予穿戴 Pavlik 吊带固定。家属质疑患儿骨折为科室医疗护理不当所致。后经科室层面解释，患儿家属接受目前治疗方案，全家合唱歌曲《小星星》并录制下来，交予科室播放给患儿听。10 月 14 日复查四肢长骨 X 线仍提示右侧股骨上段骨折，给予制动、安抚护理。10 月 19 日患儿治愈出院，总共住院治疗 101 天。出院当天，其右下肢较左下肢短缩，右大腿肿胀同前，双下肢予穿戴 Pavlik 吊带固定，双上肢活动正常。

（二）叙事护理

1. “我的腿怎么肿起来了”

我（患者视角）是一个 26 周出生的超早早产儿，是的，我提前 3 个多月，就从妈妈肚子里出来了。妈妈，你知道我有多想念你吗？离开你肚子的两个多月里，我反反复复需要气管插管辅助呼吸，可难受了。现在啊，我只需要鼻导管无创辅助通气，别提多舒服了。可是，我怎么感觉今天腿有些疼呢？让我动动腿看看。

咔嚓！

“哎呀，50床宝宝的腿怎么肿起来了？”我听到护士阿姨在说话，是啊，怎么肿起来了？疼痛开始蔓延全身，越来越强烈，逐渐地我的腿动不了了，再不久，蓝色的石膏布就缠绕住我的双腿，愈发僵硬，疼痛感和束缚感让我无所适从，我无助地哭了起来。妈妈，我不怕疼，可是，距离我们见面的日子是不是又远了？

2. “一闪一闪亮晶晶，满天都是小星星”

因为双腿石膏固定，我的活动变得十分受限，我没办法活动我的双腿，甚至我排便以后，护士阿姨们给我清理都变得很困难。这让我无比烦躁，我开始时常大声哭泣，扭动身躯，挣脱鸟巢及揽巾的围绕，仿佛我挣脱以后，石膏也能被踢开，我的疼痛也会减少。但是我越挣扎，疼痛感越剧烈，像是千万根针，扎在我的双腿上。于是乎，我每时每刻都在哭，任凭护士阿姨怎么安抚，我始终像只无助的小猫，低声啜泣。

“一闪一闪亮晶晶，满天都是小星星。挂在天空放光明，好像许多小眼睛……”温柔清脆的歌声传入我的耳朵。妈妈，这是你的声音吗？这是我在肚子里天天听到的歌呀！是我们全家都很喜欢的小星星！我开始安静下来，仔细聆听。不，这不是妈妈的声音，是每天照顾我的护士阿姨的声音，她在给我唱歌。妈妈，我多希望是你，虽然我知道这是痴心妄想，这里是重症监护室，妈妈你怎么能在里面呢？歌声缓缓入耳，伴随着这低吟浅唱，我安静下来，开始慢慢吃奶。吸吮着妈妈你送过来的母乳，我的胃也逐渐被填满，困意来袭，进入梦乡。妈妈，我又梦见你了。

3. “妈妈，我真的听到你的声音了”

“50床家属过来病区了，说宝宝骨折是因为我们护理没做好，把宝宝弄骨折了，要讨个说法。”我听到照顾我的叔叔阿姨们在讨论，妈妈，你过来病区了吗？我骨折了是不是让你特别难过啊，不是叔叔阿姨们没照顾好我，是因为我辅助通气和使用静脉营养时间太长了，叔叔阿姨们对此也无可奈何。

“他妈妈虽然说是有意见，但是她更多的是对宝宝很内疚，有负罪感，觉得宝宝在病房受罪，自己没法陪在身边，也什么忙都帮不上。我们还有什么办法可以帮助他们吗？”

“50床好像很喜欢《小星星》，要不让他们家里人一起唱这首歌，录下来后我们播放给宝宝听吧。”

于是，第二天，我的床头多了一个擦拭消毒后的红色MP3。“一闪一闪亮晶晶，满天都是小星星。挂在天空放光明，好像许多小眼睛……”啊，妈妈，这回真的是你的声音，你的歌声我太熟悉了，我在你肚子里每天都听着，不会错的。咦，好像还有其他人的声音，浑厚的男声，是爸爸的声音吗？伴随着的还有慈祥温和的女声，是奶奶吗？我实在是太开心了，一时间，我忘记了双腿的疼痛，吃奶越吃越有劲儿。

妈妈，我这才知道，因为我早产住院这个事情，你有多难过。从我出生入院开始，你每天每夜睡不好觉，梦里都是我的身影，可是，你却无法真实地跟我面对面，只能通过叔叔阿姨们给我拍的照片。强烈的负罪感充斥着你每一天的生活，甚至过中秋节你都不让家里人吃团圆饭，因为我还没回家，还在住院受苦，我们的家还不算团圆。可是啊，妈妈，我也希望你能积极乐观起来。虽然住院治疗很难熬，我每天都要接受很多治疗操作，现在还因为骨折的问题延迟了出院。可是，我每天都在努力，因为我非常想回家看看你，看看爸爸和奶奶。所以，你也要打起精神来好吗？你可是我的精神支柱呢！

4.“妈妈，世间只有你的怀抱最温暖”

101天过去了，妈妈，今天我终于可以出院了！护士阿姨说你和爸爸八点没到就过来病区门口等着，迫不及待想见到我。我心里暗喜，妈妈我们怎么这么有默契啊，我也特别想早点见到你呢。护士阿姨交代完出院后注意事项后，你小心翼翼地从小床抱起了我，轻声喃语：“宝宝，妈妈接你回家了。”这世间只有你的怀抱最温暖，这是我日夜期盼的温柔。“我们家宝宝住院的这3个多月，辛苦你们了。请原谅我之前的质疑和无奈，《小星星》是我们全家都很喜欢的一首歌，怀孕的时候，我每天都会唱给我宝宝听。谢谢你们的细致和建议，让我参与到宝宝的住院护理当中。”我听着妈妈你对护士阿姨说，嘴角微微上扬。妈妈，我还不会笑，但我内心快乐着呢。

回家啦，妈妈！

护理感悟

本案例的伦理问题是患儿家属对患儿住院期间发生骨折的原因产生怀疑，家属自行网络问医后，得到的答案是多为医疗护理不当所致。加之在此前，患儿已住院两个半月，长时间的母婴分离，增加了家属的焦虑，并极大地影响了其情绪。早产儿代谢性骨病是由于机体钙磷代谢紊乱导致骨矿物质含量减少的全身性骨骼病，国内外相关研究显示，超早产儿的患病率为50%左右；超早早产儿的患病率为20%～30%，其中17%～34%可发生自发性肋骨或长骨骨折。该患儿为26周出生的超早早产儿，使用机械通气及静脉营养时间长，为早产儿代谢性骨病高危人群。当医方从患儿骨折为早产儿代谢性骨病所致入手解释时，家属无法理解，也不愿理解。患儿家属多次到科室讨要说法，要科室保证一定能让患儿平安出院，多番交涉均无效果。后护理团队单独与患儿母亲沟通，通过叙事护理的方法，向其描述患儿住院期间的情况，提及患儿非常烦躁，常规的抚摸、非营养性吸吮等安抚方法均无法奏效。后面我们采用音乐治疗的方法，除了常规安抚以外，管床护士一边轻拍患儿背部，一边予患儿轻声哼唱歌曲，该方式有效地缓和了患儿的烦躁情绪。在这其中，我们也发现，患儿在听到《小星星》这首歌时，能较快安静下来。因此，护理团队提议患儿母亲全家人合唱《小星星》，并录制下来交予科室播放给患儿听。当患儿母亲听到这个情况描述后，卸下面对医护人员时带刺的盔甲，眼泪止不住落下，开始对护理团队敞开心扉，因为她在怀孕期间，最常给患儿哼唱的歌就是《小星星》。既然护理人员连如此细节都能发现，那她也非常愿意相信科室的护理工作是有做到位的。

针对该患儿家属情绪问题，护理团队遵循了护理伦理的尊重及有利原则，尊重患儿家属提出的质疑，同时也想尽办法处理患儿的医疗护理问题。患儿病情危重，住院时间长且并发症多，家属因此也非常焦虑，面对患儿出现的并发症，会担忧、无助、不满，甚至愤怒。本案例中，护理团队理解家属对科室所提出的要求，更从提出要求的本质出发，帮助患儿母亲排解自己的情绪和担忧，给予相应的心理护理，再让其了解患儿骨折的原因以及我们所做的医疗护理措施。其母亲也重拾对科室的信任，积极配合治疗。最终患儿康复出院，家属对科室表示感谢，后续也遵循出院医嘱，定期到护理门诊随访。

新生儿护理是一项非常细致的工作，要求护理人员必须有着扎实的专业能力，以及同为重要的细心、耐心和同理心。疫情防控期间，家属无法探视患儿，可能会有焦虑、急躁情绪。医护人员要及时给予心理护理，积极沟通，从护理伦理几大原则出发，保证患儿及其家属应有的权利。

（林蕊姿，广州医科大学附属第三医院）

二、 重返天上的小天使

护理叙事

（一）临床情境

60 床患儿，男，其母胎龄 28 +4 周，双胎之大，1 –5 –10 分钟 Apgar 评分为5 –8 –10，于2022 年10 月9 日气管插管下转入我科。住院期间，患儿曾接受有创/无创通气辅助呼吸、抗休克、抗感染治疗；予禁食、胃肠减压治疗新生儿坏死性小肠结肠炎；予止血、腰椎穿刺术引流脑脊液等治疗颅内出血。患儿住院期间多次复查头颅 B 超提示颅内出血Ⅳ级和枕叶出血，其家属因预后及经济原因要求放弃积极治疗，于 2022 年 11 月 5 日 12: 30 签字放弃积极治疗，仅予低流量鼻导管给氧、10% 葡萄糖注射液等基本生命支持治疗，于 2022 年 11 月 5 日 21: 57 宣布患儿临床死亡。患儿家属想见宝宝最后一面，但由于疫情原因，科室谢绝家属进入病区。考虑对家属的人文关怀，科室让家属在新冠疫情相关患者收治通道等候，由护理人员使用小床将患儿推至通道入口，并关闭所有与新生儿病区连通的隔离门，让家属见上患儿最后一面。家属对科室的做法表示理解及感谢。

（二）叙事护理

“铃铃铃……” 张护士接起了电话：“你好，这里是新生儿科。”

“你好，我是 60 床的家属，我们已经到住院部一楼了，能告诉我们怎么到病房新冠疫情通道吗?”

张护士瞬间反应过来：“是您啊，好的，我让输送人员带您过来。”

张护士挂断了电话，看向在一边写病历的林医生，“林医生，60 床的家属过来了，我们得准备把孩子推出去了”。“好的。准备一下吧。”林医生回答道。

张护士推着小床来到患儿温箱旁，把鼻导管从中心供氧系统取下，连接到氧袋处，再把孩子小心翼翼地放在小床上。瘦弱的孩子，跟小猫一样，还不到 1 公斤重，小床对他而言显得格外地大。孩子身上的管道已经全卸去了，只留下一根鼻导管和静脉通道，维持着最基本的生命需求。他的呼吸已经很微弱了，灰暗的皮肤，随着胸廓轻微的起伏，一下一下地透出底层的苍白。“宝宝，你还没见过妈妈吧，阿姨现在带你去见妈妈。”张护士温柔地说道。

小床平稳有序地向前推进，不一会儿就来到新冠疫情通道缓冲区。张护士穿上隔离衣，戴好 N95 口罩，不一会儿，对讲机响起输送人员的声音：“你好，60 床患儿家属已经到门口了。”“好的。”张护士关上与病房连通的隔离门，打开疫情通道大门，映入眼帘的是一对青年男女。虽然戴着口罩，没法看清面容，但泛红的眼眶、乌青的眼睑，伴着低声啜泣的呼吸声，无不反映出他们的崩溃和无可奈何。

“真的很抱歉，按规定要求，我还是得查看下你们的身份证。”张护士温和地说道。“没事，应该的。”男生从口袋里掏出两张身份证，递给张护士，张护士检查过后，向其点点头，还给孩子爸爸，没再说话，身子微微退向一边。孩子妈妈俯下身子，压抑着自己情绪，“宝宝，妈妈来看你了。对不起，妈妈没能让你在肚子里待久一些，要你这么小就出来，受了那么多苦。你现在会轻松一些吗？你能原谅妈妈吗？”孩子妈妈伸出手，轻轻碰了下孩子掌心，掌心的温度传递到妈妈手上，她微微一怔，把手收了回来。此时的她，早已哭成泪人，眼角的泪花在灯光下闪烁着。她看向张护士，略微低头，表示感谢，然后转过身去，泣不成声。

后来，张护士把孩子推回病房，孩子与父母最后一次也是唯一一次见面也结束了。有个美丽的传说讲到，每个孩子都是天上的天使。这些小天使都很好奇，喜欢趴在云端往地上看。他一直找啊找，挑选一位自己喜欢的妈妈。看中哪一个女孩子，就跑到女孩子的肚子里了。于是，女孩子成了妈妈，天使成了孩子。但有些小天使适应不了地上的环境，得提前回到天上去了。孩子的妈妈在触碰到孩子掌心后，可能是掌心温度的传递，让她真真切切感受到，她的小天使曾来过这个人间，成为她的孩子，她的心里也释然了些许。

医学仍有许多无法攻克的难题，NICU 也见证了很多因病情危重且预后极差而不得不放弃治疗的小天使离开。但医学一直在进步，医务人员也一直在进步，希望通过大家的努力，能让更多的小天使留在人间，留在妈妈身边。

护理感悟

本案例中的伦理问题，是在疫情防控期间医院的严格限制探视制度下，当患儿家属提出想要见上患儿最后一面时，科室人员该如何进行协调及处理。早产儿颅内出血对患儿神经系统发育结局有着重大影响，对于小于 32 周的早产儿而言，最常发生的颅内出血为生发基层—脑室内出血，疾病分为Ⅰ级、Ⅱ

级、Ⅲ级、Ⅳ级，胎龄越小、疾病越严重，患儿发生脑瘫及死亡的概率越高。一般认为Ⅲ级及以上发生脑瘫的概率达50%甚至以上，发生智力障碍的概率甚至达70%以上，且治疗过程漫长，治疗费用极高。60床患儿家庭经济困难，为农村家庭，家里还有一个哥哥，一个姐姐；双胞胎弟弟也发生了Ⅱ级颅内出血，家里目前已负债累累。而且，患儿母亲因产后虚弱，又需要照顾孩子，无法外出工作，爷爷奶奶年事已高，也需要人照顾，目前仅靠父亲务农及打零工维持生活。

从护理伦理的尊重原则及有利原则来说，患儿家属迫于无奈，只能放弃对患儿积极治疗。广义的尊重原则不仅强调尊重患者及其家属的人格尊严，而且包括尊重患者的自主权利；有利原则也要求护理人员关心患儿的主观利益，比如合理的心理需求等。疫情下无法探视，现提出想见上孩子唯一一面的要求，属于合理需求。然而，如果让家属从常规通道进入病区，则会使得病房内其他患儿暴露于外界人员之下，不符合护理伦理的公平原则，也是对其他患儿不负责任的做法。作为医护人员，应尊重家属的请求，并慎重、全面思考，在不影响其他患儿的前提下，给出合适的解决方案。

最终，科室严格审查家属相关证件证明以及24小时核酸阴性结果，签署相关同意书后，由工作人员带路，让家属在新冠疫情相关患者收治通道等候，由护理人员使用小床将患儿推至通道入口，并关闭所有与新生儿病区连通的隔离门，让家属见上患儿最后一面。家属对科室的做法表示理解及感谢。

制度之下还有人情，护理人员在严格执行规章制度的同时，也要遵循护理伦理的“尊重、有利、不伤害、公正”四大原则，对患儿进行人文关怀，听取患者的心理诉求，将心比心，真正为患儿考虑，正视其医疗以外的请求，在章法之下，妥善处理。

（林蕊姿，广州医科大学附属第三医院）

第九章
外科的护理叙事

一、 肿瘤晚期患者自行要求出院的伦理剖析

护理叙事

（一）临床情境

黄女士，53 岁，绝经 2 年，高血压病史 10 余年。2019 年 10 月 23 日因卵巢癌行“盆腔肿瘤细胞减灭术 + 腹腔热灌注置管术”；2020 年 7 月 1 日因卵巢癌复发行“腹式全子宫切除术 + 盆腔肿物切除术 + 肠表面切除术 + 盆腔粘连松解术 + 肠粘连松解术 + 腹腔热灌注置管引流术”。2019 年 10 月 24 日至今行多次化疗，目前体重只有 48 公斤，BMI 为 16. 5。因确诊卵巢癌第 3 次复发 2 月余，反复呕吐 1 月余，于 2022 年 10 月 5 日再次入院治疗。

（二）叙事护理

三年前，我刚退休时突然被诊断出了卵巢癌，得知消息时如晴天霹雳，忙碌了大半生，本可以安享晚年，与儿女子孙共享天伦之乐，却被一纸诊断打入深渊。确诊的初期我变得很暴躁，觉得命运很不公平，经常对身边的人发脾气。经过考虑后，在家人的支持下做了手术。术后按照医生制订的治疗方案，定期化疗。随着化疗次数的增加，副作用症状的加重，我出现了恶心、呕吐、脱发等症状，但医生和护士告诉我，这是化疗的正常反应，为了自己的健康我就咬牙坚持了。但命运又跟我开了一个大大的玩笑，医生告诉我癌症又复发了，迫不得已再次进行了手术，术后仍然需要化疗。化疗的副作用导致我呕吐

不止，身体日渐消瘦。

祸不单行，虽然进行了两次手术，但我的卵巢癌依然发生了第三次复发。这次复发比较严重，我可以在自己的肚子上摸到多个大小不同的硬包块，最大的像鸡蛋一样，在妇科已无法进行治疗，于是我被转到了胃肠外科治疗。胃肠外科的医生告诉我肿瘤细胞已转移至全腹部了，腹部形成的包块压迫肠管造成肠梗阻，所以我才会每天呕吐不止，并且排便也很困难。于是，护士每天给我注射一包大大的白色营养液，每次需要七八个小时才可以滴完；为了帮助我排便，护士每天也会给我灌肠两次，使我排出大便。医生也给我插了一条长长的胃管，嘱咐我每天要自己吞 20 厘米，目的是保持肠道通畅，吞胃管也十分难受。入院期间，我的丈夫老杨一直陪伴着我，每次我呕吐不止的时候，老杨都心疼不已，他也经常独自躲在阳台发呆，我知道他是担心我，看着他惆怅的样子，我心里也难受。我俩都不想说话，沟通也比较少，似乎都被癌症压得喘不过气。

我本身就有 10 多年的高血压病史，一直规律吃药。即便经过多次化疗，卵巢癌又三次复发，现在因癌细胞转移，我已无法经口进食。每一次症状加重、每一次治疗失败、每一次病情恶化，都逐渐将我跟癌细胞抗争的信心磨灭。高昂的医疗费用，让我本来就不富裕的家庭雪上加霜，我本将死之人，不应再浪费孩子们的钱。经过半个月的姑息治疗，我沮丧地对丈夫说："老杨，我也知道自己的身体状况，现在能活一天是一天了，不要再浪费孩子的钱了，常言道'人也要落叶归根'，我想回家，在这里不如待在家里自在，我希望在自己家中度过余下的日子，你带我回家吧。"老杨震惊地看着我，我与他商量了许久，于是他找来了医生。医生劝我住院接受姑息治疗，可通过肠外营养抵抗癌细胞的高代谢，并缓解呕吐、疼痛等不适症状。我知道医生的好意，但是我仍坚持回家，最终医生尊重了我的选择。护士为我制订居家护理计划，告诉我居家饮食的注意事项，并指导老杨为我用甘油灌肠排气、通便，并嘱咐若我居家期间出现不能处理的情况，即刻返院就诊。

老杨为我办理了出院手续。我出院时既欢喜又害怕，欢喜终于可以回家了，害怕回家不久自己的生命就会结束，我不舍自己的子女儿孙，还有很多心愿未完成；而老杨也是满脸惆怅，仿佛他也是在回避我生命即将结束的事实。

护理感悟

黄女士作为肿瘤晚期患者，每日呕吐不止，已无法经口进食，住院接受姑息治疗，可为其通过肠外营养抵抗癌细胞的高代谢，并缓解呕吐、疼痛等不适症状，帮助其安宁地度过余下的时光，但黄女士出于疾病缠身多年已产生疲倦感，以及家庭经济因素主动要求出院。本故事的伦理问题是有利原则与尊重原则之间的相互矛盾。有利原则主张患者继续住院接受姑息治疗，尊重原则结合患者的具体状况及其意愿，尊重患者的自主选择。经过多次协商，与黄女士的主管医生及家属进行充分讨论后，做出的伦理决策是：尊重患者的决定，允许黄女士出院，并为黄女士制订居家护理计划。通过本故事可总结出以下几点：

1. 尊重患者的自主权

对于很多晚期癌症患者而言，经过一系列漫长、痛苦的治疗，他（她）们已经接受了“生命终点即将到来”的事实。2019 年发表的一项系统评价综述了终末期患者对“优逝”的期望及需求，其中患者的尊严需求中提到许多患者渴望自己的知情权能得到重视，患者认为有权决定自己在何时选择停止治疗。作为临床护士，首先要充分尊重患者的自主权，树立全方位为患者服务的意识；其次要加强与医生的沟通，积极评估各项医疗护理措施，科学判断其可能给患者带来的各种影响；最后要有效与患者及家属沟通，帮助其在充分了解医疗护理措施利弊的前提下，做出最佳选择，最大程度地维护患者的权益。

2. 安宁疗护的伦理艺术

安宁疗护是指对生命末期的个体及其家属进行身体、心理、社会、人文关怀于一体的护理，从而提高患者、家属及照护者的生活质量。传统意义上的疾病治疗与伦理意义上的安宁疗护之间的区别并不是简单积极治疗与无所作为的区别，而是优先顺序不同。患者确诊癌症的初期，手术、化疗、放疗等根治性治疗是优先选择，目的是延长生命；但当症状加重、治疗无效、患者走向生命的终末期时，支持性的安宁疗护则是优先选择，可以让患者安宁地度过生命的最后阶段。因此，安宁疗护不仅仅是减轻痛苦，也展现出一种生命离世的伦理艺术。

3. 生命死亡的不可避免性

死亡是生命过程中不可抗拒的自然规律，人们可以按照自己的意愿选择各自的人生道路，但任何人都不能回避死亡。只有正确地、科学地认识死亡，树立正确的生死价值观，直面死亡，才能减轻对死亡的恐惧。作为医务人员，应帮助临终患者安详、舒适、有尊严而无遗憾地走到生命的终点，帮助家属正确面对生老病死的客观规律，增强心理承受能力，勇敢地正视疾病和死亡，并逐渐接受死亡的现实，从而减轻痛苦，提高生存质量。

知识链接

死亡教育是一种基于人道死亡观念，服务于医疗实践和社会的教育，目的是引导人们科学地认识及对待死亡，坦然地接受这种生命过程。因此，需要开展针对全社会的死亡教育，使公众树立科学正确的死亡观念，正视生命的意义及缓和失去亲人的悲痛。

1. 加强医护人员的死亡教育能力培训

医护人员是患者死亡教育主要实施者。死亡教育不仅有助于医护人员科学地认识死亡，同时还可以缓解医护人员照护临终患者的心理压力，缓和医患之间的关系。应充分利用继续教育和学校教育方式，提高医护人员自身的死亡教育能力，使他们了解临终患者的心理需求，掌握病情告知的原则和技巧，掌握生死问题谈话与教育等相关知识，以缓解患者的死亡焦虑和恐惧，使患者能够有尊严地、安详地死亡。

2. 加强临终患者及家属的死亡教育

选择患者及其家属情绪稳定的时候，与他们讨论有关死亡的话题，做到循序渐进，潜移默化，使患者及其家属能正视死亡，帮助患者以最平静的心态度过人生的最后历程，减轻患者及其家属在面对死亡时焦虑及恐惧心理。指导患者家属发挥家庭支持系统的作用，满足患者对亲情的需要；创造安静而舒适的环境，避免患者的睡眠受到影响；为患者提供舒适护理，减轻并发症带来的不适。

3. 提高全社会对死亡教育的关注

目前，我国的死亡教育刚刚起步，要想在全社会得到重视和认同，就必须引起全民关注。可通过新闻媒体、报纸、期刊、书籍、影视媒体等宣传和营造科学的死亡观念和死亡文化，树立正确的死亡观念，减轻人们对死亡的恐惧，为死亡教育提供适宜的伦理环境。

（陈彦芳，广州医科大学附属第三医院）

二、慢性伤口不愈合患者拒绝住院治疗的伦理剖析

护理叙事

（一）临床情境

邓先生，男性，28 岁，中学文化，外地人，已婚，育一子（3 个月），职业为快递员，诊断为肛周脓肿。2021 年 11 月在外科门诊行“肛周脓肿切除术”。术后由外科普通门诊换药处理 4 周后依然愈合不良，遂由外科门诊转介给伤口造口专科护理门诊，由造口治疗师（Enterostomal Therapist，ET）接诊。患者首次就诊时肛周可探 10 厘米长的窦道，患者治疗依从性较好，治疗积极乐观，隔天来伤口护理门诊处理伤口。经过 3 周治疗后，肛周伤口剩余 5 厘米未愈合。ET 与患者的首诊手术医生协商后，建议患者住院行切开清创手术后使用大剂量抗生素持续冲洗，但患者因经济等因素拒绝住院。

（二）问题评估

（1）本案例涉及的护患分歧是什么？

（2）影响邓先生医疗选择的因素有哪些？

（3）ET 应该如何处理护患分歧？

（三）伦理分析

1. **伦理问题**

本案例的伦理问题是护患双方对患者后续是否应该住院接受规范的治疗护理持不同意见。一方面，ET 和首诊主管医生均建议患者住院治疗；另一方面，患者充分知情，因个人的经济情况较差，坚决不同意住院治疗，护患双方在治疗方案的选择上存在伦理两难。

2. **影响因素**

患方夫妻二人均为外地打工人，缺乏医保等相关社会支持。邓先生为一名快递员，他的工作是家庭唯一的经济来源，其妻子在家照顾 3 个月大的孩子，尚无工作。如果邓先生接受住院治疗方案，他将不得不暂停工作，其家庭经济将会非常困难。而邓先生在门诊处理伤口，可以在换药等护理治疗后继续上班，不影响正常工作。

3. 护理伦理难题

（1）护方医疗决策的合理性。

从医学指征来看，住院治疗护理的医疗建议遵循了护理治疗最优化原则。本案例的主要护理问题是术后伤口不愈合，患者的病情符合住院治疗护理的医学指征。ET 经过充分评估及与原主治医生沟通，确定“住院手术清创＋大剂量抗生素持续冲洗”，效果明确，风险低，为首选治疗方案。其护理治疗目标是促进伤口愈合，帮助患者尽早回归家庭与社会。

从伦理考量来看，住院治疗护理的医疗建议符合有利原则。为患者提供最优的医疗建议可以最大限度地促进患者的健康权益。对本案例涉及伦理冲突问题进行伦理分析，主要是依据效果论。效果论是以道德行为后果作为确定道德规范的最终依据的伦理学理论，最具有代表性的是功利论，功利论在护理伦理学中的应用是主张医护人员的行为满足患者和社会大多数人的健康利益为道德标准的一种伦理思想。ET 正是基于遵循患者健康利益第一的伦理思想，主张患者住院治疗护理。

（2）患方反对意见的合理性。

从患者偏好来看，患者家庭背景与经济情况是影响患者做出医疗决定的主要因素。患者治疗态度积极，但是在治疗上存在较大的经济问题。如住院治疗，患者家庭将失去唯一经济收入来源。

考虑到患者文化程度和认知水平，他能够自主选择护理治疗方案，并了解护理治疗方案的相关益处与风险。根据尊重自主原则，ET 有责任将患者的反对意见纳入医疗决策的权衡之中。

4. 护理伦理决策

本案例中的护理伦理难题体现为有利原则与尊重原则的冲突。有利原则主张患者住院治疗以获得最优的护理治疗，尊重原则结合患者的具体状况及其意愿，尊重患者的自主选择。面对该病例的伦理问题，ET 运用“临床护理伦理结构化分析表格”进行伦理分析，因本病例的护理治疗遵循有利原则就应该住院，而遵循尊重原则就应该尊重患者不住院治疗的选择，故 ET 在与临床护理伦理实践研究团队充分讨论后，做出的伦理决策是：尊重患者的决定，选择次优治疗方案，即创面处理技术联合“臭氧”伤口冲洗。

针对次优治疗方案可能存在的风险，医护人员对患者进行了充分的告知，并获得其同意。第一，当次优治疗方案不能达到治疗效果时，患者需要转介医生行住院治疗。第二，若不治疗或治疗不成功，可能存在伤口长期不愈合的情况，患者可能面临更大的心理负担与家庭经济负担。

秉持坚持患者健康利益第一的原则，医护团队整合医疗资源，通过多次跨学科团队讨论与沟通，决定采用医院新的护理技术，结合“臭氧冲洗”的治疗方法来处理伤口，降低风险，尽可能实现护理治疗目标并达到理想效果。经过充分告知风险及患者签署知情同意，为患者实施了连续三周的创面处理技术联合“臭氧”伤口冲洗，最终伤口完全愈合，患者对整体的护理治疗效果很满意。

护理感悟

1. 在临床护理中强化护士的伦理意识思维

护士对患者除了护理治疗外，更强调关怀照顾，更需要护士在临床护理实践中具备伦理思维，遵循医学伦理学的基本原理、基本理论与基本原则。据相关文献报道，我国护理差错事故多是由护理人员对护理伦理实践的意识不足引起的，主要侵犯患者的隐私保护权、知情同意权和自主权，且目前依旧存在临床护理人员对护理伦理的认知相对薄弱，医院对护理伦理知识和技能培训过少，教育形式尚未激发护理人员积极性等问题。

因此，护士在进行正确的护理治疗时，具备伦理思维及正确的价值判断已经成为重要的职责要求。临床管理者需要根据医学伦理规范和护理伦理原则，完善临床护理规章制度、教学培训、技术操作规范和服务规范等，不断强化护士的伦理思维，指导规范护士在临床一线工作中真正体现护理伦理的尊重、有利、不伤害、公正原则。

2. 在临床护理中不断提升护士伦理决策能力

近年来，护理伦理的相关内容备受关注，但多在伦理敏感度、伦理困境、伦理氛围等研究层面，较少有在临床中具体运用护理伦理基本原则和理论并指导临床实践的研究报道。但在临床护理中类似邓先生案例的伦理原则冲突情形并不少见，对护士特别是专科护士运用正确伦理思维和合适伦理分析工具来解决伦理冲突难题的伦理决策能力，提出了更新更高的要求。

本案例中的专科护士在独立处理案例中的患者慢性伤口过程中，除了需要考虑专业技术治疗效果外，还涉及患者的经济情况、家庭状况、工作状态、缺乏社会支持等多种背景因素，需要与患者充分沟通治疗方案，在尊重患者的同时做到有利、不伤害。ET 与护理伦理团队充分讨论后，优先选择尊重原则，选择治疗的次优方案，同时通过做好签署同意书及记录、充分告知可能风险与后续影响，技术操作精益求精，将患者健康利益放在首位。这样的临床护理治疗工作对专科护士的伦理分析、伦理决策能力是一种考验。

3. 培育科学与人文相融的核心护理技术，提升护理价值

患者基于不同的职业、文化与经济情况等背景差异大，有权利选择不同的治疗方案。患者对护理技术的更高需求、对治疗方案的选择及对护士的信任，一方面，激发了护士专业技术水平的提升，促使护士在护理治疗中充分考虑患者的实际情况，不断做好护理技术的迭代升级，体现有利、不伤害原则；另一方面，提醒护士需要将日常性的护理伦理实践融入护理临床实践，强化伦理思维，充分重视尊重、公正原则。

在当前护理学科及专业技术快速发展之时，护理团队不断培育科学与人文相融的核心护理技术，对形成专科的品牌效应有较好的驱动作用，同时也实现了护理价值的增值，让充满人文性的护理技术在临床实践得到普及，在护理临床实践中体现科学与人文相融、有利于患者、为患者消除或减轻病痛及促进康复的护理价值，并形成以此为特征的“护理生态”。

（夏振兰，广州医科大学附属第三医院）

三、 虚虚实实真假难辨： 患者隐瞒真实情况以延迟出院

护理叙事

“陈姨，您现在有没有哪里不舒服啊?”清晨我们与医生为术后患者陈姨进行医护一体化查房，来到陈姨床旁，医生让陈姨尝试把腿抬离床面。陈姨面容痛苦，默默摇了摇头。“很痛吗，陈姨?”陈姨点点头：“嗯。”

面对反应有些冷淡的阿姨，我们放轻音量，主动关心陈姨的日常生活后，对陈姨进行查体，发现陈姨双下肢仍无法抬离床面。陈姨经过两次手术进行双侧髋关节置换，但现在是术后第三天，因为疼痛，其阶段性功能锻炼未达到预期训练目标，目前左下肢肌力Ⅲ级，右下肢Ⅱ级，疼痛评分 FPS 评分为 6 分。我们初步怀疑是因为陈姨之前 33 年生活以卧床为主，其间缺乏肌肉锻炼，其肌肉萎缩、肌力下降，再加上术后功能锻炼依从性低，导致其肢体功能障碍。

但是我们在与夜班同事的交班中了解到，陈姨每晚都失眠，并且陈姨白日在护士陪伴与监督下可以进行床上肌肉收缩、床边站和助行器辅助行走锻炼 30～40 分钟，其间无诉疲乏，这种种现象并不像是肢体功能障碍。于是，我们进一步全面地评估了陈姨的病史及社会支持情况，并使用焦虑自评量表，结果显示中度焦虑。我们通过观察发现陈姨会在夜间默默地进行肢体功能锻炼，而且下肢可以抬离床面！因此我们猜测查房时陈姨应该是假装肢体功能恢复较

慢，借此故意延长住院时间。

但是，我们并没有选择揭穿陈姨，而是通过陪伴的方式，医护一起督导功能锻炼，主管医生分享近几年此类成功的案例，建立她的康复信心，护士指导及督导其功能锻炼情况。其间，护士和护工主动询问患者需求并尽力满足。渐渐地，陈姨向我们敞开了心扉。原来，她是一位独居孤寡老人，未婚无子女，兄弟姐妹 9 人，但母亲与其兄长定居美国，目前就她独自一人居住在老城区一栋老房子里，她很焦虑无经济能力改变居住环境，担心出院后无人照料，生活不便。一直以来她都觉得自己被社会抛弃，没有人可以帮助自己，曾经有过 2 次自杀的行为，且近几年一直有自伤、自杀念头。

得知陈姨内心的真实想法后，我们决定给予她一些帮助。首先是向医院的医务社工申请介入帮助。医务社工每日都过来探访陈姨，解答她提出的各种疑问，协调遇到的服务问题，帮助她心理疏导。在我们的关心与指导下，陈姨出院时已经能够主动与医护沟通，积极参与解决生活困惑的话题，并表达自己内心的真实意愿；同时，她还积极帮助相邻床位患者，获得同病房病友的夸赞，精神状态极佳。其次，在陈姨出院前几天，我们联系了周围的医联体单位——天佑社区医院，并且该社区医院可以通过医保来支付社区医院住院费用，这就大大减少了陈姨的经济压力。在社区医院两周的康复时期内，我们还和医务社工一起去社区医院看望陈姨，她见到我们非常开心，忍不住与我们分享在社区医院遇到的开心事。在陈姨即将从社区医院出院前，我们又提出去看看她的居家环境是否适合术后的居住环境。医务社工联系了陈姨所在的街道社区居委，拿着陈姨的钥匙一同前往陈姨的家里。一楼较潮湿，厨房与卧室不在同一楼层，楼梯狭窄且较陡，看到这个环境后，我们向居委提出应给予陈姨适当的居家环境改造，同时赠送了一套助行器给陈姨，帮助她顺利康复。

在陈姨刚回家那段时间，我们依旧时常去探望，还为陈姨申请了“长者饭堂”福利，可以通过刷“羊城通”卡（公交卡）支付饮食费用；同时根据陈姨的生活自理能力程度，帮助陈姨申请了广州长护险，给予她一定的生活支持与经济保障。最终陈姨恢复行走能力，并且勇敢地踏出家门，在社区中结交了一群好朋友。

护理感悟

（1）患者有意隐瞒其身体真实情况，若是当面揭穿很可能会激发矛盾，造成不良的护患关系。我们想要与患者建立良好的护患信任关系，应当评估患者的需求并制订个体化计划，提供优质服务，同时，也要提高个人的沟通技巧。研究证明，熟悉患者的需求且能够提供安全、有效和以患者为中心的护理的护士，可以在护患信任关系建设过程中发挥重要作用。

（2）孤寡老人社会支持不足，容易出现生理与心理方面的问题，其社会支持不足的原因在于缺乏核心家庭提供的社会支持，缺乏他人提供的心理支持以及老人不懂得主动寻求和获取新的社会支持。我们作为医护人员，可以主动帮助孤寡老人，提供心理支持及相关社会支持资源链接，运用各种辅助工具及手段来解决生活困难，让他们幸福地度过人生晚年阶段。

知识链接

1. 孤寡老人心理与生理问题显著

孤寡老人无劳动能力、无生活来源、无子女且常年独居生活，生活质量低下，身心健康受到影响，老人大多心情抑郁、惆怅、孤独、寂寞、行为退缩；对自己的存在价值表示怀疑，陷入无趣、无望、无欲、无助的状态。特别是女性老年患者，在独居的头三年有较高概率患有抑郁症。独居与营养不良风险增加、健康状况下降、抑郁症状增加、再入院率、生活质量下降等相关。面对老年人口的不断加剧，孤寡老人的心理健康问题不容忽视，社会保障机制的建设也将成为必不可少的需求。孤寡老人因其经济和心理承受能力具有极其脆弱的特性，致使该类人群成为社区公共卫生应急管理中的难点。

2. 构建医联体，为孤寡老人提供社会支持

医护人员可以通过电话、电子信息随访，或者“互联网＋”医联体模式，搭建医院—社区—患者的沟通服务平台，实现院内治疗与院外康复一体化，为孤寡老年患者提供从住院到康复全过程的无缝衔接。医联体即区域性医疗联合体，以“大病在医院，小病、康复在社区”为宗旨，合理分配医疗资源，充分调动社区医疗力量解决小病和大病出院后的康复治疗问题。医联体是医院与患者居家之间的一个桥梁，患者出院后的康复方案可以由社区卫生服务中心落实，向孤寡老年患者讲解髋部骨折术后家庭康复的相关知识、病情发展、心理咨询等，可以有效减轻患者的焦虑和抑郁，使其保持良好的心理状态。

（夏振兰，广州医科大学附属第三医院）

四、 约束与否难以抉择：家属自行解除患者约束导致患者跌倒

护理叙事

“姑娘，48 床患者掉下床啦!”护工阿姨的一声叫喊打破了清晨的宁静。早上 7:30，当班黄护士正在隔壁 51 床病房巡房（5 分钟前才巡过 48 床房间），听到阿姨呼叫声，赶紧飞奔到 48 床患者床前，只见患者跌坐在床边，情绪激动，胡言乱语。陪伴家属一脸惊恐，嘴里喃喃道：“老头子，我帮你解了波板，想着让你舒服一点，谁让你自己下床的，这下可该怎么办?”黄护士随即在床旁评估并询问情况。

“阿姨，发生什么事了？我刚经过看爷爷还坐在床上戴着波板手套好好的，怎么突然就掉下床来了?”

“老头子一直嚷嚷着要我松开他的手，说绑着不自由，我看着心疼，想着也要吃早餐了，放松一会儿应该没事。谁知他不听话，不但拔了伤口引流管，还自己下床呢！早知这样，就不应该听他的。”

“爷爷从床上掉下来的整个过程您可以和我描述一下吗?”

“只是想给他松开一会儿，想着我就在身边，松一下应该不会有什么事，谁知……我现在都后悔死了。”

“您先别着急，不用太担心，值班医生马上就会过来替爷爷详细检查。”

见家属满脸愧疚，黄护士对其进行安抚。

经评估测量，确认患者生命体征平稳，查体见患者右下肢活动受限，右髋部手术伤口部位留置的伤口引流管已被患者拔除，敷料渗血。与此同时，护工协助通知值班医生现场检查患者伤情。医生检查发现右髋部远端伤口皮肤缝线裂开约 7 厘米，予床边伤口清洗换药后于治疗室行右髋部伤口清创缝合。随后，在医生的陪同下患者完成了 X 线检查及头颅 MR 检查。X 线检查结果示：右髋人工关节置入术后，内固定在位；头颅 MR 检查结果示：脑萎缩。

这是一位 85 岁的退休教师，听阿姨讲爷爷平素性格就非常固执，很好强。2021 年 11 月 20 日因右侧原发性单侧髋关节病入院治疗，既往有脑卒中病史。入院时神志清楚，生命体征平稳，沟通交流正常，MMSE 评分为 22 分，双上肢肌力Ⅴ级，双下肢肌力Ⅳ级，走路不稳，家属予以陪伴。入院时跌倒风险评估 70 分，属跌倒高风险人群。11 月 22 日在手术室静吸复合全麻下行“右全髋关节置换术”，留置伤口引流管、尿管。术后当晚发生胡言乱语、躁动、爬

床等行为。护士对患者进行评估后，与陪伴家属沟通即予保护性约束双上肢。术后第一天，患者要求自行进食早餐，家属摇高床头后，遂协助患者解除约束波板手套并放下床栏，转身准备早餐，患者趁机自行离床下地，跌坐于床边。所幸未造成二次伤害，患者经过继续治疗一周后，生命体征平稳，右髋部伤口愈合良好，康复出院。

护理感悟

（1）患者发生了术后谵妄，护士进行评估后，为了防止不良事件的发生，出于对患者和自身的保护，给予患者身体约束。但患者当时的神志无法判断身体约束的必要性。而家属认为患者术前沟通交流都正常，即便护士进行了约束必要性的宣教，家属觉得躺在床上不进行约束问题不大。

（2）护士在对患者进行保护性约束前，让患者家属签署了《约束知情同意书》，同时向患者家属解释约束的原因及不使用约束造成的后果。但从人性的方面来看，患者退休前曾是一名高级知识分子，平时夫妻关系和睦，突然对患者进行身体约束，家属一方面觉得有伤患者自尊，另一方面觉得被约束起来很可怜，从心理上心疼患者。

知识链接

1. 加强护理人员培训，对患者进行前瞻性评估，可有效预防谵妄的发生

研究表明，骨科患者围手术期谵妄的发病率为28%～61%，老年住院患者为高发人群。研究显示，谵妄是可以预防的，对护理人员进行谵妄知识培训，熟悉谵妄的风险因素，正确运用适宜的评估量表，根据评估时机及评估内容对患者进行正确评估，及时干预，可有效预防谵妄的发生。

（1）综合评估。

入院时及术后评估谵妄的危险因素，术前因素包括：高龄、骨折、疼痛、焦虑、低氧血症、时间定向紊乱、视觉和听觉受损、低蛋白血症、认知障碍、睡眠周期紊乱、合并多系统疾病；术后因素包括：限制性体位、切口引流管、疼痛程度、术后输血量>1 L、镇静、镇痛治疗、低氧血症、睡眠质量、并发症发生、感染、电解质紊乱等。

（2）睡眠管理方案。

提供安静、舒适的休息环境，根据谵妄发病昼轻夜重的特征，晚间为患者提供安静的黑夜睡眠模式。晚间集中进行各项护理操作，动作轻柔，尽量不干扰患者睡眠，在做好常规护理基础上，重点做好对患者的睡眠指导。营造正常的睡眠觉醒周期，白天室内打开窗帘，必要时开启灯光，鼓励照顾者与患者交流，夜间关闭灯光，借助小夜灯进行巡视等操作。

（3）镇痛镇静方案。

提前干预。在进行潜在致痛性操作前，预先使用药物镇痛以减轻患者疼痛。合理应用阿片类止痛药物，采用多模式镇痛方案，联合应用非甾体类抗炎药及其他非阿片类药物，减少阿片类药物的应用。减少苯二氮卓类镇静药物的使用，此类药物有嗜睡、多语、睡眠障碍等不良反应，影响患者白天的活动，甚至会加重谵妄的发生。

2. 联合多学科合作，制订谵妄管理方案流程，进行规范化管理

对患者的风险因素进行及早干预，构建围手术期谵妄管理方案，对病情进行相关筛查、识别、预防，与主管医生、麻醉师等共同制定相关措施，进行规范化管理。适当给予药物治疗及有效护理，能降低相关并发症发生。

3. 制订患者身体约束缩减方案，实行最小化约束

研究表明，身体约束无法有效预防非计划拔管等不良事件的发生，反而会对患者造成生理、心理伤害，同时也是引发谵妄的独立高危因素。2020 年中华护理学会发布《住院患者身体约束护理》，该标准的身体约束原则中指出，应遵循最小化约束原则，尽可能使用约束替代措施，如：

（1）优化环境，减少声音和光线的不良刺激，温湿度适宜，让家属陪伴患者、安抚患者，播放轻快的音乐，减轻患者的焦虑和不安，必要时予以药物辅助睡眠。

（2）分散患者对管道、仪器的注意力，将管道和仪器放置在患者的视线之外，积极撤管、撤仪器，提高患者舒适度。

（3）满足患者的各种生活需要，协助进食、进水、翻身、排泄等。动态评估患者的疼痛情况，并采取积极有效的措施。

4. 根据谵妄评估结果，实行约束分级方案管理

研究表明，可以根据谵妄评估的结果来采取相对应的等级约束，谵妄评估约束分级方案可保障患者安全。约束前责任护士向患者或家属做好宣教并签署《约束知情同意书》，根据患者的精神状态、躁动程度、治疗处置、配合意愿、双上肢肌力等确定约束的等级。

5. 落实不伤害原则，加强对约束患者的评估

在实施约束前，护理人员应充分评估患者被约束肢体的活动及皮肤情况，选取适宜的约束方法及约束工具，减少预防性约束的实施，从而减轻患者痛苦，避免造成不必要的损伤。若通过评估发现必须对患者实施约束，护士应加强风险意识，及时巡视，定时放松，及时观察约束效果，预防并发症的发生。此外护士还应掌握解除约束的最佳时机，减少身体约束对患者造成的压疮、骨折、窒息等严重的不良影响，以达到动机与效果的统一。

（夏振兰，广州医科大学附属第三医院）

五、 中老年人最后的倔强

护理叙事

麦先生，男性，51 岁，小学文化，本地人，已婚，职业为职员，诊断为脑梗死。2022 年 10 月 5 日因纳差一周，头晕、呕吐 1 小时入院，入院时四肢肌力均为Ⅲ级，入院后，予留置胃管、尿管，输血治疗。入院第二日即拔除胃管，予 10 月 12 日拔除尿管后自行解小便。10 月 13 日，患者头颅 MRI 提示：患者存在新发脑梗，予以清除自由基、促进侧支循环开放等治疗。10 月 19 日患者四肢肌力均为Ⅳ级，指导患者在床边行走，注意高危防跌倒。在 10 月 12 日，患者拔除尿管之后自觉状态良好，坚持自己下床大小便，但是患者四肢肌力均为Ⅲ级，如果患者执意坚持自己下床的话很有可能站不稳导致跌倒，从而引起二次伤害。此时护患双方对患者是否可以下床大小便产生分歧：一方面，医护人员担心患者站不稳易摔倒而导致受伤，患者完全可以在床上进行大小便，小便用尿壶，大便用便盆，如果没有尿壶和便盆，可以暂时用纸尿片或者护理垫代替；另一方面，因患者既往史有过脑梗死，明白能重新站起来的不容易，所以患者积极锻炼，不放过任何能站起来的机会，又觉得躺着大小便十分没有自尊，毕竟还年轻，还没有迈入老年阶段，接受不了在床上大小便。

根据患者病史，患者在 2011 年 11 月和 2022 年 5 月分别行过左侧颈内动脉球囊扩张术 + 支架置入术，和左侧椎动脉造影术 + 椎动脉球囊扩张术 + 支架置入术 + 左侧颈内动脉球囊扩张术，术后出现右侧肢体感觉麻木，肌力减退，头颅 MRI 提示延髓腔隙性脑梗死。术后患者积极配合治疗，努力锻炼，从而可以扶着栏杆步行。本次入院因病情需要，患者留置尿管 7 天，拔除尿管后患者排尿比较顺利，所以患者想依靠自己的能力来完成生活方面的自我照顾，而不是依赖他人来协助自己解决大小便的问题。相较于老年患者，患者年纪比较轻，患者自尊心比较强烈，认为自己还没有到需要人伺候的年纪，何况出院后还有自己的工作要做，而不是一直躺在床上，所以很抗拒在床上大小便。

护理感悟

从患者安全来看，患者在床上大小便遵守了防跌倒的原则。本案例的主要护理问题是患者四肢肌力均为Ⅲ级，如果强行站起来会十分吃力，不仅站不稳，而且双手抓着护栏也不稳，大大增加了患者跌倒的风险。其护理治疗目标是预防患者跌倒，帮助患者尽早回归家庭与社会。

从伦理考量来看，给予患者床上大小便有利原则。为保证患者的生命安全，最大限度地促进患者的健康权益，对本案例涉及伦理冲突问题进行伦理分析，主要是依据效果论。效果论是以道德行为后果作为确定道德规范的最终依据的伦理学理论，最具有代表性的是功利论，功利论在护理伦理学中的应用是主张医护人员的行为满足患者和社会大多数人的健康利益为道德标准的一种伦理思想。它主张人的行为道德与否，取决于行为的结果，凡行为带来的结果利大于弊，则行为是道德的，否则就是不道德的。医护人员正是基于遵循患者健康利益第一的伦理思想，主张对患者进行床上大小便的指导。

从患者偏好来看，患者对自我认知和自尊是影响其做出决定的主要因素。患者态度积极，但是由于四肢乏力，站不稳，跌倒风险很高。如在床上进行大小便，对患者而言将是一个很大的羞辱。考虑到患者文化程度和认知水平，他能够自主选择护理方案，并了解护理方案的相关益处与风险。根据尊重自主原则，责任护士有责任将患者的反对意见纳入护理决策的权衡之中。

本案例中的护理伦理难题体现为有利原则与尊重原则的冲突。有利原则主张患者床上大小便以防跌倒，尊重原则结合患者的具体状况及其意愿，尊重患者的自主选择。面对该案例的伦理问题，责任护士进行伦理分析，因本案例的护理治疗遵循有利原则就应该在床上大小便，而遵循尊重原则就应该尊重患者让其自己下床进行大小便，故责任护士在与临床护理伦理实践研究团队充分讨论后，做出的伦理决策是：尊重患者的决定，让患者需要大小便时按铃呼叫护士或者护工帮忙扶起身。针对此方案可能存在的风险，医护人员对患者进行了充分的告知，并获得其同意。第一，当患者需要进行大小便时，护士或者护工并不能第一时间赶来，比如护士在抢救危重症患者、护工在给一个重病患者擦身时，患者要接受在床上使用尿壶或者便盆。第二，如果患者执意自己下床后导致跌倒，可能会引起身体方面的外伤、骨折，患者可能面临更大的心理负担与家庭经济负担。秉持坚持患者健康利益第一的原则，护理团队进行充分认真的沟通，最终决定在床边放置一个公用坐便器，需要下床的时候可以按铃呼叫护士或者护工协助患者起床坐在坐便器上，患者自主进行大小便，等患者四肢肌力恢复到Ⅳ级或者Ⅴ级时就可以自行起床进行大小便。10 月 13 日，患者头颅 MRI 提示：患者存在新发脑梗，予以清除自由基、促进侧支循环开放等治疗，指导患者卧床休息，四肢进行适当的功能锻炼，患者积极配合。对此，我们的神经外科医护团队和康复科团队对患者下肢肌力活动情况进行了充分的评估，制订了周密的康复训练计划，详见表 9－1，对患者进行了快速康复治疗。10 月 21 日，患者扶行出院，对整体的护理治疗效果很满意。

表 9－1　下肢肌力康复训练计划

患者肌力	医疗团队（治疗措施）	护理团队（防跌倒措施）	康复团队（促肌力恢复措施）
Ⅲ级	药物治疗包括： ①改善急性缺血性脑卒中所致的神经症状日常生活活动能力和功能障碍：依达拉奉右莰醇注射用浓溶液，丁苯酞氯化钠注射液，每日 2 次静脉滴注 ②改善脑部血流循环障碍：银杏叶提取物注射液，血栓通针，每日 1 次静脉滴注 ③改善患者营养状况：复方氨基酸注射液 + 多种维生素 + 多种微量元素，每日 1 次静脉滴注 ④预防动静脉血栓形成：氯吡格雷片、吲哚布芬片、脑栓通胶囊口服 ⑤治疗眩晕：盐酸倍他司汀片、迪诺康颗粒口服	①床头悬挂“高危防跌倒”警示牌 ②指导患者使用呼叫铃，把呼叫铃放在患者方便取到的地方 ③指导患者勿跨越床栏 ④把患者的水杯放在床头，尿壶、便盆放在床旁椅子上 ⑤患者卧床时上床栏，加强巡视	①双下肢的按摩。按摩时先用滑石粉或爽身粉擦拭下肢部位，然后按足趾、足底、足背、小腿、大腿的顺序进行，先擦拭这些部位，然后再进行按摩。在按摩的同时配合被动活动下肢关节，防止产生关节挛缩的并发症问题。具体的按摩手法主要根据肌肉的走向进行向心性按摩，也可以促进局部血液和淋巴的回流，防止存在肿胀的情况出现。每日 1～2 次，每次 15～30 分钟 ②针灸。针灸治疗的原理是疏通经络、调和气血。针灸治疗可以扩张脑血管，改善脑血流量，建立相对完整的侧支循环，改善病变脑组织

（续上表）

患者肌力	医疗团队（治疗措施）	护理团队（防跌倒措施）	康复团队（促肌力恢复措施）
Ⅲ级	⑥护胃补血治疗：艾普拉唑肠溶片、康复新液、多糖铁复合物胶囊口服		的供氧供血，刺激脑血管的扩张，消除血管阻塞，有效溶化血栓，提高改善患肢功能的原理，提高患者的生活质量，促使脑部重新支配手脚，令手脚有意识地活动。针灸治疗的方法有许多，如体针、头针、眼针等，包括穴位注射、艾灸、拔罐等
Ⅳ级	药物治疗包括： ①改善急性缺血性脑卒中所致的神经症状日常生活活动能力和功能障碍：依达拉奉右崁醇注射用浓溶液，丁苯酞氯化钠注射液，每日2次静脉滴注 ②预防动静脉血栓形成：氯吡格雷片、脑栓通胶囊口服 ③治疗眩晕：盐酸倍他司汀片、迪诺康颗粒口服 ④护胃补血治疗：艾普拉唑肠溶片、康复新液、多糖铁复合物胶囊口服	除了以上措施外，还要注意： ①房间内保持光线充足，晚夜间应该避免走道灯过暗，病区地面保持清洁干燥，卫生间设有防滑设施 ②行人通道通畅，没有障碍物 ③告知患者在陪护协助下方可下床，下床前确认已穿防滑鞋，并予床边悬摆双脚至少两分钟 ④助行器放在患者容易取用的位置 ⑤避免穿着过于宽大的衣物，要穿合适的衣物	主要的康复训练是对患者的肌张力进行有效控制，并进行肌力训练、运动支持、运动控制。这个训练过程包括异常模式的纠正、正确运动模式的学习、本体感觉的控制、步态训练、平衡训练，综合这些训练才能够教患者学会运动控制，有效地完成下肢步态和行走；周围神经主要是肌力训练，增强肌力以后，让患者有效地站立、站稳、保持平衡，再进行步态训练。当患者能够站稳而无疲劳感时，可开始步态的锻炼，但要特别注意防止行走时跌倒，以防发生意外。遵循循序渐进的原则，不能过度疲劳，要适可而止

知识链接

谢红珍等人的《〈中国护士伦理准则〉内容解读》中指出护理伦理原则是护士伦理准则的理论支柱，起着导向和指南作用，为护士解决护理实践中的伦理问题提供策略和方法，对护理行为和技术活动起规范指导作用。“尊重、有利、不伤害、公正”四大原则是医学伦理的基本原则，也是护士应遵循的基本伦理原则。准则在遵守普适性医学伦理原则的基础上，针对护理的特性，参照护理伦理学的基本原则和《护理伦理学：理论构建与应用》一书，在伦理原则中增强了“关爱”要素，将“有利”改为“关爱”。“关爱”是比“有利”更高一层次的情感表达，凸显了护理的人文关怀属性。

“尊重”是现代医学模式的必然要求，也是医学人道主义基本原则的具体体现；是建立和谐护患关系的基础，也是保障患者根本权益的前提。尊重既要尊重护理对象的生命权、人格权，也要尊重护理对象作为患者时的基本权益。在护理实践中，“尊重”更突出表现在尊重人的自主性。患者自主性是指有自主能力的患者可按照个人意愿自我管理和自我决策。当患者或其家属的自主选择与患者的诊断治疗或社会利益发生冲突时，护士要履行对患者、社会的责任，最大限度地维护患者利益，同时不损害他人、社会利益。对于婴幼儿、精神疾病、智力低下等患者，要特别尊重他们的家属或监护人为患者做出选择的权利。

“关爱”是护理伦理原则的核心，体现了护理的本质与专业的核心价值。关爱包含了关心、照顾帮助和爱护等含义。护理主体活动是一种情感劳动，护士不付出情感就难以提供让患者满意的护理服务。护士以怜悯同情之心的情感投入，对患者实际需求和内心感受富于敏感性，对患者身心细心呵护及关爱能产生一种道义的正能量。“关爱”是一种自然情感，也是一种道德情感，更是一种能力，体现了护理的人道主义精神，也是广大患者的心理期待。“关爱”应成为一切护理工作的出发点和落脚点。在护理实践过程中，护士的行为应是仁慈的。“关爱”是对人类生命的关爱和权利的尊重，也体现着一个社会公正、文明和谐的程度。关爱原则的主观利益是指从患者的角度对生命、健康等利益做出的价值判断和选择；客观利益是指从医护人员的角度或者其他人的角度对患者的生命和健康等问题做出的认为对患者最有利的判断和选择。关爱原则要求在尊重的前提下，达到主观利益和客观利益的统一，这样才能真正实现对患者的关爱。

“不伤害”是指医护人员不给患者带来可避免的不适、疼痛、痛苦、损害、残疾或死亡，包括不应发生有意/无意造成的伤害，如因疏忽大意造成的伤害。国际护士协会（ICN）指出，护士的基本义务是对那些需要护理照顾的人负责，护士不得参与任何给人造成身心伤害的行为。临床诊疗技术有时难免会给患者带来无法避免的身体上或心灵上的不适与伤害，护士要和医生一起权衡患者的“受益”与“伤害”，最大限度地将伤害最小化。不伤害原则对护士提出了如下要求：培养一切为护理对象的利益着想的意识和动机；恪守行为规范、落实护理核心制度。护理行为前要科学评估可能会给患者造成的影响，选择利益大于伤害的方案；重视患者的愿望和利益，对合理的行为尽力给予满足，对不合理的行为及时给予说明和疏导；尽力提供最佳的护理。

公正原则指在医护过程中公平、正直、合理地对待每一位患者，做到不偏不倚，同等对待。公正一般包括形式公正和内容公正两方面内容。形式公正是指对同样的人给予相同的待遇，对不同的人给予不同的待遇。内容公正指依据个人的地位、能力、贡献、需要等分配相应的负担和收益。合理的公正观念应该是形式公正与内容公正的有机统一，即具有同样医护需要以及同等社会贡献和条件的患者，应该得到同样的医护待遇，不同的患者则分别享受有差别的医疗待遇；在基本医疗保障需求上做到绝对公正，即人人都应该享有，在特殊医疗保健需求上做到相对公正，即对有同样条件的患者给予同样满足。

因此，护士在进行正确的护理治疗时，具备伦理思维及正确的价值判断已经成为护士的重要职责要求。临床管理者需要根据医学伦理规范和护理伦理原则，完善临床护理规章制度、教学培训、技术操作规范和服务规范等，不断强化护士的伦理思维，指导规范护士在临床一线工作中真正体现护理伦理的尊重、关爱、不伤害、公正原则。

（吴量，广州医科大学附属第三医院）

第十章
内科的护理叙事

一、“互联网+糖尿病”开启居家“三师共管”新模式

护理叙事

“姑娘，您好！请问这里是糖尿病教育工作室吗?”这是每位糖尿病患者前来糖尿病护理专科门诊咨询时常说的第一句话。“您好！是的，请问您需要咨询什么?”糖尿病专科黄护士看着手上拿的一沓化验单，一脸疑惑的王先生回答道。“医生说我是糖尿病，血糖太高了，让我必须住院治疗。”黄护士一边听王先生讲述，一边翻阅他的化验单和病历。“我怎么可能是糖尿病呢？我平时都不吃糖的。还要我住院，我只请了一天的假过来看病，以为开点药就能回去了，什么都没有准备呢，我待会还得赶车回增城。我不想住院，医生就让我过来这里，我也不知道为什么。”

“王先生，您误会了，糖尿病跟吃不吃糖关系不大，它是内分泌疾病。我刚才大概了解了一下您的病情，您看啊，您的随机血糖已经是 23.2 mmol/L，远远地超出了正常值。血糖这么高，需要马上住院，通过胰岛素治疗把血糖降下来。”

“我哪有时间，我工作很忙，家又远，怎么能说住院就住院呢？不就是血糖高点吗？我回去自己注意点就好了，我一直对自己吃东西都很注意的。今天早上我就吃了个馒头，喝了碗粥而已。”

“王先生，血糖高虽然不可怕，但是如果控制不好，是会对您的肾脏、神经、心脑血管等造成很大危害，一旦发生酮症酸中毒，那是有生命危险的。您的抽血结果还显示血脂、尿酸以及胆固醇都是偏高的，也就是我们俗称的

‘四高’；再结合您的体型，BMI 达到 28. 2 kg/m^2，属于肥胖。您今天的早餐，粥和馒头都属于主食，也是升糖快的食物，搭配并不合理。从这些方面都可以看出您平时的生活方式存在着很大的误区。您目前才 53 岁，这么年轻，如果这些问题现在不去干预，会严重影响到您的身体健康。”

“那那那，姑娘，我应该怎么办？我不能住院，家里需要我呢！等我忙过这一阵子，再考虑住院的事，行吗？”

见王先生满脸不知所措，黄护士对其进行安抚。同时，根据王先生的实际状况及其意愿，并结合专科医生的建议，向其提出采用胰岛素泵强化治疗联合连续动态血糖监测的“三师共管”线上居家血糖管理方案。

“线上管理？怎么管？是不是特别难？”

“王先生，别担心。我们线上管理团队包含内分泌专科医师、糖尿病专科护士和营养师，会根据您的病情制订出针对性的居家血糖管理方案，包括饮食、运动、用药、血糖监测等。同时，我们会通过微信群对您进行指导、跟踪、监督以及答疑，因此需要您每日按要求进行‘饮食打卡’和‘运动打卡’，并测定血糖和注射胰岛素。”

“测血糖？是不是要扎手指？每天都要扎吗？那个可疼了，我刚才扎的手指现在还疼着呢！”

“别担心！测血糖特别简单，不需要每天扎手指。我们会给您在手臂上安装动态血糖监测探头，它会主动获取您的血糖数值。您只需要在手机上安装一个软件，就能看到 24 小时的血糖值和血糖波动情况，我们在后台也能实时追踪您的血糖情况，动态调整胰岛素的剂量。”

“还要打胰岛素吗？姑娘，能不能只吃药不打针啊？”

“王先生，您现在血糖特别高，需要安装胰岛素泵让您的胰岛功能先休息一下，通过泵入胰岛素来调整您的血糖，等您的血糖平稳了，胰岛功能慢慢恢复后，可以改为口服降糖药。我们会指导您操作胰岛素泵。同时，您还需要每天记录血糖饮食登记表。这个表需要您写下吃东西的时间、种类、量和烹饪方式，还有运动的方式和时间，以及胰岛素剂量、血糖数值、体重等。每天 22:00 就把登记表拍照上传到微信群中，我们会根据您这一天的整体情况对管理方案进行调整。另外，还需要您参与我们线上的微课堂教育，来获取糖尿病健康管理相关知识。这个方案目前来说是比较适合您的，既不需要住院，让您回归到家庭生活中；也能由我们专业的医护团队对您实施远程的居家管理，更好地调整您的血糖。在这个过程中，您就相当于一名学生，而我们就是老师，您要尽可能地学习如何管理自己的血糖，这样以后才能更好地对自己进行管理。王先生，您看能不能接受这个方案，如果可以，我就给您上泵、上动态，并和您交代具体的注意事项。”

经黄护士详细的解答后，王先生充分地了解了线上居家血糖管理方案的具体操作，并且非常愉快地接受了该方案，表示会全面配合医护人员的要求，严格执行自我管理。王先生作为一位 53 岁的个体户，对糖尿病缺乏了解。2021 年 8 月在内分泌科门诊就诊，随机测微量血糖 23.2 mmol/L，血酮 0.1 mmol/L。王先生自述起病以来，近三个月无明显诱因出现消瘦，体重约下降 10 公斤；近两个月无明显诱因出现尿频、尿急、尿痛，间有头痛，休息后可缓解；近一个月开始出现口干，伴多饮、多尿。王先生已婚，育有一子一女，为家庭主心骨、家庭经济收入主要来源。其抗拒住院的主要原因为工作无法马上交接，会影响家庭经济收入；同时自身对疾病不重视，抱有侥幸心理。后来经过两周的线上强化管理后，王先生的血糖趋向平稳，回院复诊后，予拔除胰岛素泵并改为口服降糖药控制血糖。在管理过程中，王先生充分地认识到自己以往的生活方式中确实存在着许多的误区，非常庆幸能参加线上居家管理，表示收获满满，十分满意，对医护团队表达了由衷的感谢。

护理感悟

从伦理角度来看，住院治疗建议遵循了最优化原则。但王先生由于工作、家庭等原因，对于住院治疗持反对意见。针对此问题，专科护士根据尊重原则及有利原则，向王先生提出次优管理方案，向其详细解释线上居家管理方案的优势和注意事项，达到既能满足王先生意愿，又能处理其身体问题的目的。

随着“互联网 +”技术发展，微信已经成为支撑医师—护士—营养师—患者之间有效沟通的重要桥梁。“互联网 + 糖尿病”居家健康管理模式在满足患者回归家庭生活需求的同时，也能让患者接受专业的医疗护理服务，使医疗资源利用最大化。同时，能让患者在日常生活中持续学习糖尿病相关知识，加强患者学习的积极性和沉浸感。王先生正是通过这样的管理模式，在专业医护团队指导和监督下，不断强化自我管理的意愿与能力，逐渐提高自身的自律性和依从性。

知识链接

与其他慢性疾病相比，长期监测、健康教育、生活方式干预在糖尿病管理中具有更加重要的作用。为了保证糖尿病管理的连续性，新型互联网技术正逐步突破医疗资源与时间、空间的限制，为糖尿病患者健康管理提供新思路。

“互联网＋”健康管理是以互联网技术为依托，利用其便捷、高效的优势，对用户上传到后台的数据进行计算、分析，实现实时监控、危险报警，制订出精准化、个性化的健康管理方案，以解决院外健康管理受时间和空间等因素限制的问题，具备专业性、时效性、针对性。目前，“互联网＋”健康管理的干预形式包括可穿戴的健康电子设备、健康管理类手机App、微信订阅号、微信群、基于互联网的健康管理平台、互联网远程视频等。

国内现有的“互联网＋”糖尿病管理具有颇多优势，能有效地提高数据监测效率，拓宽宣教途径，促进多工种协同与辅助时间管理，加强信息资源集中化，刺激竞争性正反馈。相关研究显示，“互联网＋”健康管理能增加护患互动，促进患者血糖的有效控制，使得糖化血红蛋白下降；同时，能有助于提高患者的自我管理水平、治疗依从性，改善患者的糖尿病性心理痛苦。

（黄懿炘，广州医科大学附属第三医院）

二、 踏上腹透路， 无惧勇向前

护理叙事

我（患者视角）是一位多病共存的老年尿毒症患者，2022年已经是我居家腹膜透析的第三个年头。每天在家重复做的一件事就是每4小时做一次腹膜透析操作，出水—入水—封管，每天四次。我家住在一栋楼梯楼的顶楼，无法加装电梯。腿脚利索时女儿扶着我慢慢地走上顶楼，看看我心爱的一花一草一树木，这是一天中我最开心的时候。

“哎呦！哎呦！胸口压着，不够气，肚子痛”，我捂着肚子呻吟着。在二甲医院上班的护士女儿刚好下夜班回来，看到我这般不适，马上致电肾内科医生联系床位，紧接着简单收拾日用品带我去医院。这已经是今年来第四次住院了。

我怀着忐忑的心情来到肾内科。由于胸口闷得像一块大石头压着，喘不过气来，肚子隐隐作痛，我只能缩着坐在轮椅上直呻吟，难受极了。接诊的几个医护人员利索地把我安置在抢救房，大家忙碌地跑来跑去，监护仪时不时发出“嘀嘀嘀”的警报声……

“医生，徐阿姨的腹透液是浑浊的！”

“留取腹透液标本送检！马上冲腹！”

“啊！不是吧！”听到护士说我的腹透液是浑浊的，难道又腹膜炎了？哎！年纪大了，不中用了，难道我又碰管，污染接口了？我陷入深深的自责，又给女儿添乱了。

“腹水常规显示白细胞增多，腹水培养为沃式葡萄球菌，符合腹膜透析相关性腹膜炎（简称‘腹膜炎’）诊断标准，立即改腹透治疗模式为持续卧床腹膜透析（IPD），并予抗生素腹腔内给药。”主管医生说道。

看着医护人员们，围在我身边忙碌着，我的呼吸也渐渐平复了，胸口也不觉得有石头压着了，肚子没那么痛了。听护士说我的腹透液慢慢变澄清了，我心想，离出院的日子又近一些了，可以早点回家看看我家老头子，也不知道我不在家的这几天，他自己有没有做饭吃。突然，医生拿着病历走到我的床边，打乱了我的思绪。

“徐阿姨，您这一年来反复发生腹膜炎，考虑腹膜功能下降，超滤效果不佳，导致心衰发作，考不考虑像隔壁床的阿叔一样在脖子上置管做血透呀？

我当时愣住了，好一会儿才缓过神来，然后很坚定地说：“我不要置管！我不做血透！”

“徐阿姨，您听我说……”

“我不听，反正叫我做血透，我就不做，让我死了算了。反正也这么大年纪的了，不要再连累年轻人。”

“徐阿姨，怎么啦？这么激动，我们放松一点好吗？”管床护士邓护士闻声而来，握住我的手，安抚我。医生拿着病历走开了。

“我才不做血透呢，住院几次，看了那么多血透的患者，一个星期做几次透析，扎几次针，那血哗啦啦地流出来，太恐怖了。况且你来过我家的！你知道我家住楼梯楼八楼，我怎么走下楼去透析？”我忧愁地说。

“哦，原来徐阿姨是为了透析的事情而忧愁呢。2020 年初，新冠疫情蔓延，您没法到医院来换腹透短管，我跟同事一起去过你家家访，给您做新冠疫情期间居家腹膜透析的指导和更换腹透短管，这事都还记得。看来阿姨记性不错，也相信我对不？现在我给您分析一下，医生根据您的病情，更改了腹透治疗方案。您的症状暂时得到了一定的缓解，但因为高龄、多病共存、频发的腹膜炎，导致残余肾功能丧失，身上的毒素及水分排不出去，超滤效果不佳，最后导致心力衰竭，同时住院率增加，生活质量下降。而最优的治疗方案，是转血液透析治疗。选择血透的话，首先在颈部或腹股沟置临时管，血液从管子里引出，通过透析器把毒素及多余水分过滤后再输回体内；同时增加透析充分性，减轻心脏负荷，缓解心衰症状，也能够较快地改善目前的病情。出院后再去血管外科做动静脉内瘘成形术，以后就像血透患者一样每周三次，每次约4小时，做门诊血液透析治疗，这也是尿毒症患者首选的血液透析方式。这样可以大大提高了您的生存率及生活质量。您害怕的是见血还是扎针呢?”

“邓护士，我知道你好心，想帮我，虽然你们说的血透挺好的，可我怕见到血，也怕扎针，还有一个难言之隐就是我的家庭情况。虽然我家住得离医院近，但是楼梯楼八楼，无法加装电梯，出行确实挺麻烦。我跟老头子还有女儿一家生活，虽育有一儿一女，但儿子与岳父母同住，儿女都需要工作，女儿是一名二甲医院的护士，疫情下护理人员工作繁忙，加班加点是常态。如果接受血液透析方案，我将一周三次到医院进行血液透析治疗，每次约需 4 小时。这就需要一个人力接送我完成透析，这样会给我的家人带来极大的困扰。而现在居家腹膜透析治疗，腹透液送货上门，居家即可完成腹透，免去路途奔波，也不影响家人。虽然我知道腹透效果可能没有以前那么好，但我还是想要最生命的最后几年，能安稳地在家里待着，陪陪我的老头子也好，不想再奔波了。邓护士，就求你帮帮我好吗?我一定听话，好好学，特别注意你强调的无菌操作，你看行不行?”

听到我带着哭腔的语调来求助，邓护士很心疼，下定决心帮我。她握住我颤抖的双手告诉我：“徐阿姨，您别太担心，我会将您的情况反馈给主管医生，跟您的家属也商量一下，共同制订下一步的诊疗计划。”

看着邓护士走出病房，转身进去医生办公室，我怀着期待的心情等待着邓护士给我答复。住院几次，她一直是我的管床护士，我相信她。

过一会儿，邓护士走进病房，对我说道：“徐阿姨，我回来了。看得出，您很期待我的答复，所以一直在等我，是吗?让我们钱医生给您讲解一下接下来您的治疗方案吧。”

“阿姨，之前跟您和家属谈过血透的方案，你们拒绝了。针对目前您的病情，我们分析了您反复发生腹膜炎的原因，同时也尊重你们继续采用腹透的次优治疗方案的选择，就是实施个体化腹膜炎治疗和预防策略。首先要积极治疗腹膜炎及心衰等，更改腹透治疗模式并抗生素腹腔给药；其次将对您及家属进行‘家庭一对一健康教育’，包括腹膜透析操作的强化训练及考核，特别是重点训练腹透手法中的衔接技术，避免污染。针对此方案可能存在的风险，我需要向您告知，并获得您的同意。第一，当腹透方案不能达到治疗效果时，您需要立即置管做血透治疗；第二，若出院后再频发腹膜炎，多器官功能衰竭，即使退出腹透改血透，效果亦不佳，您将面临生命的威胁与更重的家庭负担。您同意我们提出的治疗方案吗？”

“我当然同意！只要不用我整天跑医院，安安静静在家做腹透，我已经满足啦！这次我长记性了，听你们的话，加强训练，我肯定没问题的。”

我的内心如鲜花怒放，坐在床上练习套笔套，确保在衔接的过程不污染腹透管接口。每天也会在腹透的模具上反复练习出水—入水—封管的操作，像刚置腹透管那会儿一样，从头学起，但这一次，我不再抗拒，因为我知道腹透在救我的命。我的肾废了，但我的腹膜还能帮上忙。人就是一个奇妙的个体，我也要珍惜这来之不易的生命。

出院前，邓护士给我和我女儿上了一节关于腹膜透析患者营养知识的健康教育课，明白了腹透患者不是什么都不能吃，只是每种食物有限量，做法有讲究。这对于我来说，一切都是可以接受的。还给我发放《腹膜透析居家指导》小册子，要求我每天记录血压、血糖、腹透超滤量情况。每周三腹透门诊到院随诊，若不方便复诊，可以让家属把小册子内容拍照上传至腹透肾友交流群进行线上随诊。

两周时间过去了，我终于可以出院了！我长舒了一口气，迈着步子缓缓离去。望向对面的血透室，看到那些患者坐着或躺着，血液从机器中循环转动，我不禁地颤抖！

感恩医护人员在精心指导后尊重我的选择，赋予透析路上恐惧、无助的我无限温情与勇气！人世间的路，我不知道自己还能走多远，但这一刻的选择，我无怨无悔！

护理感悟

本案例的伦理问题是终末期肾病患者对透析方式的抉择。患者发生频发性腹膜炎问题未引起她及家属的高度重视，此次医生提议更改治疗方案，患者感受到生命的威胁，明确了病情的严重性。在患者及家属知情的情况下，退而求其次，选择适合自己的居家腹膜透析，免去一周三次往返血液透析中心的奔波，也避免了家属接送等人力问题。护理团队遵循伦理的尊重及有利原则，尊重患者的意愿及病情，更改腹膜透析模式及处方调整，也在认知、操作、居家环境及饮食宣教等方面对患者及其家属进行强化培训。

当老年人患病时，他们常担心自己成为家庭和社会的负担，所以医护人员应多与老年人沟通、交流，注重倾听与反馈。正如本案例中的徐阿姨，医护在确定诊疗护理方案时，倾听患者本人的意见和看法，与其家属共同商定，让其感受到“老有所用”的价值感。医护人员应鼓励患者自我护理，居家做腹膜透析操作，能锻炼手眼协调能力；同时让患者参与力所能及的日常活动，避免身体机能出现用进废退的情况。

肾病是一个沉默的杀手，没有一点征兆，猝不及防，甚至很多患者就诊时已经发展为尿毒症，所以每年常规体检必不可少。特别是有高血压、糖尿病、高尿酸血症、肾病家族史等高风险人群，要定期检查尿常规，从而实现早发现，早治疗。让我们保持良好的饮食和生活习惯，减轻肾脏负担，劳逸结合，为肾脏保驾护航！

（邓意琴，广州医科大学附属第三医院）

三、 一例肺癌晚期临终卧床患者拒绝翻身的叙事护理

护理叙事

“师姐，12 床前两天出现病情变化，现在下不了地了，在床上躺了两天，不让我们看皮肤情况，也不配合翻身，我们都好怕他发生压疮。”周一一早上班，值夜班的师妹小迪就一脸忧愁地跟我说。

12 床郑伯是一名肺癌晚期并伴有多种基础疾病的老年患者。周五的时候自诉胸痛后照了胸部 X 线提示是肋骨骨折（病理性），当时在家人协助下，还可以下地活动。没想到，仅仅两天，病情变化这么快。

“那他不配合我们工作的原因是什么？另外，评估过他发生压疮的风险没？”我问小迪。

“卧床那天就给他进行 Braden 压疮风险评估了，分数 12 分，属于压疮高风险。至于不配合我们的主要原因还是疼痛，除了癌痛，肋骨骨折的部位也痛。另外，你知道他以前是当教导主任的，性格比较严肃，说我们老脱他裤子看皮肤，有损他尊严。还有一部分原因估计是他一时还无法接受自己的病情变化得这么快。”小迪一脸无奈地跟我说。

“好的，大致情况我知道了，争取今天把这问题给解决了，你交完班就下班吧。”我安慰小迪道。

跟小迪说完，我决定先到床边实际了解一下患者的情况。一到床边，只见郑伯一副疼痛难忍的表情躺在床上哼哼唧唧的，床边的老伴是一脸焦虑，在不

断安慰他。我笑着跟他打招呼，他也只是默默看了我一眼之后就不想怎么搭理我。好吧，看到这种情况，我知道现阶段跟他沟通的成效估计不大，所以着手解决问题的关键应该从他老伴那儿先入手。因此，我笑着跟他老伴说："张阿姨，等下抽空来一下护士站找我，我有点事需要跟您聊一下。"得到答复后，我回到了护士站。郑伯当前的情况，针对疾病的治疗意义已经不大，我们能做的就是在他生命的最后阶段，尽量减轻他的痛苦，并且确保在他卧床期间，避免压疮的发生，让他最后能体面地离开人世。因此，第一步，我需要先找主管医生，共同商量一下针对郑伯当前情况，看看是否能更改一下止痛药处方从而有效减轻他疼痛的情况。跟主管医生商议后，我们决定请院内药剂科会诊，更改郑伯的止痛药方案。

刚从医生办公室出来，就看到张阿姨已经在护士站等着我了。我把她引导到一旁，开始了跟她的谈话。

"张阿姨，郑伯现在是怎样的情况，您了解吗？"

"大致的情况，医生都跟我说了，老头子这病也拖得挺久的，医生告诉我们家属，这次（他）能出去的概率不大。对这个结果我们也能接受，就是这两天他情况一下子变差，又疼成那个样子，吃不好，睡不好的，我看着难受啊。"张阿姨激动地说。

看着她这个样子，我先轻轻地拍拍她的肩膀，安慰她道："阿姨，您先别激动，郑伯现在的情况，我们医护人员都知道，也在努力找解决的方案，等会就有药剂科的医生过来帮他会诊，到时我们会调整一下止痛药的方案，尽量减轻郑伯的疼痛情况。至于用药后的情况，需要你们配合着给我们反馈，以便我们能确定一个比较有效的方案，您看可以吗？"

"这肯定没问题，只要让老头子没那么痛，你让我配合啥都行。"听到张阿姨这么说，我知道接下来的谈话会比较容易了。

"阿姨，郑伯这两天卧床，由于种种原因，基本没怎么转过身，科里的小姑娘也跟我反映，他不怎么肯配合让我们查看皮肤情况。他现在这样的情况，还是很容易会发生压疮的，这个情况，您是知道的吧？"

"我知道，老头子性格比较固执，这两天又实在疼得厉害，我不忍心强迫他做他不愿意做的事，给你们工作添麻烦了。"张阿姨带着歉意说。

"阿姨，千万别这么说，我们不是怕麻烦，之所以要郑伯按时翻身和查看皮肤，主要还是要预防他发生压疮。一旦发生压疮，根据他现在的情况，伤口将会难以痊愈，这无疑会增加他的痛苦。而且咱们中国有句古话，'身体发肤受之父母'，说明身体发肤都是我们所爱惜的，我们不想郑伯在之后的日子不但要忍受压疮之苦，最后也不能体面地离开，给他和家属都留下遗憾。"

"我明白的，你们需要我怎么配合?"

"阿姨，等郑伯用了新的止痛药没那么痛的时候，首先我们会给他上个气垫床，另外我会给他一个翻身枕，这就需要您按时去给他转动体位。其次，针对他不愿意给我们看皮肤的情况，我们尊重郑伯的意愿，所以我就把这个重任交给您了，您一定要每天定时去查看郑伯的皮肤情况，有什么特殊情况及时告诉我们，可以吗?"

"可以可以，我还在想着怎么去说服他让你们脱裤子看皮肤呢。"张阿姨半开玩笑地说。考虑到郑伯的家庭经济能力还是较富裕的，我又跟张阿姨建议定时对患者受压部位使用防压疮液体敷料，并予骨突压疮高发部位使用减缓压力敷料。这些都得到张阿姨的答允。

经过药剂科会诊调整止痛药处方后，郑伯的疼痛情况大大减缓，在张阿姨的帮助下，我们护士针对他的一系列防压疮措施也慢慢得以落实。郑伯最终没有发生压疮，离开之际也比较安详。

护理感悟

疼痛是终末期患者最常见和最痛苦的症状之一，从生理、心理、精神、社会等方面影响患者的生活质量。晚期采用相关的治疗方式并不会取得比较大的价值，并且有可能会增加患者的痛苦。所以在临床上，针对此类患者，我们更多采取临终姑息治疗。那么在此案例中，我们又为什么一定要去给一个临终的患者进行翻身呢？这不单单是为了预防护理不良事件的发生，更多的也是从伦理的角度去考量。中国人讲究身体发肤受之父母，对一个临终的患者，如果在他离世时是带着一身破烂的皮肤，这对患者和家属而言都是一种伤害。所以对于临终患者，临床护士应当注重人文关怀，尊重患者及其家属的选择，在不违反护士操作准则的情况下，减少患者心理痛苦和躯体不适症状，提高其生命质量，帮助其舒适、安详、有尊严地离世。

知识链接

个性化姑息护理模式能够明显改善晚期癌症患者不良情绪，满足患者护理要求，提高患者的生活质量。

1. 环境干预

考虑到晚期肺癌患者的病情较重，尽量为患者安排单间病房，要确保病房设施齐全，营造一个以人本为基础的关怀模式病房；同时嘱家属协助，依据患者喜好，摆放卫生清洁的饰物等，共同为患者营造家居氛围，让患者安心；还可以酌情播放轻音乐。

2. 舒适护理

以人本为基础，评估患者状态，合理采取止痛干预，最大限度缓解患者的疼痛，减少身心不适；根据患者情况选择合适途径建立静脉通道，避免因穿刺过于频繁增加患者的疼痛；嘱患者不可绝对卧床时间太久，在情况允许下适当变换舒适体位，并鼓励患者可每日短时外出 2 次左右，多与外界接触；对于长期需卧床者，可定时为其按摩促进血液循环，防止肌肉萎缩，减少下肢深静脉血栓发生；同时为患者进行皮肤护理干预，选择合适的电气褥，以患者舒适为主，保证皮肤清洁，主动帮助患者翻身等，减少压力损伤。

3. 睡眠护理干预

确保患者睡眠质量，避免其他干扰。当患者选择平卧位休息时，询问有无呼吸困难。若发现呼困难，可适当抬高床头，帮助患者取半卧位休息。

4. 营养支持

对于晚期肺癌患者，大多数患者会出现水肿，应依据治疗需求等调整液体输入量，同时嘱患者控制每日饮水量，禁止高盐高脂食物。食物需种类多样化，饮食原则以少食多餐为主。

5. 心理支持与疏导

掌握患者情绪变化，患者对化疗等治疗方法不够了解，会产生恐惧心理，护理人员需要多与患者沟通，耐心为患者讲解化疗药物的作用、不良反应等，告知可通过预防措施尽量减少药物不良反应。在护理中，护理人员多与患者沟通，站在患者角度，向患者传递正能量，提高患者信心，减少恐惧、焦虑等负性情绪。同时重视家属的参与，与家属协同配合，共同参与到姑息照护中。此外要鼓励患者以合情合理方式疏解不良情绪，如主动倾诉等。

6. 死亡观的树立与教育

帮助患者正确认知死亡，树立正确的死亡观，进一步强化心理疏导，帮助患者克服对疾病本身与死亡的恐惧，耐心为患者与家属讲解病情的进展，提前做好心理准备，尽最大努力满足患者的需求，减少晚期患者内心的遗憾，等等。

（余雪映，广州医科大学附属第三医院）

四、 阳光总在风雨后

护理叙事

“阿容，快过来!”我大声地喊着值班护工的名字，已经顾不上现在是凌晨2点多，大部分患者都在睡梦中，因为我正紧紧地抱住阳台上的患者姚阿姨，而她还在拼命挣扎，想往阳台外侧移去，我感觉我都快要抱不住她了，手上的冷汗滑腻腻的。要知道，我们的病房可是在5楼，要是让她挣脱了，从这里摔下去，命就没了。好在阿容被我紧张的叫喊声吓到，很快赶到我身边，跟我一起把姚阿姨从阳台上拖了下来，然后抬回床上安顿好。本想问问姚阿姨发生了什么事，为什么要选择这么做，但是她始终闭着眼睛，不问不答。我只好叮嘱阿容看着她，我先回护士站联系家属。

姚阿姨的老公接通电话，听我讲完姚阿姨意图轻生的事后，意外地冷静：“哦，一定要过去陪吗?”“是的，姚阿姨现在情绪不稳，正需要家属陪伴，劝说下她。”我肯定地回答家属，家属迟疑一会儿后说：“我等会过去。”放下电话，我有了一丝迟疑，这样的家属能安抚姚阿姨的情绪吗?看了看入院通知书上的电话，家属的确只有她老公一个人，只能这样了。我又去看了姚阿姨，她还是闭眼不说话的样子。由于还有些夜间3点的治疗没做，我就先去测血压，记出入量，打补液，然后坐下来写完记录才发现，两个胳膊上用力过度勒紧的红印还没消下去。这时候我才完全冷静下来，想起发现姚阿姨轻生的经过。

我夜班一贯是整点的时候去巡房的，2点钟巡房回来，总是有点心神不宁。上夜班这么久，我很相信自己的第六感，虽然才巡完房没多久，我还是起身准备再走一遍。刚好在重症监护室有患者喊嘴干，我就用棉签湿了湿患者的嘴唇，同时跟患者解释了下为什么现在不能喝水。看完监护室，我就一间间房地巡下去，走到38床的时候，我发现姚阿姨竟然不在床位上，厕所门是关着的，我很奇怪，姚阿姨不是不能下床吗?怎么自己去厕所了?我敲了敲门，没人回答，用力一推，门竟然开了，里面没人，我一下子就紧张起来，半夜巡房最怕的就是患者不见了。我赶紧冲到阳台，就看见下面摆着一张凳子，而姚阿姨则半趴在阳台横面上，整个人还在试图往外面挪，我当时感觉我的头皮都要炸裂了，一个箭步冲上去抱住姚阿姨，紧紧地勒住了她，然后大声地呼喊了出来。此时此刻，我不得不庆幸，自己又去巡了一次房，因为谁都想不到这几天一直卧床的姚阿姨竟然可以搬动凳子，爬上阳台。明明她就是帕金森患者，一直没有规律地服药，肢体震颤得厉害，下肢也没有力气，不知道她是怎么在短短的 20 多分钟内完成下床，搬凳子，然后爬上凳子，爬上阳台的。

交班给下一班后，我就去休息了。早上 6 点上班时，不见姚阿姨的家属陪在身边，问过才知道，原来她家属 4 点多才来，不到 6 点就要走，还说："放心啦，她不会跳的。""就算跳了，我也不找你们医院。"一边走，一边大声说，声音大到整个病房都能听得见。虽然值班护士一再劝说，还是没能留住家属，只能一边做事一边留意患者情况。

等到晨交班结束后，我看到姚阿姨终于坐起来，就过去姚阿姨床边跟她聊起来。"姚阿姨，您现在好点了吗？有什么话可以跟我说说，我现在下班了，您可以慢慢地说。"我一手轻轻地握住姚阿姨的手，另一只手在她胳膊上轻轻安抚着。姚阿姨看着我，神情慢慢地缓和下来，向我说起了她想不开的原因。自从姚阿姨得病后，原本用药物控制得比较好，但是因为经常需要回医院复诊，她老公慢慢地就失去了耐心，不愿意再陪着她每个月去门诊开药了。刚开始她还坚持自己去开药，但是一个人实在太麻烦了，所以渐渐地就没去开药，停药之后病情就慢慢地加重了，肢体震颤得更加明显了，她老公对她更加嫌弃，平时照顾时也是大声呼喝，这次送到医院之后就没再来看过她。疾病的折磨加上老公的态度让她失去了活下去的动力。

"姚阿姨，您知道帕金森是可以药物控制的对吗？虽然不能治愈，但是只要坚持吃药，还是可以控制震颤的发生的。"

"嗯，我知道，刚诊断出来的时候医生跟我说过，但是我的病越来越严重。"

"其实您的病越来越严重，是因为您停了药。这几天医生一直在帮您调药量，找到一个平衡，就可以控制您的病发作了，您要有点耐心。"

"真的吗？"

"当然是真的，姚阿姨，其实您心里还有牵挂的人对吗？"

"是啊，姑娘，被你看出来啦。"姚阿姨笑了笑，继续说："我放心不下我的儿子，我还没看到他结婚，但是我又怕我的病会拖累他。"

"那他知道您现在的情况吗？"

"不知道，怕影响他工作，没告诉他。"接着姚阿姨更是打开了话匣子，说起儿子如何优秀，读书怎么厉害，工作单位如何好，只是不在广州，自己看不到他，心里很挂念他。

听完姚阿姨的讲述，我跟她说："你看，你还有那么优秀的儿子，为什么您只看到不好的老公呢？您生病了不告诉儿子却去做傻事，如果您儿子突然被通知自己的妈妈没有了，他该有多伤心。而且最重要的是，您的病是可以控制的，您根本不会成为儿子的负担。就算以后疾病发展了，我相信您儿子那么优秀，肯定会将您照顾得很好，您还有很长的时间可以看儿子结婚，可以抱孙子，享受天伦之乐。你可千万不要乱想了。”

姚阿姨听完我的话，终于露出了一个笑脸：“好。”我赶紧摆好餐板，加热好早餐，让姚阿姨吃早餐。看着姚阿姨低头慢慢吃早餐的样子，我心里很满足，这下姚阿姨应该不会再想不开了。几天后，姚阿姨出院了，接她的不是她老公，是姚阿姨的妹妹，听说是姚阿姨儿子拜托她过来的。这样也好，起码姚阿姨不会看到老公嫌弃的眼神。

几个月后，我去科室门诊办事，竟然遇上了姚阿姨，姚阿姨看起来瘦了一些，但是人更精神了。她告诉我，她现在跟妹妹住一块，妹妹身体好，妹夫早几年出意外过世了。儿子负责姐妹俩的开销，每个月回来一次看她，现在正在准备工作调动回广州，很快，她就会跟儿子团聚了。姚阿姨对现在的生活很满足。

护理感悟

古语云：夫妻本是同林鸟，大难临头各自飞。姚阿姨就是遇上这样不负责的老公，其嫌弃生病的老婆，恶言恶语，对老婆的生死漠不关心。但是姚阿姨的人生并不只有老公一人，还有从小优秀的儿子。在疾病及老公态度的双重打击下，姚阿姨选择了轻生。好在她心中还有牵挂，没有马上从阳台跳下去，不然也等不到我巡房发现她，从而救下她。

当我们经历风雨时，难免会灰心丧志，感觉事事不顺，仿佛人生没有值得留恋的地方。其实仔细地想想，我们周围还是有很多快乐的，不能因为正在经历的低谷就选择放弃自己的生命。我们要坚信，阳光总在风雨后，否极一定会泰来。坚持下去，总会有成功的一天！

（陈钧，广州医科大学附属第三医院）

第十一章
生殖科的护理叙事

一、 我想要一个拥抱

护理叙事

夏至，小美一身粉色碎花长裙，抱着一沓病历资料，只身站在人群中。一束阳光穿过窗户洒在小美的脸上，那双暗淡无光的眼睛显得格外忧伤。

小美今年35岁，她与丈夫均是外地人，结婚6年，未避孕状态下一直未怀孕。3年前，经朋友介绍来生殖医学中心接受试管婴儿助孕治疗，其间共取卵3次，移植胚胎5次，均未成功怀孕。这一次，她来重新建档，开始新一轮的治疗……

虽然治疗经历坎坷，但每次接诊小美时她总是笑眯眯的，仿佛一个单纯、快乐的小女孩，然而这一次小美脸上却写满了忧愁。看到她孤独无助的样子，我犹豫着要不要主动询问她是否需要帮助，思考片刻后我决定热情地招呼她坐下："小美，有没有什么需要我们帮忙呢？"她略显慌张地勉强挤出一丝笑容，告诉我她今天是来建档的，但老公可能来不了，问我建档可不可以不用她老公过来。由于试管婴儿建档需要查验双方身份信息，我便告知她今天可以先完善她的资料，但下次复诊时也需要她老公亲自过来补录个人资料。

看见她欲言又止的样子，我想她们夫妻间可能存在些许矛盾，便主动关心道："小美，关于治疗方面有没有什么需要我们帮你向老公解释的？"她欲言又止地低下头，两侧刘海掉下来遮挡住了她细长的眼睛。我看着她微红的双眼，轻轻地握住她的手，安抚她不用太着急，如有需要欢迎随时过来找我。她缓缓抬起头，双眼含泪地向我点了点头。帮她整理好建档资料后，我还是很担心她，于是写了一张便签条粘贴在她病历本上：小美，不管你遇到什么，要相信一切都会好起来的，如有需要可以随时来找我哦。

当天晚上，我躺在床上辗转反侧难以入睡，眼前总是浮现着小美孤独无助的样子和验孕失败后绝望失落的眼神。于是我开始网上检索不孕症患者心理特点相关文献资料，翻阅心理疏导相关书籍，希望下次遇到小美时能给她提供一些缓解情绪的有效方法。

一周后临近下班时，小美一副很疲惫的样子出现在我面前："护士，我可以跟你聊聊吗?"我笑道："当然可以!"随后我便带小美来到一个安静的会议室。

我找了一个舒服点的靠椅招呼她坐下，细声问道："你什么都可以跟我说，我肯定会保密的!"小美缓缓起身，张开双臂："护士，你可以抱一下我吗?""当然可以!"我迅速起身紧紧拥抱她，我感受到了她瘦小的身躯装满了委屈。待小美情绪稳定后，她细细道来……

"我跟我老公是相亲认识的，结婚后一年一直没怀上，听亲戚说你们这里做试管很出名，所以我们就来广州打工了，两个人攒了几年钱后就来你们科室看病了，这 3 年花光了我们所有积蓄。其实上次建档我是瞒着我老公偷偷来的，这么多次都没有成功，他不太想继续了。虽然他说可以接受没有小孩，但我还是担心他会跟我离婚。"

我帮她擦了擦眼泪，主动握起她的手："小美，我很能理解你的感受，也相信你老公说的是真心话，我们要朝着积极的方向思考问题。不好的情绪是会影响到我们的身体的，我们要学会调节自己的情绪。"

小美哇的一声哭出来："我真的很难受，肚子上布满了针孔，我自己看着都害怕，每次手术前一晚我都睡不着觉，因为我真的好害怕又失败。不知道是不是太焦虑，最近睡眠也越来越差，头发也越掉越多，我感觉自己真的快崩溃了。我也知道情绪不好会影响治疗效果，但我也不知道该怎么调节。"

"来，小美，我们来做一个放松训练好吗?"待她应允后我拉上窗帘，关掉几盏灯，让周围环境更加安静柔和。

"小美，跟着我一起深呼吸，吸气……呼气……吸气……呼气……轻轻闭上你的眼睛，将你的注意力完全放在我播放的音频中。"

10 分钟左右的《正念冥想》音频结束后，小美缓缓睁开双眼，告诉我她刚刚差点睡着了，心情平静了很多。跟随着音频中的指导语想象，她看见了一望无际的大草原，一个白衣男子拿着一束花朝着她走来，走近一看发现居然是她老公，一阵风吹过，她闻到了淡淡花香，老公温柔地搂着她的肩膀，她们一起看向远方，有两个可爱的小孩在向她招手……脑海里呈现的都是美好的、积极的画面，仿佛看到了勇敢、乐观、坚强的自己。

我再次抱了抱她，给她分享了一些轻音乐和正念冥想相关音频，嘱咐她每天睡前或情绪不好的时候听一听，希望能带给她能量，帮助她缓解治疗过程中的消极情绪。

一个月后的一个阳光明媚的午后，小美再次来到建档室找到我，她笑嘻嘻地拿出一张化验单放在我面前，激动地告诉我她怀孕了。我兴奋地握着她的手表示祝贺，她抱了抱我，哽咽着向我表示感谢。

护理感悟

在我国"不孝有三，无后为大"的传统思想影响下，生育被认为是女性一生中重大甚至是必要的事件。女性不孕症患者治疗期间不仅仅要承担着巨大的经济压力，还要忍受着身体上的创伤以及来自家庭和社会的非议。在多重压力下，患者难免容易出现或多或少的情绪问题，尤其对于反复助孕失败患者而言，助孕治疗本身就是一个巨大的应急源。

人文关怀的真正含义是人性关怀，对人精神方面的重视。护士在致力于帮助不孕症患者获得新生的同时也需要渗透爱与关怀。在临床护理工作中擅于融入"人文关怀"理念，例如观察评估患者情绪、鼓励患者表达情绪、引导患者发泄情绪。护士不仅仅是护理者，也应该是一个好的倾听者和陪伴者。

在帮助患者进行情绪宣泄时，我们可以寻找合适的媒介来助力，例如本案例中的音频资料，凭借音乐可以放松身体、缓解焦虑，起到镇静的作用，积极有力量的语言可以振奋人心、重建信心等，帮助患者找到有效缓解不良情绪的方法，共同促进良好的治疗结局。

此外，对于多次助孕失败患者进行提前心理疏导非常必要，建议临床护理工作者可根据患者不同治疗时期心理特点制定相关举措，例如心理咨询、认知行为疗法、正念疗法以及音乐治疗等，将"践行人文关怀，深化优质护理"落地开花。

（张扬，广州医科大学附属第三医院）

二、有爱，才有“性福”

护理叙事

“啊……”刚走到二楼，突然听到7诊室传来一声惨叫，我急忙跑近。看到诊室门口，几位女性患者在小声议论，一位男性患者扒在诊室门外，满脸的心疼焦急。“靓女，我手还没有放进去，不要紧张，你放松一些，要不然没办法做妇检的呀。”患者战战兢兢说：“医生，对不起，我忍不住，我尽量。”

看到我走进诊室，李主任像见到救星，说：“护长，你来得正好，王静（化名）很紧张，没法做妇检，外面还很多患者在等着。来来，你帮忙做做思想工作。”

“医生，不好意思，我不是故意的……”王静脸色苍白、浑身发抖，话说着说着就快哭起来了。

我轻轻拍着她的手说，“阿静，不用紧张，放松，跟我一起深呼吸。来，吸气……呼气……吸气……呼气，现在有没有感觉好一点?”“好一些了。”

“阿静，你是为了怀孩子来这里的吧?”“嗯，我们结婚3年了，一直没有怀上，朋友介绍过来这边看医生。”“平时你跟你先生的夫妻生活还顺利吗?”患者犹豫了一下，小声说：“其实……很不好。”

“我们先不做检查了，先休息一下好吗?”她点了点头，我带她到隔壁诊室，她先生一路跟着，关切地问她：“你怎样了，还好吗?”她丧气地摇了摇头。

我让她先生在门口等着，倒了一杯热水给她。王静喝着热水，慢慢镇静下来。“我们希望帮助你顺利怀上孩子，能告诉我为什么这么紧张吗?让我帮你一起想想解决办法，好吗?”看她有所犹豫，我补充道：“你放心，这是咱们两个人的对话。”

她叹了口气，轻声地说：“我先生知道我的情况，只是每次想起往事就难受、恐慌。现在要孩子，我知道这个坎总得过。我上初一的时候，有一天回家晚碰到坏人，被强暴了。当时不敢告诉家人，但又很害怕，就辍学去打工了，那几年常做噩梦，也不敢拍拖。前几年，一位同事也就是我现在的老公很照顾我，人也很不错，但我不想连累他，后来在他不断的追求下我告诉了他实情，他也不介意我的过去。犹豫再三后我最终答应他了。”

“我看他确实很关心你呀。”“是，但我觉得很对不起他，结婚后每次过夫妻生活，我都很害怕，他也没有嫌弃我。”“你们结婚这几年有没有成功过呢?”“没有，每次他一靠近我，我就很害怕，他也没有强求。”“看来他很疼你，真是遇到真心待你的好老公。”

“现在年纪大了，家人催生小孩，他没敢告诉家人情况，想直接做试管就好。”“你们这种情况可以尝试自己怀的，你休息一下，我和你先生聊一聊。”“好的，谢谢你!”

我找到王静的先生，在安静的地方跟他聊起来。“你不用太担心，你太太现在心情很稳定。你知道她为什么会这样吗?”这位先生不假思索说道：“我知道，她小时候的一些经历给她造成很大的伤害。我认识她的时候就发现她跟其他女孩子不同，做事情很认真、喜欢帮忙别人，但不喜欢参加集体活动。我追求了她两年，她才肯告诉我原因。我爱她本人，也不介意她的过去。但结婚后每次想跟她同房，她都很紧张，我一靠近她，她会害怕得哭起来，我很心疼她。只是现在我自己也有问题。”他深呼一口气，红着脸说：“这半年来发现自己不行，硬不起来了，吃了药也没有改善，两个人都有问题就来做试管了。”

我猜到这位先生勃起功能障碍的原因，安慰道：“王静有这么爱她的先生，真是好福气。你这个问题不是大问题，自己不要有压力，实在不行还可以找男科医生咨询。主要是你太爱你太太，不忍心看她那么痛苦，才会发生这种情况。”

我回去找王静：“阿静，你现在好一点了吗?”“好多了。”“刚刚跟你先生聊了一下，真心为你高兴。往事已过去那么久，你要学会放下，珍惜眼前人。你可以尝试和先生过夫妻生活，夫妻生活是一件很美妙的事情，同时也是增进夫妻关系的桥梁。”王静怀疑地问：“是真的吗？我记忆中是很痛苦的。”

我拍拍她的肩膀说道：“那是因为对方不是你的爱人，他不会顾及你的感受。但如果是爱人的话，会想办法让对方舒服和享受的。”“我一直以为同房都是那么疼。”王静陷入了深思，好一会儿才缓缓说道：“但我先生最近也不能同房了。”“你先生之前性功能是正常的，多次跟你同房时看到你那么痛苦，他自己很内疚，才会出现现在这种情况。很少有男人能克制住自己，不让爱人伤心的，你先生真的很爱你。”

我静静陪在她身旁，过了好一会儿，我问她：“你现在感觉怎么样啦？要不要去做妇检，让医生评估一下你的情况？如果没问题，你们可以回去试着同房哦。”“好的，我试试吧。”我带她回去找李主任。

躺在妇检床上，王静表情还是很紧张。“王静，你跟着我一起深呼吸，吸气……呼气……吸气，很好，我们李主任动作最轻柔，她会轻轻的，你不用害怕。呼气，会觉得不舒服吗?”“嗯，有点痛。”“好的，你已经很棒了，主任现在在检查子宫和附件情况，会有点不舒服，同房其实差不多也这样，是不是没想象中那么辛苦呢?”“是的。”“好的，主任已经做完妇检了，你克服困难，迈出了第一步了。”

李主任边脱手套边说：“王静，根据妇检情况，你们可以尝试自己同房怀孕，你先生可以找男科医生开点药，如果 3 个月内还不能顺利同房再过来找我。”

出了诊室，王静见到她先生时露出了笑容。我跟他们说：“你们的情况应该可以自然受孕，同房前先生要先做好功课，包括语言爱的表达和肢体的抚触。太太不要有太大的心理压力，跟爱人的同房是一种享受，夫妻生活可让夫妻关系变得更融洽。”

一周后联系王静，她很高兴说回去当天试着跟她先生同房，虽然当晚她先生还是没能“挺拔”起来，但她同房时心情已经没有当初那么痛苦、不舒服了。她和先生都觉得在这方面彼此都往前了一步，对未来能再次顺利同房都充满着信心。我很为她高兴，让他们不要泄气，再多试几次。

一个月后，王静主动联系我，她告诉我能和先生顺利同房了，先生不仅能“挺拔”起来，而且两人能正常同房。王静还略带羞涩地告诉我，原来同房的感觉是很美妙的，她现在很享受与先生的这份“亲近”。电话放下后，我恰好抬头看了一下日历，当天刚好是农历三月二十日，谷雨，正是寓意万物复苏、百草展芽的好时节，我心里默默念道真是个好日子，衷心希望王静和她先生能尽早享受到爱的“萌芽”。

4 月，也就是谷雨节后一周的下午，手机叮咚发来了一条信息“珊珊护长，您好，我是王静，我今天怀孕成功啦，特别感恩，特别开心，感谢当初遇到了你们!”

用心观察、发现患者生活的痛，用专业知识引导他们迈出勇敢的第一步，告别不愉快的往事，跟相爱的人一起迎接性福生活、拥抱爱的结晶!

护理感悟

有温度的护士，要从细节入手，细微之处见真情。用心观察、发现患者生活的痛，用专业知识引导他们迈出勇敢的第一步，告别不愉快的往事，跟相爱的人一起迎接性福生活、拥抱爱的结晶，真美!

做一个有温度的人，保持一份良心，一份善意，不管是对待别人还是对待自己，都要足够温和，足够耐心。护理事业的创始人南丁格尔曾说过：“医护工作的对象，不是冰冷的石头、木头和纸片，而是有热血和生命的人类。”做一名优秀的护士，应该视患者的利益高于一切，帮助患者减轻病痛，尊重患者的人格、权利及愿望，给予患者应有的照料，保证患者安全舒适。

（林燕珊，广州医科大学附属第三医院）

三、突发性取精困难，怎么办？

护理叙事

“滴……滴……滴”，2 号取精室的闹钟响起，提示患者进去取精已有半小时。担心患者发生意外，我赶紧放下手头工作，反复拨打患者电话，但一直无人接听，我更加焦急和担忧。

我赶紧来到取精室，轻轻敲 2 号室的门，连续敲了几次仍未听见回音。我心急如焚，纠结要不要开口询问，因不了解患者取精进展，担心会影响其取精或导致尴尬。正当我犹豫不决时，里面传来低沉的声音：“里面有人。”听到他的回应，我舒一口气。我告知他如果不太顺利，可以先出来透透气，放松放松。或许是因为男人的自尊，张明（化名）拒绝了我的建议。我只能请求他太太的帮助，来到取卵术后观察室，发现他太太已经取完卵且休息了 1 小时。

我轻轻地拍了拍他太太的肩膀：“李梅，你现在感觉如何？头还晕吗?”李梅（化名）睁开眼，缓缓告诉我她刚睡了一觉，头不晕了，只是下腹部还有一点隐痛。为保护患者隐私以及避免影响其他患者休息，我轻轻拉上了床帘，俯身告知她先生的取精情况以及询问她先生之前是否出现过取精困难的情况。李梅抓了抓我的衣角，皱着眉头告诉我她先生之前取精检查、同房都很顺利。从她较快的语速中我明显感受到了她的紧张和担忧，于是握了握她的手，安抚她不用太担心，告诉她发生这种情况很正常，主要是压力大引起的，很多患者出来放松放松就好啦，并提出希望她能帮忙一起做她先生的思想工作。

李梅很爽快地答应了。确认她生命体征正常，无头晕、恶心等不适后，我扶她一起进去取精室，成功劝说她先生从取精室出来。路上，李梅悄声告诉我：她先生好面子，取不到精不好意思见我。我转过头看见张明正在身后，红着脸，一副很难为情的样子。见状，我立马安慰他：“张先生，你不用有压力，其实每天都有男性出现和你相同的情况。是不是昨晚太紧张没有睡好哇？”只见张明舒了一口气：“我还以为只有我不行。”他缓缓道来……

“我一直都挺好的，前天我太太告诉我可以打夜针、今天取卵时我很高兴，我们结婚5年一直没能怀上宝宝，取卵后离宝宝又近了一步，我做梦都盼望着这一天的到来，昨晚越想越激动，一晚没有睡好。今天在取精时，想到这半个月都是我太太在用劲，我没有用武之地，今天终于轮到我上场了，不自觉变得激动起来，然后发现怎么都硬不起来，自己觉得太不可思议了，想再多试一下，但还是不行。”

我安慰道：“焦虑、紧张、睡眠不足都是导致勃起功能障碍的原因，你先不用太着急。你一直都很顺利，应该不会有太大问题。你不要想宝宝、不要想取精的事情，先到楼下去散一下步呼吸一下空气，平稳情绪后再过来试试。如果再试一次还不行的话，可以请男科医生帮忙开个药，效果很不错。还不行的话，可以冻卵或者手术取精，解决的方法很多。”

为了帮助张明更好放松心情，我带他来到一个安静的房间，打开提前准备好的蓝牙音响。随着轻音乐旋律响起，张明轻轻闭上眼睛，慢慢放松紧绷的身体……20分钟后，张明找到我，告诉我他现在状态好很多了，想再尝试取精。我递给他精杯，告诉他放松就好，如果超过半小时没有取出来，一定要出来告诉我们，还有很多办法可以帮助他。

不到20分钟，张明笑眯眯地朝我走来，略带羞涩地示意我他顺利取到精啦！张明很感激我的帮忙，他说：“我一直认为自己很行的，但刚才取不到精时，出现自我怀疑心理，又急又懊恼，在生自己的气，刚好你过去敲门，我那时态度不好，向你道歉啦。”我笑着说：“能理解你当时的心情，没关系的。”他解决了一件大事，此时说话语气已轻松很多：“多亏你告诉我其他男人也会出现这种情况，我才恢复了点信心；你又提到还有那么多解决的方法，我压力才没那么大。非常感谢你的帮忙。”我很欣慰地说道：“在就诊过程有什么问题可以找我们，我们的目标都是一致的，让太太尽早顺利怀上宝宝，祝你们‘好孕’！”

护理感悟

突发性取精困难是指既往无取精困难史，但取精当日男方阴茎无法勃起或勃起不坚，不能按照要求及时留取精液，我国发病率范围为2%～3%。发病原因主要包括精神压力过大、环境陌生以及知识缺乏。护士在临床工作中应重视评估患者的心理、加强人文环境建设以及提高健康宣教效果。

(1) 做好术前评估及预处理。术前对患者进行既往史和心理评估，对可能出现取精困难的患者提出提前冻精的建议。

(2) 创造轻松的取精环境。取精日前可先带男女双方参观取精室以熟悉环境，供男方取精的房间要干净，周围环境要安静，室温在 18 ℃ ~25 ℃为宜，陈设要整洁，灯光要柔和，确保男方在取精过程中不被打扰，取精室内设有空调、沙发及性感图画。

(3) 进行相关健康宣教。患者取精时间如果超过半个小时，仍发现自己勃起困难的话，应嘱咐患者及时终止并告知护士。先暂停取精，嘱患者听听舒缓的音乐或户外散步放松，或咨询男科医生。

(4) 做好患者心理疏导工作。耐心倾听患者的述说，认真解答他们提出的各种问题，给予其充分肯定和鼓励，帮助患者放松心情，减轻心理压力。

(林燕珊，广州医科大学附属第三医院)

第十二章
中医科的护理叙事

一、它很好，但也会被拒绝：经静脉化疗患者拒绝留置 PICC 导管

护理叙事

2022 年 9 月 24 日，是小颜（患者）住进我们血液内科的第一天。她是因为“发现颈部肿物 1 周，发热 3 天”来就诊的。刚看到小颜时，她看上去有点疲惫，可能是因为这几天反复发烧的原因。通过询问病史，我得知小颜今年才 37 岁，大专文凭，已婚，育一子，职业是一名文员，生活过得幸福且安逸。但突如其来的身体不适，让她很忧虑。入院后，为明确诊断，医生在床边局麻下为小颜进行了骨髓穿刺 + 活检术。经过血液内科专科检查及化验结果，小颜确诊为急性髓系白血病（AML，非 M3 型）。当医生告知小颜及其家属病情时，小颜无法相信，这么年轻的自己竟然就患上了这个听起来让人觉得恐惧的疾病，她默默地哭泣着。主管医生耐心地给小颜讲解疾病的相关知识、治疗方案以及预后，管床护士也给小颜进行心理疏导，同时在家属的鼓励下，小颜才慢慢平复了情绪。治疗急性髓系白血病需进行药物化疗，医生告知小颜需静脉滴注化疗药物进行治疗。小颜表示理解并同意进行静脉化疗。

在进行静脉化疗的前一天，我巡视病房时，看见小颜一个人坐在床边发呆。我走过去，问道：“小颜，今天感觉怎么样呀？看你一个人坐着，我们聊聊天吧？”

小颜笑笑说好，但还是可以从她的眼神中看出一丝忧虑。

我搬了张凳子坐在她身旁：“明天就要进行化疗了，是有点担心吗？”

小颜："嗯，第一次，有点害怕，我需要注意什么吗？"她又指了指右手上的留置针问："也是从这里打化疗药吗？"

我说："其实静脉化疗就跟平时输液是一样的。但是化疗药物会对血管有一定的刺激性，如果使用你现在右手上的外周静脉留置针来滴注化疗药物，可能会引起外周静脉炎的风险。而且如果打针位置肿了，发生化疗药物外渗，会导致皮下组织坏死。目前临床上，我们都建议静脉滴注化疗药物的患者留置PICC管进行静脉化疗，可减少反复穿刺的次数以及静脉炎、化疗药物外渗的风险。我们也跟你的主管医生沟通过，你目前的情况是适合留置PICC的。"

小颜眼神一亮："什么是PICC？"

我向她解释道："PICC也叫经外周中心静脉置入导管，是在超声引导下，在你的上臂寻找一条粗且弹性好的表浅静脉进行穿刺，穿刺成功后将导管慢慢沿着静脉的走向前行，将导管送到上腔静脉的过程。因为化疗需要周期，你是需要定期返院进行化疗的，而PICC可留置1年时间，可减少你外周静脉穿刺的次数，保护血管的同时也可避免静脉炎的发生以及化疗药物外渗的发生。"

小颜："是不是就是隔壁床阿姨的那种？我特别怕疼，阿姨昨天还跟我说她的针可以留一年的时间，让我也留那种针，这样就不用经常重新扎针了，减少疼痛。不过阿姨说留了那个针有好多需要注意的地方。"

"是的。留置PICC有它的好处，但同时也需要我们去保护好它。"我耐心地跟小颜讲解了留置PICC管需注意的事项，包括了留置管道期间不能穿过紧的衣物，避免穿脱衣服时导致管道脱出；穿刺口敷料要保持干洁，洗澡前需用保鲜膜包裹进行保护；置导管侧手臂不能提重物、抱小孩、测量血压。同时，带管出院后，需每周到医院进行穿刺口消毒及敷料更换，若穿刺口出现红肿或导管意外脱出要及时返院处理等。

当我问小颜想不想留置PICC管时，小颜皱了皱眉，说道："听你说了这些，我知道留置PICC管进行化疗对我来说比较好。但是，我可以选择用我现在手上的这种留置针进行化疗吗？"

我问小颜是什么原因导致她不想留置PICC管，她细声地说道："我有个小孩，他还很小，我还想多抱抱他。如果留置了PICC管，我就不能抱他了。而且我的同事不知道我生病了，手臂上留着这个针，她们会用什么样的眼光来看我呢？我还挺担心自己在家处理得不好，导管不小心脱出了。刚刚你也说留置管道期间要每周来医院进行换药，我的工作没有那么多假期，我怕到时候把自己的工作都丢了。"

我明白了她的顾虑，轻轻地拍了拍她的肩膀安慰她。但是为了避免化疗药物对外周血管的刺激，我还是再次跟小颜讲述了 PICC 化疗的优点，也针对她的顾虑进行了安慰和解答。同时，我也告诉小颜，使用外周静脉化疗，若发生静脉炎或化疗药物外渗导致皮下组织损伤，可能会造成更大的疼痛；且长期外周静脉化疗，可能会损伤外周静脉血管，导致血管弹性变差等，可能会增加外周静脉穿刺的难度及次数，增加疼痛的次数。若外周静脉穿刺困难时，考虑患者病情，仍需要留置 PICC 进行化疗。小颜表示明白，但还是坚决拒绝留置 PICC 导管进行静脉化疗。考虑到小颜的文化程度和认知水平，她能够自主选择护理治疗方案，所以尊重患者的决定，使用外周静脉留置针进行化疗。

我说："那我们尊重你的决定，用外周静脉留置针进行化疗。化疗过程中，我们会密切观察留置针的情况，尽量避免发生药物外渗以及静脉炎的发生。如果在化疗期间有什么不舒服，你也一定要告诉我们喔。"

小颜笑着说："好，谢谢你们。"

在接下来静脉化疗期间，我们每日在为小颜进行化疗药物滴注前，都确保外周静脉留置针在血管内才进行滴注，化疗前后冲管，减少化疗药物对血管的刺激。但若发现留置针在留置期间滴注不畅或有疼痛，立即更换。最后，在维持 1 周的外周静脉化疗期间，小颜没有发生静脉炎及化疗药物外渗。

护理感悟

经外周中心静脉置入导管（PICC）是一种通过对外周静脉进行穿刺后在中心静脉置入导管的介入方法，该方法临床上具有操作简便、使用快捷、对外周血管的刺激性较小以及可长时间置留等特点。化疗药物对机体所产生的不良反应较大，一旦出现药液外渗情况，对患者机体可产生一定危害性，而选择 PICC 静脉输入化疗药物，在降低药物刺激的同时可减少因反复穿刺带来的痛苦，已成为肿瘤患者首选静脉给药方法。虽然经 PICC 进行静脉化疗是首选方案，护士也充分告知小颜留置 PICC 导管的优点，但小颜还是拒绝了留置 PICC 导管。有文献调查结果显示：恐动（导管位置特殊，对穿刺针的畏惧，害怕导管断裂、脱出），疾病羞耻感（害怕别人看到导管，害怕被当作异类），知识缺乏导致的恐惧心理（专业信息获取障碍，知识缺乏），害怕结局不良（惧怕穿刺失败，导管相关并发症）为置管患者的主要心理状态，这些心理状态都会影响患者对留置 PICC 管道的决定。

在临床护理工作中，护士有责任为患者提供有利的、优质的护理措施，护士应充分告知患者有利的护理治疗方案，但患者也有自主选择的权利。护士也应尊重患者的决定，同时，针对患者选择的护理方案，提供有效的预防不良反应发生的护理措施，提高患者的生存质量。

知识链接

表 12－1 经四种静脉通路化疗对比

项目 种类	PICC	中长导管	CVC	外周静脉留置针
置管位置	肘部、贵要静脉、肘正中静脉	肘部、贵要静脉、肘正中静脉	右侧颈部、颈内静脉、锁骨下静脉、腹股沟静脉	四肢浅静脉（首选上肢静脉）
置管者	专门培训的医护人员	专门培训的医护人员	专门培训的医护人员	护士
优点	①减少穿刺次数 ②导管末端处于上腔静脉，此部位血流量较大；输注入的化疗药可于血液中被快速稀释；因化疗药对血管的作用时间短，可保护周围血管免受损伤 ③降低静脉炎、化疗药外渗、静脉硬化等的发生风险，从而可保证化疗方案的顺利实施 ④不影响一般的肢体活动及日常生活 ⑤适合长期静脉化疗	①导管末端处于锁骨下静脉 ②其余优点同 PICC	①减少穿刺次数 ②较短的人体内潜行距离，不仅置管难度较低，而且成功率高 ③其管径较粗，血流量较大，并且流速较快，使化疗药物进入人体后能够快速被稀释，对静脉内膜所造成的损伤也较小；降低静脉炎、化疗药物外渗发生的风险	①操作难度小 ②避免反复穿刺、减少疼痛 ③针体质软、肢体活动不受限

（续上表）

项目 种类	PICC	中长导管	CVC	外周静 脉留置针
缺点	①每周换药 ②穿刺口敷料需保持干结 ③置管侧肢体勿抬重物、抱小孩、测血压 ④护理不当会导致穿刺口感染、导管脱出的风	同 PICC	①每周换药 ②穿刺口敷料需保持干结 ③脱出危险性大，护理不方便，舒适性差 ④容易感染	留置时间短，不适合长期静脉化疗
留置 时间	1 年	1 个月	1 个月	①刺激性强：每天更换 ②刺激性弱：一般不超 72 小时

（杜润婷，广州医科大学附属第三医院）

二、耳穴的妙用

护理叙事

中医博大精深，老祖宗遗留下来的妙方一直在民间流传……

2022 年 10 月 14 日 12:40 左右，我隐约听见病房传来声音，“医生我尽量自己拉小便，可不可以不插尿管啊”，“医生我还年轻，还没有生娃，你这样插尿管会对我身体有影响，也会影响我将来生小孩的”，“医生，我老公也不会同意我插尿管的”。为了一探究竟，我立马跑去病房，只听见我们的医生说道：“不行，必须插尿管了，你看你的膀胱都有点胀起来了，再不插尿管，你会排血尿，肾脏会有血肿，会出血，你会有生命危险的。”

患者情绪失控地说道：“我不插，就是不插，打死我也不插。”接着，她便放声大哭起来摇摇头，谁的话也不想听。于是我把医生叫回了办公室，跟医生说：“我们试试看。”

于是我返回护士站，拨通了患者家属的电话，并叫家属先安慰患者。大约

15 分钟后，我返回了病房，搬来凳子，拉上窗帘，和患者促膝而谈。我说："妹妹，可不可以告诉姐姐，你为什么不想插尿管呀？"患者用湿润的眼睛望着我，哽咽地说："姐姐，其实我很想自己拉，但是我平常都是自己去洗手间的，床上拉我还真有点不习惯，况且病房这么吵，灯这么亮，想拉也拉不出来啊！还有我还没生过孩子，你们给我插尿管会对我身体有影响的，会影响我将来生娃的，我婆婆和老公他们知道肯定会骂死我的。"

听完这些，我耐心地和她解释起来："像你这种情况一定要及时排尿了，要不然身体会有很大伤害。插尿管其实和生娃是两回事，插的过程可能会有少许的不舒服，但对身体是不会有太大影响的。不过我们还是尊重你的意愿，能不插就尽量不插吧，放心交给我们，我们想办法帮助你！"

于是我返回了护士站，并和同事们商量了我们的计划。13:30 左右，我和我的同事们来到患者跟前，跟患者解释后，开始了我们的耳穴埋籽法。我们分别在肾穿刺活检术后患者常用的耳穴之位（尿道穴位、膀胱穴位、输尿管穴位、神门穴位、皮质下穴位、三焦穴位）贴上王不留行籽，并适当按压（每穴位按压 10～15 下，间隔 30 分钟再次按压），力度以患者的耐受程度为宜。

给患者贴好王不留行籽后，我们又跟病房其他人员进行沟通协商，拉好患者周围的窗帘，关上灯光和门窗，并给患者腹部放置热水袋，热敷腹部。

14:40 左右，患者顺利成功排出第一次小便，她用颤抖的声音激动地大声说出来："姐姐，姐姐……我拉出来了，拉出来了……"只见泪水在她眼眶里打转，顺着脸颊滴落在了嘴里，但能肯定的是她的内心是甜的。那一刻，她把我抱得紧紧的，久久未能松开，而此刻的我是高兴、自豪、激动……各种滋味翻涌而上，久久未能平静。

事件由来：

黄女士，女，27 岁，中学文化，广东汕头人，已婚未育，诊断是"肾病综合征"。2022 年 10 月 11 日因"反复双下肢水肿 11 月，加重 10 天"入院肾内科。2022 年 10 月 14 日 9:00 送患者入门诊 B 超室行肾穿刺活检术，术中过程顺利。10:40 用平车送患者返回病房，腰部穿刺口敷料干结，诉腰部轻度疼痛，指导患者平卧 6 小时，绝对卧床及腹带加压 24 小时，嘱患者饮水 500 mL，及早排尿，避免血肿发生。

12:40 左右，患者仍未排尿，医生建议患者留置尿管，但患者基于家庭背景、如厕环境、医学知识缺乏等因素拒绝留置尿管，于是有了上述事件的发生。

2020 年我们科针对肾穿刺活检术后患者无法自行床上排尿，引进了中医方法——“耳穴埋籽法”之耳穴贴疗法来缓解患者肾穿刺术后的焦虑，促进患者及早排尿，减少尿潴留的发生率。我们请了康复科老师为我们讲解各个耳穴部位，以及耳穴与人体脏器的关联，并查阅了大量文献和相关知识链接，做了相关培训，获得医生与患者的一致好评。如今我们因能把它运用到临床，并和护理伦理知识相关联，同时能解决患者的实际问题而感到很自豪和欣慰！

护理感悟

本案例体现出的伦理问题难点与决策如下：

伦理问题难点表现为有利原则与尊重原则的冲突。有利原则主张患者及时留置尿管以获得最优的护理治疗；尊重原则结合患者的具体状况及其意愿，尊重患者的自主选择。

面对该病例的伦理问题，护士运用“临床护理伦理结构化分析表格”进行伦理分析。因本案例的护理治疗遵循有利原则就应该留置尿管，而遵循尊重原则就应该放弃留置尿管，故护士在与临床护理伦理实践研究团队充分讨论后，做出的伦理决策是：尊重患者的决定，选择次优治疗方案，即护士使用耳穴埋籽、耳穴贴压疗法以及保护患者、场景模拟等办法协助患者进行自主相关排尿。

针对次优治疗方案可能存在的风险，医护人员对患者进行了充分的告知，并获得其同意。第一，当次优治疗方案不能达到治疗效果时，患者仍需留置尿管。第二，若不治疗或者治疗不成功时，可能患者排尿时间会延长，血肿会发生，身体会受到伤害，将面临更久的住院时间以及更大的经济负担和心理负担。

秉承坚持患者健康利益第一的原则，医护团队整合医疗资源，通过多次跨学科团队讨论与沟通，决定采用医院新的护理技术，采用耳穴压籽、耳穴贴压疗法对患者进行治疗，降低风险，尽可能让患者及早排尿，尽可能实现护理治疗目标并达到理想效果。经过患者同意，护士为患者实施了新的治疗方案，最终患者床上小便成功，患者对整体护理治疗效果很满意。

护理启示与建议：

（1）护士除了平常护理治疗外，更应该强调关怀照顾，更需要在临床护理实践中具备伦理思维，遵循医学伦理学的基本原理、基本理论与基本原则。据相关文献报道，我国护理医疗纠纷，主要是由侵犯患者的隐私保护权、知情同意权和自主权所引起的，且目前依旧存在临床护理人员对护理伦理的认知相对薄弱，医院对护理伦理知识和技能培训过少，伦理纳入临床实践中案例较少的问题。因此，护士在进行正确的护理治疗时，具备伦理思维及正确的价值判断已经成为护士的重要职责要求。临床管理者需要根据医学伦理规范和护理伦理原则，完善临床护理规章制度、教学培训、技术操作规范和服务规范等，不断强化护士的伦理思维，指导规范护士在临床一线工作中真正体现护理伦理的尊重、有利、不伤害、公正原则。

(2) 在临床护理中不断提升护士伦理决策能力。近年来，护理伦理的相关内容越来越受关注。其实临床护理中出现类似本案例的伦理原则冲突情形并不少见，对护士特别是专科护士运用正确的伦理思维和合适的伦理分析工具来解决伦理冲突难题的伦理决策能力，提出了更新更高的要求。本案例中的护士在独立处理患者排尿过程中，除了需要考虑存在专业技术治疗效果外，还涉及患者的隐私问题、心理问题、环境问题、知识问题、社会支持等多种背景因素，需要充分与患者沟通治疗方案，尊重患者的同时做到有利、不伤害。护士与护理伦理团队充分讨论后，优先选择尊重原则，选择治疗的次优方案，同时征得患者同意并做好相关记录，充分告知可能风险与后续影响，跨学科研究技术，争取操作精益求精，将患者健康利益放在首位，这样的临床护理治疗工作对护士的伦理分析、伦理决策能力是一种考验。

(3) 临床中，多点人文关怀，提升护士在社会中的价值 ，促进社会和谐，实现伦理人文价值。患者基于心理问题、隐私问题、知识文化与家庭背景，有权利选择不同的治疗方案。患者对护理技术的更高需求、对治疗方案的选择及对护士的信任，一方面，激发了护士专业技术水平的提升，促使护士在护理治疗中充分考虑患者的实际情况，不断做好护理技术的迭代升级，体现有利、不伤害原则；另一方面，提醒护士需要将日常性的护理伦理实践融入护理临床实践，强化伦理思维，多点人文关怀，设身处地站在患者角度换位思考，为患者解决难题，减少护理医疗纠纷。

知识链接

探索中医神秘之旅

耳穴疗法种类包括毫针、埋针、艾灸、放血、按摩、压籽、耳穴注射、贴膏、磁疗等。

为使局部达到持续刺激，临床上采用磁珠、王不留行籽等，附在耳穴部位，并以一小块胶布固定，称“耳穴压籽法”。目前我们使用的就是耳穴压籽法，王不留行籽有活血通络利水作用。

(1) 耳与脏腑关系密切。

《千金方》：“心气通于舌，非窍也。其通于窍者，寄见于耳。”《灵枢·脉度》：“肾气通于耳，肾和则耳能闻五音。”《证治准绳》：“肾为耳窍之主，心为耳窍之客。”

(2) 耳与经络的关系。

《灵枢·口问篇》：“耳为宗脉之所聚。”耳为全身经络分布最密之处，十二经脉，三百六十五络的气都走于耳，其中足少阳胆经、手少阳三焦经、足阳明胃经、手太阳小肠经、足太阳膀胱经。

根据国家标准《耳穴名称与定位》(GB/T 13734—2008)，耳部共分为91个耳穴，肾穿刺活检术后患者常用耳穴部位为：尿道、膀胱、输尿管、神门、皮质下、三焦。

尿道穴位：主治尿频、尿急、尿痛、尿潴留等。

膀胱穴位：主治尿潴留、膀胱炎、肾炎、肾盂肾炎、遗尿症等。

输尿管穴位：主治尿潴留、尿急、尿痛、肾盂肾炎等。

神门穴位：主治失眠、焦虑、多梦、各种痛症、咳嗽等。

皮质下穴位：主治痛症、失眠多梦、神经衰弱等。

三焦穴位：主治便秘、腹胀、急性肾炎、膀胱炎等。

(李小东，广州医科大学附属第三医院)

参考文献

一、专著

[1] NIGHTINGALE F. Notes on nursing [M]. Commemorative Edition. Philadelphia: J. B. Lippincott, 1992.

[2] HENDERSON V. Basic principles of nursing care [M]. Revised Edition. Geneva: International Council of Nurses, 1997.

[3] American Nurses Association. Nursing's social policy statement [M]. Washington D. C.: American Nurses Association, 1995.

[4] LEVETT - JONES T, PETRINI M A. 护理临床思维 [M]. 刘萍，译. 北京：人民卫生出版社，2022.

[5] 周宏珍，杨晓霖. 叙事护理与人文素养 [M]. 长沙：中南大学出版社，2021.

[6] 朱爱勇，卢根娣. 临床护理常见伦理困境与解析 [M]. 北京：科学出版社，2021.

[7] 王贺，卢根娣. 如果护理有温度：叙事，给你不一样的温暖 [M]. 郑州：郑州大学出版社，2021.

[8] 泰勒. 护理与反思实践 [M]. 3 版. 张红梅，等译. 郑州：郑州大学出版社，2020.

[9] 萧家芳，等. 临床专科护理及人文关怀 [M]. 长春：吉林科学技术出版社，2019.

[10] 李小英，黄红玉，李春艳. 护士人文修养 [M]. 长沙：湖南科学技术出版社，2020.

[11] 于瑞英，王亚玲，甘晓琴. 手术室人文护理与沟通技巧 [M]. 重庆：重庆出版社，2019.

[12] FREEMAN B. 生命终期的温暖照护："以人为本"富有同情心的临终护理 [M]. 陆宇晗，译. 北京：北京大学医学出版社，2019.

[13] 夏华安，付婷婷. 自由体位分娩及围生期运动 [M]. 广州：广东科技出版社，2019.

［14］谢幸，孔北华，段涛．妇产科学［M］．9 版．北京：人民卫生出版社，2018.

［15］许翠萍．人文护理：礼仪与规范［M］．北京：人民卫生出版社，2017.

［16］刘义兰，胡德英，杨春．护理人文关怀理论与实践［M］．北京：北京大学医学出版社，2017.

［17］刘惠军，强万敏．护理中的人文关怀［M］．北京：北京大学医学出版社，2017.

［18］李乐之，路潜．外科护理学［M］．6 版．北京：人民卫生出版社，2017.

［19］姜小鹰．刘俊荣．护理伦理学［M］．2 版．北京：人民卫生出版社，2017.

［20］史瑞芬，史宝欣．护士人文修养［M］．北京：人民卫生出版社，2016.

［21］李春．叙事护理［M］．赤峰：内蒙古科学技术出版社，2016.

［22］李惠玲．护理人文关怀［M］．北京：北京大学医学出版社，2015.

［23］王丽芹，张俊红，盛莉．护理不良事件防范手册［M］．北京：人民军医出版社，2015.

［24］施永兴．临终关怀学概论［M］．上海：复旦大学出版社，2015.

［25］张新庆．护理伦理学：理论构建与应用［M］．北京：学苑出版社，2014.

［26］黄行芝，刘义兰，杨春．关怀护理学：华生人性关怀理论在护理中的应用［M］．北京：人民军医出版社，2009.

［27］罗建．紧紧握住病患的手：医疗人文关怀启示录［M］．北京：中国中医药出版社，2011.

［28］高天．接受式音乐治疗方法［M］．北京：中国轻工业出版社，2011.

［29］王小燕．科学思维与科学方法论［M］．广州：华南理工大学出版社，2003.

［30］曾光．现代流行病学方法与应用．北京：北京医科大学中国协和医科大学联合出版社［M］，1994.

二、期刊

［1］PRATT H，MORONEY T，MIDDLETON R．The influence of engaging authentically on nurse-patient relationships：a scoping review［J］．Nursing inquiry，

2020（2）：20－22.

［2］RADBRUCH L，DE LIMA L，KNAUL F，et al. Redefining palliative care：a new consensus-based definition［J］. Journal of pain and symptom manage，2020，60（4）：754－764.

［3］RIGHY C，et al. Prevalence of post-traumatic stress disorder symptoms in adult critical care survivors：a systematic review and meta-analysis［J］. Critical care，2019，23（1）：213.

［4］ESCOBAR-MORREALE H F. Polycystic ovary syndrome：definition，aetiology，diagnosis and treatment［J］. Nature reviews endocrinology，2018，14（5）：270－284.

［5］NORMAN V，ROSSILLO K，SKELTON K. Creating healing environments through the theory of caring［J］. AORN journal，2016，104（5）：401－409.

［6］SHARP S，MCALLISTER M，BROADBENT M. The vital blend of clinical competence and compassion：how patients experience person-centred care［J］. Contemporary nurse，2016，52（2－3）：300－312.

［7］PARKER A M，SRICHAROENCHAI T，RAPARLA S，et al. Post-traumatic stress disorder in critical illness survivors：a meta-analysis［J］. Critical care medicine，2015，43（5）：1121－1129.

［8］SWENNE C L，SKYTT B. The ward round：patient experiences and barriers to participation［J］. Scandinavian journal of caring sciences，2014，28（2）：297－304.

［9］杜倩楠，赫玉宝，刘力源，等．“互联网＋”在糖尿病健康管理中的应用研究进展［J］．现代医药卫生，2022（7）：1163－1167.

［10］卢美玲，罗志芹．终末期癌症患者安宁疗护需求研究进展［J］．护理研究，2022（5）：850－857.

［11］王流芳，胡志民．中国死亡教育发展现状与思考［J］．医学研究杂志，2022（10）：180－182.

［12］梁晓声．什么是人文［J］．做人与处世，2022（13）：2.

［13］吴之易，牟新．国内“互联网＋”糖尿病管理方法的进展［J］．中华糖尿病杂志，2022（2）：204－207.

［14］刘金萍，韩琳，丁红英，等．“互联网＋”三级联动管理模式对糖尿病

患者及其家庭成员自我管理能力的影响［J］．中国护理管理，2022，22（5）：755－760．

［15］石玲，曹娟，夏燕燕．基于人本理念的姑息护理对晚期肺癌患者情绪与生活质量的影响［J］．现代中西医结合杂志，2022（6）：851－854．

［16］邵洁，熊钰，马丹等．PICC 置管患者恐惧心理质性研究的 Meta 整合［J］．护理学杂志，2022（17）：80－86．

［17］董黎明，焦宝聪．创客教育中创新思维评价研究［J］．黑龙江高教研究，2021（5）：7．

［18］殷立士，王云霞，李艳，等．八段锦和五行音乐疗法在缓解新型冠状病毒肺炎患者负性情绪中的疗效分析［J］．现代生物医学进展，2021（14）：2739－2743．

［19］刘富德，朱玉欣，邢琰，等．恶性肿瘤患者 PICC 相关静脉血栓的危险因素研究［J］．河北医药，2021，43（4）：585－588．

［20］岳鑫彦，王小平，田金莲，等．三级医院护士伦理敏感性现状及影响因素分析［J］．护理学杂志，2021（13）：51－54．

［21］张经纬，李明霞，徐祥敏，等．护理伦理困境的研究进展［J］．护理学杂志，2021（23）：17－19．

［22］胡德英，刘晓虹，刘义兰，等．新型冠状病毒肺炎住院患者心理护理专家共识［J］．护理学杂志，2020，35（15）：1－6．

［23］新型冠状病毒肺炎诊疗方案（试行第七版）［J］．中国医药，2020，15（6）：801－805．

［24］赵倩，胡彩虹，冯仁杰，等．新型冠状病毒肺炎患者的焦虑抑郁情绪和躯体症状［J］．中华神经科杂志，2020（6）：432－436．

［25］史霞，王燕华，赵亚丽，等．PICC 与静脉留置针在肿瘤患者静脉治疗中的应用比较［J］．甘肃科技，2020（12）：110－112．

［26］李玉芹，栾晓嵘，柳红娟，等．临床护理人员人文关怀知信行现状调查及影响因素分析［J］．中国实用护理杂志，2020（20）：1574－1581．

［27］叶舒婷，戴飞跃，胡华，等．方舱 3 号方配合八段锦治疗方舱医院 113 例 2019 冠状病毒病轻型和普通型患者临床疗效观察［J］．中华中医药杂志，2020，35（7）：3742－3745．

［28］林立宇，王挺，皮璐，等．基于互联网问卷的 2019 冠状病毒病流行期人群情绪、应激及中医五脏症状调查［J］．中华中医药杂志，2020（3）：

1390－1394.

[29] 马佳佳，谢丰军，田润，等. ICU 环境压力源和认知情绪调节策略对 ICU 转出患者创伤后应激障碍的路径关系 [J]. 护理研究，2020，34（10）：1727－1732.

[30] 许宝惠，胡成文，顾道琴，等. 患者死亡教育研究进展 [J]. 护理研究，2020，34（12）：2170－2174.

[31] 张敏，冷雅楠，关志，等. 重症监护病房护士道德困境水平现状及其与医院伦理氛围和心理授权的相关性 [J]. 解放军护理杂志，2020（2）：23－26.

[32] 曹永福. 全球新冠肺炎疫情防控引发的伦理两难及其对策建议 [J]. 山东大学学报（哲学社会科学版），2020（4）：33－40.

[33] 谢红珍，袁长蓉，沈园园，等.《中国护士伦理准则》内容解读 [J]. 中国医学伦理学，2020，33（10）：1234－1242.

[34] 钱佳乐，张蓓蕾. 维护患者尊严的伦理决策刍论 [J]. 全科护理，2020（18）：3298－3300.

[35] 朱文，胡志，肖锦铖，等. 公立医院人文关怀制度评价指标体系研究：以安徽省公立医院改革为例 [J]. 中国农村卫生事业管理，2019，39（2）：93－98.

[36] 刘雅，王婧，车文芳，等. 1135 名临床护士人文关怀能力调查及分析 [J]. 中国医学伦理学，2019，32（10）：1323－1328.

[37] 官春燕，张丰健，吕楚风，等. 我国医院护理人文关怀评价研究现状的文献计量学分析 [J]. 护理学杂志，2019，34（3）：80－83.

[38] 朱文，胡志，肖锦铖，等. 公立医院人文关怀制度评价指标体系研究：以安徽省公立医院改革为例 [J]. 中国农村卫生事业管理，2019，39（2）：93－98.

[39] 张锦欣，靳英辉，曹英娟，等. 慢性病终末期患者优逝期望与需求质性研究的系统评价 [J]. 中华护理杂志，2019，54（12）：1788－1794.

[40] 陆晶，丁四清，谢建飞，等. 护理中断事件管理的研究进展 [J]. 中华护理杂志，2018，53（5）：5.

[41] 王佳，郝飞，周慧敏. "五心"护理结合 Watson 关怀理论在乳腺癌病人护理中的应用效果 [J]. 护理研究，2018，32（16）：2532－2535.

[42] 尚星辰，金晓欢，林征，等. 医院人文护理实践现状的全国多中心调查

[J]. 中国医院管理，2018，38（5）：61－63.

［43］刘静静，姜秀贞. PICC 与 CVC 在乳癌患者中的应用效果评价［J］. 实用临床护理学杂志，2018，3（47）：85.

［44］何雪梅，翟惠敏，颜海萍. 广东省三级甲等综合医院护士人文执业能力测评量表常模的研制［J］. 中华护理杂志，2018，53（8）：978－982.

［45］王妍，李晓旭，林征，等. 护理人文关怀研究热点的共词聚类分析［J］. 中华护理杂志，2017，52（5）：5.

［46］吴为，刘义兰，胡德英，等. 住院患者对护理人文关怀标准观点的质性研究［J］. 护理学杂志，2017，32（10）：65－68.

［47］宋剑平，金静芬，俞申妹，等. 六步标准沟通流程在提高护士沟通能力中的应用研究［J］. 中华护理杂志，2017，52（1）：63－66.

［48］何波翠. 一对一责任制助产护理对初产妇分娩质量以及护理满意度的影响分析［J］. 临床医学研究与实践，2017，2（28）：30－33.

［49］魏琴，王芳. 反馈式健康教育对产妇产后宣教的效果分析［J］. 检验医学与临床，2017，14（19）：50－53.

［50］刘婷婷，费英俊. 浅析个体化心理护理联合健康教育对剖宫产产妇的临床影响［J］. 山西医药杂志，2017，46（22）：33－36.

［51］李冬云，张淼，李潇，等. 我国医学生死亡教育实施及研究述评［J］. 医学研究杂志，2017，46（5）：1－3.

［52］陈静，周艳霞，申艳玲. 重症监护室护士关怀效能现状及其影响因素分析. 中国护理管理，2016，16（8）：1044－1048.

［53］李红文. 个人权利与共同善：公共卫生政策中的伦理冲突及其解决［J］. 医学与哲学，2016，37（9）：4.

［54］李蓓，董瑞馨，张海燕，等. 应用人文关怀服务理念改革冠心病重症监护病房探视管理制度的实践［J］. 中国护理管理，2016，16（A1）：35－36.

［55］林海雄，左学洁，王晓彤，等. 中医五行音乐研究现状综述［J］. 光明中医，2015，30（8）：1822－1824.

［56］刘义兰，杨雪娇，胡德英，等. 护理人文关怀标准的研究进展［J］. 中华护理杂志，2014（12）：1500－1505.

［57］钱时惕. 什么是人文？什么是人文社会科学?：科学与人文漫话之三［J］. 物理通报，2009（12）：3.

[58] 梁红霞. 陈爱初. 萧美云. 临床护士的死亡观和临终关怀心态的调查研究 [J]. 护理研究，2007，21 (13)：1164 – 1167.

[59] 胡爱招，王志红. 从中西方文化差异看中西方的护理 [J]. 解放军护理杂志，2006 (4)：79 – 80.

[60] 张秀伟，姜安丽. 护理人文关怀概念的研究现状与分析 [J]. 中华护理杂志，2008 (6)：540 – 543.

[61] 刘义兰，杨雪娇，胡德英，等. 护理人文关怀标准的研究进展 [J]. 中华护理杂志，2014，49 (12)：1500 – 1505.

[62] 李惠玲. 护理人文关怀的基本理论及临床应用 [J]. 中华护理杂志，2005，40 (11)：878 – 880.

[63] 彭美慈，王春生，汪国成，等. 护理是什么：诠释植根中国文化的护理概念 [J]. 中华护理杂志，2004，39 (1)：4.

[64] 陈湘玉. 试述护理文化的精髓：护理安全文化 [J]. 南京医科大学学报 (社会科学版)，2003，3 (2)：152 – 153.

[65] 肖灿华，刘军红. 培养护士批判性思维在我国护理教育中的迫切性 [J]. 中华护理杂志，2002，37 (4)：3.

[66] 孙奎贞. 关于创新思维的两个问题 [J]. 新视野，2000 (2)：48 – 49.

三、学位论文

[1] 李家晗. 八段锦的历史源流与养生原理研究 [D]. 北京：中国中医科学院，2019.

[2] 单亚维. 高等中医药院校本科护理学专业中医护理模块专业规范的构建 [D]. 北京：北京中医药大学，2015.

[3] 傅宏宇. 中国医患纠纷的解决机制研究 [D]. 武汉：武汉大学，2013.

[4] 许馨元. 临床护理人员的护理伦理素养调查研究 [D]. 大连：大连医科大学，2021.

[5] 张慧敏. MiniQuest 模式在《基础护理学》中培养护理本科生评判性思维的应用研究 [D]. 广州：广州中医药大学，2017.

[6] 于海荣. 叙事护理学理论构建及其课程开发与实证研究 [D]. 上海：第二军医大学，2017.

后　记

与人文护理结缘于2016年，我参加了刘俊荣教授主持的“广州市建立长期护理保险制度研究”课题组，负责子课题“广州市长期护理服务供给能力的基本现状及问题”，并承担了后续研究课题“广州市长期护理保险制度实施现状及发展对策研究”。课题研究的推进让我对人文护理产生了浓厚的学术兴趣，感谢在学术道路上带领我探索前行的学界前辈。

“爱在左，同情在右，走在生命的两旁，随时撒种，随时开花，将这一径长途，点缀得花香弥漫，使穿枝拂叶的行人，踏着荆棘，不觉得痛苦，有泪可落，却不悲凉。”本书在编写过程中得到了广州医科大学附属第三医院护理部、广东省第二人民医院护理部，以及广州医药大学马克思主义学院的领导和同人的支持和帮助。护理同人严谨治学、勤奋务实的医者作风使得本书可以如期与读者见面，在此向编写团队以及给予本书支持的领导和同人致以诚挚的感谢。

韩丹

2023年10月

医疗社会史研究

International Medical Historical Review

Vol. Ⅶ, No. 2, December 2022

第十四辑

主　　编 张勇安
特邀主编 赵秀荣

社会科学文献出版社
SOCIAL SCIENCES ACADEMIC PRESS (CHINA)

学术委员会

编　委

目　录

专题：帝国的医学、知识与权力

专题论文

目　录

学术述评

专题：帝国的医学、知识与权力

·专题论文·

近代早期英格兰的解剖学、实用医学与新科学[*]

〔英〕安德鲁·韦尔 撰　田泽华 译

摘　要　本文探讨了能否以及在多大程度上，安德雷亚斯·维萨里的希望——尸体解剖应该成为“自然哲学的主要分支”以及医学的基础——在英格兰新科学的时代得以实现，当时正是新兴的自然哲学代替亚里士多德与盖伦古典哲学的时代。强调“尸体解剖”的解剖学可以被视为构建新科学知识体系的准备部分。然而，维萨里解剖学仍属于正统医学。它被认为缺乏实用性——这是新科学的重要特点。弗朗西斯·培根驳斥了维萨里的描述性解剖学。他主张改革解剖学，使其能够描述疾病是在体内的哪部分。范·海尔蒙特的英格兰的支持者同样认为解剖学应具有实用性，并能提供各类疾病知识，以及帮助找寻治疗的方法。他们认为应当废除解剖学，而非对其进行改革。另一方面，机械论哲学的支持者认为解剖学的作用有限，仅能提供药物在体内生效的线索，例如罗伯特·波义耳认为是微粒在机械地发挥作用。托马斯·威利斯比波义耳更重视描述性解

[*] 本文是基于我在希腊扎金索斯第三届维萨里会议的演讲的修订。

剖学，但两人都认为身体就像世界一样，依照自然哲学的物质运动机械地工作。相比之下，托马斯·西德纳姆持虚无主义的观点，认为依靠肉眼观察的粗糙解剖在医学上不具备实用性，而构成机械性身体运动的微小颗粒是不可见和不可知的。在各种形式的新科学出现的背景下，维萨里关于解剖学的期望未能实现。本文在结尾处积极且简要地指出，维萨里的描述性解剖学被英国文化接受，到了17世纪中后期，解剖学被视为医学教学和医学的基础，医学院的声誉取决于它的解剖学家的名望。

关键词　解剖学　实用医学　自然哲学

引　言

在16世纪和17世纪初的欧洲，解剖学是医学中最具创新性的领域，即在大学中传授的医学。最著名的解剖学家有安德雷亚斯·维萨里（Andreas Vesalius，1514－1564）以及许多来自帕多瓦（Padua）的解剖学家，例如威廉·哈维（William Harvey，1578－1657）。毋庸置疑，他们能更精准地描述人体。当需要解释人体的功能时，他们则沿用古代盖伦和亚里士多德的生理学知识。然而，他们通过强调“尸体解剖”①（autopsia）的重要性，使观察获得了一种新的认识论地位，亲自观察也成为17世纪“新科学”的一个重要因素。

目前尚不清楚解剖在当时能否为“医学，主要是内科医学”实践提供帮助。许多16世纪和17世纪医学实践教材都很少谈及解剖学，尤其是详细的解剖学。为了探究人们如何看待解剖学和实用医学之间的关系，本文将探讨维萨里为提高解剖学地位所做的贡献，以及弗朗西斯·培根（Francis Bacon，1561－1626）关于医学和解剖学的观点。接下来，本文将重点论述17世纪英国新科学形成时期的两个活跃群体是如何看待解剖学在医学实践中的实用性的。第一个群体是简·巴普蒂斯塔·范·海尔蒙特

① 参见Andrew Wear，“William Harvey and the ‘Way of the Anatomists’，” *History of Science*，Vol. 21（1983），pp. 223－249。

(Jan Baptista Van Helmont，1579－1644）的支持者。他们认为解剖学无助于实用医学，因为它既无法解释人体是如何运作的，也不能有助于找寻治病的方法。第二个群体由支持新科学的微粒和机械论哲学的学者组成。他们在一定程度上接受了解剖学，并利用它来解释药物是如何在体内生效的。

一　维萨里和解剖学的地位

在《人体的结构》（*De Humani Corporis Fabrica*，1543）的序言中，维萨里有两段关于提高解剖学的地位和希望解剖学能有助于医学实践的论述。他认为解剖学是“自然哲学的主要分支，因为它描绘出了人体，因此解剖学应该被正确地视为医学艺术的起源和它坚实的基础”。[①]

维萨里认为，解剖观察对于自然哲学和医学而言不可或缺，同时它也是联系彼此的纽带。观察至上的主张是纲领性的，因为它是检验盖伦解剖观察准确度的基础，而且正如上文所述，它具有更广泛的认识论意义。从原则上讲，观察可以改变自然哲学和医学。然而，尽管维萨里对某些古代知识与同时期的医学提出批评，但他仍然属于正统医学界的成员，并担任了大学讲师，在之后又成为查理五世的内科医生。如学院派内科医生一样，他大体上接受了盖伦关于人体功能的知识解释。我们在之后才能看出，解剖学家对观察的重视，是自然哲学推翻亚里士多德和盖伦相关学说的长期过程的一部分。

然而，维萨里和他的追随者的成功的确在当时的医学领域引起质疑。17世纪初，帕多瓦的医学生回应了维萨里的观点，认为解剖学是医学而非哲学的基础。[②] 作为回应，哲学家如凯撒·克雷莫尼尼（Cesare Cremonini）宣称：“解剖学不是任何学科的基础。”[③]

在某种意义上，将解剖学视为自然哲学的主要部分和医学的基础会

① Andreas Vesalius, *Andreas Vesalius of Brussels 1514－1564*, trans. C. D. O' Malley, Berkeley: University of California Press, 1965, p. 319.

② J. Bylebyl, “The School of Padua: Humanist Medicine in the Sixteenth Century,” in Charles Webster, ed., *Health, Medicine and Mortality in the Sixteenth Century*, Cambridge: Cambridge University Press, 1979, pp. 335－370.

③ J. Bylebyl, “The School of Padua: Humanist Medicine in the Sixteenth Century,” p. 364.

带来这样的问题：谁的自然哲学以及通过何种方式能使解剖学同医学相关联？关于后者，维萨里认为解剖学对内科医学至关重要。在《人体的结构》的序言中，他写到解剖学的衰落，以及他对医生在行医中忽视解剖学的遗憾：

> 最后，当他们（内科医生们）把动手解剖委托给别人时，它（解剖学）开始不幸地衰落，解剖学也因此被毁掉了。当内科医生们认为只需要关注身体内部疾病的治疗，并进一步相信他们对内脏的认知足够充分时，他们就忽视了骨骼、肌肉、神经以及在这些骨骼和肌肉中蔓延的静脉和动脉的结构，这些就好像与他们无关。此外，当动手实践完全委托给理发师（理发师－外科医生）时，内科医生不仅失去了对内脏的正确认知，而且解剖也要在医生中失传，因为他们无须亲自操刀，而那些被委托动手解剖的人是如此无知，以至于他们无法理解解剖学教授的著作。①

正是解剖学教给我们“关于内脏的真正知识”。维萨里认为解剖学对医学实践至关重要。然而，16 世纪和 17 世纪新兴的自然哲学并不把解剖学视为医学的基础，也否认其与医学实践的关联。

二　新哲学与一项新医学？

16 世纪和 17 世纪，亚里士多德的世界观和知识的本质受到挑战。哥白尼（Copernicus）、开普勒（Kepler）、伽利略（Galileo）、牛顿（Newton）和笛卡尔（Descartes）开创了新的宇宙理论以及学习某些知识的新方法。本体论（存在的本质）和认识论（认识世界的方式）均被重构。历史学家对“新科学”是如何产生的给出了不同的解释。霍尔（A. R. Hall）等人认为新科学的产生是基于自然哲学家和天文学家思想和实验/观察工作的革命性的过程——在这个过程中缺乏大量的制度性与社会性的因素。最近部分学者虽然更关注社会因素，但仍在他们关于新科学的

① Andreas Vesalius, *Andreas Vesalius of Brussels 1514 – 1564*, trans. C. D. O'Malley, p. 319.

书的标题中加入了“革命”一词。①

这场革命的大多数倡导者均非医学界人士。在许多现代自然哲学革命或“新科学”的论述中，医学居于次要地位。然而部分革命者，例如即将讨论的帕拉塞尔苏斯（Paracelsus，1493 – 1541）与海尔蒙特想要创造一种与新兴的自然哲学相联系的新医学。但事实证明，他们并未建立一种类似于 18 世纪初形成的新的正统医学（和科学）。

失败的原因部分在于，来自大学学院和城市医学院的学院派医学，长期受古典医学知识的影响。② 当医学知识在 17 世纪后期被“现代化”时，它被自然与人体的机械和/或化学观接受并采纳——这些知识在很大程度上未受到帕拉塞尔苏斯和海尔蒙特知识的直接影响，尽管他们的影响可以隐蔽地被察觉。换言之，就像在古典时代，欧洲医学仍附属于自然哲学。

三　弗朗西斯·培根的改革

盖伦曾说过：“最好的医生同时也是一位哲学家。”③ 盖伦的许多著作如《论人体各部位的用途》（*On the Use of Parts*）都阐明了这一观点。弗朗西斯·培根进一步强调古代医学对自然哲学的紧密依赖，并提出一套新的自然哲学知识，这套自然哲学知识受到英格兰新科学创造者们的热切支持。这里并非要讨论培根知识改革计划，但他在《新工具》（*The New Organon*，1620）中明确指出，医学需要用一种新的自然哲学来丰富，

① A. R. Hall, *The Scientific Revolution, 1500 – 1800: The Formation of the Modern Scientific Attitude*, London: Longmans, 1962; Steven Shapin, *The Scientific Revolution*, Chicago: University of Chicago Press, 1996; John Henry, *The Scientific Revolution and the Origins of Modern Science*, London: Palgrave-Macmillan, 1997; Peter Dear, *Revolutionizing the Sciences*, Princeton: Princeton University Press, 2001; Katherine Park and Lorraine Daston, “Early Modern Science,” in *Cambridge History of Science*, Cambridge: Cambridge University Press, Vol. 3, 2006; David Knight, *Voyaging in Strange Seas: The Great Revolution in Science*, New Haven: Yale University Press, 2015; William Burns, *The Scientific Revolution in Global Perspective*, Oxford: Oxford University Press, 2016.

② 关于 16 世纪欧洲医学的精彩描述，参见 Vivian Nutton, *Renaissance Medicine A Short History of European Medicine in the Sixteenth Century*, Abingdon: Routledge, 2022, p. 418。

③ Galen, “Quod Optimus Medicus Sit quoque Philosophus,” in K. G. Kuhn, ed., *Claudii Galeni Opera Omnia*, Cambridge: Cambridge University Press, Vol. 1, 1821, p. 61.

他写道，令人遗憾的是，正统的医学如果无法受到自然哲学的持续性影响，会十分肤浅：

> 同时，除非自然哲学能继续发展并应用于特殊的科学领域，并且这些科学能重新回归自然哲学，否则科学尤其是科学的实践性部分，就很难取得足够的进步。因为这方面的缺失，天文学、光学、音乐、许多机械性艺术、医学……均缺乏深度，只能流于表面和事物的多样性。因为当这些特定的科学被传播与认可后，它们就不再受到自然哲学的滋养……①

在培根看来，如果医学依托于自然哲学，而非创造自身的基础知识结构，那解剖学呢？显然，考虑到培根对医学和自然哲学的明确区分，便不能将解剖学视为“自然哲学的主要分支”。但它能像维萨里所希望的那样有助于医学实践吗？

在对知识本质的改革中，培根明确指出，知识既要实用又要“纯粹”。这在一定程度上挑战了亚里士多德的观点，即对特定知识的探索不应心存功利主义的观念。② 培根写过要有“结果实”（fructiferous）的实验——既能结出“果实”（fruit），又是“有启发性的”（luciferous）——才能得出最终的原因和结论。③（强调知识的实用性是 17 世纪围绕新科学讨论的一个明显的修辞变化，尤其是在英国皇家学会和皇家科学院，帕拉塞尔苏斯也曾强调过这一点。）培根在他的著作中明确指出，知识应将对本质因素的洞察与实用性相结合。他在著名的《新亚特兰提斯》（*New Atlantis*，1627）中写道：“我们基金会的目的是探究起因的知识和事物的秘密运动，以及扩大人类帝国的疆界，实现一切可能的事情。”④

---

① Francis Bacon, *The New Organon and Related Writings*, Indianapolis: The Bobbs-Merrill Company, Inc., Book 1, 1975, p. 77.

② Aristotle, *Metaphysics*, 982b20 – 28.

③ Francis Bacon, *The New Organon and Related Writings*, p. 96.

④ Francis Bacon, "New Atlantis," in Arthur Johnston, ed., *The Advancement of Learning and New Atlantis*, Oxford: Clarendon Press, 1974, p. 239.

当培根在《学术的进展》(*The Advancement of Learning*, 1605)中研究解剖学时,他对实用性知识的兴趣开始影响他。他认为:"在基于解剖学的研究中,我发现了许多不足。"[①] 不同于维萨里,他认为基于尸体的解剖对医学实践毫无用处。培根主张进行活体解剖,至少解剖活着的动物,这将有助于更深入地了解体液和"疾病的足迹"(footsteps of diseases):

> 正如过去所记载的,解剖不能展示更加细小的血管与毛孔,因为在尸体中它们已经闭合并隐藏,然而在活体中它们是敞开的并且显而易见。塞尔苏斯(Celsus)公正地指责了这种非人道的活体解剖,然而就观察而言,他不应如此轻易且彻底地放弃研究,或者参考偶然的外科实践。不过,解剖活的野兽却很有用处,虽然它们的身体各部分不相同,但也足以满足研究需要。

培根接下来指出解剖学并没有描述疾病是如何藏在体内的:

> 至于体液,在解剖学中经常被忽略;然而,最需要观察的是,在哪些腔、巢和器官中能找到体液,而这些部分存放和吸收哪些不同类别的体液。还有疾病的足迹,以及它们对体内各部分的破坏、引发脓肿、溃疡……腐败,消耗……而当解剖身体时,它们会被粗心地、沉默地忽略。[②]

显然,培根试图通过当时的解剖学揭示人体内难以观察的部分,并提供用于理解疾病的知识。他改进解剖学知识的方法是,在不进行人类活体解剖的情况下,通过大量动物活体解剖,创建一个比较性的解剖学。这种新型解剖学能提供关于身体的令人满意的、详细的知识,特别是关于"体液的摇篮"(nestling of the humours)和"疾病的痕迹和影响"(the footsteps and impressions of diseases)。[③] 改良后解剖学会带来启发与成

---

① Francis Bacon, *The Advancement of Learning*, New York: Qxford University Press, 2000, p. 109.

② Francis Bacon, *The Advancement of Learning*, pp. 109 - 110.

③ Francis Bacon, *The Advancement of Learning*, p. 109.

果。培根并未否认解剖学脱离实际，而且希望解剖学得到改进，让其更为实用——我们可以注意到，他仍然从体液的角度看待疾病。

四　对解剖学的抨击

当培根试图改革解剖学时，还有一些学者要彻底否定解剖学，尽管这些学者的某些批评解剖学的观点与培根相一致。16 世纪的帕拉塞尔苏斯和 17 世纪的海尔蒙特为医学奠定了化学基础。帕拉塞尔苏斯在当时富有活力且颇具传奇色彩，海尔蒙特稍逊于前者，但两人都否定了古人尤其是盖伦的知识（正如培根一样）。两人和他们的追随者认为大学是在兜售无用的知识，徒有虚名，培根也是这样认为的。[①] 他们相信内科医生是天生的，上帝赋予他们技能，在大学里无法培养内科医生，在化学实验室里长时间的工作与实践才能培养出虔诚的医生。[②] 这些专家重视的是来自“全世界的书籍”和从各种各样的人如睿智且年长的女性那里学来的医学知识，而非大学中传授的。

帕拉塞尔苏斯派和海尔蒙特派，如维萨里以及其他解剖学家均赞扬手工技艺和直接观察。但他们不认为解剖学具有实用性。在他们看来，“死者的解剖学”无法让他们深入了解“活人的解剖学”——这种解剖学可以显示活着的人体内部的疾病。[③] 此外，更重要的是，帕拉塞尔苏斯和海尔蒙特的自然哲学与维萨里和大多数解剖学家基于亚里士多德和盖伦学说解释人体运作的古典自然哲学截然不同。帕拉塞尔苏斯和海尔蒙特等学者强调身体内部化学反应是由“本源”或“内部化学元素”导致的，他们强调疾病本身是种特殊的东西，所以传统解剖学被认为是无关紧要

---

① 查尔斯·韦伯斯特指出尽管帕拉塞尔苏斯呼吁“从古代权威中解放，依靠自然之光”（这与培根有共同之处），然而培根还是抨击帕拉塞尔苏斯以“喧嚣的鼓吹、狡猾的晦涩、宗教信仰以及其他徒有其表的吸引力”的作品去误导他的追随者。参见 Charles Webster, *The Great Instauration Science, Medicine and Reform 1626 – 1660*, London: Duckworth, 1975, p. 284。

② 参见 Paracelsus, *Das Buch Paragranum*, trans. Nicholas Goodrick-Clarke, Wellingborough: Crucible, 1990, p. 74。天堂没有让我成为医生，是上帝让我成为医生。

③ 参见 Walter Pagel, *Paracelsus: An Introduction to Philosophical Medicine in the Era of the Renaissance*, Basel: S. Karger, 1958, pp. 134 – 143。他讨论了帕拉塞尔苏斯对解剖学的理解以及他对“死者的解剖学”的排斥。

并且对医学实践毫无用处的就不足为奇了。对源自大学的怀疑一切的态度增加了对“死者的解剖学”的厌恶。

在英格兰，海尔蒙特派学者们未任职于任何医疗机构，但他们十分熟悉正统大学中医学领域的发展。例如，记者兼海尔蒙特派医学作家马查蒙·内德汉姆（Marchamont Nedham，1620－1678）在1665年称赞“不朽的”威廉·哈维发现了血液循环，但他怀疑：

> 在医疗实践（内科医学）中，（我们）是否需要无用且混乱的解剖学；尤其是当人体因疾病而不正常时，血液和体液会在正常的管道内发生不同的变化，而费内留斯（Fernelius）本人很少谈及解剖学，他认为，我们的兄弟们还是花时间观察病人为好。[①]

内德汉姆认可了哈维的作品，但同时他对“小题大做的解剖学”这一说法表示怀疑。他认识到人们热衷于解剖学，也许同时也应该保持戒备，就像海尔蒙特派学者一样认为治疗学对解剖学的参考价值低，因为疾病不遵循死者解剖的常规通道。在海尔蒙特派学者看来，维萨里和哈维的解剖学地位很高，但是缺乏实用性。

乔治·汤姆逊（George Thomson，1619－1676），另一位海尔蒙特派学者，他因在1665年伦敦瘟疫期间选择留守城市并照料病人而闻名——不同于其他医生，他曾解剖过一个瘟疫死者。然而，他却宣称解剖学“是为了虚名与声名远扬，然后才是为取得显著的进步以治疗穷困可怜的病人”。[②]解剖学的名声显然令人嫉恨，但解剖学也有宗教的因素——正如解剖学家热心展示的，它展示了上帝的杰作。如果没有宗教的影响，海尔蒙特派就无立锥之地，因此汤姆逊承认解剖学让医生知道何为“奇迹中的奇迹”（原文为希腊语，“this thauma thaumaton”）。[③] 尽管如此，汤姆逊仍认为，化学家们对上帝赋予的治疗方法的探索，以及对盖伦学派同解剖

---

① Marchamont Nedham, *Medela Medicinae: A Plea for the Free Profession and Renovation of the Art of Physick*, London, 1665, pp. 17－18. 部分引用自 Andrew Wear, *Knowledge and Practice in English Medicine, 1550－1680*, Cambridge: Cambridge University Press, 2000, p. 442。

② George Thomson, *Galeno-pale, or A Chymical Trial of the Galenists*, London, 1665, p. 25.

③ George Thomson, *Galeno-pale, or A Chymical Trial of the Galenists*, p. 29.

学相关联的反感，二者的联合战胜了对解剖学的推崇。

在同一篇文章中，汤姆逊明确指出了化学家工作的价值和解剖学的无用性：

> 但最重要的是，这需要他花费大量宝贵的时间，倾其所有的精力，使出全部力量，找出那些有效的治疗方法，这确实是“上帝之手”（Theon Heires）……徒有虚名的盖伦主义者，不要把你的时间浪费在对恶臭的尸体进行无礼和多余的探索上，它们永远无法教会你如何消灭那些每天都在暴力闯入生者住所的猖獗的疾病。①

五　英国的解剖学与新科学

如果说解剖学在很大程度上被英格兰的海尔蒙特派排斥，那么另一群关心如何改变人们对世界与身体认知的英格兰学者，则接受了解剖学。支持机械论哲学的人认为世界和身体是由特定形状、大小和运动中的颗粒组成的，他们认为解剖学是自然哲学“现代化”过程的一部分。他们这样做的原因在于观察、“尸体解剖”是新科学知识的重要组成部分，就像解剖对于解剖学家一样。不同的是，在 17 世纪前几十年内，大多数解剖学家仍沿袭着“古人”的自然哲学。

简单地来看罗伯特·波义耳（Robert Boyle，1627 - 1691）在他的解释中——治疗药物如何生效和治愈疾病——是如何使用解剖学的。波义耳发展了化学因子的微粒观，即特定的微粒或颗粒群代表了特定的化学物质。他把微粒哲学视作机械哲学的一部分。鉴于波义耳对机械哲学的支持，解剖学不可能像维萨里所希望的那样成为自然哲学的主要部分，但它确实出现在波义耳关于治疗如何在体内生效的论述中。

波义耳是弗朗西斯·培根的忠实追随者，很多新科学的支持者都受到了他的启发，波义耳同样对实践技艺感兴趣，并亲自探访那些宣传和销售化学药品的经验主义者的工作室。经验主义者们对症下药。这与海

① George Thomson，*Galeno-pale*，*or A Chymical Trial of the Galenists*，p. 29.

尔蒙特对症下药的观点一致——这是早年对海尔蒙特知识感兴趣的波义耳所赞同的。经验主义者的医学被盖伦派医生们贬斥为江湖骗子的治疗方法，因为他们没有考虑到每个病人的体液平衡，而向有特定疾病的患者群体出售同一类药物。此外，盖伦主义者认为这些药物属于江湖郎中药物的另一个原因是，药物的效果无法用盖伦和亚里士多德派显现的或能感知热、冷、干、湿的特性来解释。

波义耳认为，特定的药物确实有效，而微粒哲学可以提供一个关于药物在体内生效的假设或合乎情理的故事。尽管波义耳仍致力于自然哲学，但他也希望他的专著《特定药物与微粒哲学的调和性》（*Of the Reconcileableness of Specifick Medicines to the Corpuscular Philosophy*，1685）能帮助医生向病人解释他们的治疗方法是如何起效的。他的出版商写道，波义耳：

> 不仅满足了思辨哲学家们的好奇心，而且同样为所有内科医生提供了一篇有用的建议，从这里和那里引入的某些观念可能会成为一种可靠的、轻松的实践准则，并且也能让他们清楚地解释自己的收据（处方）。我指的是那些含有特殊成分的药物——迄今为止我们还不能向我们的患者们描述，但我们说，（这种药物）的确有效，但我们不知道是怎样起效的，或者只能说是因为超自然的或隐藏的特性。①

解剖学无法解释特殊治疗是如何起效的，微粒哲学则可以做到。大规模、大范围的解剖为波义耳提供了一个不可视的粒子在其中运动的模板。例如，波义耳解释了一种药物生效的差异性，即在身体的这一部分生效在其他部分无效。

> 药物颗粒会在胃里被分解，可能根据一定的形状、大小、软硬或灵活性以及运动模式等特点，由体内的液体带到各处，然后停留在体

① Robert Boyle, *Of the Reconcileableness of Specifick Medicines to the Corpuscular Philosophy*, London, 1685, p. A6v.

> 内某一更为合适的部分，例如大脑、心脏等，其余部分会将自身置于毛孔中，或同它的纤维结合，就可以为它提供适合的颗粒……重构或增强它的神经纤维正常活动能对它有好处。①

正如波义耳所述，药物的颗粒以机械的方式进入某个特定部位的毛孔或纤维中，并产生“优势”。这解释了为什么某些药物会适用于身体的各特殊部位，能被它们吸收，这通常被称为肝、头等疗法。② 这种解剖的参考有助于形成合乎情理的故事，让想要知道药物是如何生效的患者感到满意。这是诸多解剖学故事中关于活人体内隐藏活动的故事。解剖学涉及领域十分广泛，“胃”“体液”“大脑、心脏等”，它们没有具体形状与细节，但与之相反的是，微观层面的不可见的颗粒则在原则上有特定的性质，比如有特殊的尺寸、形状、软硬、灵活性以及运动模式。

这部专著充满了类似的知识分析。例如，波义耳推断，体内“致病”或生病的因素可以被药物颗粒破坏，药物颗粒区分了身体的正常部分和病变部分，攻击并溶解病变区域产生的物质。波义耳以这种方式解释了经验主义者宣传的“友好”（对身体而非疾病友好）药丸是如何起效的。③

在维萨里的知识中，详细的人体解剖并未涉及该领域，也无助于医疗实践。我们所拥有的是作为路标的解剖学，从培根派的角度讲，这可以帮助辨别不同类型的疾病，但人们认为它不能提供关于疾病的新认知，解剖学也不是自然哲学的主要部分。波义耳的哲学框架非常不同。他特别否定了描述性解剖学，宣称它不是理解身体的关键。因为描述性解剖学没有认识到自身的机械性和微粒的本质。

> 一个有生命的人体不应仅仅被看成一尊雕像，或仅仅是由肉、

---

① Robert Boyle, *Of the Reconcileableness of Specifick Medicines to the Corpuscular Philosophy*, pp. 74 – 75.

② Robert Boyle, *Of the Reconcileableness of Specifick Medicines to the Corpuscular Philosophy*, pp. 73 – 74.

③ 参见 Andrew Wear, “Popular Medicine and the New Science in England. Cross Roads or Merging Lanes?,” in Kaspar von Greyerz, Silvia Fluebacher and Philipp Senn, eds., *Wissenschaftsgeschichte und Geschichte des Wissens im Dialog-Connecting Science and Knowledge*, Goettingen: Goettingen. V&R Unipress, 2013, pp. 73 – 75。

血、骨头、脂肪、神经、静脉、动脉等材料组成的集合。这是一台结构精妙的发动机，由固态、液态和气态材料所组成……①

对于这种机械性运作的身体，波义耳和其他机械哲学主义者一样，关注的是身体如何而不是为什么会这样运作。对最终原因的否定是弗朗西斯·培根的新科学宣言的一部分，并从现代性上与维萨里和帕多瓦的解剖学家相区分，尽管他们都认同观察。

然而，以详细解剖大脑而闻名的托马斯·威利斯（Thomas Willis，1621－1675）的新哲学使解剖学研究更加深入。17 世纪 40 年代，威利斯进行化学实验，在 17 世纪 50 年代，他加入了牛津的自然哲学家团体，其中包括罗伯特·波义耳。查理二世复辟后，威利斯被任命为牛津大学的自然哲学教授。他不仅是一位著名的解剖学家，而且亲身参与医疗实践，他还涉足化学和自然哲学领域。（威利斯身兼）解剖学家、化学家和“现代”自然哲学支持者的身份，确保了解剖学与“新科学”密切相关。

这里并非要讨论威利斯的物质知识，只是想说明他将身体五种元素的知识与微粒哲学的变体相结合。他写道，精气、硫、盐、水和土这五种元素是由颗粒组成的。然而，威利斯驳斥波义耳的微粒哲学，“它极其微妙，毫无意义，与自然现象不完全相符”。②

威利斯期望，人们可以用智慧推断那些看不见的存在，但最好要有观察结果。他赞扬了哈维和他的直观展示，以及他之前的解剖学家。在此过程中，他改变了维萨里和哈维强调直接观察的理念，并在其中加入了修辞——什么是现代。正如他所说，这是一个相信自己经验而不是过去经验的人。③

---

① Robert Boyle, *Of the Reconcileableness of Specifick Medicines to the Corpuscular Philosophy*, p. 34.

② Thomas Willis, “A Medical-Philosophical Discourse of Fermentation or, of the Intestate Motion of Particles in Every Body,” in Samuel Pordage, ed., *Dr. Willis's Practice of Physick Being the Whole Works of That Renowned and Famous Physician*, London, 1684, p. 2.

③ Thomas Willis, “The Anatomy of the Brain,” in Samuel Pordage, ed., *Dr. Willis's Practice of Physick Being the Whole Works of That Renowned and Famous Physician*, p. 1. 不要把我的信仰寄托在别人所采纳的意见上，也不要寄托在我内心的怀疑与猜测上，而是要相信本质的以及亲眼所见的。

当我们看到威利斯如何试图解决波义耳同样感兴趣的问题时——如何解释药物在体内生效——对解剖和观察的强调就很明确。在《制药原理：人体药物生效的运用》（*Pharmaceutice Rationalis: Or an Exercitation of the Operations of Medicines in Humane Bodies*，第一部分是在他死后的 1674 年出版的，第二部分是在 1675 年出版）一书中，威利斯写道，"医学"（内科医学）正受到"犬儒主义者"（cynics）还有"最卑鄙的人"（the vilest of the scum people）的攻击，因为当时尚不清楚药物是如何起效的。他宣称：

> 事实上，只要人们还需要依靠药物来治愈疾病、维系生命、保持健康，那就时常会受到药物的危害，我不知道她（医生）如何能完全不被称为说谎者、自负的人与骗子。①

为了"揭开人体内药物的机械性生效方式"，威利斯写道，他需要绘制出食道、胃、肠、它们的"根"、纤维等的详细解剖结构。他将为读者创造药物起效的"图景"（landschape）。② 解剖学对威利斯的影响远高于波义耳，虽然双方都认同人体的机械和化学观。解剖学展示了人体结构并提供了解释。这让威利斯有信心讲述药物是如何生效的。他细致的解剖描述会让维萨里感到满意，因为这些描述同医疗实践相关。例如，威利斯这样描述胃：

> 关于胃的外表已经说得足够多了：现在，我们应进一步考虑到它的内部（因为它与实用医学有关）的表皮和纤维的纹理（或许是混杂的）。同样还有它的孔、容器和通道，以及它们的作用和用途。胃，就像食管（weazon）一样，由三层外膜组成：一种普通的

① Thomas Willis, "Pharmaceutice Rationalis: Or an Exercitation of the Operations of Medicines in Humane Bodies," in Samuel Pordage, ed., *Dr. Willis's Practice of Physick Being the Whole Works of That Renowned and Famous Physician*, p. A3v.

② Thomas Willis, "Pharmaceutice Rationalis: Or an Exercitation of the Operations of Medicines in Humane Bodies," in Samuel Pordage, ed., *Dr. Willis's Practice of Physick Being the Whole Works of That Renowned and Famous Physician*, p. 3. 在阐述药物如何进入人体的解剖结构时，威利斯说："由于药物和食物进入人体的方式相同……因此，这是必要的……给你一个两者的活动都发生在那些部分与内脏的图景。"

从膈的上方延伸出来的皮；还有两种，也就是一种在内部和一种在外部……①

随后，威利斯详细描述了这些膜及其功能。他将胃烫洗过后，看到了一层毛茸茸的覆盖物，就像天鹅绒外套里的细线，它能帮助存储食物残留，因此药物能在胃里停留足够长的时间，以便胃酸能消化药物。② 波义耳缺乏这种层次的解剖细节，他更重视颗粒和微粒。

显然，当新兴的自然哲学取代了以亚里士多德和盖伦知识为基础的学说时，关于解剖学的作用就存在各种各样的观点。我们可以认定，解剖学并没有成为自然哲学的主要部分。这并不奇怪，因为医学附属于而非塑造了古代和现代的自然哲学。此外，关于自然和身体的新哲学声称可以解释世界上的一切问题，而维萨里所述的解剖学却太过片面。解剖学是否像维萨里所说的那样是医学的基础，以及它是否像他所希望的那样对医学实践至关重要，这是更加复杂的问题。

17 世纪的医疗权势集团主要由受大学教育的医生组成，他们经常称赞解剖学是医学的基础，对医学实践至关重要。在 17 世纪中后期，当学院派医生开始遵循新的人体机械观与化学观时，解剖学仍然保持其崇高的地位。③

然而很明显，新科学所取得的部分进步使解剖学最多成为"图景"的一部分，或者像威利斯所说的那样成为摆设。最坏的情况是如海尔蒙特等人认为的，解剖学对医疗实践毫无用处。还有一个人是托马斯·西德纳姆（Thomas Sydenham，1624 – 1689），他被称为英格兰的希波克拉底。他认为疾病是一系列症状的集合，需要根据它们在特定年份与季节中"体质"的主要特征来区分。他对解剖学的攻击呼应了海尔蒙特的观

① Thomas Willis，"Pharmaceutice Rationalis：Or an Exercitation of the Operations of Medicines in Humane Bodies，" in Samuel Pordage，ed.，*Dr. Willis's Practice of Physick Being the Whole Works of That Renowned and Famous Physician*，pp. 3，5.

② Thomas Willis，"Pharmaceutice Rationalis：Or an Exercitation of the Operations of Medicines in Humane Bodies，" in Samuel Pordage，ed.，*Dr. Willis's Practice of Physick Being the Whole Works of That Renowned and Famous Physician*，pp. 5 – 7.

③ 关于解剖学作为医学的基础和有助于医学实践的辩护，参见 Andrew Wear，*Knowledge and Practice in English Medicine*，*1550 – 1680*，pp. 446 – 447。

点，即死者的解剖学无法让人深入了解活人的身体。这也反映了机械哲学的假设，即在身体中活动的东西过于微小，肉眼解剖无法捕捉到：

> 但是解剖学似乎极大地改进了医疗实践，……我有理由怀疑。解剖学所能做的只是向我们展示身体中明显的和能被发现的部分，或无生气和僵死的体液，这些东西，经过最勤奋的探索，将不会比如何培养一个人更能指导医生治疗疾病；因为要治疗一个部分的疾病——其机体的器官结构和其运行的质地，他不可能知道，因为这很难，这就像让医生制造一个他不懂得的部分一样。

对于西德纳姆而言，他虽坚信着微粒/机械哲学，然而粒子在实践中永远是不可知的："现在可以肯定并且无可争议的是，人体的自然运作都是通过非常微小和不可视的部分进行的，我认为没有一个人希望或假装看到它们，即使借助眼镜或任何其他发明……"[①]

这或许是一种虚无主义的极端观点：西德纳姆实际上认为，构成人体的那些不可视的颗粒使粗糙的解剖学十分多余，而它们在实践中却是永远不可知的。通过粗糙的解剖或显微镜解剖了解疾病知识的途径似乎被挡住了。西德纳姆显然在原则上相信机械哲学的原理——他在《整个世界的机器》(*The Whole Machine of the World*, 1734) 中写道，与其他坚持机械自然观的人不同，在他看来，解剖学在医学实践中毫无作用。[②]

六　寓于文化中的解剖学

尽管如此，由于解剖学的地位和解剖学在英格兰盛行的影响，维萨里为世人所铭记。解剖学已然植根于英格兰医学，并且作为一个概念已经深刻融入这个国家的文化。不仅被定罪的罪犯会被解剖，解剖课也讲

① Thomas Sydenham, "Anatomie 1668," in Kenneth Dewhurst, ed., *Dr. Thomas Sydenham (1624 – 1689): His Life and Original Writings*, London: Wellcome Historical Medical Library, 1966, p. 85.

② Thomas Sydenham, *The Whole Works of That Excellent Practical Physician, Dr. Thomas Sydenham*, London, 1734, p. 76.

授给理发师-外科医生，验尸官也可以下令解剖尸体以寻找死因，国王詹姆斯一世也被解剖，各家庭也有亲属被解剖以找出他们的死因。

不像海尔蒙特和西德纳姆，诗人们接纳了解剖学。从文化上讲，解剖学的启发式能力能赋予死者以生命，威廉·莎士比亚（William Shakespeare，1564－1616）的观众和约翰·但恩（John Donne，1572－1631）的读者应该能理解这一点，至少莎士比亚和但恩希望他们能理解。在《李尔王》（*King Lear*，1608）中，李尔王认为能通过解剖发现人的生命中的性格特征，尽管“解剖”使里根（Reagan）死去，他惊呼道：

> 叫他们剖开里根的身体来，看看她心里有些什么东西。究竟为了什么天然的原因，她们的心才会变得这样硬？①

在《鲁克丽丝受辱记》（*The Rape of Lucrece*，1594）中，莎士比亚根据解剖所含的死亡-生命的潜在意义，赋予死者以生命。

> 画家在她的形象中，剖析入微地描写，
> 时序的摧残，忧患的折磨，姿容的衰谢；
> 她的双频变了样，布满皱纹和皲裂，
> 昔日风韵的余影，早已悄然告别；
> 一根根脉管萎缩了，蓝血变成了黑血，
> 哺育脉管的源泉，也已渐渐枯竭；
> 一具僵死的躯壳，把生命禁锢阻绝。②

1611年，诗人约翰·但恩在伊丽莎白·德鲁里（Elizabeth Drury）逝世的周年纪念日上写下《世界的解剖》（*An Anatomy of the World*，1611），这首诗的视角在世界和伊丽莎白·德鲁里之间来回转换。在这首诗中，他留下了著名的诗句：“新哲学让一切都处于怀疑之中。”但是但恩未曾

① 威廉·莎士比亚：《莎士比亚全集》（五），朱生豪等译，人民文学出版社，1995，第484页。

② 威廉·莎士比亚：《莎士比亚全集》（六），朱生豪等译，人民文学出版社，1995，第501页。

怀疑过解剖学，对他来说，在文化上解剖学的意义是不变的。例如，解剖为但恩提供了了解伊丽莎白·德鲁里和世界的视角：

我（因为无人能让你生还）将尝试，
我们能从解剖中得到什么。
她的死让我们深刻地意识到，
你最纯洁的地方也会腐朽，你终会面临死亡。
不要让人知道，世界正在死去，
它努力后却未发现，
世界的各种疾病……

约翰·但恩在同一首诗中写道：

我们从解剖中学到，
世界的各种疾病不是由它引起的，
不是哪种体液，也非某个特定部分；
但是你发现，它在心中腐烂，
你看到热病已经蔓延到所有地方，却无法控制。[①]

但恩使用解剖学和疾病的医学术语把世界比作生病的身体。因此，它将解剖学与实用医学相联系。同时也表明，对但恩而言，解剖在当时是文化中的术语。对解剖学的隐喻用法证明了它被人接受与认可。

结语：解剖学，医学的装饰与基础

随着 17 世纪医学的发展，英格兰的权势集团的内科医生们不再怀疑解剖学对医学教学和实践的重要性。比如英国最伟大的散文家托马斯·布朗爵士（Sir Thomas Browne），他也是一名医生，他在 1647 年前后建议亨利·

① John Donne, "An Anatomy of the World," in John Hayward, ed., *John Donne Dean of St. Pauls, Complete Poetry and Selected Prose*, London: Nonsuch Press, 1962, pp. 198, 203.

鲍尔（Henry Power）：

> 奠定你的解剖学基础，其中‘尸体解剖’（原文是希腊语）会是你忠诚的伙伴。除了盖伦、希波克拉底、维萨里、斯皮格里乌斯和巴托林努斯的著作所带来的好处，你可以期待书籍会给你的其他帮助。你一定要掌握哈维医生的作品（《论血液循环》），慢慢理解血液循环。
>
> 因此，在解剖学上取得完美的成绩后，请到森纳图斯学院。[①]

到 17 世纪后期，英国的医学权势集团在很大程度上接受了新科学。[②]尽管维萨里希望解剖学能成为“自然哲学的主要分支”，但实际上并没有。然而，哈维对血液循环的研究无疑提高了解剖学在英国的地位。托马斯·布朗爵士超越了哈维，称赞解剖学是实用或治疗医学的基础。维萨里肯定会同意这些的。的确，一所医学院的声誉首先取决于其解剖学家的名望。从 16 世纪的帕多瓦到莱顿，再到 18 世纪的爱丁堡，再到 19 世纪早期的巴黎，欧洲著名的医学院都把解剖学作为医学的基础。

［安德鲁·韦尔（Andrew Wear），伦敦大学学院教授；
田泽华，中国人民大学历史学院博士研究生］

（责任编辑：刘招静）

① Simon Wilkin, *Dr Browne to [Henry Power] in Sir Thomas Browne's Works*, New York: AMS Press, Vol. 1, 1968, pp. 356 - 357.

② 参见 Harold J. Cook, *The Decline of the Old Medical Regime in Stuart London*, Ithaca and London: Cornell University Press, 1986。

中国海关医员的中医研究与《海关医报》的编纂（1871—1883）*

张志云

摘　要　19世纪中叶，西医因中国海关的设立在中国各条约口岸工作。这个机会让西医可以在中国各地观察和记载医案、传染病和卫生环境。也正是因为西医仍在摸索传染病的致病原因，所以许多海关医员是从“地方病”和“在地知识”的角度理解中国传染病和中医知识，并将中医学研究结合其临床经验为病患诊疗。在此背景下，海关医员中的德贞、立德、玛高温都留下了长期钻研中医典籍的记录。本文即梳理造册处、《中国海关出版品》和《海关医报》的互动，海关医员研究中医学的脉络和西医的细菌学说进入中国三者的关系，以窥探海关医员对中医研究和中西医交流的贡献。

关键词　中国海关造册处　《中国海关出版品》　《海关医报》　《海关公报》　海关医员

前　言

中国海关造册处编纂的《海关医报》（*Medical Reports*）为近代中国

* 本文系国家社会科学基金重大项目“中国海关通史”（项目号21&ZD220）的阶段性成果。

第一份以西医专家为核心，撰写具备系统性、连续性且全国性的重要史料。其内容一半为“医学”和“医疗”的记录，例如医案、临床观察等；但是其重要性绝不能仅以“医学”或“医疗”概括之，因为其中有温度和雨量表，以及对病原体（如疟蚊）的调查。换言之，《海关医报》同时呈现了两大重要线索：其对疫源地、温度和雨量的记载体现了环境致病论，而其对病原体的调查体现了微生物致病论。历史学界对上述史料已经有精深研究，但是在《海关医报》中还有一项医学研究成果尚待梳理挖掘，这就是海关医员①研究中医学的研究报告。

虽然早在16世纪，耶稣会传教士到中国时就开始对中医学产生浓厚兴趣，但是他们并非医疗专家，也未留下详细的研究报告。且自康熙六十年（1721）对天主教颁布弛禁令后，一百五十年间没有大批西医专家来华，直到1871年第1号《海关医报》出版才得见西医来华的记载。此后长达十年的时间，海关医员中的哲玛森（R. Alexander Jamieson）、德贞（John Dudgeon）、立德（A. G. Reid）、玛高温（D. J. Macgowan）等都长期学习中医知识，并试图从中汲取经验，治疗中国各地的病患。这些海关医员的研究兴趣，对中医的理解和促进《海关医报》编纂体系的完整，以及如何以全球医学史的视角理解这些研究，就是本文探讨的重点。

这也代表有趣的现象：虽然西医药理论是由西方传入中国，但是西医药学的许多理论突破是在帝国主义国家在全球各地殖民后获得的。因为西医进入亚非殖民地后，获得了极为丰富的一手调查结果，再将这些报告传回母国，才最后取得西医药学的学术突破。

但是本文必须指出上述范式并不能适用于中国，因为除了香港、九龙和台湾被直接殖民统治，虽然部分海关位于租界、公共租界或租借地之内，但是大部分海关还是在中国政府的直接管辖之下。而19世纪中国最重要的西医史料是由中国海关造册处编纂的，这是直属于总理衙门的

① 史学界一向以“海关医生”或是“海关医官”称呼这批西医专家，但是在《新关题名录》中，这些西医皆为正式外籍关员，被称为“医员”（Surgeon），隶属于征税项（Revenue Department）下的内班（Indoor Staff），这是地方海关的常设岗位，统一归总税务司署管辖；而《新关题名录》中也有“医生”（Doctor）的设置，这些中医皆为华籍关员，隶属于征税项下的华属内班（Chinese Staff：Indoor）的同文供事（Clerks），这是地方海关弹性雇佣的岗位，分属各海关税务司管辖。本文中将以中国海关官方翻译名词之医员和医生分别称呼之。

机构，以外国客卿帮办管理之。[①] 虽然其中不免有殖民色彩，而且确实也呈现出与其他殖民地西医与母国之间传递医疗信息的类似网络，但是其中最核心的差异就是，造册处搜集的所有信息都会呈给总理衙门，同时以《海关公报》（*Customs Gazette*）的形式向世界公开。1869 年开始刊行的《海关公报》对条约口岸招商引资发挥了积极的效用，而自 1871 年附在《海关公报》第六部分的《海关医报》更对外来人口移居条约口岸有莫大帮助。

国内外史学界对于《海关医报》有诸多研究，但是常见两点问题。一是把《海关医报》当成一套独立史料，没有深究其与中国海关及造册处的内缘关系。一旦把《海关医报》和《海关公报》《中国海关出版品》割裂之后，就无从得知《贸易年表》、《贸易年报》和《海关医报》共同构成的《海关公报》的共通编纂逻辑，以及三套材料对全球了解中国条约口岸发挥了何种效果。《海关医报》作为《海关公报》的第六部分有其必要性，因为这能为华洋商客前往条约口岸行商居住提供重要参考，所以《海关医报》中的疾病、死亡、温度和雨量记录必须向全球公布。

二是把海关医员当成一个独立群体，没有深究海关医员与中国海关的从属关系，更重要的是，没有理解赫德的个人兴趣及其对海关医员研究中医的支持。因此，如果仅从《海关医报》作为《海关公报》的第六部分来分析其价值，便无法了解为何在《海关医报》中，哲玛森、德贞、立德、玛高温等都在 19 世纪 70 年代留下大量中医研究。毕竟，华洋商贩对中医研究必然缺乏兴趣。为解答此问题，就必须对《海关医报》的另一面向进行分析。

《海关医报》是造册处在 1882 年成立的《中国海关出版品》第二系列“特刊系列”的第二号。这是赫德第二重视的系列（他最重视第一系

---

① 外籍客卿帮办税务之法源于《中英天津条约上海贸易协议》第十款，其记载：“通商各口收税，如何严防偷漏，自应由中国设法办理，条约业已载明。然现已议明，各口画一办理。是由总理外国通商事宜大臣，或随时亲诣巡历、或委员代办，任凭总理大臣邀请英人帮办税务，并严查漏税，判定口界、派人指泊船只，及分设浮桩、号船、塔表、望楼等事，毋庸英官指荐干预。其浮桩、号船、塔表、望楼等经费在于船钞项下拨用。”引自 The Statistical Department of the Inspectorate General of Customs, *Treaties*, *Conventions*, *Etc.*, *between China and Foreign States*, Vol. 2, 2nd edition, Shanghai: The Statistical Department of the Inspectorate General of Customs, 1917, p. 428。

列“统计系列”），其中包括所有赫德感兴趣的中国风土民情的事物，例如茶、丝、土药、音乐等。而《海关医报》中的疾病、死亡、温度、雨量记录和第二系列完全无关，所以其中必然包括了赫德极感兴趣的事物，这就是中医研究。

事实上，这些海关医员并无必要学习中医，因为他们原本的西医知识已足够支持他们的医疗工作。当然，他们的研究绝大部分出自个人的兴趣，小部分出于赫德的喜好（毕竟很多海关医员并没有研究中医）。同时要有足够的薪水和较少的工作量才得以让他们有余裕时间学习中医。除了自身和赫德的兴趣，当时西医仍然信奉“地方病理论”（localizing theory），所以中医代表的在地知识确有可借鉴之处。① 他们也想从中医理论中掌握更多的病因学知识。

但是海关医员学习中医的兴趣在19世纪80年代中期后开始转弱，因为他们开始学习更前沿的病因学理论——细菌学说（germ theory），该学说是日后转变为微生物致病论的基础。1884年，科赫指出逗号杆菌与霍乱的直接因果关系，并在当年7月26日柏林召开的霍乱问题会议（Conference for the Discussion of the Cholera Question）上报告了德国调查团的工作。② 所以，1884年欧美医学界开始从霍乱研究对“瘴气论”提出一系列的质疑，这进一步掀起了西方医学界有关细菌理论和瘴气论的激烈争辩。其中，尤以德国佩登可夫与科赫之论争为典型，这在江海关医员哲玛森撰写的第25号《海关医报》中可看出端倪。可见，当时霍乱研究背后的细菌学说能够被及时引入中国确实是受哲玛森影响。当海关医员开始接受细菌学说时，他们即停止从中医研究中寻找致病原因的灵感，这

---

① David Arnold 指出：“环境主义范式（Environmentalist Paradigm）是一种人本主义的（anthropocentric）视角，将自然视为人类生物、社会或道德处境的成因，相信人与自然的关系，以及相信这种关系影响人类社会和历史。”环境主义范式有两种视角：一是历史中人类与自然的和谐共存；二是人类的贪念和愚昧造成的不可逆生态危机。从这样的理解出发，在过去的西方世界自然会推导出在地环境与疾病的关系，这就是“瘴气说”（miasmas）和“浊气说”（foul exhalations）。换言之，Arnold 指出：当时人类认为“自然环境的本质对人类是健康的，是我们人类将之破坏成对人类不健康”。见 David Arnold, *The Problem of Nature: Environment, Culture and European Expansion*, Oxford: Blackwell Publishers Inc., 1996, pp. 10 - 11。

② Norman Howard-Jones, “Robert Koch and the Cholera Vibrio: A Centenary,” *British Medical History*, Vol. 288 (1984), pp. 379 - 381.

也正是中西医学开始走向不同道路的契机。

《海关医报》与海关医员的研究先驱为高晞和李尚仁。由高晞博士学位论文改写出版的《德贞传：一个英国传教士与晚清医学近代化》对德贞撰写之报告进行了具体分析，以凸显德贞有别于大部分海关医官，将其作为医学和科学思想双向传播者的特殊角色。[①] 除德贞研究外，高晞也专文论述《海关医报》的数据特性与内容。[②] 她还针对《海关医报》中特殊的朝鲜口岸之报告进行分析，凸显了这份材料在研究近代朝鲜医疗史上的重要价值。[③]

李尚仁的专著以"热带医学之父"厦门关医员万巴德（Patrick Manson）为中心，他致力于通过自然史脉络、"科学实作"和"物质文化研究"的思考路径来取得突破。据其自陈，"透过细腻考察万巴德的医学工作，对 19 世纪英国医学与生命科学的关系、对大英帝国扩张与医学知识建构、对现代西方医学进入中国的过程，提出新的分析与看法"。秉持这种问题意识，李尚仁因其牙医背景和在伦敦大学受到的系统医学史训练，其所撰写的《海关医报》系列研究均重在解构当时流行的医学理论和认知，从而反映背后复杂的帝国与殖民关系。[④]

以上两位是以医学史的眼光研究海关医员，而詹庆华则是以海关史的眼光研究同一群体。詹庆华的博士学位论文以"文化传播"为核心，主要研究海关洋员的著作如何建构中外文化传播的渠道，以及对中外文

---

① 高晞：《德贞传：一个英国传教士与晚清医学近代化》，复旦大学出版社，2009。

② Gao Xi, "Discovering Diseases: Research on the Globalization of Medical Knowledge in Nineteenth-Century China," in David Luesink, William H. Schneider and Zhang Daqing, eds., *China and the Globalization of Biomedicine*, New York: University of Rochester Press, 2019, pp. 50 – 80.

③ 高晞：《美国驻朝鲜公使安连笔下 19 世纪朝鲜的生态环境与医药卫生——以〈海关医学报告〉为中心》，《韩国研究论丛》2011 年第 1 期。

④ 李尚仁：《帝国的医师：万巴德与英国热带医学的创建》，台北：允晨文化实业股份有限公司，2012；李尚仁：《19 世纪后期英国医学界对中国麻风病情的调查研究》，《中央研究院历史语言研究所集刊》2003 年第 74 本第 3 份；李尚仁：《健康的道德经济——德贞论中国人的生活习惯和卫生》，《中央研究院历史语言研究所集刊》2005 年第 76 本第 3 份；李尚仁：《十九世纪中国通商港埠的卫生状况：海关医官的观点》，祝平一编《健康与社会：华人卫生新史》，台北：联经出版事业股份有限公司，2013，第 69—93 页。

化全球化产生何种示范作用。[①] 詹庆华以此研究范式为基础，将研究视野投向海关医员，他先是统计海关医员在中国海关中的人数、任职地点和时间，再论述海关医员的著作从中国行医经验获得灵感，以英文在西方世界出版，最后再译回中文，以上述文化互通现象分析海关医员在中西医药学交流时的贡献。[②]

综合高晞、李尚仁和詹庆华的研究来看，虽然已建立研究海关医员及其中医学研究的基础，而且也分别从医学史和海关史来分析问题，但是仍有可深入之处，这也正是本文的目的。其一，造册处、《中国海关出版品》和《海关医报》的内在关系究竟如何？为什么一个估税机构会承担这样的业务？其二，海关医员对中医感兴趣者，如德贞、立德、玛高温等，阅读了哪些中医书籍，哪些中医名家的理论？其三，为什么自19世纪80年代起，海关医员对中医理论的兴趣快速下降？

一　造册处、《海关医报》和《中国海关出版品》

海关第二任总税务司赫德（Robert Hart，1835 - 1911；总税务司任期1863 - 1911）在海关的核心业务——征税项和船钞项（Marine Department）及总税务司署和各关税务司管理等问题上，原则上采用第一任总税务司李泰国（Horatio Nelson Lay）的设计，重申海关监督与税务司之间的从属关系，以调解双方矛盾。[③] 但是赫德在海关制度中的创新，可能让大家意想不到，因为出版业务本是海关业务中的旁枝末节，却对晚清中国甚至现代史学界造成重大影响。

① 詹庆华：《全球化视野：中国海关洋员与中西文化传播（1854—1950）》，博士学位论文，厦门大学，2005。

② 詹庆华：《中国近代海关医员与西医在华传播初探（一）——以中国旧海关出版物为视角》，《上海海关学院学报》2012年第2期；詹庆华：《中国近代海关医员与西医在华传播初探（二）——以中国旧海关出版物为视角》，《上海海关学院学报》2012年第3期。

③ 详见《赫德通令1864年第8号》，《中国近代海关总税务司通令全编》，1864年6月21日，第1卷，中国海关出版社，2013，第70—76页；《赫德通令1873年第24号》，《中国近代海关总税务司通令全编》，1873年12月18日，第1卷，第506—513页。

（一）《海关公报》的刊行

《海关公报》的成型与造册处的成立有着密不可分的关系，而造册处的成立与赫德对知识的传播和兴趣息息相关。《海关公报》就是在赫德的意志下刊行的。《海关公报》中最核心的部分就是以定量统计为主的《贸易报表》[①]。在李泰国时期，1859—1862 年的《贸易报表》由当地的海关监督或是税务司自行印制，体例各自独立。

1863 年 11 月赫德被派任署理总税务司后，在上海成立了总税务司署，[②] 1864 年 6 月赫德把总税务司署迁到北京。[③] 赫德在 1864 年任总税务司时做了重要决定，他决定停止由各关自行印制《贸易报表》，通令各关将 1863 年的《贸易年表》送至江海关税务司，由江海关的印刷室（Printing Office，笔者自译，未有官方译名）统一印制，但是印制费用仍由各关税务司支付。[④] 为了统一格式，赫德在江海关下成立了报表处（Returns' Department，笔者自译，没有官方译名）。[⑤] 而江海关的报表处和印刷室就是造册处的前身。[⑥]

但是赫德并不满意仅有定量统计的《贸易报表》，在 1865 年 1 月通令各关税务司对 1864 年贸易往来撰写定性的《贸易报告》。[⑦] 赫德在 1865 年的第 13 号通令中对贸易年报做了很明确的格式规定。

第一段为该年的贸易概况，指出任何值得留心的事或是任何和

① 《贸易报告》之重要性向为治经济史学家所知，但是常以《海关贸易册》或《海关年报》称呼之，这两名词语义模糊，不知其为以统计为主的年表还是以文字为主的年报。为了解决困惑，本文的译名统一如下：Returns of Trade《贸易报表》，Annual Returns of Trade《贸易年表》，Quarterly Returns of Trade《贸易季表》，Monthly Returns of Trade《贸易月表》，Daily Returns of Trade《贸易日表》，Reports on Trade《贸易报告》，Decennial Reports《十年报告》，Annual Reports on Trade《贸易年报》，Quarterly Reports of Trade《贸易季报》，Monthly Reports of Trade《贸易月报》。

② 《中国近代海关总税务司通令全编》，1863 年 11 月 30 日，第 23 卷，第 45 页。

③ 《中国近代海关总税务司通令全编》，1864 年 6 月 21 日，第 8 卷，第 54 页。

④ 《中国近代海关总税务司通令全编》，1864 年 2 月 17 日，第 1 卷，第 49 页。

⑤ 《中国近代海关总税务司通令全编》，1864 年 7 月 4 日，第 9 卷，第 61 页。

⑥ 究竟为何赫德决定将造册处放在上海，而不在北京总税务司署，现在尚未有史料明确解释之。

⑦ 《中国近代海关总税务司通令全编》，1865 年 1 月 6 日，第 3 卷，第 71 页。

过去不同的事情或是会成为未来征兆的事情。

第二段为报告该年蒸汽船和船只的流动，必须包括：一、船只抵关数目，货物内容和该船只从哪个关来；二、欲向何港、该关出口货物的内容；三、船只在关的数量，并说明这些船只欲载货或卸货，或是等着被雇用。

第三段以表格形式呈现该关主要的进口数量，也要留意值得记载的任何与过去不同或是任何的特殊现象。

第四段以表格形式呈现该关主要的出口数量，也要留意值得记载的任何与过去不同或是任何的特殊现象。

第五段要报告在不同物品项目下的税收。①

此通令可看出，赫德对各条约口岸的风土人情都有浓厚兴趣，如此巨细靡遗的要求，在五年后也同样要求海关医员用同样规格撰写《海关医报》。1867 年后赫德把瑞士籍的报表处处长那士礼（Gaspard Henri Noetzli）晋升为副税务司，并加强报表处处长的权力，使其可以代表总税务司对各关税务司要求有关《贸易报表》的编纂。② 当报表处成立和那士礼开始管理后，赫德于 1869 年要求报表处发行《海关公报》。这是让全球商贾开始了解中国条约口岸环境卫生的最重要出版物。

当 1869 年开始发行第 1 期的《海关公报》时，赫德即开始思考对全球商贾而言，除了解各条约口岸的进出口情况和风土人情，最重要的就是条约口岸的卫生、医疗、环境和气候条件。所以赫德在 1870 年即通令各关：

有人建议我应该趁着地方海关在各地建立的机会，取得在中国的外国人和本地人关于疾病的信息，因此，我决定发行半年一期所有可以获得的信息。如果这计划进行到期待的成果，将可能对中国和本国的医疗职业有重大效用。因此我对各关的海关医员的合作有充分信心，并仰赖他们在此事上对我的协助，建立半年报告，记载

① 《中国近代海关总税务司通令全编》，1865 年 10 月 16 日，第 13 卷，第 78 页。

② 《中国近代海关总税务司通令全编》，1867 年 5 月 3 日，第 9 卷，第 119 页。

在（某）关对于各种疾病特殊性和在中国的罕见疾病或是从未到中国的疾病的观察，提出观察事实和意见会被出版，但是该医员的名字会依照各医员的意见具名或不具名。

二、各地方海关的医员的建议非常有价值，他们建议要制做表格，以避免其他不论是否与海关有关的医疗专业人士加入此工作的困难，因此我想要特别说明，并提醒大家注意：

（一）在（某）关的普遍健康程度，在（某）期间的报告；外国人的死亡率；以及尽可能地判断死因。

（二）在（某）关的流行疾病。

（三）疾病的普遍形态；遭遇的症状和并发症；特别需要的治疗。

（四）疾病与一、季节；二、当地条件的改变，例如，排水系统等；三、气候条件的改变。

（五）特殊的疾病，例如：麻疯。

（六）疾病流行：一、有无；二、原因；三、趋势和治疗；四、致死率。

其他不论是普遍还是特别的种类，只要引起医疗人员的注意；我要求医疗人员注意，我已委托哲玛森大夫处理出版医报事宜，所以这些医报会以更便宜的形式出版。

三、考虑到总税务司署已经很多处设立地方海关，散乱地分布在东南西北相隔几千哩，气候的多样和特殊的条件，在相异巨大的情况下，生命和健康都直接与之相关，我相信通过海关医员的协助，总税务司署足以引导前述业务方向，我有信心仰赖各关医员的支持和协助，将可在未来把此计划更趋完美，请把这份通令的副本转交给贵关（某）大夫，并以我的名义要求他，由你转交给我上述的半年报告，以三月三十一日和十月三十一日为期的夏季和冬季报告。

四、在各地方海关的医员可能会知道其他医疗专业人士，请邀请他们参加这项工作，我在此附上一份表格请填写这些人士的名字。[1]

---

① 《中国近代海关总税务司通令全编》，1870年12月31日，第19卷，第309页。

上述可见，赫德将对《贸易报告》的标准应用到《海关医报》上，这正符合哲玛森的期待。哲玛森就是向赫德建议编纂《海关医报》的那位人士，[①] 他于次年启动《海关医报》的编纂。有了《海关医报》，《海关公报》的最后一块拼图即完成。

（二）特刊系列的成型

《海关公报》的刊行并不代表造册处的成立。事实上，江海关的印刷室和报表处足以应付《海关公报》的编纂和刊行。而造册处成立的最重要原因，还是赫德对中国风土人情的浓厚兴趣，而这种兴趣由《贸易报告》和《海关医报》引发。当赫德发现《贸易报告》中的某件货品有趣时，他即指派受过高等教育的关员撰写研究报告，但是要达成此目的，副税务司级别的报表处显然不足以胜任，因为各关税务司都是税务司级别，而且报表处的设置目的只是编纂《贸易报表》。

因此，赫德1873年把报表处再升一级，合并印刷室后成立造册处，再把造册处处长升为税务司级，造册处终于成为总税务司署的直属机构，不再隶属于江海关，但是造册处还是在上海，并未移到北京。首任造册处处长为廷得尔（E. C. Taintor）。[②]

造册处的成立让赫德有了最好的工具，可以在全中国调查他感兴趣的事物。赫德的兴趣极为广泛，包括土药、洋药、音乐、丝、茶等。赫德当然对中医也有浓厚兴趣，但是他并未要求海关医员撰写独立报告并装订成册，而是让他们以条约口岸的实际经验与中医知识相结合后撰写《海关医报》。为此，赫德向金登干（James Campbell）表达了他的心情。

> 《海关医报》极为成功，未来会变成第一流的医学期刊，气候观察和气象信息会即时帮助和填补西方对东方实情的认识，这会让科学家感到极为有用。

---

① "Hart to Campbell, No. 467, 8 March 1884," in John Fairbank, Katherine Bruner and Elizabeth Matheson, eds., *The IG in Peking: Letters of Robert Hart, Chinese Maritime Customs, 1868 - 1907*, Vol. I, Cambridge, MA: Harvard University Press, 1975, p. 529.

② 《中国近代海关总税务司通令全编》，1873年10月27日，第17卷，第457页。

若你遇到这些人，可否告诉他们，我们会很高兴帮助他们的研究，如果他们可以告知他们的专长方向。

……

我看到一篇文章《科学研究的国家重点》(National Importance of Scientific Research)，找到作者是谁，然后把我们的气象项目传一份给他，把这些材料尽量公开给大众。[①]

到了1882年，赫德要求造册处正式编纂《中国海关出版品》，除了将《贸易年表》、《贸易年报》和《海关公报》列为第一项，即“统计系列”，并创造了第二项——“特刊系列”。[②] 特刊系列包含了他感兴趣的一切报告，而他也把1877年起的《海关医报》放在特别系列第二号。赫德发了第179号通令，除明确规定未来海关出版品的内容、印制目的和流传方式外，还特别强调特刊系列的性质，“特刊系列包括特别原因发行的特别性质的出版品”、“统计、特刊、杂项系列（不包括其他系列，但是除了海关系列的《海关题名录》）可对大众销售，并且对赠送名单（free list）上的人，免费赠送”、“因此，统计、特刊、杂项系列是给大众、海关系列给海关使用、办公系列给执掌该关的关员、总署系列给总税务司”。[③] 或许因为地方海关认为造册处出版的《中国海关出版品》并不涉及海关的核心业务，所以对档案保存不甚重视，所以次年赫德再度通令各关，警告各关税务司：“造册处税务司向我报告，根据造册处的纪录，某些地方分关并没有妥善存放海关书籍和出版品，为了处置这等罪恶（evil)，我现在发出命令，各位一定要照办。”[④]

当特刊系列刊行后，《海关医报》的内容开始有巨大转变。在1882

① “Hart to Campbell, No. 56, 29 May, 1873,” in John Fairbank, Katherine Bruner and Elizabeth Matheson, eds., *The IG in Peking: Letters of Robert Hart, Chinese Maritime Customs, 1868－1907*, Vol. I, pp. 110－112.

② 造册处编印七大系列出版品，分别为：（一）统计系列（Statistical Series）、（二）特刊系列（Special Series）、（三）杂项系列（Miscellaneous Series）、（四）海关系列（Service Series）、（五）办公系列（Office Series）、（六）总署系列（Inspectorate Series）和（七）其他类（Customs Publications Not Included in Any of the Foregoing Series）。

③ 《中国近代海关总税务司通令全编》，1882年2月2日，第2卷，第373页。

④ 《中国近代海关总税务司通令全编》，1883年1月17日，第3卷，第26页。

年之前，《海关医报》大多为雨量、温度、病例、公卫统计等内容，当然也有德贞等人的中医研究。只在1878年的第15号《海关医报》中，赫德委托横滨General Hospital的医生S. Eldridge调查横滨欧洲人的患病和医疗情况，以此进一步了解中日口岸之间的疾病传染情况。

但是到了1882年，第22号《海关医报》在卷末开始有特别报告的出现，其中有万巴德写的两篇文章：《林格复殖蛭和寄生虫性咳血》（Distoma Ringeri and Parasitical Haemoptysis）和《传播来源和丝状虫迁移的周期性》（The Periodicity of Filarial Migrations to and from Circulation）。前者让万巴德变成至今知名的寄生虫病学者，因为他与悉尼·林格（Sidney Ringer，1835 - 1910）在人体肺中发现卫氏并殖吸虫（paragonimiasis westermani）之后，在人类唾液中发现卫氏并殖吸虫的卵，并推测螺或蜗牛可能是中间宿主。[①] 这项重要发现还被《英国医学期刊》报道。[②] 而玛高温成名的著作，则是由第29号《海关医报》的特别报告《中国的运动疗法》（On the Movement Cure in China）扩展而成。

不仅如此，在第22号《海关医报》中，哲玛森还选了五篇当时欧洲最先进的医学论文。哲玛森指出："这些论文是最近的病理学研究成果，或许在中国行医的西医会很感兴趣。因为这会恰好补充或是解释每日的临床病况，这种病症时常让医生无法解释。"[③] 自1882年后，《海关医报》正式变成中西医学交流的重要刊物。一方面将海关医员在中国调查的临床知识和研究中医的心得传播回英国；另一方面将英国最新的研究成果向中国传播。当然，在英国的西医对海关医员的临床观察的兴趣远远比对他们的中医研究来得高。

赫德在多次致信金登干时，再三询问海医医员有没有认真撰写《海关医报》。[④] 再结合以下事例即可看出赫德对不配合撰写《海关医报》的海

① F. E. G. Cox, "History of Human Parasitology," *Clinical Microbiology Reviews*, Vol. 15, No. 4 (2002), https://journals. asm. org/doi/10. 1128/cmr. 15. 4. 595 - 612. 2002? permanently = true#body-ref-R175，2022年10月4日访问。

② *The British Medical Journal*, Vol. 2, No. 1135 (1882), pp. 637 - 639.

③ "Parasitic Haemoptysis and Distoma Ringeri," *Medical Reports*, No. 22 (1882), p. 69.

④ "Hart to Campbell, No. 400, 28 January 1883; No. 402, 12 February 1883," in John Fairbank, Katherine Bruner and Elizabeth Matheson, eds., *The IG in Peking: Letters of Robert Hart, Chinese Maritime Customs, 1868 - 1907*, Vol. I, pp. 446 - 448.

关医员会采取何种手段。英籍爱格尔（H. Edgar）在1880年的4月15日从宜昌关的帮办代理税务司调升至福州关的代理副税务司（一等帮办），但是他在宜昌关时未能编写完成该关的1879年贸易报告，因此赫德下令福州关税务司命令爱格尔返回宜昌，并留滞该地至撰写完毕。追夺爱格尔自1880年4月1日起的薪水至他回到福州关上任，而且他必须支付往返宜昌的旅费。赫德再次强调："贸易年报必须完成，必须在三月底前送出，任何原因导致无法达成使命都会被斟酌再三，才有可能被考虑。"①

二　海关医员对中医学的研究

19世纪70年代，西医学习中医理论极为困难，不仅因为语言、术语、宇宙观的不同，更是因为19世纪欧美世界医生作为职业尚未完全定型，② 致病原因之假说也众说纷纭；这种现象在19世纪的中医学界类似，除了明末开始的伤寒和瘟病论的辩论，对特定疾病还有各种专论，例如叶天士的侄儿兼门生叶大椿所著之《痘学真传》等等。③ 除此之外，中西医对疾病命名各成体系，所以对海关医员而言，第一难点就是先进行中西医疾病分类命名同步化。在这项同步化工作上，哲玛森首先尝试，但是结果并不成功。

而在海关医员中，第一位对中医学有全面且深入研究的当数德贞。④ 德贞与大部分在中国的西医不同，他"对中国生活方式的高度赞许，不只异于大多数来华西方医师的负面看法，也和当时英国对中国文化的主

① 《中国近代海关总税务司通令全编》，1880年5月6日，第2卷，第200页。此事情之严重性，直到113年后，台湾"关税总局"税务司卢海鸣回忆起撰写《贸易年报》时，都提及："该项报告总署甚为重视，过去曾有负责撰写之关员，因奉调其他关区，工作尚未完成，即先行赴调，后经总署令饬自费返回原服务关区补写。"卢海鸣：《海关蜕变年代：任职海关四十二载经历》，私人出版，1993，第29页。

② Roy Porter, *The Greatest Benefit to Mankind: A Medical History of Humanity from Antiquity to the Present*, London: Fontana Press, 1997, p. 352.

③ 汪绍达《序》，《叶天士家传秘诀》："叶天士先生，本一祖传之专门儿科医家也。盖其祖紫帆公、父阳生公、蒙师朱君某、表兄汪五符、侄叶大椿俱精此道也。"

④ 德贞1837年出生于苏格兰，于1862年在格拉斯哥大学取得医学博士学位，于1863年抵达东海关，于1868—1869年加入中国海关，于1901年在北京过世。李尚仁：《健康的道德经济：德贞论中国人的生活习惯和卫生》，李尚仁主编《帝国与现代医学》，台北：联经出版事业股份有限公司，2008，第226—227页。

流看法有所出入”。[①] 但是德贞在《海关医报》中的最主要贡献，不只是讨论中国人的生活环境和卫生条件，更是他对中医病理学的研究，以及他有系统地追溯中医典籍的病理学。

（一）中西医的疾病分类与命名

哲玛森承赫德之命，开始负责督促各关海关医员撰写《海关医报》。但是他随即发现，当时西医对各种致病原因和疾病命名也未统一，所以他必须先把海关医员的疾病命名法统一起来，于是他向赫德报告：

> 我想借此机会通过你向各条约口岸的海关医员建议：为了比较〔各地的疾病〕起见，最好全体〔医员〕采用某种统一认定的疾病区分标准。《疾病命名法》（*Nomenclature of Disease*，伦敦，1869）是由伦敦医师皇家学院（Royal College of Physicians of London）草拟，虽然这当然不完美，但是每个医疗工作者人手一本，而且遵循其指示，这就是采用它的原因。即便不为上述原因，也可以把各口岸医员绘制的图表做成统计数据。我乐于接到并比较关于此问题的各方意见，各方意见可以直接转交给我，通知各口岸医员尽速处理，方可得知大家意向如何。[②]

但是拿到《疾病命名法》后，哲玛森发现，要在海关医员推广这套疾病命名体系存在两大难点：一是当地中国人采用中医疾病命名法；二是当地外国人采用公共租界或法租界疾病命名法。这三套命名法之间存在歧异，更何况由今观之，《疾病命名法》也有许多盲点。[③]

---

① 李尚仁：《健康的道德经济：德贞论中国人的生活习惯和卫生》，第224页。

② “R. Alex Jamieson to Hart, 30 December 1871,” *Medical Reports*, No. 2（1872）, p. 3.

③ 19世纪末到20世纪初，死亡率和致死原因一直是西方医学界的重要研究项目，但是其时只有巴黎、英格兰和韦尔斯有相关统计。Jacques Bertillon 以1885—1889年和1890—1899年两时期的巴黎市的职业死亡统计为基础，并统计出各职业死亡的平均年纪和工作时间，但是对其中的致病原因，通常还是归于职业环境，例如“湿度与类风湿性关节炎”“寒冷与肺结核”“灰尘与结核病”等。但是中国海关和全中国的租界与公共租界都没有以职业为分类进行死亡率和致死原因的调查。见 Jacques Bertillon，“Occupational Mortality and Causes of Death,” *Publications of the American Statistical Association*, Vol. 13（1913）, p. 102。

但是疾病分类是哲玛森研究上海公共卫生问题的首要课题，所以哲玛森必须设法进一步了解中医和租界殡葬处的疾病命名法。于是在 1872 年的第 3、4 号《海关医报》中，他先尝试定义中医疾病分类，再统计各疾病导致患者死亡的数据，最后与公共租界的病患死亡数字对照。①

哲玛森对疾病分类的尝试让所有海关医员开始广泛讨论中医理论，而且从第 3、4 号《海关医报》中可看出，哲玛森将中医学分类的致死原因分为十六项，并给予了较明确的英文定义（见表 1）。

表 1　第 3、4 号《海关医报》中哲玛森定义的中医学疾病命名与分类

	中医名	哲玛森英译	现在中译
一	风寒	Seems to include bronchitis and pneumonia	疑为支气管炎和肺炎
二	生产	Childbirth	生产
三	老病	A convenient term covering every disease at the end of which the patient dies exhausted. Tuberculosis and the syphilitic and cancerouscachexiae find places under it	特别有用的词，只要是病人在临终前死于衰竭、结核病、梅毒、癌末恶病质都可归于此类
四	急病	Violent disease, another beautifully convenient and comprehensive term	急病，另一个特别好用和广泛的词
五	伤寒	Which seems to be characterized by intense heat of skin, including probably typhus, pneumonia, and acute tuberculosis	似乎是皮肤高热，包括斑疹伤寒、肺炎和结核
六	吐血	Haemoptysis	咯血
七	咳嗽	Cough; chronic bronchitis no doubt, often supplemented by asthma	咳嗽、无疑是慢性支气管炎，常与哮喘并发
八	发痧	includes every state of insensibility	包括各种麻木
九	鼓胀	Drum dropsy, ascites	积水如鼓、腹水
十	腹疾	Choleraic diarrhea	霍乱性腹泻
十一	巡死	Suicide	自杀
十二	痛风	Acute rheumatism	急性风湿性关节炎
十三	天花	Small pox	天花
十四	头风	Any disease whose most prominent symptom is intense headache	所有疾病伴随的剧烈头痛
十五	惊风	Any disease in which convulsions occur	任何疾病导致的痉挛

① *Medical Reports*, No. 3 (1872), p. 85; *Medical Reports*, No. 4 (1873), p. 101.

续表

	中医名	哲玛森英译	现在中译
十六	肚痛	Abdominal pain	腹痛

资料来源：*Medical Reports*, No. 3（1872）, p. 85；*Medical Reports*, No. 4（1873）, p. 101.

哲玛森在第3号《海关医报》中指出，“下表有关患病死亡的数据是从中国来源整理出来的。疾病分类完全无用，但还是可从其中一、二事项中看出端倪”。[①] 虽然他认为中医疾病分类无用，但还是在第4号《海关医报》中对以这种“古雅的”（quiant）[②] 中医病名分类的175名死亡病患进行数据分析（见表2）。

表2　第4号《海关医报》中175名死亡病患的数据分析

单位：人

	原英租界	原美租界	男性	女性	小计	年龄
4月	9	10	11	8	19	1—56岁
5月	9	3	10	2	12	8—54岁
6月	13	17	19	11	30	3—66岁
7月	31	17	35	13	48	1—77岁
8月	23	8	18	13	31	1—75岁
9月	20	15	24	11	35	2—71岁
总计	105	70	117	58	175	

资料来源：*Medical Reports*, No. 4（1873）, p. 101.

但是当哲玛森将中医疾病分类的死亡病患统计与上海公共租界的“殡葬处统计”（Burial Returns）对照时，就产生了一系列的问题。哲玛森指出：

> 这些记录并非百分之百正确，但是我们还是可以期待未来到达合理的正确率，因为英〔哲玛森指的是公共租界〕、法租界同意，只要没有死亡证明，殡葬处就不受理下葬事宜。那时就可以假定数据不会离真相太远。[③]

① *Medical Reports*, No. 3（1872）, p. 85.

② *Medical Reports*, No. 4（1873）, p. 101.

③ *Medical Reports*, No. 4（1873）, p. 102.

到第5号《海关医报》时，哲玛森已经彻底放弃中医的疾病分类，而使用殡葬处的记录。他说："只要没有详加记载上海常见的疾病特征，这些数据报告一定不完美。"① 但是只靠当时殡葬处的疾病分类后的死亡统计，终究无法确切反映上海的公共卫生问题，哲玛森急需另一套数据比对。此时上海公济医院（General Hospital）已准备开始统计，而哲玛森对这类数据有很高的信心，所以在第5号《海关医报》中，他正式将公济医院的疾病分类死亡统计纳入，自此成为惯例。

（二）急、烈性传染病：天花、疟疾和霍乱

德贞对中医病理学有浓厚兴趣，对在中国流行的急、烈性传染病更为关注。② 对急、烈性传染病，德贞从四方面进行调查：一是文化；二是流行史；三是中医理论；四是治疗。德贞对其他的急、烈性传染病也遵循同样的研究范式。

这从第1期《海关医报》就可看出。他一到北京总税务司署任职，就在1870年底到1871年初，对天花在北京的流行进行了半年的调查。他同时发现，这是全中国流行的传染病，但是此时西医仍以"这是个在帝国的地方病（endemic）"的角度了解天花，德贞好奇的是"虽然和外国人相比，中国人对疫情的警觉和注意较少，但是中国人还是被影响。这里一定有一些特别的因素让毒性在某个时段更为致命"。③ 最吸引德贞注意的是中国人的天花文化中带有一种不可避免之痛的逻辑——"一个人得了天花是件可以接受的幸运事件"，因为"一个年过三十的人没出过花子，不可能高寿"。④

---

① *Medical Reports*, No.6 (1874), pp.57－58.

② 赫德一向欣赏德贞，早在1872年时，就向金登干表示："德贞大夫刚刚变成解剖学和生理学教授，未来会成为真正的中国医学教育的基石。""Hart to Campbell, No.28, 4 January 1872," in John Fairbank, Katherine Bruner and Elizabeth Matheson, eds., *The IG in Peking: Letters of Robert Hart, Chinese Maritime Customs, 1868－1907*, Vol. I, p.73.

③ *Medical Reports*, No.1 (1871), pp.6－7.

④ *Medical Reports*, No.1 (1871), p.7. 庄一夔《千金至宝》："痘科一症，顺者不必治、逆者不能治，可治者惟险症耳。险症治之得法则生，不得法则不生，是治法之不可不精也。"见 https://www.163.com/dy/article/H942GTI20543AZU0.html，2022年9月18日访问。

德贞发现中医典籍认为天花也是外来疾病，但是他考证之后，不相信天花是自东汉时期班超出使西域时带回中国的观点，[①] 也不相信韩医典籍《东医宝鉴》“是在战国末秦朝初年进入中国”的说法，[②] 他更仔细地考证后得出结论：

公元前的《黄帝素问灵枢经》并没有提及天花，也没有对天花的痘症的描述。张仲景写的《伤寒论》和《金匮要略》也没有提及天花。在《说文》中有“疹”这个字，指嘴唇上的溃疡。至少在宋代的医书《救偏琐言》和《痘疹正宗》有天花的记载。痘疹娘娘也是近来才有的事物。唐代的字典找不到“痘”这个字，《康熙字典》指出：痘最早出现在明代字典《字汇》中。总之，我们倾向相信天花传入中国的时间和欧洲同时，大概是在晚唐时期。[③]

虽然德贞对中医考证的天花的疾病流行史不甚相信，但是德贞对中医诊断和治疗天花的方法有极高评价：

中医诊断天花的经验非常精确和渊博，在早期发现天花时非常敏锐，但是西医常常误判。[④]

中国的治疗方法是最依照经验法则的一种，而其治疗其他疾病也是依据同样的方法。这就是“自然治愈法”（vis medicatrix naturae）[⑤] 的重要性，这也在中国被广泛运用。

中医将天花分为三类：顺，意指病情非常乐观，不用药即可痊

---

① *Medical Reports*, No. 1 (1871), p. 7.

② *Medical Reports*, No. 2 (1872), p. 8.

③ *Medical Reports*, No. 1 (1871), p. 7. 但是德贞又在第 2 期《海关医报》中补充另一看法：“我由本朝湖南名医庄一夔〔又名庄在田〕的《千金至宝》确定，天花进入中国是在公元 317 年，即东晋开国皇帝元帝司马炎〔德贞有误，实为司马睿〕的建武年间进入中国。”*Medical Reports*, No. 2 (1872), p. 8.

④ *Medical Reports*, No. 1 (1871), p. 7.

⑤ 拉丁文“vis medicatrix naturae”或“natura medica”意指：自然治愈法（healing power of nature），这是从西方医圣希波克拉底（Hippocrates）创造的词“自然是疾病的医生”（Nόσων φύσειςὶητροί）衍化来的。*Medical Reports*, No. 1 (1871), p. 7. 意指“顺其自然就是治愈的方法”，反之若妄行人为干预则有恶化的风险。

愈；险，意指可以用药，但是病患可能因为用错药物而过世；逆，意指已极为凶险。[①]

德贞同时发现中国早就了解天花的传染性："中国人对天花和其他疾病的传染性并不无知。他们时常在坑上生火以净化空气。在富裕的家庭则会搬到其他房间居住几天，他们消灭病人的内衣或是彻底清洁之。"他也发现中国已实施的"人痘法"[②]，而且指出这种"预防性感染"（inoculation）的措施早在北宋（960—1127）就在中国被广泛运用，甚至认为"这极有可能是在中国起源，现在〔对中国人而言〕都有一点过时了"。[③]当德贞完成了他在中医典籍中对天花的研究后，他发现中医理论中有很多高明之处，所以他也想从中医典籍中获得诊断治疗其他急、烈性传染病的灵感，而他选择的都是在中国长期流行的传染病——疟疾和霍乱。

不同于他认为中医对天花的认识仅有一千多年，他发现在中医典籍中，对疟疾已有超过四千年的了解，他对此感到非常惊讶。德贞指出："疟热（Ague）[④] 的病症极为幽微但是在所有中医典籍中被很精准地描述，早在公元前 2600 年到现在都是如此。"德贞对疟疾在北京的流行文化做了地理名词的考证："在北京疟疾常用的名称为疢子，莫理循编的字典中并没有疢这个字，但是在《康熙字典》中有，在《康熙字典》中称疟疾，本朝都以疟疾称之，这就类似于被残酷地虐待一样。"[⑤]

但是德贞最感兴趣的还是中医典籍中分析疟疾的病因学，此时他已

---

① *Medical Reports*, No. 1 (1871), p. 7.

② 18 世纪中叶，中国普遍流行的人痘法分四种：痘浆种法、水苗种法、痘衣种法及旱苗种法，而当时最普遍的、最简便的是旱苗种法。到了 18 世纪末 19 世纪初，人痘法又有湖州派和松江派之分，即一种用时痘之痂所作之时苗，而另一种则是用经贮存、药力提炼、传种多次、较安全的熟苗。转引自梁其姿《面对疾病：传统中国社会的医疗观念与组织》，中国人民大学出版社，2012，第 52 页。清初王室支持人痘法发展，见张嘉凤《清康熙皇帝采用人痘法的时间与原因试探》，《中华医史杂志》1996 年第 1 期，第 30—32 页。虽然人痘法在 19 世纪已相当成熟，但是当时中医对人痘法持怀疑态度，即便是以呼吸、飞沫和粪口传染为线索的温病派也普遍采信天花为先天胎毒的说法。详细分析请见结论。

③ *Medical Reports*, No. 1 (1871), p. 8.

④ Ague 是否可译为疟疾有歧义，因为 Ague 的定义是发热和冷颤的传染病，而疟疾只是其中有可能的一种，为顾及其时发热和疟疾没有明显区别，因此笔者译为疟热。

⑤ *Medical Reports*, No. 3 (1872), pp. 7 - 8.

有能力使用并了解中医术语。他认为：

> 在中医典籍中，疟疾有很多病症和病因，病因如：风（wind）、寒（cold）、热（heat）、湿（damp）、痰（phlegm）、食（food）、痨（excessive exertion of body or mind）、鬼邪（spirits & devils）、疫（epidemic）、瘴（pestilential vapors issuing from deep valleys）、痎（old ague）。
>
> 痎疟的病因是痰、水和坏血凝结后形成肿块，深藏体内，然后变大和造成疼痛，这就是疟母（mother ague）〔又称为疟积、劳疟〕。①
>
> 鬼邪的病症是由一个人在房间内看管尸体造成的，之后他就被寒暖交互侵扰，然后还伴有梦魇。莫理循认为这是和作息不正常有关，我认为是错的。
>
> 寒热交替侵扰是因为两仪阴阳彼此正在找寻平衡。阴盛阳衰时就会冷颤；当阴阳交汇时，这就是转为阳盛阴衰之时。当阴盛阳衰时，骨骼会疼痛；当阳盛阴衰，内外热交逼，燥渴呼吸急促即生。此时心跳缓慢，当阳盛之时，心跳会再度加快，如果心跳短而促，这是因为食物摄取不当，如果心跳有滑象，这就是有痰症等。②

当然，必须指出，德贞说的疟疾其实是一种发热疾病，而各种微生物和自体免疫都可以造成人体发热，而且疟疾寒热交替的规律性也有可能由其他微生物和免疫力强弱造成。所以德贞归纳了所有中医理论对疟疾的病理学分析，但是他并没有做出结论。有趣的是，德贞似乎不相信西方医学分析疟疾的病理学，而是更倾向相信中医理论，而他也没有提及疟疾的传染性。

不同于疟疾，德贞知道霍乱是传染病，德贞通过中医典籍考证霍乱后发现：“和印度一样，霍乱在中国流传的时间已不可考。公元前2500年就有霍乱之名，意指有物郁结后造成体内系统的紊乱，病症是吐泻。”

---

① 张仲景《金匮要略·疟病》：“病疟以月一日发，当以十五日愈；设不差，当月尽解；如其不差，当云何？师曰：‘此结为症瘕，名曰疟母。’”（汉）张仲景：《金匮要略方论》卷上《疟病脉证并治第四》，文棣校注，中国书店，1993，第23—24页。

② *Medical Reports*, No. 3 (1872), p. 8.

但是他也惊讶地指出："但是在这么多的医家中，并没有提及霍乱的传染性，但是在 1817 年后印度和欧洲都有描述。"[①]

虽然德贞惊讶于中医对霍乱的传染性没有分析，但是他还是对中医理论有详细记载，比起对中医理论分析疟疾时的大致相信，他对霍乱的中医理论则有批判吸收的态度。他指出："我略去中国哲学和宇宙观的奇特观点，但是在中国所有事物都遵循此理。"但是德贞还是巨细靡遗地记载了各种中医理论：

在《内经》"霍乱"记载：霍乱而三种郁气而生，导致吐泻。[②]病情加剧是因为四季不规律，大风缺雨，人吃了剩饭而不消化，于是身体感到钝重、腹痛、筋骨痉挛。[③]

朱丹溪〔原名朱震亨〕描述道：霍乱是因为外寒迫使身体需要保有元气（德贞译为营养素），然后阳气不升，阴气下降，导致膈膜下压〔压迫胃〕。朱丹溪认为霍乱是由外邪所致，他倾向将霍乱视为身体调和饮食所致，他认为很多名家都是这样的主张。另一位明代医家李梴在其《医学入门》中描述道：知觉麻木，内热（发炎）外寒，因此阴阳不调所以疾病入体。病源来自无节制的饮食而生的大热大寒，然后五脏六腑不调，导致吐泻。他认为主因还是热，因为霍乱好发于夏秋，其他时令极为少见。东汉外科名医华佗也认为是饮食无节所致，抑汗、暴怒、舟车劳顿，上述原因导致伤胃。他认为，如果不及时施治，病人极有可能病故。

据虞抟的《医学正传》〔德贞有误，把抟作为虞抟之姓〕，霍乱的病症如下：腹部突然疼痛，吐泻；身体忽冷忽热；眩晕。如果心

① *Medical Reports*, No. 3（1872）, p. 8.

② 张仲景《伤寒论》原文为："问曰：病有霍乱者何？答曰：呕吐而利，此名霍乱。"宋人成无己引用《黄帝内经》中的"三焦"说注解道："三焦者，水谷之道路。邪在上焦，则吐而不利；在下焦，则利而不吐；在中焦，必既吐且利。以饮食不节，寒热不调，清浊相干，阴阳乖隔，而成霍乱。轻者只曰吐泻，重者挥霍撩乱，故曰霍乱。"参见（清）吴谦等编《御纂医宗金鉴》卷 14《辨霍乱病脉证并治篇》，武英殿版排印本，人民卫生出版社，1963，第 150 页。

③《内经》曰：岁土不及，风乃大行，民病飧泄霍乱，体重腹痛，筋骨繇复。参见（明）虞抟《医学正传》卷 2《霍乱》，郭瑞华等点校，中医古籍出版社，2002，第 124 页。

有绞痛，一开始会吐；如果腹部疼痛就会泻；如果心腹同时疼痛，吐泻并举并且会抽筋；如果痉挛攻击内脏，那病人即死亡。①

在研究天花和疟疾时，德贞尚未开始研究中药，等到研究霍乱时德贞已经开始研究中药治疗，所以他也记载了中药治疗霍乱的方式：

中医将霍乱分为湿干两种，干霍乱是指没有吐泻病症，这是最致命的阶段。此时，心腹饱胀，就如邪秽入体。如果不加催吐，病人必死。此时要用催吐剂，以两碗童子尿加盐和姜，病人开始吐之后，再施以肉桂、葛根、桂皮、榅桲、山茶等。治疗霍乱的各种方法不外乎：催吐、拔罐（cautery）、针灸、艾灸（moxa）。禁忌之物为精制谷物（small cereals）、稀米粥（rice gruel）等。米汤会让病人垂危。等到吐泻停止，可以很谨慎地喂食上述食物。预后药物需要针对抽筋、腹痛、寒冷和心跳过速；但是在病患发高烧和心跳微弱、阴囊内缩、舌头厚而蜷曲时，不建议针对抽筋、腹痛、寒冷和心跳过速进行治疗。②

从德贞对中国常见的三种急、烈性传染病的中医研究中，可以清楚地看出德贞对中医学习渐渐深入，尤其是他对理论和术语的掌握，也看到中药对疾病治疗的效果。1871 年，德贞对中医记载的天花开始研究，先从中医理论入手，最后转向对中药的研究，这似乎与现代西医对中医研究的历程有许多共通性。

三　海关医员对中医理论学习的瓶颈

1875 年的第 9 号《海关医报》是德贞撰写的最后一期北京总税务司署的《海关医报》，自此之后，没有海关医员撰写北京当地的《海关医

① 虞抟《医学正传》引陈无择的说法：霍乱者，心腹卒痛，呕吐下痢，憎寒壮热，头痛眩晕，先心痛则先吐，先腹痛则先痢，心腹齐痛，吐痢并作，甚则转筋，入腹即死。Medical Reports, No. 4 (1873), p. 40.

② Medical Reports, No. 4 (1873), p. 39.

报》。自 1873 年的第 5 号《海关医报》起，德贞再也没有记载任何关于中医理论的研究，但是在第 6 号到第 9 号的《海关医报》中，他对中药学开始详细研究。德贞在第 6 号《海关医报》中记载了对“痁”（德贞也用 Ague）的药方和第 9 号《海关医报》中记载了下痢（Dysentry）的药方，[①] 德贞更关注的是孙思邈如何治疗麻风病人的药方。[②] 江汉关医员立德也在第 5 号《海关医报》中对狂犬病开始从中医典籍寻找灵感，立德同样对中医理论病理学不感兴趣，但是他对中药学有很浓厚的兴趣。[③] 而中药学的研究，一直是海关医员极为关心的领域。

（一）中医理论学习范式

在所有海关医员中，德贞是唯一从《内经》开始研究中医理论的，从他的研究报告中可以看出，他对中国医圣张仲景的“伤寒论”、金元四大家的刘完素“火热论”和朱震亨“养阴论”等理论都有相当认识，并且也与自身的医疗经验相结合。所以从德贞对中医学习的报告来看，有以下三个特征。

一是他很重视中医对病症的记录。且不论德贞有时把中医名家的名字和主张错置的问题，单从他的描述来看，他确实对中医观察霍乱有很深入的了解，而且他也很辩证地吸收了中医对病症的记载和分析。

二是德贞最常引用的还是最古老的医学经典，例如《内经》《伤寒论》等。这显然是受到当时中医的影响，因为与西医不同，中医学习的思路是从最古老的医书往近代阅读。

三是德贞读的医书中，并没有触及《瘟疫论》相关的典籍，虽然那时叶天士已是有清一代最重要的医学理论家。换言之，德贞并没有掌握明末以来中医理论最重要的温病派和伤寒派的辩论。

从《海关医报》中可以看出，德贞研究疾病的方式，都是从训诂学词源和经典典籍开始。德贞的学习方式，正如高晞指出：

---

① *Medical Reports*, No. 9 (1875), pp. 28 – 29.

② *Medical Reports*, No. 9 (1875), pp. 30 – 31.

③ *Medical Reports*, No. 5 (1873), pp. 31 – 35.

> 同时，德贞还尽其所能向西方世界展示中国医学文化、养生艺术和医学伦理精神，以“旧学新解”的方式开创近代以来东西方医学跨文化传通的先例，探索既存传统医药文化和卫生习俗与新兴医学知识间的互动，发现彼此间的相似性和普适性，并寻求可能的学术汇通。[①]

“旧学新解”恰如其分地指出德贞在学习中医理论时的企图，但是中医理论中《内经》和《伤寒论》等“旧学”不仅仅是被西医理论“新解”，同时也被明清以后的中医理论“新解”。仅从德贞从未引述吴有性的《瘟疫论》或叶桂的《温热论治》即可得知，他尚未发现中医自17世纪中叶，就开始探讨“微生物致病论”与空气传染的线索。

但是温州瓯海关医员玛高温在1882年出版的第22号的《海关医报》中详细介绍了吴有性的《瘟疫论》及其与《伤寒论》的差异，并且探讨其中中医传染性的理论。玛高温对吴有性的《瘟疫论》有很高的评价，并对其进行版本学的研究：《瘟疫论》“在1641年成书，但是在1508年就有稿本传世”，而玛高温读的是“1852年的版本”。玛高温介绍了吴有性的理论：

> 根据吴大夫的说法，关于发烧病因学的错误诊断自晋朝开始盛行至明末。中医学界的错误在于，瘟疫发烧的流行与一般的发烧都被视为四季的变迁（vicissitudes of the seasons）所致，而不是归因于厉气（玛高温译为“某种毒素”）。[②] 根据他的描述，浙江、江苏、山

---

① 高晞：《德贞：东西方医学文化的交流使者》，《自然辩证法通讯》2011年第4期，第109页。

② 吴有性《醒医六书瘟疫论引》，《瘟疫论》：“夫瘟疫之为病，非风、非寒、非暑、非湿。乃天地间别有一种异气所感，其传有九。此治疫紧要关节，奈何自古迄今，从未有发明者。仲景虽有《伤寒论》，然其法始自太阳、或传阳明、或传少阳、或三阳，竟自传胃，盖为外感风寒而设，故其传法与瘟疫自是迥别。嗣后论之者纷纷不止数十家，皆以伤寒为辞，其于瘟疫证则甚略之。是以业医者所记所诵，连篇累牍，俱系伤寒，及其临证，悉见瘟疫，求其真伤寒，百无一二，不知屠龙之艺虽成，而无所施，未免指鹿为马矣。”（明）吴有性：《瘟疫论·自叙》，孟澍江、杨进点校，人民卫生出版社，1990，第7页。

东和直隶都流行大疫。[1] 但是吴有性确信，高死亡率并非因为瘟疫，而是不幸的病患接受错误的治疗。[2] 伤寒（Morbific cold）是对发烧的通称，可能最好的译名为 Febrissynocha,[3] 寒冬引发瘴气然后侵入肌肤毛孔，这没有传染性，而且每年盛行；另一种是流行性的热毒从口鼻而入，这就有传染性。前者使用发汗药剂（sudorifics）；后者用散剂（discutients）。除了这位伟大的医学改革者〔吴有性〕，我钻研多种目录后，尚未发现有任何医学者研究传染病。如果没有读吴有性的《瘟疫论》，没有人可以撰写中国医学史。[4]

笔者并没有找到十分有力的证据来说明德贞为何没有接触到温病派的理论，或许是因为德贞追本溯源地学习中医理论的方式，让他皓首穷经于明末之前汗牛充栋的中医典籍，使他无暇顾及仅有两百多年历史的《瘟疫论》。但是这样的学习方式，或许在21世纪时，正如李尚仁指出的，“德贞所抱持的医学理论立场在他的时代已显不合时宜”。[5] 这或许可以解释为何德贞在西方医学史中的地位远远不及万巴德。

其最主要的原因可能是，当德贞把他感兴趣的中医理论传播回英国时，那时细菌学说已被提出，西方医学已开始逐渐摆脱瘴气论，所以西方医学界对德贞传播的中医理论或许采取姑且听之的态度，中医理论就像瘴气论一样，在19世纪末渐渐消失在西方医界的视野中。如果德贞在

---

① 吴有性《醒医六书瘟疫论引》，《瘟疫论》：“崇祯辛巳，疫气流行，山东、浙省、南北两直感者尤多。至五、六月益甚，或至阖门传染。”（明）吴有性：《瘟疫论·自叙》，第8页。

② 吴有性《醒医六书瘟疫论引》，《瘟疫论》：“始发之际，时师误以伤寒法治之，未尝见其不殆也。或病家误听七日当自愈，不尔十四日必瘳，因有失治，不及期而死者；亦有治之太晚，服药不及而死者；或有妄用峻剂，攻补失序而死者；或遇医家见解不到，心疑、胆怯，以急病用缓药，虽不即受其害，然迁延而致死，比比皆是。所感之轻者，尚获侥幸；感之重者，更加失治。枉死不可胜计！嗟乎！守古法不合今病，以今病简古书，原无明论，是以投剂不效，医者彷徨无措，病者日近危笃。病愈急投药愈乱，不死于病，乃死于医，不死于医，乃死于圣经之遗亾（音无，古字亡）也。吁！千载以来，何生民不幸如此?”（明）吴有性：《瘟疫论·自叙》，第8页。

③ Febrissynocha 的“Febris”是拉丁文的发烧，“synocha”或“synochus”是希腊文的持续发烧之意。

④ *Medical Reports*, No. 22（1882）, p. 23.

⑤ 李尚仁：《健康的道德经济：德贞论中国人的生活习惯和卫生》，第224—225页。

19 世纪之前向西方医学界传播中医理论，或许会有完全不一样的结果。

但是当然，也不能以后见之明的史学眼光断然否定德贞学习中医的方式，因为这也正是现代中医训练从《内经》开始的方式。德贞较常采用伤寒论的中医学理论立场，是否能在 19 世纪末称为不合时宜？这还有待商榷，因为现代中医训练中，温病论、伤寒论和其他学说（例如金元四大家的学说）是三者并列。而自 17 世纪开始出现的温病论，在现今中医训练中，仍与伤寒论处于对立的情况。

（二）细菌学说进入中国

中医伤寒论除了被温病论挑战，另一挑战者就是西医理论，这或许是让玛高温介绍的温病论的中医理论新解无法引起西医学界关注的原因。

科赫的霍乱研究开启了“细菌学说”，这也是西医微生物致病论的起点，将细菌学说引入中国的最重要人物就是哲玛森，但是他极为审慎地介绍细菌理论，因为其时与科赫相对的佩登可夫①学说之影响力远远超过科赫。

而让西医开始思考细菌学说的契机就是霍乱的流行。因为在人类各种急、烈性传染病中，天花属于病毒，而人类当时的光学显微镜看不到天花病毒；疟疾属于寄生虫（而疟原虫、疟蚊和疟疾的关系要到 1902 年 Ronald Ross 和 1907 年 Charles Laveran 两个诺贝尔生理学或医学奖得主才证明其关系）。

有趣的是，玛高温在 1882 年介绍了温病论中空气传染论，这或许只是巧合，但是一年后，哲玛森在第 25 和 26 号《海关医报》中，详细探讨了当时西医研究霍乱的病因学的各种学说，其中自然有科赫的细菌学说。他举出 Colin 的“沼泽瘴气”（marsh miasm），② 美国军医 John Bill-

① 佩登可夫是德国第一位卫生学教授，曾任慕尼黑卫生研究所（Hygiene Institute of Munich）所长一职。他的研究结合了医学、物理学、化学、技术和统计学，被视为现代卫生科学的开拓者。Alfredo Morabia, “Epidemiologic Interactions, Complexity, and the Lonesome Death of Max von Pettenkofer,” *American Journal of Epidemiology*, Vol. 166, No. 11 (2007), pp. 1233 - 1238; Wolfgang Gerhard Locher, “Max von Pettenkofer (1818 - 1901) as a Pioneer of Modern Hygiene and Preventive Medicine,” *Environmental Health and Preventive Medicine*, Vol. 12, No. 6 (2007), pp. 238 - 245.

② *Medical Reports*, No. 26 (1884), p. 13.

ings、英印政府外科部主任 Lewis 的“地方源起论”（Local-Origin Theory），[①]佩登可夫的“细菌学说调和论”，甚至还讨论了 B. G. Jenkins 提出的霍乱与太阳的关系理论（虽然哲玛森并不相信，而这篇文章于 1872 年 5 月 9 日在 *Nature* 上发表）。[②]

上述所有理论中，哲玛森很谨慎地探讨霍乱的致病原因，但是他以佩登可夫在德意志帝国霍乱委员会的研究报告为起点，转载了佩登可夫的观点：

> 过去的争论是围绕在霍乱应该被归类于内源性（entogenous）/触染性（contagious）还是外源性（ectogenous）/瘴气性（miasmatic）的“发酵病”（zymotic diseases）争论，在我看来几乎已通过德意志帝国霍乱委员会的调查得到解决……凡是仔细阅读这些报告的人都将相信，霍乱在印度和在我们中间一样，都取决于（人类）有机体外部的时空条件。[③]

佩登可夫也驳斥了霍乱作为发酵性传染病的说法，他说：“如果无偏见地检视 1873 年〔德国〕流行的霍乱，就会得知，霍乱是一种发酵性传染病是没有根据的。”佩登可夫总结了当时关于霍乱作为传染病的两种说法。一是“传染物质是从霍乱病患传播出去……是种在外部条件影响下的化脓反应（maturation）……就像精子进入后卵子在卵巢中成型”。[④]二是“这种特定毒素的再生（multiplication 或 reproduction）在霍乱病患身上很随机地发生，毒素〔虽然佩登可夫此处用 virus，但是此时尚未发现病毒，因此译为毒素〕缠绕在病患身上，不论健康与否四处传播。瘟疫的流行是因为遭遇适合传播的要素”。[⑤]佩登可夫总结道：“更多的观察和调研必须先决定哪一方是事实。对我而言，真相是站在地方疾病论（Lo-

① *Medical Reports*, No. 25 (1883), p. 28.
② *Medical Reports*, No. 25 (1883), p. 28.
③ *Medical Reports*, No. 25 (1883), p. 29.
④ *Medical Reports*, No. 25 (1883), p. 29.
⑤ *Medical Reports*, No. 25 (1883), p. 29.

calizing Theories）〔也就是第二种说法〕这边。”①

哲玛森以审慎的态度回顾众说纷纭的霍乱病因论之后，得出以下结论：

> 对佩登可夫而言，可以看出，他忽视了个人易感体质（individual predisposition）要素，也即哪些人暴露在同样的外部环境中会感染疾病。他同样地没有思考低等有机体（low organisms）的转型等极有说服力的证据。这些说法终究会在不久的未来支配细菌病理学。②

由此可见，哲玛森在1883年时已经用细菌学说分析传染病问题，虽然尚无定论，但是这代表西医在病理学上的重大突破，中医理论中的各种病理学说，都无法与细菌学说相抗衡。中医理论和瘴气论在解释传染病时，从19世纪末开始渐渐失去了说服力。

但同时必须指出，佩登可夫总结的两种说法，在当时看来似乎有矛盾，其实并没有相互矛盾。因为第一种论点探讨的是人体中的霍乱弧菌让人体感染霍乱疾病的过程（事实上，人体中有霍乱弧菌不代表该人已得了霍乱），以及病患之间如何小范围的传染。第二种说法探讨的是霍乱如何从疾病变成瘟疫，这就不仅是粪口传染，而是必须有若干环境因素才有可能导致大范围、大规模的霍乱。当佩登可夫和哲玛森对第一、二种论点还有非此即彼的想法时，这也正代表西方医界仍在摸索阶段。

结　语

《海关医报》在1882年后正式成为特刊系列中最完整且持续进行的编纂项目，这在特刊系列中是独一无二的。这个特殊现象的前提是赫德对中国知识的好奇心、严格的执行力，加上中国海关的收入作保障的薪水。除了赫德要求的内容，为什么海关医生还会写其他的内容，而且不被禁止？因为这是特别系列，是赫德精心打造的为了解中国风土民情的调查报告汇编。

---

① *Medical Reports*, No. 25 (1883), p. 30.

② *Medical Reports*, No. 25 (1883), p. 36.

《海关医报》在造册处编纂的《中国海关出版品》中是个特殊现象，一方面《海关医报》作为《海关公报》的第六部分，一直印行至1910年；另一方面，《海关医报》又是特刊系列中最长期、完整的记录。上述的编纂史现象恰好说明《海关医报》的两大本质：一是让中外商人了解条约口岸的生活条件；二是满足赫德对中国各式风土人情的爱好。有趣的是，正是因为第二个目的，让海关医员有自行研究中医的自由和支持。这也正是中国海关造册处对近代中国及后代学术界最大的贡献。

赫德支持各种研究项目的行为充分体现了维多利亚时期绅士的爱好，但是千万不要忘了他也是个极为严格的执行者，除了出钱出人的支持，赫德对造册处出版质量的要求近乎苛刻。杜德维在赫德过世后记载了赫德对《中国海关出版品》的严谨态度："这些文件精美且详细，赫德不会容许任何微小的错误，这些文件如果不正确或不完全，将会被送回造册处重新制作。"① 这种一丝不苟的态度、从上而下的压力，在1908年赫德离开中国后，造册处没有呈现人在政在、人息政亡的现象。《海关医报》高质量的研究水平，正是在赫德如此要求之下才实现的。

在赫德的要求下，海关医员开始对中医展开一系列研究。从哲玛森、德贞、立德、玛高温等海关医员的《海关医报》中可以得知，19世纪70年代西医对于致病原因仍处于摸索阶段，在很多方面反而不比温病派对瘟疫传染途径的认识清楚。但是这不代表温病派在19世纪中叶完全领先西医，例如叶桂的侄儿兼徒弟叶大椿写的《痘学真传·凡例》中对天花病毒的支持治疗有很精辟的见解："痘非病也，惟兼症乃病耳。则治痘者必急治其兼症，兼症之治不淆，而后养正之功可奏。"但是作为温病派集大成者叶天士的门生，叶大椿还是把天花的致病原因解释为先天和后天之毒。② 叶大椿甚至在《痘学真传·原痘论》中驳斥将温病论应用到天花上。③

当然，天花是天花病毒导致的而不是先天或后天之毒，这毋庸置疑，

① Edward B. Drew, "Sir Robert Hart and His Life Work in China," *The Journal of Race Development*, Vol. 4, No. 1 (1913), p. 17.

② 叶大椿《痘学真传·原痘论》："痘之美恶已判于受形之烦，清贞则毒轻，淫炽则毒盛，此之谓先天之毒也。其受形之后，倘或情沁不谨，饮食不节，动息不常，六淫不适，七情不制，生丹瘤痍𤺥疥癞等不已，则为后天之毒矣。"（清）叶大椿：《痘学真传》卷1《原痘论》，卫生堂藏版，第2a页。

③ 叶大椿《痘学真传·原痘论》："又谓痘皆天行厉气，而非胎毒，以为轻则（转下页注）

但是叶大椿、吴瑭结合长期个人的临床经验和古代医家的经验总结而撰写的对天花病期症状的描述之作，当然有很多可以学习之处。这种有些方面很先进、有些方面还是极落后，甚至在自己的医学理论中都有不一致的情况，就代表中西医在致病原因上还处于各自摸索的阶段，所以西医对中医的摸索心得有很大的兴趣。等到科赫的细菌学说在西医学界逐渐被认可之后，西医对中医理论的兴趣自然消退，但是仍然保持对中药学的高度兴趣。

由今观之，不论是德贞、立德还是玛高温在中医研究中的某些认知，早已被今日的医学知识修正。地方病或是瘴气说都是19世纪过时的产物，但是就今日的医学知识来看，还是有一件事令人费解：到底在哪种环境条件的影响下，某些疾病会开始流行、大幅传播，然后突然消失？这当然牵涉了各地方的环境因素，而这不禁让我们想到可以从地方病和瘴气说中攫取部分观察和思路。虽然地方病和瘴气说在“致病”这个环节因果关系的推导完全错误，但是其对疾病变成瘟疫过程的观察、记载和分析有极多可供借鉴之处。

今日中西医的分歧其实就是根源于19世纪末的环境致病论和微生物致病论的分歧，但是即便是西医学界，认同微生物致病论争辩也不是一蹴而就的，也是经过将近半个世纪的讨论才在西医领域被广泛接受。况且对瘴气论代表的环境致病论的全盘否定也看得出有武断之嫌。这反而无法和1870年至19世纪80年代中期海关医员保持开放的心胸相比。不分中西医领域在各家学说中取长补短，这正是中西医学交流的黄金时期。

［张志云，上海交通大学历史系教授］

（责任编辑：舒健）

（接上页注③）俱轻，重则俱重，一时各发。殊不知轻则俱轻者，其毒本浅，适值时气之轻，感而即发，所以轻也；然其间亦有死者，则轻而仍重也，重则俱重者，其毒本深，又遇一时之疫厉，有触随死，所以重也。然其间亦多生者，则重而仍轻也。试看近世有种痘者，取痘家时气，纳诸婴儿窍中，随感随热随出，吉者固多凶，亦恒有时气偶轻，比屋皆为顺症，若胎毒势甚，即挽回而莫可如何也。”如此中医理论自相矛盾者比比皆是，例如清中叶温病大家吴瑭（又名吴鞠通）之《温病条辨》之《痘证总论》：“故论痘发之源者，只及其半，谓痘证为先天胎毒，由肝肾而脾胃而心肺是矣。”（清）叶大椿：《痘学真传》卷1《原痘论》，第4a—4b页；（清）吴瑭：《温病条辨》卷6《痘证总论》，宋咏梅等点校，中国中医药出版社，2006，第296—297页。

在新旧道德秩序之间：文艺复兴时期英格兰男同行为聚集空间探微*

金德宁

摘　要　文艺复兴时期，英格兰经历了经济、文化、宗教等方面的变迁，促进了男同行为的活跃，剧院、妓院、内府成为其重要的聚集空间。通过对这些空间中男同行为的分析，能深刻感知文艺复兴给传统两性观念等带来的巨大冲击；同时，因对阶层界限的僭越，男同行为也引发了秩序方面的忧虑。基于此，男同行为遭到法学家等社会群体的抨击。同时，政府也陆续颁布限制男同行为的法令。但是，因法令旨在建立听命于英王的国家教会，政府对男同行为施以相对宽容的态度。

关键词　文艺复兴　英格兰　男同性恋

文艺复兴时期，伴随着西方资本主义生产方式的发展，宗教神权文化的中世纪社会基础逐渐动摇，个体逐渐从等级制度中解脱出来，以主张个性解放为重要构成的人文主义逐渐发展起来。在人文主义者看来，

* 本文为中国社会科学院大学校级年度科研项目——青年教师科研启动专项（校20220023）、国家社会科学基金重大项目“西方政教关系核心文献”（18ZDA216）的研究成果。

人的本性是自由的，个体应该去享受适度的生活愉悦，而不必惧怕来世的报应。[①] 在这种背景下，很多越轨类型不再被视为违反某种规范的罪或恶。[②]

于是，男同行为在西欧逐渐活跃起来。同性亚文化在像佛罗伦萨和威尼斯这样的城市中颇为兴旺；无论是在巴黎还是伦敦，也都是蓬勃发展；因为担心男人之间发生性关系，法国与意大利市镇的政府部门甚至不得不采取组织和推动卖淫的方式。[③] 文艺复兴后期，西欧各国却逐渐采取诸如颁布禁令、设置司法调查委员会等手段，对男同行为采取严厉的惩罚措施。但是，相对于其他各国，同性恋禁令在英格兰的作用相对有限。"在都铎—斯图亚特的法律实践中，无论立法者的意图如何，对鸡奸的起诉都极为少见。"[④] "一些在我们看来明显的同性恋行为甚至没有落入丑闻的范畴。"[⑤] 是故，在文艺复兴时期，英格兰没有出现欧洲大陆那般大规模迫害男同群体的现象。[⑥] 男同行为在英格兰呈现出持续发展的态势。这势必会引起学界的特别注意。

在性史研究领域中，自从福柯（Michel Foucault）的《性史》（1978年）英译本出版以来，将性行为（sexual acts）和性身份（sexual identities）区分开来便一直是英国学界不言自明的规则，但也有学者对这一规则提出质疑，即"不存在关于同性恋、性行为（sexuality）或自我（the

---

① 玛格丽特·L. 金：《欧洲文艺复兴》（插图本），李平译，上海人民出版社，2008，第68—73页。

② 王晴锋：《同性恋研究：历史、经验与理论》，中央民族大学出版社，2017，第3页。

③ 乔治·维加埃罗主编《身体的历史（卷一）：从文艺复兴到启蒙运动》，张竑、赵济鸿译，华东师范大学出版社，2013，第151—152、163、166页。

④ Jonathan Crewe, "Reviewed Work (s): Homosexual Desire in Shakespeare's England: A Cultural Poetics by Bruce R. Smith," *Criticism*, Vol. 34, No. 3 (1992), pp. 444 – 447.

⑤ Katharine Eisaman Maus, "Reviewed Work (s): Homosexual Desire in Shakespeare's England: A Cultural Poetics by Bruce R. Smith," *Renaissance Quarterly*, Vol. 46, No. 3 (1993), pp. 609 – 612.

⑥ 一组数据可以作为有力的证据。1558—1625年，英格兰有6人因鸡奸罪在郡巡回法院被起诉，其中只有1人被定为鸡奸罪；在1578—1616年的塞维利亚，52人因同性恋被处以死刑；在1555—1678年的日内瓦，62人被起诉，30人被处以死刑。Bruce R. Smith, *Homosexual Desire in Shakespeare's England: A Cultural Poetics*, Chicago: University of Chicago Press, 1991, p. 48; David F. Greenberg, *The Construction of Homosexuality*, Chicago: University of Chicago Press, 1988, pp. 311 – 312.

self）的一元论历史”。[①] 他们转而追求建立一种总体史观（general history），代表学者有哈尔佩林（David M. Halperin）。[②] 主张一元论历史的同性恋学者认为，在现代同性恋身份形成之前，只能谈论性行为，而不能谈论性身份。哈尔佩林却强调，这是对福柯的误读，即不能将福柯有关鸡奸者（sodomite）和同性恋者（homosexual）之间的区别理解为性行为和性身份的区别。他进一步强调，在有关同性恋者的概念形成之前，性身份便一直存在。他把男同性恋分为五类，即娘娘腔（effeminacy）、鸡奸（pederasty）、友谊（friendship）、被动（passivity）和同性恋爱（homosexuality）。但是，哈尔佩林的总体史是建立在发展中（developing）、不规则（uneven）和争议的史学基础上的，“忽略了迁移阅读（shifting readings）的复杂性”。基于此，有学者指出，哈尔佩林分类法产生了某种“总结性冲动”（totalizing impulse），这使最后一个分类排除了现代多种同性性表达形式。[③]

受此影响，不少学者仍然倾向从某一视角对男同性恋展开研究，而不是致力于书写一部近代早期英格兰同性恋的通史。[④] 其中，文艺复兴时期英格兰戏剧中的男扮女装现象就引起不少学者的注意。在同性恋历史中，令人困惑的便是同性欲与娘娘腔之间的联系，而这种联系显然与部分男性的异装癖有着脱不开的关系，“早在 19 世纪中期，乌尔里希斯（Karl Heinrich Ulrichs）就将那些被其他男性吸引的男性视为第三性，并

① Barry Reay, “Writing the Modern Histories of Homosexual England,” *The Historical Journal*, Vol. 52, No. 1 (2009), pp. 213 – 233. 有关对一元论同性恋史学的批判见 H. G. Cocks, “Homosexuality between Men in Britainsince the Eighteenth Century,” *History Compass*, Vol. 5, Issue 3, (2007), pp. 865 – 889。

② David M. Halperin, *How to Do the History of Homosexuality*, Chicago: University of Chicago Press, 2002. 在该书出版之前，哈尔佩林曾以论文的形式陆续发表。

③ Barry Reay, “Writing the Modern Histories of Homosexual England,” *The Historical Journal*, Vol. 52, No. 1 (2009), pp. 213 – 233.

④ 亦有学者从整体上探讨了近代早期英格兰男同性恋的状况。诸如，阿兰（Alan Bray）就探讨了 16—18 世纪的英格兰男同行为发展概况。但是，阿兰实际上主要侧重于 18 世纪的历史书写。在阿兰看来，17 世纪末出现的莫莉屋（Molly House）可以视为男同文化的载体以及当代男同亚文化群体的祖先。以此为基础，阿兰着重诠释 18 世纪英格兰的男同性恋的发展概况。参见 Alan Bray, *Homosexuality in Renaissance England*, New York: Columbia University Press, 1995。

将其视为被困在男性身体中的女性灵魂"。[①] 在男性的异装癖现象中，戏剧中的男扮女装是十分典型的例证。很可能受乌尔里希斯的影响，传统学界往往从性别史的视角来探讨戏剧中的男扮女装现象。[②] 但是，20世纪50年代以来，在女权运动的影响下，不少学者开始进行反思，转而从女权主义视角予以探讨。[③] 不过，女权主义的视角引起极大争议。诸如，贾丁（Lisa Jardine）、奥格（Stephen Orgel）等学者还是基于性别史的视角。[④] 他们强调戏剧中的反串表演主要是为了迎合男性观众的同性嗜好。简言之，对于反串现象，究竟是从社会结构的视角，还是从生物本能的视角，学界仍然存在争议。

不过，亦有学者将社会史与语言学结合起来，聚焦早期文本中对同性行为的措辞表述，不再强调欲望对象的性别，也就避开了上述争议。史密斯（Bruce R. Smith）是其中的代表学者。[⑤] 在他看来，通过对文学话语（literary discourse）的解读，尤其能让我们最大限度了解当时的性脚本（scripts of sexual desire）[⑥]。正是基于对伊丽莎白时代英格兰文学话语中有关男性间性互动方式的措辞分析，史密斯找出了文学话语中六个反复出

① Barry Reay, "Writing the Modern Histories of Homosexual England," *The Historical Journal*, Vol. 52, No. 1 (2009), pp. 213 – 233.

② 代表学者有卡彭特（Edward Carpenter），见 Edward Carpenter, *The Intermediate Sex: A Study of Some Transitional Types of Men and Women*, London: G. Allen & Unwin, 1918。

③ 坚持从女权主义的视角来解读反串现象的学者，见 Phyllis Rackin, "Androgyny, Mimesis, and the Marriage of the Boy Heroine on the English Renaissance Stage," *PMLA*, Vol. 102, No. 1 (1987), pp. 29 – 41; Catherine Belsey, "Disrupting Sexual Difference: Meaning and Gender in the Comedies," in John Drakakis, ed., *Alternative Shakespeares*, London & New York: Routledge, 2002, pp. 166 – 190.

④ Lisa Jardine, *Still Harping on Daughters: Women and Drama in the Age of Shakespeare*, Sussex, England: The Harvester Press, 1983; Totowa, N. J.: Barnes & Noble, 1983; Lisa Jardine, "Twins and Travesties Gender, Dependency and Sexual Availability in Twelfth Night," in Susan Zimmerman, ed., *Erotic Politics: Desire on the Renaissance Stage*, New York: Routledge, 1992; Rosario, María del, and Arias Doblas, "Gender Ambiguity and Desire in Twelfth Night," *SEDERI: Yearbook of the Spanish and Portuguese Society for English Renaissance Studies*, No. 7 (1996), pp. 261 – 264.

⑤ Bruce R. Smith, *Homosexual Desire in Shakespeare's England: A Cultural Poetics*, Chicago & London: University of Chicago Press, 1991.

⑥ 性脚本即性行为模式（modes of sexual figuration），史密斯借用精神分析的术语，将这些性行为模式称为性脚本。

现的有关男性同性欲望的“虚构主题”（myths）[①]，进而令人信服地展示了同性恋作为近代早期英格兰生活中一个亚制度要素（sub-institutional element）的普遍存在。史密斯的研究也存在一些不足。诸如，他将莎士比亚的十四行诗作为文艺复兴时期孕育现代性别认同的主要证据。但是，在这本以晦涩难懂著称的诗集中，同性恋和异性恋复杂地重叠在一起。鉴于这些限制，文艺复兴时期英格兰的同性之爱似乎是一根纤细的历史芦苇，难以支撑起当代的同性恋文化和同性恋激进主义。[②] 鉴于此，后世学者在基于语言学视角进行阐释时，便避开了上述陷阱。诸如，萨维迪斯（Dimitris Savvidis）专门探讨了男性卖淫在近代英格兰文化和文学中的文本建构。[③] 他着重分析了诗歌、戏剧、哲学、历史和词汇学等不同体例中描述男性卖淫的各种术语，并揭示这些术语所包含的隐喻性和歧义性。他呼吁重新考虑文学和历史批评中有关鸡奸和同性恋的语言表述。在此基础之上，萨维迪斯还与现实相结合，指出这种对于同性行为的同质化命名对 20 世纪的卖淫和同性恋概念有重大影响，进而强调，不要将男性卖淫与鸡奸、淫乱的诽谤言论联系在一起，也不要将所有同性恋的欲望和行为概念化为卖淫。

不再仅仅局限于同性卖淫的解读，麦克尼（Tony McEnery）和贝克（Helen Baker）将视野扩展到同性行为，但又避免了史密斯着重依赖于莎士比亚十四行诗的局限。[④] 基于早期英文图书在线（Early English Books Online），他们分析了 17 世纪英格兰公共话语（public discourse）中用以描述同性行为的高、中频词汇，尤其通过对高、中频词汇搭配（colloca-

① 这六个虚构主题分别是：战斗者和同志（Combatants and Comrades）、热情的牧羊人（the Passionate Shepherd）、遇难的青年（the Shipwrecked Youth）、身着女装的骑士（Knights in Shifts）、主人和奴仆（Master and Minion）、秘密的分享者（the Secret Sharer）。值得注意的是，史密斯还发现，在描写同性欲望时，当时的英格兰尚未出现统一的措辞。在不同主题下，措辞代指可能存在比较大的差异。

② Bruce Boehrer, “Reviewed Work (s): Homosexual Desire in Shakespeare's England: A Cultural Poetics by Bruce R. Smith,” *South Atlantic Review*, Vol. 58, No. 2 (1993), pp. 185－187.

③ Dimitris Savvidis, *Male Prostitution and the Homoerotic Sex-market in Early Modern England*, DPhil Thesis, English Studies University of Sussex, 2011.

④ Tony McEnery, Helen Baker, “The Public Representation of Homosexual Men in Seventeenth-century England—A Corpus Based View,” *Journal of Historical Sociolinguistics*, Vol. 3, No. 2 (2017), pp. 197－217.

tion）的分析，窥探了相关词汇在不同历史阶段公共话语中的使用频率变化及其原因，同时窥探了当时英格兰社会对这些词汇的特定理解。他们发现，在近代早期的英格兰，用来描述同性恋者的词语大都带有负面含义；他们由此完善了当代与近代早期男同群体相关的辞典编撰，“近代早期的英格兰尽管没有出现同性恋这样的性观念，但我们发现，诸如壁炉（ingle）、娈童（catamite），甚至较少出现的盖尼米得（Ganymede），都被用来表达性取向”。[①]

可以说，有关文艺复兴时期的英格兰男同行为，西方学界固然做了深入细致的研究，但还没有将其与社会变迁的关系提高到显著位置。鉴于此，本文拟将男同行为置于近代早期英格兰社会变迁的时代背景下，窥探这一性少数群体的生活状态，窥探当时英格兰社会对男同性恋的态度，并着重考察这些态度背后所反映的社会道德秩序变化。

一　原罪论的衰落与人文主义的兴起：家庭模式变动中的男同行为

文艺复兴时期，英格兰男同行为的发展不是孤立的社会现象，而是与社会结构转型密切相关。尤其是随着商品经济、人文精神和宗教改革等社会现实的变化，禁欲主义开始受到冲击，转而强调以个人幸福为中心的爱情观、享乐观。

随着商品经济兴起，社会生活逐渐丰富多样，促进了两性观的变化。在日益发达的商品经济下，自由雇佣劳动力成为最主要的生产方式。鉴于生产更加集中的特点，大量工人往往集中在规模化的工厂，而不是先前的小作坊。这使城市和工厂能够吸收大量人口，打破了小农经济时代的地域限制，进而为人们以性别认同为基础的交友提供了便利。于是，在这种新秩序中，情感和亲密关系终于有可能更多地进入个人选择，并进一步获得认同的身份感。在此基础之上，人文主义进一步促进

① Tony McEnery, Helen Baker, “The Public Representation of Homosexual Men in Seventeenth-century England—A Corpus Based View,” *Journal of Historical Sociolinguistics*, Vol. 3, No. 2 (2017), pp. 197 – 217.

了人们的思想解放。作为文艺复兴的精神内涵，人文主义极力主张个性解放以及现实人生的幸福，同时复苏古希腊文化的同性爱观念。对于不少人而言，同性恋不再被视作误入歧途和禽兽恶行，反而被视作性爱形式的一种。基于此，一些人的思想开始发生改变，倾向于摆脱传统两性观的束缚，追求个人的幸福、快乐。对这些人而言，享乐终于有可能超越传统的道德禁忌。值得注意的是，宗教改革的发生也在一定程度上为男同行为提供了土壤。进入中世纪后，由于《圣经》对同性行为的批判,① 西欧社会对男同行为采取零容忍的态度，凡触犯者多被开除教籍，并被处以死刑。但是，宗教改革发生后，加尔文教对男同行为具有相对的包容性。据克拉普顿（Louis Crompton）考证，16—17 世纪，在加尔文教义的国家，男同行为会遭到法律的谴责，但法律的执行往往与规定有很大出入。② 英格兰本土出现的清教徒就属于加尔文教的一支，“相对于鸡奸罪，它更加关心的是私生子和渎神行为”。③ 因此，在克伦威尔担任护国主时期，英格兰也没有发生任何审判鸡奸罪的案例。④

也许正是在社会现实的影响下，当时的剧作家马洛（Christopher Marlowe）公开为同性行为进行辩护，“福音传道者圣约翰是耶稣的性伴侣，经常偎依在耶稣的怀里”，“圣约翰是救世主耶稣的亚历克斯……耶稣对他的爱是特别的”。⑤ 詹姆斯一世更是在御前会议中公开宣称自己有选择男性作为恋人的权力，“我比任何人都爱白金汉伯爵…… 我愿意澄清这个事实。不过，我不认为这是一种缺陷。因为，耶稣也这样做过。我不能

① 《圣经》中提及，“不可与男性苟合，像与女人一样，这本是可憎恶的”，“人若与男人苟合，像与女人一样，他们二人行了可憎的事，总要把他们治死，罪要归到他们身上”。《旧约 · 利未记》，《圣经》，中国基督教协会，2009，第 111、113 页。

② Louis Crompton, *Homosexuality and Civilization*, Cambridge, MA: Belknap Press of Harvard University Press, 2003, p. 324.

③ Wiesner-Hanks, Merry E. , *Christianity and Sexuality in the Early Modern World: Regulating Desire, Reforming Practice*, London & New York: Routledge, 2000, pp. 87 – 88.

④ Louis Crompton, *Homosexuality and Civilization*, p. 324. 有学者指出，英格兰国教对男同行为的态度则更加包容，“信奉加尔文派的欧洲其他国家更容易对鸡奸罪者提起诉讼”，见 W. Reginald Rampone, *Sexuality in the Age of Shakespeare*, Santa Barbara: Greenwood, 2011, p. 22。

⑤ Louis Crompton, *Homosexuality and Civilization*, p. 369.

因此而受指责。耶稣拥有约翰，而我有乔治”。[①]

同时，英格兰男同行为的活跃也与特殊的家庭模式有关。随着向近代转型，家庭模式由中世纪的“开放的世系家庭”转变为“扩大的核心家庭”。这种“扩大的核心家庭”主要呈现以下三个特点。

其一，除了父母和子女，家庭成员还包括不少男佣。当时，“不仅仅大贵族会保有内府，甚至体力劳动者也会雇佣仆人。而且，大多数年轻人都有在其他内府中工作过的经历”。[②] 在对工业革命前一个百户区的人口调查中，阿兰发现，“该百户区 13.4% 的人口为仆人”，“在所调查的家庭中，不少于 28.5% 的拥有一个或多个仆人”。[③] 又据贾丁考证，1599 年“在依町（Eating）的 85 户中，拥有一名或多名佣人的比例达到惊人的 34.2%”。[④] 而且，在这些仆人中，男性占据着人数优势。可以说，除洗衣女工、贴身女仆之外，大多数佣人都为男性。

其二，这些佣人大都为幼童和年轻人，且呈现出晚婚的特点。究其原因，“家佣多是来自穷人家的孩子，他们通过劳动报酬来积累足够的资金，以建立自己的家庭”。[⑤] 较低的社会阶层里，“小孩也在 10 岁到 17 岁之间就离家去应聘当家庭佣人、劳工或学徒”。[⑥] 通常情况下，“二十几岁就建立自己的家庭非常罕见，他们往往要等到三十几岁”。[⑦]

其三，英格兰家庭内部还呈现出父权制和等级制的特点。每一个家庭成员都有自己确切的位置，男主对仆人有至高无上的权力，佣人之间也有着明确的权力界限，高层佣人对低层佣人拥有着类似的父权。

简言之，这种大家庭模式为男性性行为提供了温床。晚婚意味着大

---

① Jenny Wormald, “James VI (1566 - 1625),” *Oxford Dictionary of National Biography*, Oxford University Press, 2004, http://www.oxforddnb.com/view/10.1093/ref:odnb/9780198614128.001.0001/odnb-9780198614128-e-14592?rskey=XlIFFS&result=6, Accessed on 21 Feb. 2017.

② M. Hicks, *Bastard Feudalism*, London & New York: Longman, 1995, p. 126.

③ Alan Bray, *Homosexuality in Renaissance England*, p. 45.

④ Lisa Jardine, “Twins and Travesties Gender, Dependency and Sexual Availability in Twelfth Night,” in Susan Zimmerman, ed., *Erotic Politics: Desire on the Renaissance Stage*, New York: Routledge, 1992, p. 23.

⑤ Alan Bray, *Homosexuality in Renaissance England*, p. 46.

⑥ 劳伦斯·斯通：《英国的家庭、性与婚姻 1500—1800》，刁筱华译，商务印书馆，2011，第 76 页。

⑦ Alan Bray, *Homosexuality in Renaissance England*, p. 48.

量男青年的性需求是一个不容忽视的问题，“性成熟年龄与平均结婚年龄间隔10年以上”，“丘比特和维纳斯忙着困扰年轻人的平静心灵”。[①] 同时，在通奸、私生子和卖淫受到教会和政府的严厉惩罚背景下，青春期男孩因皮肤、嗓音等身体某些特征所表现出的女性化特点而成为大龄未婚男性的性伴侣。[②] 再加之，年长仆人对年轻仆人可能拥有父家长似的权威，这使得“替代”成为一种获得性满足的快捷方式。

不过，对于大多数群体来说，社会的变动是在现有秩序基础之上的。在追求以个人幸福为中心的享乐观、幸福观时，绝不是对传统道德秩序的完全否定。在文艺复兴下，“和英格兰其他宗教团体相比，清教徒的宽容度是很高的”。[③] 清教徒对道德秩序的主张能够有助于我们窥探当时社会的一些主流看法。在婚姻上，相对中世纪以来的禁欲主义，清教徒不再谈性色变。婚姻是上帝设立的。他们反对婚姻中的禁欲主义，主张夫妻间的“完美分享”。[④] 但是，他们仍然认同中世纪婚姻的两性观。他们把生育子女视为婚姻的重要目的，尤其强调婚姻中“一男一女”的联合。在等级秩序上，他们主要是想消除教会在平信徒与上帝沟通之间的中介角色，以便能够自由侍奉。但同时，他们认为，个人和上帝之间的联结需要通过道德努力获取。这种道德努力并没有试图完全否定现存的社会秩序。这尤其反映在他们有关主仆关系的论述上，“仆人必须尊重并服从自己的主人”，“要忍受艰难和警戒”。[⑤] 对于父权的强调，也能切实反映他们有关等级秩序的认识。作为一个社会机制，家庭内部必须具有次序分明的权威。“丈夫和父亲为首，对家里发生的事负有责任”，“妻子的确应该在丈夫的带领下生活；凡他吩咐命令的都应做到”。[⑥] 鉴于此，对于清教徒而言，男同行为的发生势必造成对传统两性观念和社会等级秩序的腐蚀。鉴于清教徒是当时英格兰社会中相对包容的群体，其他社会群

---

① 劳伦斯·斯通：《英国的家庭、性与婚姻1500—1800》，刁筱华译，第317、328页。

② 甚至有学者指出，在17或18世纪之前的欧洲，与男孩发生性关系的现象是普遍存在的，男孩或女人的替代词也经常出现在当时流行的希腊和罗马文学中。参见Harris Mirkin, “The Pattern of Sexual Politics,” *Journal of Homosexuality*, Vol. 37, No. 2 (1999), pp. 1-24。

③ 利兰·赖肯：《入世的清教徒》，杨征宇译，群言出版社，2011，第7页。

④ 利兰·赖肯：《入世的清教徒》，杨征宇译，第54页。

⑤ 钟马田等：《清教徒的脚踪》，梁素雅、王国显等译，华夏出版社，2011，第320页。

⑥ 利兰·赖肯：《入世的清教徒》，杨征宇译，第102页。

体对男同行为的包容度则更低。

二 观念冲击与等级僭越：男同行为场所的隐蔽性与普遍化

文艺复兴时期，在社会现实和特殊家庭模式的催生下，英格兰社会逐步建构起新的道德秩序。这使男同行为呈现出相对活跃的态势。但是，这种新的道德秩序并不稳定，传统的道德秩序仍然在社会中占据着重要地位，尤其表现为对传统两性观念的维护，以及对严格社会等级秩序的维系。由此，剧院、妓院、贵族内府等空间中的男同行为引发了不少人的忧虑。

都铎王朝建立后，随着政治局面的稳定、经济的恢复发展，文化事业呈现出蓬勃发展的态势。其中，颇为引人注目的便是戏剧的发展。随着黎里（John Lyly）、格林（Robert Greene）、马洛（Christopher Marlowe）、莎士比亚（William Shakespeare）等人的出现，英格兰戏剧迎来了历史上的第一个高峰。戏剧常常在剧院中公开演出，故而呈现出较强的开放性，构成了一个好的观察点。

受传统观念的影响，舞台上的女性角色多为男性扮演。又因处于青春期的男孩，其高音和女声极其相似，这更为反串提供了便利。有学者指出，“大量证据证明，女性角色几乎都由21岁以下的青春期男孩来扮演”。[①] 自20世纪50年代以来，这一历史现象引起了不少学者的注意。但是，就其所反映的意义，学界却有不少分歧。以拉金（Phyllis Rackin）、贝尔西（Catherine Belsey）为代表的学者站在女权主义的立场上进行解读，舞台上穿着异性服装的现象开启了性别文化的多元性和流动性，这有助于推翻女性从属于男性的本体论。[②] 显然，以女权的当代视角来诠释历史现象，难免有着“以今鉴古”的倾向，势必遭到质疑。贾丁就批

① David Kathman, "How Old Were Shakespeare's Boy Actors?," *Shakespeare Survey*, Vol. 58 (2006), p. 246. 这一历史现象直到18世纪才得以改变。

② Phyllis Rackin, "Androgyny, Mimesis, and the Marriage of the Boy Heroine on the English Renaissance Stage," *PMLA*, Vol. 102, No. 1 (1987), pp. 29 - 41; Catherine Belsey, "Disrupting Sexual Difference: Meaning and Gender in the Comedies," in John Drakakis, ed., *Alternative Shakespeares*, London & New York: Routledge, 2002, pp. 166 - 190.

评了这种女权主义的论调。他指出，“由此产生的情欲主要与演员男性身份相关，与女性身份毫无关系”。[①] 奥格表达了对贾丁的支持，“‘情欲是戏剧所引起的基本反应’，戏剧表演中含有同性情欲的元素”。[②] 也就是说，舞台上的易装现象实质是为了迎合男性观众的同性嗜好。[③] 结合史实来看，我们更能为贾丁、奥格等学者找到有力的支持。鉴于“性”的隐私性，关于性生活的史料并不多见。至于备受舆论压力的男同行为，当事人更是千方百计地隐瞒。不过，通过聚焦神学家对舞台反串现象的批评，我们能够得知反串确实可能诱发男同行为。

作为 16 世纪著名的神学家，雷诺兹（John Rainolds）和斯塔布斯（Philip Stubbs）强调，身穿异性服装可能激起欲望的巨大火花，而这种欲望却是“基于一种污浊的情感”，“在自身的性别里掺杂了另外一种性别特性”。[④] 究其原因，外衣对于性别认同非常重要，正是“为了便于区分男性与女性，上帝才赐予我们服装”。因此，身着异性服装势必导致性别认识产生变化，沦落为雌雄同体的怪物。戈森（Stephen Gosson）则批评了男孩模仿女性姿态的行为，“对于女性的习惯、姿势、声音和激情的模仿更加让人厌恶”。[⑤] 这是因为，它容易使男孩对自身性别产生模糊感，

---

① Lisa Hopkins, *Beginning Shakespeare*, Manchester, UK & New York: Manchester University Press, New York: Distributed Exclusively in the USA by Palgrave, 2005, p. 137.

② María del Rosario Arias Doblas, “Ambiguity and Desire in Twelfth Night,” *Spanish and Portuguese Society for English Renaissance Studies* (*Sederi*) *VII*, 1996, pp. 261 – 264.

③ 不过，亦有学者认为，贾丁和奥格夸大了这一社会现象背后的意义。他们指出，在研究这一现象时，应该认识到这些扮演女性的舞台男孩只是演员，他们和观众能够区分生活和虚幻，仅把这一现象置于戏剧史中即可，并无必要夸大其中的社会意义。诸如，麦克拉斯基（Kathleen McLuskie）指出，舞台上的表演和现实生活是不相关的，不必过于关注演员性别，他们只是遵循一种惯例。路特（C. C. Rutter）也强调，“穿着异性服装只是一种普通的舞台惯例，没有多么的耸人听闻，不会引起人们的担心，也没有超越社会可接受的限度”，“演员的职业是角色扮演，并解读所扮演的角色，而不是让自己被角色控制”。见 Kathleen McLuskie, “The Act, the Role, and the Actor: Boy Actresses on the Elizabethan Stage,” *New Theatre Quarterly*, Vol. 3, No. 10 (1987), pp. 120 – 130; Carol Chillington Rutter, *Enter The Body*: *Women and Representation on Shakespeare's Stage*, London & New York: Routledge, 2001, p. xvi。

④ John Rainolds and Alberico Gentili, *Th'overthrow of Stage-Playes*, Middelburg: Printed by Richard Schilders, 1599, p. 32; Robin Headlam Wells, *Shakespeare's Politics*: *A Contextual Introduction*, London & New York: Continuum, 2009, p. 48.

⑤ Laura Levine, *Men in Women's Clothing*: *Anti-theatricality and Effeminization*, *1579 – 1642*, Cambridge & New York: Cambridge University Press, 1994, pp. 82, 21.

进而不自觉地陷入同性恋的罪恶中。为论证这一观点，戈森还借用了形象的比喻，“为了能够塑造一个有说服力的暴君形象，演员必须变得专制，以便激起心中的专制思想。同样道理，为了塑造一个优雅的女性，演员最终变为一个女人”。[①] 17 世纪中叶以后，男孩反串所可能引发的男同行为仍然受到社会批评家的注意。皮瑞（William Prynne）就曾直言不讳道：“身着女式服装的男人是一种诱惑，不仅诱人通奸，而且使人犯下鸡奸的兽行。”因此，“穿女式服装的男性，不仅是可恶的，甚至是可憎的”。[②] 简言之，戏剧中的男性反串本身确实是一种遵循惯例的行为，但在客观上为男同行为的触发提供了可能。反串不仅可能导致演员对自身性别产生模糊的认识，而且容易诱发观众内心潜在的、与生殖行为无关的同性情欲。

结合实际情形来看，在文艺复兴的背景下，戏剧中的反串对同性行为的诱发确实是不能忽视的，并往往因张扬而尤为惹人注目。斯塔布斯就描写了戏剧结束后剧院附近的同性场面，“每个人都友好地把另一人带到家里。在密室里，他们尝试鸡奸或更让人恶心的行为”。[③] 诚如学者所述，“剧院总是能够吸引到大量的同性恋。而在 16—17 世纪，由于女性的角色大都由男性扮演，这种吸引力更是大大增强”。[④]

其实，在神学家对这一现象进行批判的背后，正反映出中世纪以来的传统两性观受到了冲击。性爱概念本身就是一种意识形态建构，每一种社会形态都对应着一种性爱观。[⑤] 即使进入 16 世纪，传统的两性观在社会中仍然有着重要影响力。一方面，对于大部分人而言，往往强调性行为与生殖的关联性。如此，发生在非生殖部位的性交会被视为反自然的罪行、对上帝和自然法则的冒犯。同时，大部分天主教教徒和英格兰国教徒还认为追求肉体的满足会分散人类的精神追求，并使道德处于险

---

① Laura Levine, *Men in Women's Clothing: Anti-theatricality and Effeminization, 1579 - 1642*, p. 21.

② William Prynne, "From Histrio-mastix (1633)," in Marie H. Loughlin, ed., *Same-Sex Desire in Early Modern England, 1550 - 1735: An Anthology of Literary Texts and Contexts*, Manchester & New York: Manchester University Press, New York, NY: Distributed in the United States exclusively by Palgrave Macmillan, 2014, p. 41.

③ Robin Headlam Wells, *Shakespeare's Politics: A Contextual Introduction*, p. 82.

④ Edmund S. Morgan, "Puritan Hostility to the Theatre," *Proceedings of the American Philosophical Society*, Vol. 110, No. 5 (1966), pp. 340 - 347.

⑤ 弗洛朗斯·塔马涅：《欧洲同性恋史》，周莽译，商务印书馆，2009，第 4 页。

境。也就是说，男同行为尤其以彰显的方式代表着这种不具有生殖目的和束缚的性。另一方面，无论对于新教徒还是旧教徒，都认同清晰的性别控制系统，并着重强调父权的地位。诚如塞科（William Secker）所言，上帝使夏娃成为亚当的“平行线”；他没有从亚当头上取骨来造夏娃，以免“使她具有优越感，而是取了肋骨来造她”。[①] 也就是说，男人的身体要优于女人的身体，犹如灵魂优于肉体。鉴于此，女人气会使男人丧失勇气和尊严，是对父权的冒犯。正是基于这种对性爱规范的狭隘界定，所有不合于这一结构的性爱形式势必被归入不正常的范畴中。

因此，鉴于戏剧中反串行为与男同行为之间的关联，不少社会群体坚决抵制戏剧，雷诺兹就是其中的代表。1592年2月，盖杰（William Gager）的戏剧将在皇后学院（Queen's College）演出。松顿（Thomas Thornton）邀请雷诺兹出席，但遭到谢绝。当松顿一再坚持，雷诺兹详述了拒绝缘由。其中，最重要的一点就是戏剧中的“反串”现象。[②] 在雷诺兹看来，反串诱发同性欲望，而同性欲望是一种“邪恶的性活动”。[③]和雷诺兹一样，戈森也因反串所可能引发的同性情欲而坚决抵制戏剧。[④] 实际上，戈森是伊丽莎白时期第一个结合《申命记》中有关反对异装癖的条文来抵制戏剧的学者。[⑤] 戏剧的繁荣局面，自然给传统两性观念带来巨大冲击，引发社会批评家的强烈关注也就不足为奇了。

可以说，即使在文艺复兴时期，同性恋仍然是需要缄口的污点。这使更多的男同行为发生在诸如妓院、贵族内府等相对私密性的空间内。鉴于其相对私密的性质，其中的同性行为没有呈现出那么明显的互动性、开放性，进而不会那么强烈地触及诸如两性观念这种容易引起社会各阶层关注

---

① 利兰·赖肯：《入世的清教徒》，杨征宇译，第73页。

② Mordechai Feingold, "Rainolds, John (1549 - 1607)," *Oxford Dictionary of National Biography*, http://www.oxforddnb.com/view/article/23029, Accessed 18 Feb 2017.

③ John Rainolds and Alberico Gentili, *Th'overthrow of Stage-Playes*, p. 32; Lisa Jardine, "Boy Actors, Female Roles, and Elizabethan Eroticism," in David Scott Kastan and Peter Stallybras, eds., *Staging the Renaissance: Reinterpretations of Elizabethan and Jacobean Drama*, New York: Routledge, 1991, pp. 57 - 67.

④ Simone Chess, *Male-to-Female Crossdressing in Early Modern English Literature*, New York: Routledge, 2016, p. 130.

⑤ Arthur F. Kinney, "Gosson, Stephen (bap. 1554, d. 1625)," *Oxford Dictionary of National Biography*, http://www.oxforddnb.com/view/article/11120, Accessed 18 Feb 2017.

的问题。结合当时的文献来看，对上述空间男同行为的批评，更主要是来自僭越等级的忧虑。尤其是随着资产阶级越来越在经济领域中占据一切要位，贵族阶层则通过君主特权和严格强调社会交往过程中的等级秩序，从而在资产阶级的物质优势面前获取平衡。[①] 但是，在妓院和贵族内府中，不同社会地位之人的同床共枕则有助于打破这种等级界限。[②]

文艺复兴以来，伴随着商业的繁荣，女性卖淫的妓院遍及伦敦、约克等英格兰的大小城市。不过，对于提供男性卖淫的妓院是否存在，学界存在争议。诸如，通过对多恩（John Donne）等讽刺文学家的诗歌解读，史密斯否认男妓院的存在。他指出，就性工作者的存在与否，“这些讽刺家所看到的、听到的，并不是他们所认为的那样”。究其原因，“因受讽刺的刻板印象蒙蔽，这些讽刺家只能描绘出一个肥胖、慵懒的色鬼形象；又因受同性恋禁令的影响，他们也只能把一个男孩想象为同性恋行为的载体”。[③] 也就是说，性工作者只存在于讽刺文学家的作品中，妓院存在与否则是无从谈起。不过，在这一问题上，史密斯稍显孤立。早在该书出版之前，阿兰就曾指出，“大量的证据表明，男妓院至少是 17 世纪下半叶伦敦性生活的重要组成”，而且，“同性妓院以复杂和简单的形式并存”。[④] 格里菲思（Paul Griffiths）也认同阿兰的观点，“虽然伊丽莎白时期的宫廷文书或演讲稿中没有提及男妓院，但当时大量的文学作品中却有提及”。[⑤] 而且，格里菲思非常赞同阿兰关于 18 世纪的莫莉屋和 17 世纪的男妓院具有承接性的观点。迪甘吉（Mario DiGangi）也表达了对阿兰的支持，“有证据表明，在妓院、酒馆、客栈和公共剧院等交通便利、人流较多的场所，存在男同卖淫的行为…… 尤其是难受约束的伦敦自治领地内的剧院”。[⑥]

为男性提供同性服务的妓院是否存在，可以参阅当时的文本。文艺

---

① 哈贝马斯：《公共领域的结构转型》，曹卫东等译，学林出版社，1999，第 38 页。

② 有学者分析，中上层阶级的同性恋者往往容易迷恋平民出身的子弟。见弗洛朗斯·塔马涅：《欧洲同性恋史》，周莽译，第 337—341 页。

③ Bruce R. Smith, *Homosexual Desire in Shakespeare's England: A Cultural Poetics*, pp. 185 - 186.

④ Alan Bray, *Homosexuality in Renaissance England*, p. 53.

⑤ Paul Griffiths, "The Structure of Prostitution in Elizabethan London," *Continuity and Change*, Vol. 8, No. 1 (1993), pp. 39 - 63.

⑥ Mario DiGangi, *The Homoerotics of Early Modern Drama*, Cambridge: Cambridge University Press, 1997, p. 48.

复兴时期，英格兰的文学家给后世留下了大量作品。这些作品大都寓存着一种实际存在的意义。不论其言语、形象，还是概念、意义，都可称得上一种实际存在。这就为后世从中探析相关社会现象提供了依据。诸如，被同时代人称为“英格兰讽刺文学的领导者”的马斯顿，就直接提及了男妓院的存在。[①] 在讽刺诗歌 Quedam sunt, et non videntur 的第二节中，马斯顿所描述的“摆出像奇普里安（Ciprian）姿势的俊俏绅士”“实际上是一位男妓”，而在第三节，马斯顿更是进一步“勾勒出一位在男妓院外搔首弄姿的性工作者”形象。[②] 有关妓院这一场所的呈现，马斯顿并不孤立。在同时代的其他剧作家笔下，也有着相似的叙述，米德尔顿就是其中的一位。米德尔顿尤其善于让观众通过作品来感知和体会背后的现实意义。有学者曾指出，“米德尔顿的剧中情节就是现实生活的直接抄本”。[③] 更有学者直截了当地点明，“米德尔顿的剧本没有寓意，他只是一个伟大的记录者”。[④] 米德尔顿在《英灵·皮安德》（Ingling Pyander）塑造的易装癖者其实就是一位男妓，“在诗歌的结尾，旁白者把此人和‘hackney’联系到一块，而‘hackney’则是另一个描述男妓的流行词”。米德尔顿更是提及，这位易装癖者有一个固定的卖淫场所，“屋门敞开着；他的住所允许自由进入；我来这儿寻求消遣和快活”，“但我不是第一个在这里进行狂欢的人”。[⑤]“自由进入”“不是第一个”这些词藻无疑是交易频繁的暗示。结合当时的历史语境来看，这位易装癖者应该是一位没有任何组织的性工作者，其住所也就是他的营业场所。这很可能是早期妓院的一种简单形式。不过，这些剧作家的描述相当隐晦，大多只

---

① 马斯顿是文艺复兴时期英格兰著名的诗人、剧作家，被同时代的米尔斯（Francis Meres）视为“英格兰讽刺文学的领导者”。见 Arthur Henry Bullen, “Marston, John (1575? – 1634),” in George Smith, eds., *Dictionary of National Biography, 1885 – 1900*, Vol. 36 (1990), pp. 256 – 258。

② Dimitris Savvidis, *Male Prostitution and the Homoerotic Sex-market in Early Modern England*, pp. 87 – 90.

③ Gary Taylor, “Middleton, Thomas (bap. 1580, d. 1627),” *Oxford Dictionary of National Biography*, http://www.oxforddnb.com/view/article/18682, Accessed 2 February 2017.

④ T. S. Eliot, “Middleton, Thomas,” in Garrett A Sullivan, Jr. and Alan Stewart, eds., *The Encyclopedia of English Renaissance Literature*, Chichester, West Sussex, England & Malden, MA: Wiley-Blackwell, 2012, p. 688.

⑤ Dimitris Savvidis, *Male Prostitution and the Homoerotic Sex-market in Early Modern England*, pp. 102 – 104.

是在呈现某一男妓形象时，顺便提及这一场所的存在。有关这一场所的进一步呈现，我们只能结合相关史实进行推测和分析。

在形态上，当时的男妓院可能呈现为非常隐晦的形式。这是因为，与中古时期相比，男同行为在社会上虽然拥有一定的生存空间，但仍然面临着来自政府、教会的谴责。因此，它可能尚未形成一个独立的实体，而往往寄居在酒馆、客栈、咖啡馆等其他场所。男妓不一定卖身于此，只是把此地作为招揽顾客的固定场所，并向店主支付一定的费用。但是，基于牟利的目的，这些固定场所在装饰上与普通妓院并无两样。装饰风格主要是为了满足卖淫所需，并往往着重迎合顾客喜欢“阴柔之美”的潮流。诸如，从霍洛韦（Robert Holloway）对19世纪初一间街边酒馆的描述中可以窥探文艺复兴时期的男妓院状况，“另一个房间是‘女士’的更衣室，备有一张梳妆台，一套胭脂水粉。第三个房间被称作小礼堂。婚姻仪式在这里举行”，“房间的外屋是为经常在这儿等待客人的年轻人准备的，他们身着妓院中最诱人的衣服”。[①] 除此之外，街边小店也可能是男妓院比较普遍存在的一种形态。米德尔顿在《英灵·皮安德》中塑造的雌雄同体的娼妓就属于这种情况。这些打扮靓丽的男妓往往将剧院等公共场合作为接头地点，待双方达成协议之后，再回其住所内完成性交易。鉴于“廉价的公寓”“已经腐烂了”的简陋条件，[②] 这种的服务费用可能较低。

正如卖淫会引发人们的忧虑，男妓院的存在更是如此。不过，在当时不少人看来，男性卖淫不只是一个道德问题，更主要的忧虑来自同床双方对等级界限的僭越。这是因为，文艺复兴时期，基于商品经济的发展、资本主义性质生产关系的出现，中古时期的严格层级界限开始动摇。在妓院里，这种不同社会阶层的流动尤其明显。作为一个私密性的空间，妓院常常是诸如中小贵族等有一定社会地位的同性恋者光顾之地。[③] 基于维护名誉的目的，他们势必尽可能避免诸如剧院那种开放

① Chris White, *Nineteenth-century Writings on Homosexuality: A Sourcebook*, London & New York: Routledge, 2002, p. 12.

② Dimitris Savvidis, *Male Prostitution and the Homoerotic Sex-market in Early Modern England*, pp. 103 - 104.

③ 有学者指出，直到20世纪20年代，这种妓院的顾客也仍以中上阶层的男性为主。见弗洛朗斯·塔马涅《欧洲同性恋史》，周莽译，第50页。

性的空间，进而防止不必要的纠缠和避免过分显眼。但是，那些从业者大多来自社会底层。于是，仅仅通过同性行为，便在客观上呈现一种超越社会阶级的平等。又鉴于，扮演女性角色的一方往往被视为更加卑微，在性交易中，如果社会地位较高的一方扮演了女性角色，对社会层级界限的僭越也就更为明显。但是，不仅仅是旧贵族，社会大部分人仍然在不同程度上主张维系现存的社会秩序。以改革性较强的清教徒来说，他们就通过对家庭中成员权威次序的强调，来表达对现有社会秩序的认可。

因此，面对上述状况，大多数旧的贵族阶层，甚至不少普通百姓，都表现出本能的恐惧。在给弗兰西斯·培根的去信中，母亲安（Ann Bacon）表达了这种忧虑和恐惧。培根在内府中豢养了不少威尔士男侍。这些男侍实际上就是娈童，即向同性提供有偿性服务的男孩。[①] 安最担忧的并不是培根的性取向问题，而是“邀请侍从在主人卧室里共枕而对礼仪的亵渎”。在安看来，“侍从们比较适合级别较低的卧室”。[②]

这种忧虑之深，一直持续到 19 世纪初。1810 年的维尔街集团（Vere Street Coterie）案件就是有力证明。是年，在接到密讯之后，伦敦警察冲进位于维尔街的天鹅（Swan）啤酒屋，抓捕了 21 名因鸡奸或企图鸡奸的嫌疑人。[③] 12 月，赫本（John Newbold Hepburn）和怀特（Thomas White）的鸡奸罪名成立，并于次年 3 月被处以死刑。当时，案件激起了群众的强烈愤慨。在 9 月的审讯上，“到场人数在 3 万到 4 万。群众非常愤怒，罪犯几乎不能活着回去”。[④] 赫本是西印度军团的一名海军少尉，有着一定的社会地位，而怀特则是一名普通鼓手。于此，群众的愤怒很可能不仅仅与他们的性行为有关，还可能在于他们僭越等级界限的行为。社会

① 阿兰曾对这种性质的男妓作出过评论，居住在贵族内府里的年轻男性，通常以仆人的身份作掩饰，实际上和贵族维系着性关系，这种性关系有着强烈的卖淫色彩。见 Alan Bray, *Homosexuality in Renaissance England*, p. 54。

② Rictor Norton, “Sir Francis Bacon,” *Gay History and Literature*, updated 14 June 2008, http://rictornorton.co.uk/baconfra.htm, Accessed 4 June 2016.

③ Walter Scott, *The Edinburgh Annual Register, Part Second*, Edinburgh: John Ballantyne and Co.; London: Longman, Hurst, Rees, and Orme; Cadell and Davies; William Miller; John Murray; Robert Scholey, 1812, p. 110.

④ Rictor Norton, ed., “The Vere Street Club, 1810,” *Homosexuality in Nineteenth-Century England: A Sourcebook*, 7 May 2008, updated 7 September 2008, http://rictornorton.co.uk/eighteen/1810vere.htm, Accessed 4 June 2016.

批评家霍洛韦对当事人的批判可以验证上述推测，“具有一定社会地位的人，尤其是在现实生活中有一定威望的人，可能与社会地位卑贱之人同床而枕”。[①] 其实，霍洛韦的观点也得到了当代学者的赞同。斯考特（John Scott）就认为，“这里的主要问题在于，维尔街以一种非常公开的方式，使不同社会背景的人们结为‘夫妻’。怀特和赫本所遭受的严惩说明，维尔街所困扰当局的，主要在于它代表着一种挑战和腐蚀主流社会等级和行为规范的行为，以及其对社会秩序的扰乱和颠覆”。[②] 海军少尉和普通鼓手的结合无疑是对等级界限的践踏和腐蚀。

相比之下，贵族内府中的同性行为就不仅仅意味着对等级界限的僭越。这是因为，作为领主，贵族（尤其是爵位贵族）往往有着一定的政治、经济、社会特权。于此，在内府中，同性伴侣通常有着更为强烈的利益考量，可能借此谋求社会地位的跨越式提升。同时，对领主而言，也往往有意将恋人提升到其本身社会地位之上。这就对等级秩序构成更严重的挑战，甚至触及国家层面的政治运作。

结合文艺复兴的时代背景来看，不少贵族对同性行为接受度颇高。特朗巴赫（Randolph Trumbach）曾指出，“不列颠公众相信，鸡奸是一种时髦的罪行，是贵族阶层最后的堕落”。[③] 从该时期公开审理同性罪案件来看，不少当事人确实为贵族，而案件发生的场所往往为内府。诸如，卡佛海文伯爵图谢特（Mervyn Touchet，Earl of Castle-Haven）就是典型例证。[④] 法官发现，查理一世即位后的第六年，在位于吉福德（Fountain Gifford）的奥德利（Audley）居所里，图谢特强行与帕特里特（Florentius Fitz Patrick）发生关系。

不过，鉴于父系家长在内府中的权势，不少侍从基于利益的考量，

---

① Chris White, *Nineteenth-century Writings on Homosexuality: A Sourcebook*, p. 12.

② John Scott, “A Prostitute's Progress: Male Prostitution in Scientific Discourse,” *Social Semiotics*, Vol. 13, No. 2 (2003), pp. 179 – 200.

③ Robert Oresko, “Homosexuality and the Court Elites of Early Modern France Some Problems, Some Suggestions, and an Example,” *Journal of Homosexuality*, Vol. 16, No. 1 – 2 (1989), pp. 105 – 128.

④ Mervyn Touchet of Castle-Haven, *The Tryal and Condemnation of Mervin, Lord Audley Earl of Castle-Haven. At Westminster, April the 5th* 1631, London: [s. n.], printed in the year, 1699, p. 7.

往往主动迎合主人的性嗜好。正如斯通所言，“要赢得某位——经常是位老人——控制权力杠杆的人的认同”，“与他建立某种互惠关系”是重要途径。[①] 图谢特和斯基普威思（Henry Skipwith）之间便维持着这种迎合性的、互惠性的性关系。斯基普威思是图谢特的侍从，也是他的性伴侣。帕特里特向法官做证，“斯基普威思是图谢特最宠信的侍从，两人经常睡在一起”，而斯基普威思也承认，“通常，我和伯爵睡在一起”。[②] 在满足图谢特癖好时，斯基普威思得到了丰厚的报酬。名为泰特（Walter Tyte）的侍从做证，“斯基普威思的父母是极贫之人。但是，我的主人每年给他 500 英镑。此外，主人曾一次给他 1000 英镑，并向他赠送一块年产值约 200 英镑的土地”。[③] 斯基普威思也坦承，“图谢特把位于索尔兹伯里的房产给了我，还给我一块年产值为 260 英镑的庄园”。[④] 我们难以断定斯基普威思是否为同性恋者，或者是否对图谢特产生了真情。但是，通过维持与图谢特的性关系，斯基普威思确实得到了不菲的收益。基于此，同性行为便与权力的运作产生了强大的交接和关联，成为地位较低者跻身上流社会权力、财富网络的重要阶梯，进而破坏了现存的等级秩序。双方地位差别越大，这种破坏性愈加明显。

其中，最明显的莫过于国王内府。作为众主之主，国王掌握着雄厚的政治、经济资源。可以说，国王的恩惠是通往荣誉和成功的唯一可靠路径。对于贵族而言，来到内府，往往不仅仅是为了表达自己的政治观点，更主要的是试图从国王这里获得丰厚回报。同时，大量证据表明，国王内府确实是同性行为的重要场所。[⑤] 在阿尔斯通（Tobias Alston）1637—1639 年的手稿中，大多数同性恋诗歌都是有关詹姆斯一世、弗朗西斯·培根、乔治·维利尔斯（George Villiers）以及其他精通性艺术的朝臣的。基于此，同性行为与权力、社会和财富运作之间的交接和关联

① 劳伦斯·斯通：《英国的家庭、性与婚姻、1500—1800》，刁筱华译，第 64 页。

② Mervyn Touchet of Castle-Haven, *The Tryal and Condemnation of Mervin, Lord Audley Earl of Castle-Haven, At Westminster, April the 5th* 1631, p. 18.

③ Mervyn Touchet of Castle-Haven, *The Tryal and Condemnation of Mervin, Lord Audley Earl of Castle-Haven, At Westminster, April the 5th* 1631, p. 14.

④ Mervyn Touchet of Castle-Haven, *The Tryal and Condemnation of Mervin, Lord Audley Earl of Castle-Haven, At Westminster, April the 5th* 1631, p. 18.

⑤ Bruce R. Smith, *Homosexual Desire in Shakespeare's England: A Cultural Poetics*, p. 178.

也最为强大。受宠者往往在短期内得到政治、社会地位的大幅度提升。而这种大幅度的提升有可能破坏当时的政治平衡，进而触发危机。

当代学者不再避讳詹姆斯一世的同性恋身份，并且发现他特别欣赏英俊潇洒且受到过法国礼仪熏陶的年轻人。维利尔斯便是詹姆斯一世最为著名的恋人。在一封信中，詹姆斯一世表达了对维利尔斯的入骨相思，"我向上帝祈祷，希望和你有一次愉悦惬意的相遇。也许，我们可以在圣诞节举办一场新的婚礼，以此作为永恒的纪念。上帝是如此爱我。我只愿为你而生存于世。我宁愿与你一起被放逐，而不愿孤独余生"。[①] 而且，有学者考证，詹姆斯一世与维利尔斯的恋情并没有局限在柏拉图式的精神恋爱，"在性生活方面，除非有充足的证据反驳，否则承认它才更为合理"。[②] 对于詹姆斯一世来说，维利尔斯不仅是满足欲望的载体，更是生活中的伴侣、情感的寄托。但是，对于维利尔斯而言，没有证据表明他是一位同性恋者，也没有确切的证据表明他对詹姆斯一世的爱是无私的。但有证据表明，詹姆斯一世的国王身份很可能是维利尔斯维持这份情感的重要动力。

在短短几年内，维利尔斯从一个列斯特郡穷乡绅的儿子变身为白金汉公爵，并获得大量的经济利益。据不完全统计，1616 年，国王赐予他价值 30000 英镑的王室领地；萨摩赛特伯爵倒台之后，他被授予王座法庭中记录诉讼答辩的首席职员身份，每年因此收益 4000 英镑。[③] 不过，与经济上的收益相比，政治和社会地位的提升更是惊人。1616 年，维利尔斯相继被授予御马官（King's Master of the Horse）、瓦登男爵（Baron Whaddon）、维利尔斯子爵（Viscount Villiers）、嘉德勋章（Order of the Garter）等爵位或头衔；1617 年，维利尔斯被授封为白金汉伯爵，并进入御前会议；1618 年，维利尔斯被授封为白金汉侯爵；1623 年，维利尔斯

---

① King James (VI of Scotland, I of England), "Thy Dear Dad and Husband, The Gay Love Letters of King James I & VI," in Rictor Norton, ed., *My Dear Boy: Gay Love Letters through the Centuries*, San Francisco: Leyland Publications, 1998, p. 67.

② Rictor Norton, "Queen James and His Courtiers," *Gay History and Literature*, 8 January 2000, updated 9 January 2012, http://rictornorton.co.uk/jamesi.htm, Accessed 6 June 2016.

③ Roger Lockyer, "Villiers, George, First Duke of Buckingham (1592 - 1628)," *Oxford Dictionary of National Biography*, http://www.oxfor-ddnb.com/view/article/28293, Accessed 27 June 2016.

被授封为白金汉公爵。[①] 至此，白金汉成为当时英格兰唯一一位没有王室血统的公爵。对于当时的英格兰贵族而言，其地位本就受到新兴资产阶级的冲击。因此，维利尔斯在政治、社会等方面的巨大收益，不仅仅侵占了本就有限的政治、经济资源，更是对贵族内部等级秩序的严重践踏。于是，同性行为与权力、财富的交接终于触发了政治危机。[②] 在某种程度上，白金汉公爵因受宠而获得的巨大权势和财富，使“国王和臣民之间的不和达到了非常危险的地步”。议会先后两次弹劾白金汉公爵，但都被国王强行解散。最终，白金汉公爵还是被人暗杀，“公爵走进客栈的大厅时，那里像往常一样挤满了人。与一个上校谈话时，左胸突然被刺穿”。[③] 据说，正是因为“读了议会的抗议书”，凶手才相信“杀死公爵对国家大有裨益”。

作为文艺复兴时期各种社会变革的结果，剧院、妓院、内府成为男同聚集和触发男同行为的场所，并在不同程度上呈现出隐蔽性和普遍性的特征。在某种程度上，它冲击着旧式的道德秩序。尤其鉴于同性恋的革命、平等性质，伴侣双方往往不在意诸如出身、阶级等方面的差别，由此创造出超越于社会层级、传统道德观念的联系，这势必侵蚀着传统社会的基础。

三　松与紧：王权与教权博弈中的男同法律

男同行为呈现出活跃的态势，但毕竟与传统的道德秩序格格不入。这势必引起部分群体的不满。政府更是颁布法律以表达对这一行为的关切。但是，在宗教改革的背景下，对男同行为处罚的轻重与否，实质上成为王权与教权的斗争工具，这促使男同行为呈现出蓬勃

① Christiane Hille, *Visions of the Courtly Body: The Patronage of George Villiers, First Duke of Buckingham, and the Triumph of Painting at the Stuart Court*, München: R. Oldenbourg Verlag, 2012, p. 113; Alan Stewart, *The Cradle King: A Life of James VI & I*, London: Chatto & Windus, 2003, p. 279.

② 值得注意的是，政治参与是多种因素造成的，性行为只是其中一个变量。

③ Roger Lockyer, “Villiers, George, First Duke of Buckingham (1592 - 1628),” *Oxford Dictionary of National Biography*, http://www.oxfor-ddnb.com/view/article/28293, Accessed 27 June 2016.

发展的态势。

其中，法学家尤其忧心忡忡。他们既受中古以来传统法学的影响，又往往和一些清教徒保持着友好关系。[①] 在他们看来，现有的两性观念是自然的、不容置疑的。为强化自身性意识形态的自然性，他们主张对其予以严惩。作为16—17世纪最为杰出的法学家，科克（Edward Coke）说出了不少法学家的心声。对于科克而言，鸡奸是一种比强奸、绑架妇女、盗窃和纵火还让人厌恶的罪行，“违背了造物主的命令和自然法则”。[②] 科克还分析了诱发鸡奸的四个因素，即“傲慢、贪吃、懒惰和蔑视穷人”。鸡奸者往往是一些“傲慢者、肥胖者、懒惰者和势利者”。[③] 援引《布里顿》（*Britton*）、《英格兰法律摘要》（*Fleta*）、《正义之镜》（*The Mirror of Justice*）等法律著作，科克进一步讨论了对鸡奸罪的惩处，“应当处以绞刑”。[④] 科克的批判不只是停留在书面上。詹姆斯一世时期，他还利用担任普通民事诉讼法庭首席法官的职位，颁布了一系列违反法律、道德的性行为禁令。[⑤] 可以说，以科克为代表的法学家对道德行为立法的热情非常高涨。而且，法学家对男同行为的态度，与当时政府所颁布的一系列禁令也遥相呼应。在这之中，《第25法案》（Act 25）尤其值得注意。

文艺复兴时期，国家对日常生活的控制有所放松。但是，国家控制社会并影响人们的日常生活仍然是一件非常正常的事情。自16世纪以来，英格兰政府就不断出台相关禁令。在1533—1534年的议会上，亨利八世提交的禁止任何男同性恋的《第25法案》获得通过。该法案首次将鸡奸纳入世俗政府的管辖范围内，并将其列为重罪，凡触犯者一律处以死刑，并被没收“动产、债务、土地、住宅和其他不动产”。[⑥] 该法案影

---

① Allen D. Boyer, “Coke, Sir Edward (1552 – 1634),” *Oxford Dictionary of National Biography*, http://www.oxforddnb.com/view/article/5826, Accessed 21 Feb 2017.

② Kenneth Borris, *Same-sex Desire in the English Renaissance a Sourcebook of Texts, 1470 – 1650*, London: Routledge, 2015, pp. 91 – 93.

③ Bruce R. Smith, *Homosexual Desire in Shakespeare's England: A Cultural Poetics*, p. 166.

④ Kenneth Borris, *Same-sex Desire in the English Renaissance a Sourcebook of Texts, 1470 – 1650*, p. 92.

⑤ Allen D. Boyer, “Coke, Sir Edward (1552 – 1634),” *Oxford Dictionary of National Biography*, http://www.oxforddnb.com/view/article/5826, Accessed 21 Feb 2017.

⑥ Bruce R. Smith, *Homosexual Desire in Shakespeare's England: A Cultural Poetics*, p. 82.

响巨大，成为此后数百年英格兰相关法令的基础。对于该法案的解读，传统观点认为，其目的在于“群体和政权的稳定”。这是因为，性别的稳定性与社会、族群的稳定性息息相关，而“同性恋特别会威胁到稳定的国家叙事”。[①] 但是，从当时的政治语境来看，这一观点有待商榷。在亨利八世的领导下，英格兰的宗教改革正如火如荼地进行，旨在建立听命于英王的国家教会，以摆脱教皇对英格兰教会的控制。自中世纪以来，鸡奸是教士、富人和市民特有恶习的代名词。在宗教改革的背景下，教士尤其容易成为攻击目标。[②] 鸡奸罪的司法权落在世俗政府手中，意味着亨利八世可以借此来查封那些忠于教皇的修道院。因此，《第 25 法案》的背后是复杂的政教之争，法案更主要的是为王权服务。并且，这一态势为亨利八世之后的若干君主所沿袭。

亨利八世去世后，鉴于教皇在英格兰仍然保有较大的影响，法令也得以继续保留。爱德华六世继位后，继续执行这一政策，且未有证据表明其改变了法令初衷。相反，为了保护英格兰贵族的利益，他删掉了法令中没收贵族财产和剥夺子嗣继承权的相关条款，实际上纵容了同性行为。玛丽继位后，为了表示对教皇的忠心，信奉天主教的她废除了亨利八世所颁布的包括鸡奸罪在内的所有触犯教皇利益的立法。如此，英格兰政府又丧失了对男同性恋罪的司法权，这反而在客观上有利于男同行为的发展。直到 1563 年，倾向新教的伊丽莎白再次恢复了亨利八世有关鸡奸罪的法令，包括法令中没收财产的相关条款，并一直维持到 19 世纪。但是，鉴于法令仍在某种程度上是英王与罗马教皇政治博弈的工具，法令的恢复并不意味着伊丽莎白落实或加大了对男同性行为的惩处力度。至斯图亚特王朝建立后，英格兰的宗教改革终于告一段落，但詹姆斯一世并未废除相关法令。作为一个同性恋者，詹姆斯一世甚至在议会中公开宣扬他有爱男人的权力，更不可能真正与男同行为为敌。

可以说，伊丽莎白和詹姆斯一世时期，同性恋禁令的作用相对有限，

---

① 转引自区林、陈燕《历史视域中的同性恋法令、大事件及其社会认同》，《云南民族大学学报》（哲学社会科学版）2016 年第 2 期。

② Bruce R. Smith, *Homosexual Desire in Shakespeare's England: A Cultural Poetics*, p. 166.

英格兰政府继续对男同行为持宽容态度。“在伊丽莎白女王统治的45年间，以及詹姆斯一世统治的23年间，仅有6人因鸡奸罪在郡巡回法院被起诉”，其中，“只有1人被定为鸡奸罪”。[①] 相比之下，在1348—1461年的佛罗伦萨，至少50人被起诉，死刑约占其中的20%；在1578—1616年的塞维利亚，52人因同性恋被处以死刑；1566—1620年，瓦伦西亚烧死了17人，萨拉戈萨烧死了34人，巴萨罗那烧死了2人；在1555—1678年的日内瓦，62人因此被起诉，其中30人被处以死刑。[②] 如此，因法令旨在建立听命于英王的国家教会，故而对男同行为继续呈现相对宽容的态度。

结　语

男同行为问题并非只是性爱史的一个次要部分，它在社会形态和表现的历史上自有其地位，并作为一种吸引或反感的作用揭示一个社会的幻想和恐惧。[③] 对剧院、妓院和贵族内府中男同行为的研究，可以深入窥探男同行为对传统两性观念、等级秩序等道德秩序方面的冲击。同时，文艺复兴时期英格兰虽然处于新旧伦理道德秩序的更替阶段，但旧的道德秩序力量仍然相当强大，这又使得当时的男同性恋群体被困在有限的空间内，并受到单方面的歧视。

本文虽然用“男同行为”这一集体主义的术语进行概述，并集中分析了剧院、妓院、贵族内府三个空间，但是男同行为所纳入的各种性征往往是多样化的，就一种模式下，具有同性倾向的男性在与其他男性进行互动时所采用的方式也不尽相同。因此，不应忽视每一种场所下单独个体内在的特殊身份与类型，应该非常注意“个体进入构成同性恋共同

① 在当时，反天主教的辩论家尤其喜欢以教皇朱利斯三世（Pope Julius Ⅲ）和乔凡尼·迪利亚·卡萨大主教（Archbishop Giovanni Delia Casa）为例，前者因为宠信娈童而臭名昭著，后者则据说书写了一本赞扬鸡奸行为的著作。参见 Bruce R. Smith, *Homosexual Desire in Shakespeare's England: A Cultural Poetics*, p. 48。

② David F. Greenberg, *The Construction of Homosexuality*, Chicago: University of Chicago Press, 1988, pp. 307, 311, 312.

③ 弗洛朗斯·塔马涅：《欧洲同性恋史》，周莽译，第13页。

体的关系领域从而成为其成员的过程”。①

［金德宁，中国社会科学院大学讲师］

（责任编辑：郑彬彬）

① 王晴锋：《同性恋研究中的身份政治、亚文化及话语之争》，《云南民族大学学报》（哲学社会科学版）2016 年第 2 期。

“相思何以成疾”：16世纪末至17世纪中叶西欧医学文本对相思病的书写

张　珊

摘　要　相思病是由爱情激情诱发的一种精神疾病。16世纪末至17世纪中期，对激情研究兴趣的增加、对爱情道德内涵的理性考量以及由贵族家长对子女婚姻权的干涉导致的爱情悲剧使相思病在这一时期引发关注，成为医学、文学和哲学著作中的一个重要主题。大体而言，这一时期对相思病的认知沿袭中古时期医学家的论述，医生可以依据患者在提及所爱之人时表现出异常脉搏跳动和神情举止作出诊断。相思病的治疗仍沿用传统的放血、饮食和运动等医学疗法，有时也采取非医学疗法引发患者对爱慕之人的厌恶。在某些极端情况下医生会建议患者的父母同意其与所爱之人结婚，但这种机会微乎其微，因为相思病更大程度上是英、法两国家庭内部权力和社会伦理秩序影响下的产物。

关键词　爱情　激情　相思病　《论相思病》　《忧郁的解剖》

一　问题的提出

爱情是“人类至上”的追求，自古以来便是诗人、文学家和艺术家们争相讴歌的主题。在《哈姆雷特》中雷欧提斯哀叹奥菲利娅的痴情："啊，五月的玫瑰！亲爱的女郎，好妹妹，奥菲利娅！天啊！一个少女的理智，也会像一个老人的生命一样受不起打击吗？人性由于爱情而格外敏感，这敏感又常常会把自己最珍贵的部分奉献给所爱。"① 17世纪英格兰剧作家兼诗人约翰·福特（John Ford，1586－约1639）在《恋人的忧郁》（The Lover's Melancholy）中这样描述爱情的魔力："爱是掌控内心的暴君，它能使人的理性失去光芒，丧失判断力，对劝告充耳不闻，让人一头扎进绝望的疯狂之路。"② 在这条"疯狂之路"上，一些恋人患上"相思病"（love melancholy、lovesickness 或 erotic love），时人也称之为"爱情式疯癫"（love madness 或 the lovers' malady）或"英雄式忧郁"（heroical melancholy 或 the malady of heroes）③。本文将之统称为"相思病"。

爱情与疾病的联系由来已久，医生对爱情疾病的记述更是古已有之。古典时期，埃拉西斯特拉图斯（Erasistratus，约前330－前255）④、以弗所的鲁弗斯（Rufus of Ephesus，约98－138）⑤、以弗所的索拉努斯（Soranus

---

① 莎士比亚：《哈姆雷特》，朱生豪译，浙江教育出版社，2019，第140—141页。

② John Ford, "The Lover's Melancholy," in *Comedies*, *Tragi-Comedies & Tragedies*, London, 1652, Wing (2nd ed.) /F1466A, p. 53.

③ 目前学界关于"英雄式忧郁"的由来仍存在争议。学者玛丽·沃克（Mary F. Wack）认为"英雄式忧郁"的得名主要是因为这种疾病通常发生在贵族阶层身上，但迈克尔·麦克沃（Michael McVaugh）教授对此提出两点质疑：其一，目前尚未有足够的史料证明此乃贵族阶层特有的一种疾病；其二，该疾病名称的由来并非因为它常发生在贵族身上，而是因为恋人的灵魂受到"amor heroicus"这种支配性力量的控制。具体可参见 Michael McVaugh, "Reviewed Work (s): Sexuality and Medicine in the Middle Ages by Danielle Jacquart, Claude Thomasset and Matthew Adamson; Lovesickness in the Middle Ages: The 'Viaticum' and Its Commentaries by Mary F. Wack; A Treatise on Lovesickness by Jacques Ferrand, Donald A. Beecher and Massimo Ciavolella," *Journal of the History of Sexuality*, Vol. 1, No. 4 (1991), pp. 694－695。

④ 埃拉西斯特拉图斯是古希腊的一位解剖学家和医生。他与赫罗菲拉斯（Herophilus of Alexandria，前325－前255）在亚历山大建立了一所解剖学校，并在那里从事解剖学研究，他们被认为是文艺复兴之前对人体进行系统解剖的医生。他反对希波克拉底的体液理论，并通过人体解剖解释神经在运动控制中的作用，是最早区分静脉和动脉的人之一。具体可参见 Plutarch, *The Lives of the Noble Grecians and Romanes*, trans. from Greek into French by James Amyot; from French into English by Thomas North, 5 Vols., London: Nonesuch Press, 1920－1930, Vol. 4, pp. 274－275。

⑤ 以弗所的鲁弗斯是古希腊的一位医生，撰写了有关饮食学、病理学、解剖学、妇科学和护理学的医学著作。Rufus of Ephesus, *On Melancholy*, Mohr Siebeck, 2008.

of Ephesus，约公元 1－2 世纪)[①]、卡帕多西亚的阿雷泰斯（Aretaeus of Cappadocia，约公元 2 世纪)[②]、盖伦（Galen，131－201）和奥里巴修斯（Oribasius，约 320－403)[③] 等医生的著作中便已有关于相思病的记述。他们认为，相思病在症状表现上与忧郁症相似，但两者病因不同。相思病患者通常有明显的病因——因失去所爱之人或与恋人分离带来的痛苦，而忧郁症源于体内黑胆汁过量，患者通常表现为没有缘由的悲伤、恐惧。

中世纪时，许多权威医生亦对相思病有所论述，例如塞利乌斯·奥雷利安努斯（Caelius Aurelianus，约 5 世纪)[④]、特拉勒斯的亚历山大（Alexander of Tralles，约 525－605)[⑤]、埃伊纳的保罗（Paul of Aegina，625－690)[⑥]、阿拉伯医学作家拉齐（Rhazes，约 850－924)[⑦]、哈利·阿巴斯（Haly Abbas 或 Ali ibn Abbas Majusi Ahvazi，949－982)[⑧]、阿维森纳

---

① 以弗所的索拉努斯是古罗马一位杰出的妇产科医生，曾在亚历山大港和罗马行医。Soranus of Ephesus，*Gynecology*，trans. Owsei Temkin，Baltimore：John Hopkins University Press，1956.

② 卡帕多西亚的阿雷泰斯是一位著名的古希腊医生。Aretaeus of Cappadocian，*De acutorum et diuturnorum morborum causis et signis*，ed. J. Goupyl，Paris：A. Turnebus，1554.

③ 奥里巴修斯是一位医生和医学作家，曾担任罗马帝国皇帝尤利安（Julian，331－363）的私人医生。Oribasius，*Oeuvres d'Oribase*，ed. U. C. Bussemaker and C. Daremberg，6 Vols.，Paris：J. B. Bailliere，1851－1876，Vol. 5，pp. 413－414.

④ 塞利乌斯·奥雷利安努斯是西罗马帝国的一位医学作家，曾翻译以弗所的索拉努斯医生的著作。Caelius Aurelianus，*On Acute Diseases and On Chronic Diseases*，ed. and trans. I. E. Drabkin，Chicago：University of Chicago Press，1950，pp. 557－559.

⑤ 特拉勒斯的亚历山大是拜占庭帝国的一位医生，约 6 世纪上半叶完成其著作《治疗学》（*The Therapeutics*）。Alexander of Tralles，*Therapeutika*，in *Oeuvres Medicales*，ed. F. Brunet，Paris：Librarie Orientaliste Paul Geuthner，1937.

⑥ 埃伊纳的保罗是拜占庭时期伟大的医学知识编纂者。Paul of Aegina，*The Seven books*，trans. Francis Adam，3 Vols.，London：The Sydenham Society，1844－1847，Vol. 1，pp. 390－391.

⑦ 拉齐是一位阿拉伯医生兼医学作家，被誉为“阿拉伯的盖伦”。他的医学著作《医学集成》（*Liber Continens*）科学地总结了阿拉伯人从古希腊、波斯、古印度和中国等国家吸收的医学知识以及阿拉伯人的医学成就。Rhazes，*Liber ad Almansorem decem Tractatus Continens*，in *Opera*，trans. Gerard of Cremona，Lugduni：n. p.，1510.

⑧ 哈利·阿巴斯出生在阿瓦士（Ahvaz）附近的城市阿勒让（Arejan），是一名穆斯林，但他的祖辈信奉琐罗亚斯德教，因此他的名字中有“Majusi”，意为琐罗亚斯德教的追随者。他在著名的波斯医生 Abu Maher Shirazi 的指导下接受医学教育。后来他前往巴格达，成为一名宫廷医生。在巴格达期间，他撰写了一部医学百科全书——《医学技艺全书》（*The Perfect Book of the Art of Medicine* 或 *The Pantegni*）献予国王。该书包含医学理论和医学实践两大部分，后被非洲的康斯坦丁医生译成拉丁文。约 1127 年，比萨的斯蒂芬（Stephen of Pisa）再度翻译此书（书名译为 *Liber Regius* 或 *Liber Regalis Dispositionis*）。而后此书在西方不断再版，成为那一时期医学实践和教学的主要参考（转下页注）

(Avicenna，980 - 1037)①、非洲的康斯坦丁（Constantine the African，约 11 世纪)②和维兰诺瓦的阿诺德（Arnald of Villanova，1240 - 1311)③等。他们认为，相思病与忧郁症密切相关，有的将其视为一种大脑疾病，有的将它纳入忧郁症，作为忧郁症的一个亚型。至中世纪晚期，巴格达翻译运动的兴起使翻译家们将大批阿拉伯学者的著作和阿拉伯文的古希腊典籍译成拉丁文、西班牙文等西方文字，欧洲由此重新发现了大量古希腊学术著作，掀起了研究古典文化的热潮。在此过程中，关于爱情疾病的论述重新出现在文艺复兴时期的医学文本中，例如马奇里奥·斐奇诺（Marsilio Ficino，1433 - 1499)④和西班牙医生弗朗西斯科·瓦勒斯（Francisco

---

（接上页注⑧）书之一。Haly Abbas，*Liber Regalis Dispositionominatus i Arte Medicine Completus*（*Liber Medicinae Dictus Regius*），Venetiis：Opera Bernardini Ricii de Novaria，1492.

① 阿维森纳，又称伊本·西那，是伟大的医学家和哲学家。他的医学代表作《医典》科学系统地总结了古希腊、阿拉伯的医学理论和实践，内容涉及生理学、病理学、诊断学、解剖学、卫生学、药物学和外科学等，是一部百科全书式的医学巨著。Avicenna，*Canon.*（*liber III*）*cum Jacobus de Partibus*，Lugduni：Trechsel，1498.

② 非洲的康斯坦丁出生于迦太基，是一位博学多才的修道院修士。他曾前往巴比伦、印度、埃塞俄比亚和埃及等地游历，历经 39 年学习各国医学、艺术、修辞学、几何学、算术、天文学、巫术和音乐等，最终在蒙特卡西诺修道院为僧，翻译了许多不同语言的文化典籍，其中包括《旅行者的医学指南》（*The Viaticum*）。该书是中世纪论及相思病的被最广泛阅读的一个文本，也是中世纪医学课程中的权威文本之一。康斯坦丁将阿拉伯医生伊本·艾德杰扎（Ibn Eddjezzar）的《旅行者的医学指南》由阿拉伯文译为拉丁文，在翻译过程中康斯坦丁使用的是“heroes”一词，将相思病视为忧郁症的一种，记述了其病因和治疗方法。之后几个世纪，杰勒德·伯利（Gerard of Berry）、贾尔斯（Giles）、西班牙的彼得（Peter of Spain）和博纳·弗图纳（Bona Fortuna）对该文本进行了注解。Constantinus Africanus，*Della melancolia*，trans. M. T. Malato and U. de Martini，Rome：Tipografia E. Cossidente，1959；Mary F. Wack，*Lovesickness in the Middle Ages：The “Viaticum” and Its Commentaries*，Philadelphia：University of Pennsylvania Press，1990.

③ 维兰诺瓦的阿诺德是西班牙的一位杰出内科医生和宗教改革者，著有《论英雄式忧郁》（*De amore heroic*）。Arnald of Villanova，*Tractatus de Amore Heroico*，in *Opera medica Omina*，Vol. 3，ed. Michael R. McVaugh，Barcelona：Universitat de Barcelona，1985.

④ 斐奇诺是意大利文艺复兴时期一位重要的神学家、哲学家和医生，坚持新柏拉图主义。他出生于意大利佛罗伦萨，父亲是一名外科医生。他精通希腊语和拉丁语，将重新发现的、珍贵的柏拉图主义文本和其他古希腊作家的著作译成拉丁文。Marsilio Ficino，*Commentarium in Convivium Platonis de amore*，in *Divini Platonis opera Omnia*，Lugduni：Apud Antonium Vincentium，1557；Marsilio Ficino，*Commentary on Plato's Symposium on Love*，trans. Sears Jayne，Dallas：Spring Publications，1985；Marsilio Ficino，*Three Books on Life*，ed. and trans. Carol V. Kaske and John R. Clark，Binghampton，N. Y.：Medieval and Renaissance Texts and Studies，1988.

Valles，1524－1592)[①] 的著作。他们一方面延续中古医学传统对相思病的医学论述，另一方面将爱情与神秘学、魔法和恶魔学联系起来，将爱情疾病归因于恶魔的引诱、爱情魔法（amatory magic）、占卜或春药等。

16世纪末至17世纪中期，相思病引发西欧医生们的关注，许多西方医学文本中出现了关于相思病的记述，例如1588年弗朗索瓦·瓦莱里奥拉（Francois Valleriola，1504－1580）的《医学观察》[②]、1597年法国内科医生安德烈·杜·劳伦斯（Andre Du Laurens，约1560－1609）的《论保护视力：关于忧郁症、风湿病和老年疾病》[③]、1599年让·奥布里（Jean Aubrey，1569－1622）的《爱的解药》[④]、瑞士内科医生菲利克斯·普拉特（Felix Plater，1536－1614）1602年的《实践医学》[⑤] 和1614年的《针对一些身心疾病的观察》[⑥]、1609年让·德·韦瑞斯（Jean de Veyries，不详）的《爱的谱系》[⑦]、1610年法国内科医生雅克·费朗（Jacques Ferrand，约1575－1610）的《论相思病》[⑧]、1621年英格兰学者兼

---

① 弗朗西斯科·瓦莱斯是西班牙的一位杰出内科医生，曾担任西班牙国王菲利普二世的私人内科医生。Francisco Valles, *Controversiarum Medicarum et Philosophicarum Libri X*, Hanoviae: Typis Wechelianis apud Clacudium Marnium, 1606.

② Francois Valleriola, *Observationum medicinatium libri VI*, Lyon, 1605, pp. 140－166.

③ Andre Du Laurens, *Discours de la conservation de la veue: des maladies melancholiques*, Paris, 1598, pp. 164－175. 英译本为 Andre Du Laurens, *A Discourse of the Preservation of the Sight: of Melancholike Diseases; of Rheumes, and of Old Age*, trans. Richard Surphlet, London: R. Iacson, 1599。

④ Jean Aubrey, *L'antidote d'amour*, Paris, 1599.

⑤ Felix Plater, *Praxeos medicae opus, quinque libris adornatum et in tres tomos distinctum*, Basel, 1656. 英译本为 Felix Platter, *A Golden Practice of Physick, in Five Books, and Three Tomes*, trans. R. W. Abdiah Cole and Nich. Culpeper, London, 1662.

⑥ Felix Plater, *Obseruationum Libri Tres*, Basel, 1641. 英译本为 Felix Plater, *Histories and Observations upon Most Diseases Offending the Body and Mind*, trans. Nicholas Culpeper, London, 1664。

⑦ Jean de Veyries, *La généalogie de l'amour divisée en deux livres*, Paris, 1609.

⑧ Jacques Ferrand, *A Treatise on Lovesickness*, eds. and trans. Donald Beecher and Massimo Ciavolella, New York: Syracuse University Press, 1990. 雅克·费朗约1575年出生于法国阿让（Agen），后在图卢兹（Toulouse）学习医学，成为一名内科医生。1603年他在家乡建立了第一个诊所，大约3年后到卡斯泰尔诺达里（Castelnaudary）担任洛林地区克劳德公爵（Duke Claude of Lorraine，1595年被亨利四世任命为普罗旺斯总督）的常任医师（physician-in-ordinary）。1610年他在图卢兹发表《论相思病》第一版，该著作在流通十年后（即1620年）因反宗教改革、倡导医生在灵魂疾病治疗中占据主导地位的激进主张被图卢兹宗教裁判所召回并烧毁。之后费朗重新进行修订，于1623年在（转下页注）

牧师罗伯特·伯顿（Robert Burton，1577－1640）的《忧郁的解剖》[①]、1629年德国内科医生丹尼尔·森纳特（Daniel Sennert，1572－1637）的《实践医学》[②]和英格兰内科医生托马斯·威利斯（Thomas Willis，1621－1675）的《论动物的灵魂》[③]等。同时，相思病也成为16、17世纪文学创作的一个重要主题。[④]

尽管我们目前很难对这一时期相思病引发关注的程度进行准确估量，但多位西方学者一致认为，相思病在这一时期倍受医生、文学家和哲学家的关注。例如20世纪90年代美国学者斯坦利·杰克逊（Stanley W. Jack-son）指出，16世纪末至17世纪中期，医学著作中关于相思病的记述逐渐发展到费朗医生为其专门著述的高度，伯顿也从医学、文学资料中对这一主题进行汇编，而且这一时期也出现了越来越多以此为主题

(接上页注⑧）巴黎发表第二版，1640年埃德蒙·奇尔米德（Edmund Chilmead）将其译为英文在牛津出版，即Jacques Ferrand，*Erotomania，or a Treatise Discoursing of the Essence，Causes，Symptomes，Prognosticks，and Cure of Love，or Erotique Melancholy*，trans. Edmund Chilmead，Oxford，1640，STC（2nd ed.）/10829。

① Robert Burton，*The Anatomy of Melancholy*，eds. Nicolas K. Kiessling，Thomas C. Faulkner，and Rhonda L. Blair，3 Vols，Oxford：Oxford Press，1989－1994. 罗伯特·伯顿1577年出生于莱斯特郡林德利府，曾在萨顿科尔菲尔德和纳尼顿念书，1593年进入牛津大学布雷齐诺斯学院学习，1599年转入牛津大学基督堂学院，分别于1602、1605和1614年获得神学学士、硕士和博士学位。1616年被任命为牛津大学圣托马斯教堂的神职人员，被授予牧师资格。之后他曾在牛津市场（Oxford Market）、林肯郡威尔斯比教区（Walesby）和莱斯特郡西格雷夫教区（Seagrave）担任牧师。1621年他出版《忧郁的解剖》第一版，之后不断进行修订，在他1640年去世前又发行1624、1628、1632、1638年四个版本，之后还相继出现其他版本。伯顿以“忧郁症”（melancholy）为主题著书，他在《忧郁的解剖》一书中第三部分围绕“相思病”（love melancholy）对相关的医学、文学资料进行汇编，详述自己讨论这一主题的目的以及相思病的病因、症状和疗法。伯顿虽非医生，但其对相思病的论述具有重要研究价值。

② Daniel Sennert，*Medicina Practica*，Lyon，1629，pp. 430－431.

③ Thomas Willis，*Two Discourses Concerning the Soul of Brutes，Which is that of the Vital and Sensitive of Man*，trans. S. Pordage，London：Thomas Dring，Ch. Harper，and John Leigh，1683.

④ 例如莎士比亚的《哈姆雷特》《罗密欧与朱丽叶》《爱的徒劳》《奥赛罗》《皆大欢喜》《安东尼与克莉奥佩特拉》《威尼斯商人》；约翰·福特的《恋人的忧郁》、《爱的奉献》（*Love's Sacrifice*）和《破碎的心》（*The Broken Heart*）；安东尼·布鲁厄（Anthony Brewer，约1630－1655）的《患相思病的国王》（*The Love-Sick King*）；塞缪尔·罗兰兹（Samuel Rowlands，约1598－1628）的《忧郁骑士》（*The Melancholie Knight*）；英格兰剧作家约翰·弗莱彻（John Fletcher，1579－1625）的《疯狂的情人》（*The Mad Lover*），以及1613年威廉·莎士比亚与约翰·弗莱彻合作的《两位贵族亲戚》（*The Two Noble Kinsmen*）；等等。

的文学作品。[①] 美国北卡罗来纳大学教堂山分校的迈克尔·麦克沃（Michael McVaugh）教授也评论道，“尽管在中世纪晚期的医学文本中相思病仍被经常提及，但在1580 年后的几十年里，它再次成为引发学者强烈兴趣的一个主题”。[②] 2007 年英国东伦敦大学学者凯瑟琳·霍奇金（Katharine Hodgkin）写道：“爱——作为疯癫的一种——的概念在西方文化中有着悠久的历史，16 世纪末 17 世纪初对忧郁症的美化加强了这种联系，从塔索到哈姆雷特，忧郁是真挚之爱的一种体现。和忧郁症一样，相思病维持并在某些方面恢复了它在文艺复兴时期的活力，有关这一主题的出版物（医学、文学和哲学著作）见证了它在欧洲的流行。”[③] 2008 年英国布里斯托大学学者莱塞尔·道森（Lesel Dawson）也注意到，“近代早期英国的文学作品中充斥着忧郁的恋人的例子，他们为爱燃烧激情、心碎而死或日渐消瘦……毋庸置疑，近代早期英国爱情话语中对痛苦和激情燃烧的表达并非这一时期独有。燃烧的火焰和心碎的图景在中古时期的文学中也有出现，并在 19 世纪流行的情节剧中复活，从此成为现代浪漫主义文学的主要部分”。[④] 2013 年希伯来大学教授迈克尔·阿尔特鲍尔 - 鲁德尼克（Michal Altbauer-Rudnik）也论述道：“16 世纪中叶至 17 世纪中叶，有关相思病的医学文献数量激增。著名的医生、学者——主要但不完全是法国人，例如弗朗索瓦·瓦莱里奥拉、安德烈·杜·劳伦斯、让·奥布里、让·德·韦瑞斯、雅克·费朗、罗伯特·伯顿和丹尼尔·森纳特——围绕相思病撰写了几十页、有时数百页的诊断和预后，以及关于相思病病因和治疗的重要论述。”[⑤]

---

① Stanley W. Jackson, *Melancholia and Depression: From Hippocratic Times to Modern Times*, New Haven: Yale University Press, 1990, p. 363.

② Michael McVaugh, “Reviewed Work (s): Sexuality and Medicine in the Middle Ages by Danielle Jacquart, Claude Thomasset and Matthew Adamson; Lovesickness in the Middle Ages: The ‘Viaticum’ and Its Commentaries by Mary F. Wack; A Treatise on Lovesickness by Jacques Ferrand, Donald A. Beecher and Massimo Ciavolella,” *Journal of the History of Sexuality*, Vol. 1, No. 4 (1991), p. 695.

③ Katharine Hodgkin, *Madness in Seventeenth-Century Autobiography*, New York: Palgrave Macmillan, 2007, p. 178.

④ Lesel Dawson, *Lovesickness and Gender in Early Modern English Literature*, New York: Oxford University Press, 2008, p. 12.

⑤ Michal Altbauer-Rudnik, “Love for All: The Medical Discussion of Lovesickness,” in Asaph Ben-Tov, Yaacov Deutsch, Tamar Herzig, eds., *The Treasure of Life in Knowledge and Religion in Early Modern Europe*, Brill: Leiden & Boston, 2013, pp. 89 – 90.

那么，为何在这一时期相思病引发医生、文学家和哲学家的关注，涌现大量以此为主题的著作？这一时期英、法两国的医生对相思病持何种认知？

相思病是近代早期西方医疗社会史和文化史研究中的一个重要主题。目前西方学界对"相思病"的研究多聚焦于近代早期文学作品中对相思病文化内涵的阐释，例如莱塞尔·道森的《近代早期英国文学中的相思病与性别》和劳伦斯·巴布（Lawrence Babb）的《伊丽莎白时期的疾病：英国文学中的忧郁症研究（1580—1642）》；[①] 亦有学者从文化史角度解读中世纪的相思病医学文本，例如玛丽·沃克的《中世纪的相思病：*The Viaticum* 文本及其注释》和由唐纳德·比彻（Donald A. Beecher）、马西莫·克拉沃莱拉（Massimo Ciavolella）共同翻译、编辑的《论相思病》文本；[②] 另有一些学者从医学史角度展开研究，例如斯坦利·杰克逊在《忧郁症和抑郁症：从希波克拉底时期至现代》中的"相思病"章节追溯了古希腊至19世纪西方医学界对相思病的论述，迈克尔·阿尔特鲍尔-鲁德尼克在《爱情、疯癫与社会秩序：16世纪末17世纪初英、法两国的相思病》一文中强调17世纪的经济富裕状况和婚姻状况对相思病的影响，体现疾病与社会文化因素的双向互动。[③] 但上述研究都未对这一时期相思病引发关注的原因进行剖析。而国内史学界尚未出现与"相思病"直接相关的研究成果。[④] 本文将从医疗社会史的视角出发，考察16世纪末至

① Lesel Dawson, *Lovesickness and Gender in Early Modern English Literature*, Oxford & New York: Oxford University Press, 2008; Lawrence Babb, *The Elizabethan Malady: A Study of Melancholia in English Literature from 1580 to 1642*, East Lansing: Michigan State College Press, 1951.

② Mary F. Wack, *Lovesickness in the Middle Ages: The Viaticum and Its Commentaries*, Philadelphia: University of Pennsylvania Press, 1990; Jacques Ferrand, *A Treatise on Lovesickness*, eds. and trans. Donald Beecher and Massimo Ciavolella.

③ Stanley W. Jackson, *Melancholia and Depression: From Hippocratic Times to Modern Times*, New Haven: Yale University Press, 1990; Michal Altbauer-Rudnik, "Love, Madness and Social Order: Love Melancholy in France and England in the Late Sixteenth and Early Seventeenth Centuries," *Gesnerus*, 63 (2006), pp. 33-45.

④ 国内论及相思病的论文仅从文学史角度阐释相思病文化内涵，或在论述中世纪和文艺复兴早期的爱情观时略有提及。可见赵立行《信与欲：文艺复兴早期人文主义者的爱情意象》，《上海师范大学学报》（哲学社会科学版）2021年第1期；丁峰山《肺结核替换相思病的文学史指标意义》，《东南学术》2015年第5期；赵立行、于伟《中世纪西欧骑士的典雅爱情》，《世界历史》2001年第4期。

17 世纪中期英、法对相思病的病因解释、症状描述和治疗方法，并探究这一时期相思病引发关注的原因。对这一主题的研究不仅有助于我们体会疾病的社会文化属性，更能使我们充分感受近代早期个人主体对生命的认知以及对情感的体验和表达。

二　相思病的病因解释

16 世纪末至 17 世纪中叶，西欧对相思病的病因解释大体沿袭中古时期权威医者和哲学家的论述，认为爱情是诱发相思病的主要原因。爱情是激情的一种，这一时期西方学界对“激情”[①] 的研究兴趣激增，使爱情激情诱发的相思病也引发医生和哲学家的关注。正如学者苏珊·詹姆斯所言，“对激情的兴趣弥漫在 17 世纪哲学中的每一个研究领域，甚至成为霍布斯、笛卡尔、马勒伯朗士、斯宾诺莎、巴斯噶、洛克等人哲学理论的中心议题”。[②] 这一时期的人们普遍认为，激情易被可感知的事物唤起，是波动无序、难以控制的，有碍理性且与肉体息息相关。而且激情与疾病相互影响，体液的失衡会产生强烈的激情，如黑胆汁过多易引发忧郁；反之，过度的、不受控制的激情也会导致身体疾病。激情和人体内的四种体液一样，也在不同程度上包含了冷、热、干、湿的特性，其中冷的激情（如悲伤、恐惧）可以消耗人体内的自然热量，使人感到寒冷甚至心碎；炽热的激情（如爱情、愤怒）可以耗费心脏中的自然水分。相思病正是如此，在病程前期阶段，炽烈的爱情激情会大

---

① “激情”（passion）与“情绪”（emotion）不同，前者是人被外物引发的一种被动感知，后者为主体产生的一种主动感受。古典时期至 17 世纪，“激情”一直有被动含义。从词源学的角度来看，“激情”一词在 12 世纪末引入英文时的原义为“the passion”，即“Christ's passion”，指基督遭受被钉上十字架之苦（suffering of Christ on the cross），此义在基督教世界一直延续并活跃，如某植物在 15 世纪得名“passion flower”以象征基督受难。而后“激情”一词的词义扩展，可指“殉教者（martyrs）的受难”，渐又表示广义的“受苦、遭受”（suffer）或“忍受”（enduring），但仍不失被动含义。14 世纪末，“激情”开始有“强烈的情感”（strong emotion）之意，也仍有被动含义，若将“passion”、“passive”和“passivity”这一组有派生关系的词放在一起看，其被动含义显而易见。

② 苏珊·詹姆斯：《激情与行动：十七世纪哲学中的情感》，管可秾译，商务印书馆，2017，第 22 页。

量消耗身体内的水分，而后期阶段的悲伤沮丧则会使人身体衰弱、精神颓靡。费朗医生在《论相思病》中写道："爱欲是相思病最重要的病因。"[①] 伯顿在《忧郁的解剖》中援引哲学家的论述感叹爱情激情对相思病的重要影响，"柏拉图把爱称作一大恶魔，因为爱来得猛烈，能压倒其他一切情感。在他的定义中，爱变成了一种欲求，正是因了此欲我们才想着让一些美好的东西来到身边。斐奇诺在其评论中还为这定义添上了悦目一词，即爱是一种希望享有美好悦目之物的渴求。奥古斯丁又就这一常见的定义进行了扩充，把爱界定为一种内心里对我们意欲去赢取或乐于去拥有之物所生的贪恋享乐之情，它因欲望而贪求，又在快乐中安歇"。[②]

在相思病中，爱情激情会对人体的心脏和大脑部位产生影响。正如费朗所言："如果你要询问恋人们，他们感受到的痛苦位于身体的哪个部位，他们会告诉你，位于心脏……在相思病中，大脑是生病的那个部位，心脏才是真正的病灶所在……"[③]

费朗将诱发相思病的原因分为外部原因和内部原因，其中外部原因不仅包括六种一般性因素——空气、饮食、运动与休息、睡觉与苏醒、排泄与摄取、心灵的激情，也包括与人体五种自然感官——视觉、听觉、嗅觉、触觉和味觉密切联系的偶然因素。[④] 他提及空气（包含气温、季节和星象）对身体的影响是长久的和迅速的，比如居住在北方寒冷地区的塞西亚人和萨尔马提亚人不易患相思病；相反，居住在温带地区的埃及人、阿拉伯人、摩尔人和西班牙人则易患此病。而且男性在冬季性欲旺盛，女性在夏季性欲旺盛。正如个体的理性受土星影响那样，爱情会受温暖湿润的金星影响。[⑤] 饮食的影响有力且无处不在——

---

① Jacques Ferrand, *A Treatise on Lovesickness*, eds. and trans. Donald Beecher and Massimo Ciavolella, p. 241.

② Robert Burton, *The Anatomy of Melancholy*, Vol. Ⅲ, p. 9；罗伯特·伯顿：《忧郁的解剖》，冯环译，金城出版社，2018，第276页。

③ Jacques Ferrand, *A Treatise on Lovesickness*, eds. and trans. Donald Beecher and Massimo Ciavolella, p. 257.

④ Jacques Ferrand, *A Treatise on Lovesickness*, eds. and trans. Donald Beecher and Massimo Ciavolella, pp. 242 - 249.

⑤ Jacques Ferrand, *A Treatise on Lovesickness*, eds. and trans. Donald Beecher and Massimo Ciavolella, pp. 245 - 246.

一种是热性的、易引发肠胃胀气且高营养价值的食物，另一种是易产生黑胆汁的食物。[①] 懒散悠闲也是引发疾病的一个重要原因，因为百无聊赖是情欲之母，而情欲正是源于懒散。无所事事的人痴迷于跳舞、欣赏一些喜剧、玩各种游戏或开展娱乐消遣活动来消磨时间。过多地躺在柔软的床上易引发性欲，是引发相思病的一个显而易见的原因。[②] 过度失眠会使大脑干涸，使人变得忧郁。对男性而言，体内精液过多或排出精液过多都易引发相思病，尤其是懒散的、营养过剩的人，除非他们通过经常做一些充满活力的运动或通过辛苦的劳动来消耗体内过多的血液，否则过多的血液将转化为精液。正如盖伦所言：“我曾认识一些人，他们本性谦逊，耻于进行性交活动，因而变得嗜睡迟钝。有些变得极度胆怯悲伤，容易变得忧郁，没有食欲，丧失了消化食物的能力。尤其是当一个人失去他挚爱的妻子时，就会陷入持久的悲伤，拒绝和其他人享受他曾与妻子有过的那种性愉悦；他会因此失去食欲，什么都消化不了——或者即使他强迫自己吃东西，很快又会全吐出来。他完全受悲伤控制，没有任何明显的原因，常常陷入忧郁。”[③] 另一方面，过度释放精液也会诱发相思病，例如处在青春期的人会经常和他人发生性关系，将体内多余的血液引向那个部位，相应地血液会激发人的性欲。[④] 在诸多灵魂激情中，快乐激情最易使人恋爱，恐惧和悲伤则会使人变得忧郁。[⑤]

在偶然因素中，人体感官是引发爱情和相思病的重要因素。例如视觉是引发爱的最常见的、最普遍的成因。双眼实乃爱的先驱，爱的第一步即是那一眼所见，所谓一见倾心、一见钟情，目光对视的瞬间即可点燃爱情的火焰，使人震动心魄，颠倒神魂。不过历史上也曾有记述，仅

---

① Jacques Ferrand, *A Treatise on Lovesickness*, eds. and trans. Donald Beecher and Massimo Ciavolella, pp. 246 – 247.

② Jacques Ferrand, *A Treatise on Lovesickness*, eds. and trans. Donald Beecher and Massimo Ciavolella, p. 247.

③ Galen, *On the Affected Parts*, bk. VI, Ch. 6, trans. Rudolph E. Siegel, Basel: S. Karger, 1976, p. 184. 亦可参见 Jacques Ferrand, *A Treatise on Lovesickness*, p. 248。

④ Jacques Ferrand, *A Treatise on Lovesickness*, eds. and trans. Donald Beecher and Massimo Ciavolella, pp. 247 – 248.

⑤ Jacques Ferrand, *A Treatise on Lovesickness*, eds. and trans. Donald Beecher and Massimo Ciavolella, p. 248.

是听闻某地有一位与之般配的男性或女性，即使从未谋面也会令人心生爱慕。例如色雷斯地区拜占庭城（Byzance）中的一位年轻富有的贵族——卡利斯提尼（Calisthenes）因听闻索斯特拉特（Sostratus）的漂亮女儿琉希佩（Leucippe）之名，便不顾千里之隔，深深爱上了她。[①]可见，仅靠传闻讲述，爱的特质同样会进入想象之中，视觉与听觉两种感官都会令人心生爱意。此外，女性还会使用一些由芦荟木、红玫瑰、东方的麝香和少许红珊瑚等制成的香膏来赢得男性的芳心。迷人甜美的笑容也是一种极大的诱惑，例如佩特罗尼乌斯（Petronius）书中有一男子便是因为情人那动人的笑感到满心欢喜、如痴如醉。[②] 亲吻比笑容更为危险，“亲吻是有毒的，因为会沾染双唇上的毒药”。[③]

相思病亦受个体气质的影响。当人体内血液过多时易引发爱情激情，此乃诱发疾病的一个先决条件，称之为内因。血液是产生精液的必要物质，所以14岁以下的男孩、12岁以下的女孩、年迈之人和一些丧失性能力的人不易患上这种疾病。而黑胆汁通过黄胆汁和血液的燃烧变得干热是引发相思病的另一内因。[④]

在考虑诱发相思病的身体因素时，费朗医生提出对相思病病因的性别解读，即女性相较于男性更易受到爱情激情的影响，且遭受的折磨更加残酷。[⑤] 费朗写道：“在爱情中女性比男性更加富有激情，更加疯狂、冲动和愚蠢，女性并不具有足够的理性能力抵挡激情，……美丽的海洛（Hero）向她亲爱的恋人勒安德（Leander）坦言，‘我和你陷入同样的爱欲之火，但我在力量上无法与你媲美。我想男性的身体天生就更为强壮。而女性的身体则比较娇弱，内心更为脆弱’……男性不易产生这类极端

① Robert Burton, *The Anatomy of Melancholy*, Vol. Ⅲ, p. 65；罗伯特·伯顿：《忧郁的解剖》，冯环译，第277页。

② Robert Burton, *The Anatomy of Melancholy*, Vol. Ⅲ, p. 93；罗伯特·伯顿：《忧郁的解剖》，冯环译，第288页。

③ Jacques Ferrand, *A Treatise on Lovesickness*, eds. and trans. Donald Beecher and Massimo Ciavolella, p. 245.

④ Jacques Ferrand, *A Treatise on Lovesickness*, eds. and trans. Donald Beecher and Massimo Ciavolella, p. 250.

⑤ Jacques Ferrand, *A Treatise on Lovesickness*, eds. and trans. Donald Beecher and Massimo Ciavolella, p. 311.

的激情……”[①] 针对两性生理结构上的差异，他进一步论述道：“（造物主）使女性体内输送体液的各个管道紧密相连，和子宫的触角连在一起，这可以通过尸体解剖和对身体结构的解剖得到印证；反之，在男性（的身体结构）中，（造物主）将它（指生殖器官）置于腹腔外的、一个距离较远的地方，防止灵魂的主要官能——想象力、记忆力和判断力受到生殖部位共感的影响……由此可得出论断，女性经受的欲望比男性更为强烈，这也是合理的，因为（女性）要承受怀孕和生育的痛苦，所以上帝赐给她一些愉悦作为补偿。”[②] 在他看来，女性由于子宫与体内的诸多管道相连，所以更易受到激情的驱使，而男性由于生殖器官位于体外所以不易受到欲望的左右。费朗对相思病病因的性别认知既体现了传统医学理论对“子宫致病说”的强调，也延续了中古时期医学理论、罗马法以及宗教思想中蕴含的鄙视女性传统。女性子宫的特殊性在于，它是唯一一个在男性身体构造中无法找到对应物的器官，长期以来被视为“一种幽暗、神秘和无所不能的存在”，与男性的生殖器官（小且位于身体外部）相比，女性子宫占据了女性身体的大部分，且嵌在重要的内部器官附近，对女性的整个身心健康施加巨大影响。[③] “子宫致病说”属于性别主义下医学认知的范畴，是对女性身体进行病态化、性欲化和道德化形塑的一种方式，子宫因而被视为女性脆弱敏感、反复无常和缺乏理性的根本原因。

三 相思病的症状描述

相思病是一种与忧郁症相似的精神疾病，自古以来便与忧郁症紧密联系在一起。它的病程大致可分为两个阶段：第一是热而湿的多血质阶段，在此阶段陷入爱情的人往往体内血液过多；第二是干而冷的忧郁质

① Jacques Ferrand, *A Treatise on Lovesickness*, eds. and trans. Donald Beecher and Massimo Ciavolella, p. 311.

② Jacques Ferrand, *A Treatise on Lovesickness*, eds. and trans. Donald Beecher and Massimo Ciavolella, pp. 311 - 312.

③ Mark S. Micale, *Hysterical Men: The Hidden History of Male Nervous Illness*, Cambridge & Massachusetts & London: Harvard University Press, 2008, pp. 62 - 63.

阶段，患者在这一阶段常常容易感到身体上的虚弱无力、精神上的消沉沮丧或者产生各种奇怪的幻想。医生将其归因于黑胆汁过多，并且根据医学文献的记述，这两个阶段无法清楚区分。[①] 在第一阶段，炽热的爱情激情会大量消耗体内的水分和热量，患者会由此转入干而冷的第二阶段。在此阶段，相思病的症状表现与忧郁症的核心症状——悲伤和恐惧相似。

伯顿在《忧郁的解剖》中对相思病患者的身体症状和精神症状展开长篇论述："症状之显现，或在身体上，或在大脑中。现于身体者有面色苍白、体弱清瘦、形容枯槁等。正如那诗人对恋爱中人的描述，但凡在谈情说爱的人，其面色都该是苍白的，因为苍白实乃情侣们正应有的肤色——爱能让人瘦骨嶙峋。阿维森纳又把双眼凹陷、形容枯槁视作此病的症状，称患病者常会暗自发笑，或显得仿佛是眼见或耳闻了什么美妙动人的东西一般。"[②] 1628年版《忧郁的解剖》的卷首画中也附有一幅相思病患者的小像——"情郎"（Inamorato），画中的男性双臂交叉，头戴一顶松软的大帽子，整个脸几乎都要埋在帽子里，看起来沉思而凌乱，脚边散落着一把琵琶和数页乐谱。此外，《皆大欢喜》中罗瑟琳戏谑奥兰多看起来完全不像得了相思病的人，罗瑟琳认为相思病患者应有一张消瘦的脸庞、一双眼圈发黑的凹陷的眼睛、一副懒得跟人交谈的神气和一脸忘修剃的胡子，他（或她）的袜子应该不套袜带、帽子应该不结帽纽、袖口的纽扣应该是脱开的、鞋带是松散的，身上的每一处都要表示出一种毫不开心的神情。[③]

而相思病患者"在精神方面的症状，则近乎是无穷无尽的，且还花样繁多，就算你有任何高超的技艺也无法将之完全涵盖。虽然有时恋人们表现得快乐无比，欣喜若狂，但多数时候，爱终究是瘟疫、折磨、地狱，苦乐参半的感情，或曰一种甜甜的苦，舒服的痛，快乐的折磨，'让我乐的时候，比蜂蜜还甜；让我烦的时候，比胆汁还苦。'爱就如夏蝇，

① Lawrence Babb, *The Elizabethan Malady: A Study of Melancholia in English Literature from 1580 to 1642*, p. 134.

② Robert Burton, *The Anatomy of Melancholy*, Vol. Ⅲ, p. 139；罗伯特·伯顿：《忧郁的解剖》，冯环译，第295页。

③ 威廉·莎士比亚：《皆大欢喜》，方平译，上海译文出版社，2016，第89页。

如斯芬克司的双翅，也如五颜六色的彩虹，一时美丽，一时丑陋，变幻无穷，但多半还是惹人恼的，讨人厌的。总而言之……正如那诗人笔下有人称之的，爱是折磨和酷刑，是无法浇灭的烈焰之类”。① 诚如伯顿所言，爱情在令人着迷沉醉的同时，也蕴藏着痛苦和危险，即使是最勇敢的灵魂也会被它削弱。历史记载清楚地证实了这一点，17 世纪英格兰的占星医生理查德·内皮尔（Richard Napier，1559 – 1634）在医案簿中记述了相思病患者因爱情受挫而所遭受的巨大痛苦，例如罗伯特·马林斯（Robert Malins）因不能和一位他非常爱的女仆结婚而服毒自尽。② 1629 年 5 月里什登（Rishden）的托马斯·梅（Thomas May）威胁说他要自杀，因而接受内皮尔的治疗。内皮尔记录道，托马斯是为他所爱的女孩难过。如果失去她，他便会自缢。他病了十天，看起来神色忧郁，身体懒散松垮，夜不能寐。③ 弗朗索瓦·瓦莱里奥拉医生也记述了一位城市商人陷入疯狂的爱情，长达 6 个月，最终自杀身亡。④

尽管相思病的一些外在症状与忧郁症相似，但它还具有忧郁症所不具备的典型症状，例如提及所爱之人时，患者的脉搏跳动和神情举止会异于往常。医生通常以此方法来分辨两者，最早的记述可追溯到普鲁塔克（Plutarch，约 46 – 120）在《希腊罗马名人传》（*Parallel Lives*）中记述的一个故事。公元前 3 世纪塞琉古国王（King of Seleucus）传召希腊医师埃拉西斯特拉图斯为其子安提奥卡斯王子（Prince Antiochus）看诊，埃拉西斯特拉图斯医师经过数天悉心察看，并记录患者在几位不同来访者面前的神色举止，最终做出诊断——安提奥卡斯王子爱上了他年轻的继母斯特拉托尼丝（Stratonice）。埃拉西斯特拉图斯医师指出，尽管安提奥卡斯竭力隐藏事情的真相，但还是可以发现他的悲伤，他患上的是相思

---

① Robert Burton, *The Anatomy of Melancholy*, Vol. Ⅲ, p. 148. 罗伯特·伯顿：《忧郁的解剖》，冯环译，第 305 页。

② 占星医师理查德·内皮尔的手稿现藏于牛津大学波德利图书馆，是埃利亚斯·阿什莫尔（Elias Ashmole，1617 – 1692）爵士收藏品中的一部分。Bodleian Library, Ashmole MS 182, f. 77r, https://casebooks. lib. cam. ac. uk/cases/CASE13369? show = translation, 2022 年 3 月 20 日访问。

③ Bodleian Library, Ashmole MS 406, f. 21r, https://casebooks. lib. cam. ac. uk/cases/CASE68535#, 2022 年 3 月 20 日访问。

④ Jacques Ferrand, *A Treatise on Lovesickness*, eds. and trans. Donald Beecher and Massimo Ciavolella, p. 273.

病，而非其他疾病。[①] 埃伊娜的保罗医生也观察到，“想到所爱之人会使恋人的脉搏发生变化，它不再像原来那样自然、平静、有规律……这种脉搏……在恋人中并不少见”。[②] 费朗也写道，患者的眼睛空洞干涩，除了哭泣的时候；他（的内心）被（所爱之人）占据，有时微笑，仿佛看到了一些令他开心的东西；他可能开心、大笑或抽泣、极度悲伤；他的面容苍白憔悴……没完没了地叹息，毫无缘由地抱怨；而且他的脉搏也跳动得不规律，令人迷惑。[③] 尽管有此分辨方法，医生在诊断时仍需依赖患者的配合和坦诚，因为患者并不总是愿意主动向医生坦露自身爱情道路上的坎坷不幸，甚至可能在诊断时加以掩饰或伪装。

与忧郁症患者不着边际的幻想不同，相思病患者会产生对所爱之人的完美想象，对其不完美视而不见，如同眼盲一般。伯顿感叹道：“……盲目乃是爱难分难离的伴随之症、一种爱的普遍症状。常言道，爱无不盲目——丘比特眼盲，故其追随者亦是如此。爱上青蛙的人，会把青蛙看得与狄安娜一样美。此谓情人眼里出美人，尽管她畸形得厉害，丑陋难看，满脸的皱纹、脓包……但只要一朝爱上了她……他便只愿要她了，世上别的女人他都不想要。倘若他当了国王，那就只有她才能当他的王后、皇后……”[④] 在伯顿看来，眼睛是心灵之窗，当恋人凝视所爱之人时，那渴求的目光是如此令人愉悦，具有磁铁般的吸引力，恋人陷入一种精神痴迷的状态，甚至判断力也发生故障，对所爱之人的想象脱离其真实形象，并取代其他感官印象独立贮存在脑海中。

相思病给患者带来的身心痛苦，加之与过度爱情激情的联系，使其在这一时期被更多地视为道德堕落和丧失理性。自文艺复兴以来，伴随着个人主体意识的觉醒，人文主义者对爱情道德内涵的认知在由信仰与

---

① Stanley W. Jackson, *Melancholia and Depression: From Hippocratic Times to Modern Times*, pp. 352 - 353.

② Paul of Aegina, *The Seven Books of Paulus Aeginata*, trans. and ed. Francis Adama, 3 Vols, London: Sydenham Society, 1844 - 1847, Vol. I, pp. 390 - 391，转引自 Stanley W. Jackson, *Melancholia and Depression: From Hippocratic Times to Modern Times*, p. 354。

③ Jacques Ferrand, *Erotomania, or a Treatise Discoursing of the Essence, Causes, Symptomes, Prognosticks, and Cure of Love, or Erotique Melancholy*, pp. 107 - 114.

④ Robert Burton, *The Anatomy of Melancholy*, Vol. Ⅲ, pp. 163 - 164；罗伯特·伯顿：《忧郁的解剖》，冯环译，第308—309页。

爱欲构成的光谱两端游离，关于爱情道德内涵的争论也此起彼伏，这也影响了时人对相思病的认知。在光谱的一端，一些学者宣扬爱情的正当性，彻底反对教会所宣扬的禁欲主义，认为爱情源于人的本能冲动，是自然的、无法压抑的，并且具有摧毁一切的力量，能够冲破世间的一切桎梏。例如《十日谈》中的 73 个爱情故事都是讲述源自欲望的爱情，强调打破禁欲主义的束缚，追求世俗的男欢女爱；意大利诗人阿里奥斯托（Ludovico Ariosto，1474 – 1533）在史诗《疯狂的罗兰》中着力描写罗兰因失去爱情被激疯后的摧毁一切的狂暴行动，他脱光衣服，拔起大树，砍杀追捕他的人，堪称“毁灭性的火焰”。

而在光谱的另一端，一些人文主义者鄙斥掺杂了肉欲之色的爱情，认为这是理性堕落的标志，主张将爱情理想化、精神化和宗教化，倡导圣洁的、不以婚姻为目的、以实现上帝之爱与个人之爱相统一为目的的爱情。例如但丁用诗歌来表达和倾诉心中对所爱之人的依恋，将爱慕之人美化为神，期望走向上帝之爱。另有一些学者渴望在光谱的两端之间寻求平衡，例如彼得拉克一方面承认爱情的正当性，另一方面试图将肉欲之爱与信仰统一起来。他在与奥古斯丁的“对话”中渴望用理性说服奥古斯丁认可自己对爱情的认知，可经过一番争论，彼特拉克败下阵来，最后引用德兰斯的剧本来抒发自己的情感：“喔，可耻的行径！现在我知道自己多么不幸，我因爱情精疲力竭，然而熊熊烈火还在将我灼烧，我睁大眼睛用尽所有天赋，我还是迷失了；我不知道如何是好。”①

至 17 世纪，时人对爱情道德内涵的考量更趋向信仰的一端，赞颂道德之爱、理性之爱，鄙斥肉欲之爱。例如伯顿在“论相思病”部分的开篇便极力澄清自己论述这一主题的目的，以避免被他人视为轻浮淫邪之人。他为自己辩解道，尽管“光是听闻爱的大名就足以脏了贞洁之士的耳朵……一见爱这个字眼便要做全盘的否定”，“我大可不必为此题而去辩解，忏悔一番，须知许多圣人贤者都早就写过一册册关于爱的书卷了，比如柏拉图、普鲁塔克、柏罗丁……阿维森纳诸人”。② 可见，这一时期

① 彼特拉克：《秘密》，方匡国译，广西师范大学出版社，2008，第 114 页。

② Robert Burton, *The Anatomy of Melancholy*, Vol. Ⅲ, pp. 1 – 2；罗伯特·伯顿：《忧郁的解剖》，冯环译，第 266—267 页。

爱情因被视作伤风败俗和理性堕落的表现而遭时人鞭挞。相思病患者则更是典型，因为患者完全受到爱情激情的控制，正如学者劳伦斯·巴布所观察的那样："文艺复兴时期的内科医生和道德学家们认为，爱情造成的身体痛苦、心智失常和精神灾难是一个值得关切的重要问题，由于受到不可抗拒的、炽烈的爱情的冲击，即使是最理智的、品行最高洁的人也会被推向罪恶和苦难的深渊之中。"[①]

四　相思病的治疗方法

这一时期的医生们通常根据相思病患者所处的病情阶段采取相应的治疗方法。若病患处于前期的多血质阶段，医生会采取放血、性交、斋戒或禁止饮酒等方法帮助患者减少体内过多的血液。[②] 若处于后期的忧郁质阶段，可直接采用忧郁症的治疗方法，通过放血或排泄来清除体内多余的黑胆汁，或者温和湿润的饮食；温水沐浴也有助益；如果患者难以入眠，医生会给他开一些催眠药；让患者处于愉悦的环境中，举办一些娱乐活动使他开心；音乐也有利于恢复健康；不要让他独处，不要让他阅读爱情类诗歌或文学作品，不要让他听爱情歌曲或欣赏爱情类画作，以免他再想起所爱之人；旅行也有帮助，不仅可以分散他的注意力，还能使他远离所爱之人，无论如何不要让他再见到心爱之人，以免再次点燃他心中的爱情之火，也可以给他介绍新的对象来分散他的注意力。[③]"良好的问询和劝说……是最好的……尤其是来自一位智慧仁爱、令人钦佩的勤谨之人，或德高望重、受人尊敬之人，或是某位睿智的朋友，也可能会取得较好效果，令他感觉称心快意。"[④]

针对男性相思病患者，有时还通过诽谤、中伤其心爱之人，揭露她的缺点或诋毁她的身体来达到治疗的目的。正如费朗所言："必须要用听

① Lawrence Babb, "The Physiological Conception of Love in the Elizabethan and Early Stuart Drama," *PMLA*, Vol. 56, No. 4 (1941), pp. 1024 – 1025, 1034.

② Lawrence Babb, *The Elizabethan Malady: A Study of Melancholia in English Literature from 1580 to 1642*, p. 138.

③ Lawrence Babb, *The Elizabethan Malady: A Study of Melancholia in English Literature from 1580 to 1642*, p. 139.

④ Robert Burton, *The Anatomy of Melancholy*, Vol. Ⅲ, p. 217.

起来合理的论述证明那个吸引他的对象在那些看得更清楚的人看来，实际上是丑陋畸形的。”① 若欲使患者从痴迷沉醉中觉醒，破坏铭刻在恋人脑海中的、支配着他想象力的、对所爱之人的完美想象，最快的方法便是向他揭露其心爱之人身体上的疾病或缺陷。伯顿写道：“把她脸上的皮肤拿掉，你会看到那下面所有令人厌恶的东西，她的美是那么肤浅……里面充满了肮脏腐烂、发臭的排泄物。”② 为达治愈目的，医生或朋友也可以诽谤其所爱之人。伯顿认为老妇人最为合适，因为她们比医生更擅长揭露女性的缺点。“让一位面目丑陋、衣着脏污的老妇人做好准备：让她在围裙下夹一条月事布，让她说她的朋友喝醉了，还尿湿了她的床，她还患有癫痫，失去了贞洁；而且她身上有很多赘肉，还有口臭，以及一些老妇人颇为通晓的怪异之处：如果这些论述仍无法说服他，就让她猛地拿出那条月事布，在他面前挥舞，大喊‘这便是你所爱之人’……”③ 这种方法被称为“月经疗法”（the menstrual remedy），即借由月经将女性与不贞、污秽联系在一起，引发患者对所爱之人的生理厌恶，熄灭患者心中炽烈的爱情激情。

如果上述方法仍无法帮助患者恢复健康，“最后一种、也是最好的治疗方法即帮助他们实现内心的渴望”。④ 换言之，医生会建议患者的家人同意其与所爱之人结为连理，但这种可能性微乎其微。费朗记述道：“之前我诊治过一位年轻男子，他说自己曾在一段较短的时间内无缘无故感到十分快乐；我见他面色苍白憔悴，眼神空洞，身体其他部分处于健康状态。我开始猜测可能是他心中的一些激情令他的灵魂烦扰，根据他的年龄、多血质性情和职业，我得出结论他是患了相思病。我敦促他向我说明患病的外在原因，当我为他把脉时，房间里走来一位美丽的提灯女孩，从那时起他的脉搏就开始发生变化。他面色苍白，然后发红，几乎闭口不言。他见心中的秘密已经显露一半，便向我坦白了其他部分，认为只有那个曾经伤害过他的人才能治愈他。他恳求我去询问那个女孩的妈妈同意他们结婚，在他看来，尽管那个女孩在社会地位上低于他，但他的父亲不会拒绝这桩婚

---

① Jacques Ferrand, *A Treatise on Lovesickness*, eds. and trans. Donald Beecher and Massimo Ciavolella, p. 314.

② Robert Burton, *The Anatomy of Melancholy*, Vol. Ⅲ, p. 226.

③ Robert Burton, *The Anatomy of Melancholy*, Vol. Ⅲ, pp. 214 – 215 (trans. Ⅵ, p. 139).

④ Robert Burton, *The Anatomy of Melancholy*, Vol. Ⅲ, p. 242.

姻，因为他的幸福正系于此。他频频重复普洛佩提乌斯（Propertius）的那句话，‘爱情不论家世门第，不会屈从于旧传统’。但这桩婚姻是不可能的，他因此陷入绝望，突发高烧，吐了好多血，这令他感到万分惊愕，也使他愿意接受我的建议，最后通过医学治疗重新恢复了健康。”①

我们考察当时的社会图景，这一时期英、法两国年轻男女的婚姻选择权往往受到社会伦理和家庭内部权力的约束，尤其是贵族阶层。贵族年轻男女的婚姻通常会受到父母、家族甚至更广泛的共同体（例如教区）的左右。这意味着他们无法完全依照自身的意愿选择配偶，尤其在面临经济、社会地位上的悬殊差距时，这种状况使他们在爱情、婚姻中受挫，严重者便患上相思病，由此造成的社会悲剧使相思病引发关注。据迈克尔·麦克唐纳教授统计，向内皮尔医生描述自身所处焦虑和困境的患者中，几乎有40%的人抱怨其在爱情和婚姻中受挫。② 内皮尔记述了一位名为费蒂普拉斯（Fettyplace）的男性相思病患者。费蒂普拉斯爱上了他母亲的一位女仆，由于他们所处的社会地位悬殊，他不被允许娶她。一开始他在母亲的逼迫下来向内皮尔问诊，他非常抵触内皮尔提供的各种治疗方法。1620 年 5 月 16 日第一次问诊时，内皮尔记录道：“费蒂普拉斯，这位年轻的绅士并非自愿来找我问诊，而是在他母亲的安排下才来找我诊治，他的所爱之人遭到他母亲的鄙夷，他时常陷入忧郁，一言不发……”第二天他依照内皮尔的嘱托送来了尿液样本，但对治疗仍有抵触，他沉默不语、无精打采，只是神色忧郁、默不作声，有时失去控制、非常暴躁。③ 一个月后，费蒂普拉斯的病情加重。他一怒之下将他的仆从打得失去知觉。目前我们无从考证这个仆从是他的情敌或只是费蒂普拉斯发泄情绪的一位意外受害者；但显而易见，他的暴力行为与相思病有关。内皮尔接着记录道：“在他大发雷霆将仆人打得鼻青脸肿不到一周的时间里，他跟我说他不会再打人了，（因为）他即将得到心爱之人。”之后费蒂普拉斯又两次找内皮尔问诊，内皮尔记录道

---

① Jacques Ferrand, *A Treatise on Lovesickness*, eds. and trans. Donald Beecher and Massimo Ciavolella, p. 273.

② Michael MacDonald, *Mystical Bedlam: Madness, Anxiety, and Healing in Seventeenth-Century England*, Cambridge: Cambridge University Press, 1981, p. 88.

③ Bodleian Library, Ashmole MS 414, f. 38r, https://casebooks.lib.cam.ac.uk/identified-entities/PERSON48862，2022 年 3 月 20 日访问。

“他将会成为一个好丈夫……他应该和他母亲身边的那位贫穷的女仆结婚，不然他将继续痴呆、懒散下去……”①

相思病为费蒂普拉斯提供了一种反抗家长制的方式，他通过一系列症状向家人展现自身承受的痛苦，借此表达自身的情感诉求，终于促成家人对个人婚姻诉求的赞同，尽管他爱上了与他社会地位悬殊的对象。但在大多数情况下，贵族父母根本不会认同这种地位悬殊的婚姻，因为婚姻不是个人的选择，通常涉及多方利益。17 世纪父母的控制以及这种控制影响个人行为的复杂方式对理解婚姻选择所带来的影响至关重要。② 父母拥有家庭中的核心权力——经济权，子女在经济上对父母的依赖程度越高，其选择伴侣的自由就越受限；反之，随着社会等级的下降，子女能享有较多的婚姻自由选择权。贵族年轻男女的婚姻常常涉及土地、财产的转移，会产生严重的社会和经济后果，甚至关系到他们能否继续保持在政治、社会和经济上享有的特权。因此，贵族年轻男女的婚姻是由父母和亲属基于经济及社会原因安排，很少征求子女的意见，③ 所以在贵族中存在很多不幸福的、失败的婚姻。例如 1610 年国王詹姆斯一世的表妹阿拉贝拉·斯图亚特（Lady Arabella Stuart，1575－1615）与一位年轻的牛津学者威廉·西摩尔（William Seymour，1588－1660）秘密订婚。但由于这位学者的身份与阿拉贝拉的家世地位悬殊，他们的婚姻遭到了詹姆斯一世的反对。不过他们仍然结婚了。他们在婚礼仪式结束时被捕，之后设法逃至法国海岸，在那里再次被捕，最终被带回英格兰监禁，此后阿拉贝拉开始绝食，1615 年在伦敦塔中逝世。④

同样，这一时期法国也颁布了一系列与婚姻相关的法令来维持父母对子女婚姻的控制权，如禁止秘密结婚、对秘密结婚者和帮助其秘密结婚者施以放逐甚至处决的惩罚。1639 年路易十三宣布，所有子女无论性别或实

---

① Bodleian Library，Ashmole MS 414，f. 187r，https://casebooks. lib. cam. ac. uk/search? f1-participant = Mr% 20Fettiplace% 20（PERSON48862），2022 年 3 月 20 日访问。

② 赵秀荣：《近代早期英国社会史研究》，中国社会科学出版社，2017，第 161 页。

③ 劳伦斯·斯通：《英国的家庭、性与婚姻 1500—1800》，刁筱华译，商务印书馆，2011，第 81 页。

④ 资料来源于“英联邦人物传记”（Oxford Dictionary of National Biography），http://ifhaa391f4815d8064db7swun55v9bp95566xv. fbgi. libproxy. ruc. edu. cn/10. 1093/ref：odnb/601，2022 年 3 月 27 日访问。参见 David N. Durant，*Arabella Stuart：A Rival to the Queen London*，London：Weidenfeld and Nicolson，1978。

际年龄如何，任何希望结婚的夫妇都必须提供父母签署的同意书和详细的家庭文件来证明他们所处的阶层和居所。[①] 1593 年 12 月 6 日，法国大法官皮埃尔·列斯特瓦（Pierre de L'Estoile）在他的日记中记述了他侄女——玛丽·德·贝利欧（Marie de Baillon）的故事。这位约 20 岁的女孩陷入了一段炽烈的爱情，家人为了阻止她嫁给那个地位较低的年轻人，将她送到巴黎的另一处住宅，但他们无法帮她平息心中之爱，最终这个女孩虽然成功见到了心爱之人，但两人互诉衷肠后，不到 24 小时她就因过度悲伤而去世。[②] 费朗也写道，金钱和财富是影响爱情和相思病的重要因素。[③] 17 世纪法国剧作家皮埃尔·高乃依（Pierre Corneille，1606 – 1684）的悲剧作品《梅德》和《熙德》也体现了年轻男女因父母对伴侣选择权的干涉而倍受痛苦折磨。

结　语

16 世纪末至 17 世纪中叶英、法对相思病的病因解释大体沿袭了中古时期权威医者、哲学家的论述，爱情激情是诱发相思病的主要原因。而且相思病被赋予性别色彩，女性由于独特的生理结构、疾病与性别的刻板印象在男性占主导地位的性别话语体系中长期遭到贬抑。在症状表现上，相思病与忧郁症相似，伯顿甚至直接将其视作忧郁症的一个子类，但医生可以通过切脉法和细致的观察做出诊断。在治疗方法上，这一时期并未出现针对相思病的特殊疗法，医生仍采取传统的放血、饮食和运动等方法，有时也建议使用一些特殊的非医学方法引发患者对爱慕之人的厌恶，帮助其恢复健康。在极端情况下，医生会建议患者的父母同意其与所爱之人结婚，因为他们都非常清楚这种疾病是由爱情引发，仅靠放血无法治愈。

这一时期相思病引发关注的原因与社会文化背景密切相关。对激情

① 转引自 Michal Altbauer-Rudnik，"Love, Madness and Social Order: Love Melancholy in France and England in the Late Sixteenthand Early Seventeenth Centuries," *Gesnerus*, 63 (2006), p. 41。

② Jacques Ferrand, *A Treatise on Lovesickness*, eds. and trans. Donald Beecher and Massimo Ciavolella, p. 149.

③ Jacques Ferrand, *A Treatise on Lovesickness*, eds. and trans. Donald Beecher and Massimo Ciavolella, p. 248.

研究兴趣的增加、对爱情道德内涵的理性考量以及贵族家长对子女婚姻权的干涉导致的爱情悲剧使相思病在这一时期引发关注。首先，“激情”是这一时期西方自然哲学家和道德哲学家们讨论的核心主题。正如 1604 年托马斯·赖特在《心灵激情总论》中所言，自然哲学旨在研究“激情的行动与运作”，道德哲学的任务是要解释为何必须以及怎样才能给这些放纵无度的激情套上缰绳。① 对激情研究兴趣的激增使爱情激情及其引发的相思病进入哲学家的视野，引发关注。其次，文艺复兴以来人文主义学者对爱情的道德内涵的认识在爱欲和信仰的两端游离，至 17 世纪更多地强调道德和理性因素，而相思病作为爱情激情过度的一种体现，对道德和理性的冲击使患者主体完全陷入被激情支配的失控状态，因而引发时人关注，遭到贬斥和鄙夷。最后，相思病并非完全是一种生理疾病，更大程度上是 17 世纪英、法两国家庭内部权力和社会伦理秩序影响下的产物。正如劳伦斯·斯通（Lawrence Stone）所言：“17 世纪的英国是一个由家长制驱动的父权专制社会，这是一个完全由父母选择伴侣的社会，大多数的婚姻安排是在具有相同社会经济地位的家庭之间进行的。”② 贵族子女的婚姻往往受到政治经济利益、社会等级观念和家族荣誉感的操纵，在其中发挥决定性作用的是家族利益，绝非个人意愿，由此造成的爱情悲剧也使相思病成为时人关注的主题。尽管在一些极端情况下，相思病潜在的致命后果可能会使所爱之人、医生和患者的家人对患者的自身渴望达成妥协，被迫同意相思病患者与其所爱之人结合，以免患者发疯或死亡，但这种机会微乎其微。在多数情况下，因爱情和婚姻受阻引发的社会悲剧依然层出不穷。

［张珊，中国人民大学历史学院博士研究生］

（责任编辑：刘招静）

① Thomas Wright, *The Passions of the Minde in General*, London: Printed by Valentine Simmes, 1604, p. 90.

② Lawrence Stone, “Social Mobility in England: 1500 – 1700,” *Past and Present*, Issue 1, No. 33 (1966), p. 38.

遭遇“灵药”：近代早期传教士对茶叶功效的介译及其在英国的传播*

刘章才

摘　要　茶叶能够在西方尤其是英国传播开来，与其有益于健康的认识密切相关。中国先民基于药用价值发现与利用茶叶，此举随中日交流还影响到日本，近代早期来东方的传教士由此在中国与日本接触到茶叶功效的相关知识，然后由浅显到深入、由模糊至清晰地不断将其介译至西方，继而通过翻译、改编乃至阅读并引用的方式传入英国。茶叶功效相关知识的传播，为东西方文化交流的一个侧面，促进了西方以药物或饮品形式使用与消费茶叶，这对今日深化世界史中“物”的交流研究亦有启示，不可忽视萦绕其上的知识的流布。

关键词　近代早期　传教士　茶叶功效　西传

茶叶在世界近代史上颇为值得关注，它不仅是极具价值的关键性商品，影响了东西方贸易的发展，而且是一种成瘾性消费品，融入了欧洲众多人士的社会生活。与之同时，茶叶还是相关知识的物质载体，所凝

* 本文为国家社科基金一般项目“殖民主义视域下的英国对华茶业考察研究（1787—1905）”（21BSS027）阶段性成果。

聚的功效、产地、品种、等级、工艺与用法等知识，不断地被记述与传播，对此展开探讨，不仅可以从知识史视角拓展茶叶史的研究领域，加深对以往研究的理解，而且涉及茶叶功效的探析，亦有助于丰富医疗社会史相关成果。

目前，学界相关研究主要集中于茶叶作为商品抑或消费品的一面，侧重于进行贸易史与社会史领域的探讨。涉及茶叶贸易方面，威廉·密尔本的《东方的商业》与马士的《东印度公司对华贸易编年史》对茶叶贸易的发展过程与具体数据均有较多涉及，① 陈椽的《中国茶叶外销史》与张应龙的博士学位论文《中国茶叶外销史研究》系统梳理了中国茶叶外销的历史沿革，② 陈慈玉的《近代中国茶业的发展与世界市场》与林齐模的博士学位论文《近代中国茶叶出口的衰落》则关注中国茶叶与世界市场的互动，探讨其在西方的冲击之下所发生的嬗变与衰落；③ 有关茶的社会史方面，角山荣的《茶的世界史：绿茶的文化与红茶的社会》探讨了茶叶如何在世界传播开来及其产生的社会影响，④ 简·帕蒂格鲁的通俗著作《茶的社会史》梳理了从 17 世纪到 20 世纪茶在英国及其北美殖民地的传播与融入，⑤ 关剑平的《文化传播视野下的茶文化研究》“从文化传播的角度梳理茶从四川地方性饮料发展为世界性文化的曲折过程”，⑥ 拉帕波特的《茶叶与帝国：口味如何塑造现代世界》探讨了英国如何控制全球茶叶的生产与消费并塑造了人们的饮茶口味，⑦ 拙著《英国茶文化研究（1650—1900）》则探析了饮茶在英国的本土化及其影响。⑧

---

① William Milburn, *Oriental Commerce*, London: Black Parry & Co., 1813; N. B. Morse, *The Chronicles of the East India Company Trading to China*, 5 Vols, Oxford: Clarendon Press, 1926 - 1929.

② 陈椽：《中国茶叶外销史》，台北：碧山岩出版公司，1993；张应龙：《中国茶叶外销史研究》，博士学位论文，暨南大学，1994。

③ 陈慈玉：《近代中国茶业的发展与世界市场》，台北：中研院经济研究所，1982；林齐模：《近代中国茶叶出口的衰落》，博士学位论文，北京大学，2004。

④ 角山荣：《茶の世界史：緑茶の文化と紅茶の社会》，东京：中央公论社，1992。

⑤ Jane Pettigrew, *A Social History of Tea*, London: National Trust Enterprises Ltd., 2001.

⑥ 关剑平：《文化传播视野下的茶文化研究》，中国农业出版社，2009，第 1 页。

⑦ Erika Rappaport, *A Thirst for Empire: How Tea Shaped the Modern World*, Princeton: Princeton University Press, 2017. 该书已经翻译为中文出版，参见埃丽卡·拉帕波特《茶叶与帝国：口味如何塑造现代世界》，宋世锋译，北京联合出版公司，2022。

⑧ 刘章才：《英国茶文化研究（1650—1900）》，中国社会科学出版社，2021。

就茶叶相关知识而言，尽管学界对茶叶作为商品或消费品给以简介时有所提及，但多作为背景性资料，只有个别学者关注到茶叶相关知识本身。比如，美国学者拉帕波特探析茶叶在欧洲的传播时认为，欧洲人引入茶叶与茶具时，也引入了相关知识，“他们采纳并适应了中国人的观念，相信喝茶能使人身体健康、精神愉悦，使自己更加富有诗意、更加高效、更加清醒”。① 这一认识可谓极具洞察力，但因其著述旨趣所在，并未对茶叶功效相关知识通过何种途径、又是如何得以西传进行梳理。缘此，本文拟在已有成果基础上，基于知识传播视角，系统爬梳作为东西方津梁的传教士如何向西方介译茶叶功效相关认识，进而延及其产生的影响，希冀这一初步尝试有助于丰富茶叶史、医疗社会史相关研究，深化对世界史领域“物”的交流传播的认识。

一 传教士对茶叶功效的初步记述

中国先民最初利用茶叶主要缘于其药用价值，茶叶传至日本后甚至被誉为“仙药”，但西方限于地理隔绝对此几乎一无所知。地理大发现之后，东西方交流日渐频繁，与此同时，遭到宗教改革冲击的天主教进行革新，积极致力于海外传教，这促成了传教士不断东来，由此接触到中国与日本已然形成的关于茶叶功效的相关认识，进而将之不断传至西方。

茶叶具备药用价值，此为中国先民利用茶叶的首要原因，本草典籍对其主要功效多有记述。比如，《千金翼方》中收入“茗苦荼茗”“苦荼”条目，解释为“味甘苦微寒，无毒。主瘘疮，利小便，去痰热渴，令人少睡。春采之”，“主下气，消宿食，作饮加茱萸葱姜等良”。② 茶叶东传之后，日本社会对其功效推崇备至。在荣西禅师撰写的专论《吃茶养生记》中，不仅梳理了中国古籍对茶叶功效的记述，涉及“醒酒”、“令人不眠”、“消宿食”、“利小便”、“去疾渴”、“调神和内”、“明目”、“换骨苦”③ 与“除疫”等诸多方面，还基于五脏和合理论，认为日本社

① 埃丽卡·拉帕波特:《茶叶与帝国：口味如何塑造现代世界》，宋世锋译，第4页。

② 孙思邈:《千金翼方校释》，李景荣等校释，人民卫生出版社，1998，第56页。

③ 荣西禅师在文中给以解释，“脚气即骨苦也”。参见荣西等《吃茶养生记——日本古茶书三种》，王健注译，贵州人民出版社，2003，第10—11页。

会存有苦味摄入不足的弊病，而“苦味是诸味之上味也”，须像“大国”一般“吃茶”，如此才能“心脏兴，则安诸脏也”，将茶上升至“养生仙药也，延龄之妙术也”的高度。[①] 中日形成的关于茶叶功效的认识逐渐积累，构成了传教士最初东来时认识茶叶的知识基础。

16 世纪 60 年代，多明我会传教士克路士（Gaspar da Cruz）随传教士团来到东方，1556 年时在广州生活与传教，由此目睹乃至体验了明代的饮茶习俗，“如果有人或有几个人造访某个体面人家，那习惯的做法是向客人献上一种他们称为茶（cha）的热水，装在瓷杯里，放在一个精致的盘上（有多少人便有多少杯），那是带红色的，药味很重，他们常饮用，是用一种略带苦味的草调制而成”。[②] 克路士对茶水的颜色与味道给以非常清晰的记述，还特别强调由“苦味的草”调制而成，不过，可能缘于初接触对性质了解有限，未能述及茶叶功效相关问题，这一著述后来在 1570 年于恩渥拉刊行。[③]

比较而言，传教士确切了解到日本社会的饮茶习俗相对较晚。尽管早在 1546 年，葡萄牙来东方探险的重要先行者阿尔瓦雷斯（Jorge Alvares）曾抵达日本，发现日本人除了饮用大米制成的酒，“此外还有一种饮品，无论贵族还是平民都会饮用……冬天他们饮用混有药草（herbs）的水，尽管我并不知晓这些药草是什么，但无论冬季还是夏季，他们都不饮用冷水”。[④] 按照日本的社会风习推测，这些“药草”即茶叶，但阿尔瓦雷斯并未给以准确记述。直到 1565 年，在日本传教的意大利传教士艾美达（Luis de Almeida）才用了“茶”（Cha）一词，他在 10 月 25 日的信件中提及观察到的一种社会现象：日本人饮用“一种煮过的药草，人们称其为茶（Cha），任何人一旦习惯了的话，那么，它是一种味道可口的饮品”。[⑤] 艾美达曾接受过系统的医药训练，在赴日传教之前从事的

---

① 荣西等：《吃茶养生记——日本古茶书三种》，王健注译，第 1—29 页。

② 克路士：《中国志》，C. R. 博克舍编注《十六世纪中国南部行纪》，何高济译，中华书局，1990，第 98 页。

③ C. R. 博克舍编注《十六世纪中国南部行纪》，何高济译，第 36 页。

④ Michael Cooper, “The Early Europeans and Tea,” in Paul Varley and Kumakura Isao, eds., *Tea in Japan: Essays on the History of Chanoyu*, Honolulu: University of Hawaii Press, 1989, p. 103.

⑤ Michael Cooper, “The Early Europeans and Tea,” p. 104.

是医师职业，或许这一专业背景使其对“药草”颇感兴趣，还准确地将其确定为“茶”，写信回国时亦特意提及，不过，他同样未能涉及茶叶的具体功效问题。

尽管对直接的历史材料加以考析，似乎欧洲人在东方最初接触到茶叶时并未述及功效问题，实际情况可能并非完全如此，因为欧洲宗教界人士稍后的著述显示，他们对茶叶功效已经有了一定的了解，而此时茶叶实物尚未传入西方，所以相关认识只能通过资讯形式传播，只是其具体凭借已然遗失或尚待发现。

1588 年，意大利修士波特若（Giovanni Botero）撰写了著作《论城市伟大至尊之因由》。波特若认为中国的一些城市“是世上曾有的最为伟大的城市”，其缘由在于“东方的完美”，涉及物产方面提到的非常重要的一项即“茶叶”，“他们还有一种草，可榨取精美的汁液代替酒供其饮用。它也能保持他们的健康，使其避免由于像我们一样过度饮酒而导致的所有罪恶”。[①] 不难看出，波特若认为茶叶增进了中国人的健康，还使中国人避免了酒精引发的罪恶，促进了中国城市发展为“伟大的城市”。大致同一时间，耶稣会士马菲（Giovanni Pietro Maffei）撰写了《印度史》，作者搜集整理可以获得的关于东方的文献，对茶叶功效给以如此介绍，“中国人如同日本人一样，从药物植物中得到茶——一种他们饮用的温热饮品，它非常有利于健康，不仅可以化痰、驱除疲惫与改善视力模糊，而且还能延年益寿”。[②]

波特若与马菲均认为茶叶利于健康，马菲还列举了其具体功效，表明此时欧洲人关于茶叶功效问题已经有所认识。此后，来华传教士不断对茶叶功效给以记述，尽管详略不一，但大致呈现日渐深入的趋势。

“西儒”利玛窦（Matteo Ricci）自 1582 年来华后即长期在此生活，其手稿体现出他对茶叶有一定了解，“这种饮料需要品啜而不是牛饮，并

---

① G. 波特若：《论城市伟大至尊之因由》，刘晨光译，林国基补注，华东师范大学出版社，2006，第 66—70 页。

② Joseph M. Walsh, “*A Cup of Tea*,” *Containing a History of the Tea Plant*, Philadelphia: Published by the Author, 1884, p. 16. 沃尔什在书中提到马菲的《印度史》出版于 1559 年，但笔者检索发现最早的版本为在佛罗伦萨出版的 1588 年版，大英图书馆所存版本出版于威尼斯，出版时间标记为“1599?”。

且总是趁热喝。它的味道不是很好，略带苦涩，但即使经常饮用也被认为是有益于健康的”。[1] 利玛窦对明代社会文化的了解颇为深入，其对茶叶功效的认识恐怕并不限于“益于健康”，未加详述可能缘于个人兴趣不在于此。相比而言，葡萄牙籍传教士曾德昭（Alvaro Semedo）对茶叶功效给以更多关注，其完成于1638年的《大中国志》，详细记录了所了解的茶叶功效：此种饮品有益于身体健康，无论中国还是日本社会均广泛饮用，所以两国几乎没有结石病患者，甚至对此病症闻所未闻，人们确信茶叶的另一功效为提振精神，通宵不眠者饮用后能够祛除疲倦，原因在于其味道可以提神醒脑，这种饮品对学生还颇为有益。至于如何产生作用并无具体陈述，可能指的是能够提高学习效率。此外，曾德昭还听闻了茶叶具备其他功效，因为个人对此不是十分确定，所以颇为谨慎地未加记述。[2] 无论如何，曾德昭对茶叶功效的记述远远超越了前人，其著述增进了欧洲人对此问题的了解。

此后，意大利传教士卫匡国（Martino Martini）借助长期在华传教积累的材料，于17世纪中叶出版了《中国文法》《鞑靼战记》等系列著作，其中对茶叶有所提及，比如在陈述中国人对古董的嗜好时，述及皇宫中有“煮茶用的器具”，[3] 再如介绍湖州时，提及此地出产“岕茶”，[4] 介绍点苍山时，言及“这里还可以采茶”。[5] 从其著述中的相关内容来看，卫匡国对浙江、福建以及云南均颇为熟悉，对茶叶应该有一定了解，但对其功效只字未提。与卫匡国相类的还有波兰传教士卜弥格（Michael Boym），其著述中尽管提及茶叶，但只是给以简单介绍，提及其功效时仅寥寥数语，“在大热天，它能提神醒脑，它还能防治结石与嗜睡症”。[6] 其重要著述《中国植物志》（1656年）中较为详细地介绍了各种植物，椰子、槟榔、反椰子（番木瓜）、芭蕉、槚如（腰果）乃至胡椒、桂树皮、

---

① 利玛窦、金尼阁：《中国札记》（上册），何高济等译，中华书局，1983，第17—18页。

② 曾德昭：《大中国志》，何高济译，上海古籍出版社，1998，第23页。

③ 张西平、马西尼、斯卡尔德志尼主编《把中国介绍给世界：卫匡国研究》，华东师范大学出版社，2012，第270页。

④ 张西平、马西尼、斯卡尔德志尼主编《把中国介绍给世界：卫匡国研究》，第302页。

⑤ 张西平、马西尼、斯卡尔德志尼主编《把中国介绍给世界：卫匡国研究》，第370页。

⑥ 卜弥格：《卜弥格文集：中西文化交流与中医西传》，爱德华·卡伊丹斯基、张振辉、张西平译，华东师范大学出版社，2013，第192页。

太黄（大黄）、茯苓以及生姜等植物（或产品）均包含在内，但茶树（或茶叶）并未收入其中，卜弥格显然对此无甚兴趣。[①]

与卜弥格关系甚密的另一耶稣会士基歇尔（Athanasius Kircher），对茶叶则给以较多关注。1667 年，基歇尔在阿姆斯特丹出版了著作《中国图说》，部分章节较为详细地记述了茶叶相关知识，首先述及主要影响区域，认为中国与周边国家均广泛饮用，采用的方式主要为热水浸泡，这里的人们习惯于一日多次饮用，该饮品的功能首先体现于"提神"，按照基歇尔的自述，与其他耶稣会士交游时多次应邀品享，所以个人对该方面有亲身体验，他还认为茶叶的功能体现于预防痛风与结石症，中国人很少罹患此类疾病，原因即在于此，而饭后饮茶的话，可以消除消化不良症，即促进消化，另外茶叶可以利尿，茶水"热腾腾的蒸气还能使大脑感到轻松"，这些功用对于文人雅士颇有助益，所以茶叶可称为"大自然给以了文人最珍贵、最便捷的良药，可以帮助他们长时间地从事大量的劳动"。基歇尔还将茶叶与咖啡、热巧克力加以对比，因为三者此时在欧洲都已经逐渐传播，认为"巧克力使人感到它给的热力过多；咖啡则使人容易上火。茶永远无害，它的奇异效果不止一种，甚至每天可饮上百次"。[②] 不难看出，基歇尔对茶叶的功效颇为认可，另外值得关注的是，其著述中配有颇为精细的茶树博物画，这有利于西方人更为具象地了解茶叶。

可以说，从传教士东来至 17 世纪后期，相关人士对茶叶给以一定关注，对茶叶功效问题多有涉及，相关介绍一方面呈现日益深入的特点，即从简单提及至逐渐涉及并列举其功效，另一方面亦开始注意更为具象地给以展示，著述出版时绘有颇为精细的茶树博物画，这有助于加深西方人对该问题的认识。

二　传教士对茶叶功效的深入介译

与传教士向西方不断介绍茶叶相伴的是，茶叶日渐成为东西方贸易

---

① 卜弥格：《卜弥格文集：中西文化交流与中医西传》，爱德华·卡伊丹斯基、张振辉、张西平译，第 299—358 页。

② 阿塔纳修斯·基歇尔：《中国图说》，张西平等译，大象出版社，2010，第 326—328 页。

中的重要商品，[①] 荷兰东印度公司于17世纪初开启此项贸易后不断开拓，成批量地将茶叶运回西方销售，茶叶作为药品兼饮品，在西欧各地日益传播开来，这一变化促使传教士进一步给以深度关注，相关著述中对茶叶功效的介译更趋深入。

1696年，法国传教士李明（Louis le Comte）的通信集汇编《中国近事报道》在巴黎出版，其中对茶叶功效的梳理远远超越前人。李明认为，中国有很多河流与泉水，但是水质不佳，这就迫使人们将水煮沸后饮用，不过淡水或者有异味或者淡而无味，所以人们利用树叶来增添某种味道，“他们感觉茶树的叶子最好，就都用茶叶沏水喝”。或许出于传教士虔诚的宗教信仰，李明将该饮品视为上帝的恩赐，“既然上帝的意愿是那么普遍地向各个民族提供了所需的一切，并满足他们肉体的享乐和精神上的乐趣，上帝可能也不愿剥夺中国人生存所最需要的水。因此，为了弥补由于土质不佳，几乎所有的井水和泉水有咸味这一缺陷，上帝使这里茂盛地生长出这种特殊的树木”，其功用在于不仅可以净化水，而且“使之美味可口，有益健康”。[②]

至于茶叶如何“有益健康”，李明认为众人所述纷繁杂乱，有些人士的认识可能过于夸大，自己则采取谨慎态度给以对待。李明述及，中国人不易患痛风、结石和坐骨神经痛，有人认为这是经常饮茶的缘故，而鞑靼人因为肉食而易于患病，如果不喝茶则会消化不良，当人们头晕或醉酒导致头脑昏沉时，饮茶即可感觉轻松。李明不仅记述了中国人对饮茶功效的认识，还述及自己所了解的法国人的看法，“在法国，不少人感觉喝茶对肾结石、消化不良、头疼有好处；而且一些人认为已经神奇般地治好了自己的结石病，茶的作用是多么快捷和明显啊”。对此说法，李明个人并不认同，“所有这一切说明这只是一些人对茶的迷恋，并非什么神奇的东西”。[③] 不难看出，李明对该问题的态度颇为审慎。

或许正是因为不盲从盲信，李明从了解到的茶叶功效记述中，窥见其中存有抵牾之处。有人认为饮茶使人头脑轻松，提振精神，但也有人

① 该历史时期中西茶叶贸易的发展，参见刘章才《英国茶文化研究（1650—1900）》，第40—42页。

② 李明：《中国近事报道（1687—1692）》，郭强等译，大象出版社，2004，第113、114页。

③ 李明：《中国近事报道（1687—1692）》，郭强等译，第198页。

感觉饮茶以后睡得更好，这又证明茶并不适合提神和消除酒意，鞑靼人用茶促进消化，但有的人消化功能紊乱，吃过生冷食物后感觉胃胀，饭后饮茶总是感觉不舒服，还有人在饮茶后，感觉自己的结石或者坐骨神经痛未能得到减轻，至于很多人认为茶叶可以利尿，使人变得苗条或者消瘦，李明认为这并不值得夸耀，因为“大部分树叶几乎会有同样效果”。基于如此分析，李明对茶叶的功效给以辩证认识，“茶的功能并非人们想象的那样可以包治百病。因此，我认为谈到茶应该适度，谈好处也谈坏处”。“审慎地饮用的茶是一剂良药，尽管它并不是那么有效，也并不那么包治百病。”①

不仅如此，李明还借助自身掌握的医药相关知识，分析了茶叶何以发挥作用。李明认为，茶叶的某些功用可能并非缘于自身，因为热水本身即具备疗效，但世人难以分清，所以一并归功于茶叶，很多人身体没有出现轻微疾病，很大程度上缘于此点。而就茶叶本身的特性而言，李明认为茶叶具有腐蚀性，“把茶放在肉中同煮，可使硬肉变软，所以它有助于消化，也就是说它有助于消化肉类”。而这恰恰说明，茶叶的功用不是发挥阻塞的作用，而是在于疏通与清理，这还有助于促进多余体液的消耗与滞留体液的流动，从而排出导致结石与坐骨神经疼痛的体液，由此增进人体健康。②

为了更好地利用茶叶，发挥其功效，李明认为需要对茶叶给以深入了解，因为茶叶的产地不同或者品种不一，其功用也有一定差别。在李明看来，陕西省的茶叶加工较为粗糙，涩味颇为明显，但是得到了鞑靼人的偏爱，因为其食物多为生肉，需要饮用这种具有更强烈的溶解力的饮品。另外，这里的茶叶外观较为特殊，与树叶相比更类似于苔藓，人们将其保存很长时间，而且认为越陈的茶叶对急症越有效。③ 有身份的中国人经常饮用的茶叶则不同，他们偏好两种茶叶，第一种为松萝茶④，第二种为武夷茶，二者特性存有差异：松萝茶的茶汤水色清亮，口味很好，具有较强的腐蚀性，不宜空腹饮用，饮用较多的话会伤胃，法国人饮茶

① 李明：《中国近事报道（1687—1692）》，郭强等译，第 198、199 页。

② 李明：《中国近事报道（1687—1692）》，郭强等译，第 199 页。

③ 李明：《中国近事报道（1687—1692）》，郭强等译，第 199 页。

④ 此处原文“Soumlo”被翻译为“松露”，实为一般所言产于安徽松萝山地区的“松萝”茶，笔者引用时给以了纠正。

时加糖，这有助于降低茶水的刺激性；武夷茶的口味较为柔和，胃弱之人亦能承受，冬季时分可少量饮用，夏季则多饮也无碍，长途跋涉或者剧烈运动后一样适于饮用，甚至会给生病的人饮用。

因为此时中西茶贸易已然日渐兴盛，饮茶在欧洲开始逐渐流行，所以李明对茶叶给以特别关注，不仅非常详细地介绍其功效，而且有意识地就中法不同情况进行对比，不难看出他对该问题颇为熟悉，而在揭示茶的功效如何发挥时，他主要基于西方传统的体液理论，认为茶叶有助于排出不健康的体液，试图将对茶叶功效的认识纳入本土知识体系中解读。与李明所进行的探索不同，此后法国另一传教士杜赫德（Jean-Baptiste Du Halde）主要通过翻译的方式，力图在中国原有认识体系中向西方介绍茶叶的功效。

杜赫德所编撰的《中华帝国全志》于1735年在巴黎出版，其中对茶叶给以特别关注。杜赫德认为，介绍中国灌木的话“茶树应该置于首位，因为它在中国堪称最具价值”,[①] 给以特别关注乃自然而然。杜赫德对茶树的形态、生长地区、松萝茶、武夷茶、普洱茶等不同种类茶叶的特点等均做了梳理，甚至还述及代茶饮，比如在山东省，人们会饮用“Meng-ing-cha”，实际为一种产于山中岩石上的苔藓（moss），此种“茶水”被认为有助于消化。[②] 至于茶叶的主要功效，杜赫德也给以具体介绍，“中国医生相信这种饮品有益健康，主治方面大致为：传教士与追随者发现茶叶对身体微恙具有良效，长途旅行不可或缺，夏日炎炎时节尤其如此；其独特的功用在于，可以治愈胆汁过多，减少分泌量，从而增进食欲；此后应该继续饮用，茶水要像平时饮用的一样浓”。[③]

杜赫德不仅在介绍中国植物时对茶给以特别关注，其著述中还摘译了医药巨著《本草纲目》，茶叶作为主要列举的16种药物之一，给以详细译介。杜赫德对茶叶的译介基本包含了原书中“茶”的释名、集解、

---

① Du Halde, *A Description of the Empire of China and Chinese-Tartary, Together with the Kingdoms of Korea, and Tibet*, Vol. 1, London: T. Gardner, 1738 - 1741, p. 10.

② Du Halde, *A Description of the Empire of China and Chinese-Tartary, Together with the Kingdoms of Korea, and Tibet*, Vol. 1, p. 11.

③ Du Halde, *A Description of the Empire of China and Chinese-Tartary, Together with the Kingdoms of Korea, and Tibet*, Vol. 1, p. 12.

气味、主治与附方等项。茶叶在气味（Qualities）方面，体现为“苦、甘、微寒、无毒”。在主治（Effects）方面，列举了《神农食经》中所载以及苏恭、陈藏器、王好古、陈承、吴瑞与李时珍等医药家所述，主要为治疗头部的肿块（Tumours），医治膀胱的不适，去痰热，止渴，令人少睡，有力悦志；下气消食，加入葱、姜与茱萸种子作为饮品更益健康；破热气、有助于增进肠胃功能；清脑明目，医治中风，祛除昏寐；治疗发热，以醋煮茶可治痢疾，功效显著；炒煎饮，治热毒赤白痢，与葱白和芎劳煎煮饮用，治疗头痛；浓煎，祛风祛痰。[①] 原文中针对 16 种疾病的附方，杜赫德选择了其中 12 种，即“气虚头痛”、“热毒下痢”、“大便下血”、“久年心痛”、“产后秘塞”、“腰疼难转”、“解诸中毒”、“痘疮作痒”、“风痰癫疾”、“霍乱烦闷”、“月水不通”与“痰喘咳嗽”，舍弃了针对另外四种疾病的药方，即“视茶成癖”、“阴囊生疮”、“脚丫湿烂”与“蠼螋尿疮”，[②] 原因可能在于对其不认可，比如《本草纲目》原文中所列治疗“视茶成癖”，附方为“一方士令以新鞋盛茶令满，任意食尽，再盛一鞋，如此三度，自不吃也。男用女鞋，女用男鞋，用之果愈也”。[③] 治疗方法略显荒诞。

可以看出，在 17 世纪末至 18 世纪初期，传教士向西方进行的茶叶功效介绍已然较为深入，或者是基于欧洲医学传统进行简介与阐释，或者有选择地译介中国重要药典所载内容，并未剥离其所附的中药基本理论，这与之前简单记述茶叶功用相比，在深度上又有明显进展，大大增进了西方社会对茶叶功效的了解。

三　传教士介译的茶叶知识在英国的传播

就地理位置而言，英国悬于大陆之外，地理环境相对隔绝，而且在

---

① Du Halde, *A Description of the Empire of China and Chinese-Tartary, Together with the Kingdoms of Korea, and Tibet*, Vol. 2, London: T. Gardner, 1738 - 1741, pp. 222 - 223. 此处内容，在参考《本草纲目》的同时对英文原文进行了翻译。

② Du Halde, *A Description of the Empire of China and Chinese-Tartary, Together with the Kingdoms of Korea, and Tibet*, Vol. 2, p. 223；李时珍：《本草纲目》（金陵版排印本），王育杰整理，人民卫生出版社，2005，第 1538—1539 页。

③ 李时珍：《本草纲目》（金陵版排印本），王育杰整理，第 1539 页。

该时期地理大发现过程中并非领先者，前来东方探险亦相对较晚，加上在1534年通过《至尊法案》之后，脱离了罗马教廷，因此无缘参与天主教在东方的传教事业。不过，欧洲知识界长期存在密切联系，涉及茶叶功效的相关知识还是不断跨越海峡在英国得以传播，细加探索即可追踪到草蛇灰线。

该历史时期，茶叶功效相关知识传播至英国，最为显见的方式为传教士所撰著述被翻译出版。曾德昭于1637年从澳门返欧时开始撰写《大中国志》，次年在果阿大致完成，1640年携至故土葡萄牙但并未出版，不过该著述还是在欧洲大陆逐渐传播开来，1642年时有人摘译为西班牙语，次年有人将原稿译成意大利文并刊行，1645年又有法文译本出现，在大陆风行之后即译为英文，完成后于1655年出版。[①] 法国传教士李明以“国王的数学家”身份于1687年来华传教，其著述《中国近事报道》于1696年在巴黎出版，因为辑录的主要为鲜活的一手通信材料，该书在欧洲大陆同样受到普遍欢迎，法文版在不长时间内即重版了五次，英文版目前可见的最早的为1697年版，[②] 其翻译之迅速反映出英国获取信息之急切，此后又有若干版本问世，就笔者收集到的1699年版本来看，尽管题目有所变动，但内容较为忠实地翻译了原著，涉及茶叶功效的记述亦是如此。[③] 杜赫德编辑的《中华帝国全志》，其法文本于1735年问世后影响颇大，英国人很快即着手翻译，次年以《中国通史》（*The General History of China*）为名在伦敦出版，版式同样是对开本4册，因为是由瓦茨（John Watts）等编辑，人们一般视为“瓦茨版”，[④] 其后，1737年至1741年又有凯夫（E. Cave）等编辑出版，人们视为“凯夫版”，[⑤] 杜赫德原书中的茶叶相关资讯包含其中。

---

① 曾德昭：《大中国志》，何高济译，中译者序第1页。

② 李明：《中国近事报道（1687—1692）》，郭强等译，译者说明第7页；周燕：《传教士与中外文化交流——李明〈中国近事报道〉研究》，浙江大学出版社，2012，附录二。

③ Louis Le Comte, *Memoirs and Observations: Topographical, Physical, Mathematical, Mechanical, Natural, Civil, and Ecclesiastical Made in a Late Journey through the Empire of China*, London: Printed for Benjamin Tooke, 1699.

④ John Watts, ed., *The General History of China...Done from the French of Du Halda*, London: Printed by and for John Watts, 1736.

⑤ E. Cave, ed., *A Description of the Empire of China and Chinese Tartarey*, London: Printed by Gardner and for E. Cave, 1738 - 1741.

部分传教士著述在英国的传播，并非通过直接翻译出版的形式，而是经过了辑录与改编。克路士的《中国志》完成之后很快就得以出版，目前有 1569—1570 年的葡萄牙文编本存世，[①] 此书引起了英国作家珀切斯（Samuel Purchas）的关注，他在收集来华传教士报告进行整理辑录时，将克路士的著述收入其系列丛书《珀切斯朝圣者五书》（*Purchas His Pilgrimes in Five Books*，1625 年），关于茶的信息得以保留。[②] 不仅如此，克路士的记述还通过改编方式传入英国。传教士门多萨（Juan Gonsales de Mendoza）注意到《中国志》后，编撰《中华大帝国史》时将其作为重要参考，最终形成的著作中亦有体现，其中关于茶的记述主要在第十九章，标题为“在这个国家人们是怎样相互致敬的，还有他们的部分礼节”，该书译者何高济对此给以解读，该部分内容主要改编自克路士的《中国志》第十三章“人们的服装与风俗”。[③]《中华大帝国史》1585 年首版于罗马，很快即风靡欧洲大陆，1588 年时在伦敦出现了英译本，[④] 克路士关于茶的认识又以此种方式间接传入英国。

如果进一步探究，还可发现传教士著述中关于茶叶功效的记述，通过阅读与引用的方式，颇为隐蔽地影响到英国人的相关认知。在近代早期资讯传播颇为不便的情况下，传教士的著述为欧洲人了解东方提供了重要材料，具有不可替代性，所以英国涉及茶叶的论著抑或相关作品很大程度上须以此为基础。比如，桂冠诗人泰特（Nahum Tate）撰写的《茶诗》，出版时带有内容翔实的关于茶叶的附录，对其功效给以相当关注，文中即引用了传教士李明的著述。[⑤] 当然，这种传播与影响还可能更为曲折，有的传教士关于茶叶功效的记述是被欧洲大陆相关人士阅读与吸收，然后才跨越海峡传至英伦。比如德国著名医生西蒙·鲍利（Simon

---

① C. R. 博克舍编注《十六世纪中国南部行纪》，何高济译，第 2 页。

② Jane Pettigrew，*A Social History of Tea*，p. 12. 需要指出的是，葡萄牙传教士加斯柏尔·达·克路士的《中国志》辑录于《珀切斯朝圣者五书》之中，这也是目前所知该著作最早的英译本，其英文题目为“记中国及其邻近地区，多明我修士加斯帕·达·克路士撰，献给葡萄牙国王塞巴斯蒂安：这里有删减”（*A Treatise of China and Adjoining Regions, Written by Gaspar da Cruz a Dominican Friar, and Dedicated to Sebastian, King of Portugal: Here Abbreviated*）。

③ 门多萨：《中华大帝国史》，何高济译，中华书局，1998，第 132 页。

④ 门多萨：《中华大帝国史》，何高济译，中译者前言第 4 页。

⑤ Nahum Tate，*A Poem upon Tea*，London：Printed for F. Nutt，1702，p. 41.

Paulli)，其问世于1665年的拉丁文著述《论烟草、茶叶、咖啡与巧克力》，即引用了艾美达与马菲所撰的材料，该书由詹姆斯博士译为英文于1746年在伦敦出版。[①] 再如，英国匿名作者撰写的小册子《咖啡、茶叶、巧克力与烟草博物志》，其中第二部分对茶叶给以专论，阐述茶叶特性时述及“基歇尔自身注意到茶可以清醒头脑，使尿道变得畅通”，此语引自“Kircheri China illustrata”（基歇尔《中国图说》）。[②] 无论基歇尔姓名的写法还是所引书名均为拉丁语，说明匿名作者阅读与引用了拉丁语原版，这显示出未翻译成英文的著述其中包含的茶叶功效相关知识仍可能在英国产生影响，而且寓示传播链条的进一步延伸。基歇尔作为耶稣会士，本人并未前往东方传教，而是长期在德国的维尔茨堡与意大利的罗马教授数学、哲学乃至荷兰语等课程，他主要通过与众多传教士保持联系获取信息，“白乃心（Johann Grueber）从欧洲来中国以前，曾和基歇尔商定，将随时把在东方旅途的见闻告诉他。曾德昭、卫匡国、卜弥格从中国返欧时都曾和他见过面，提供给他许多有关中国和亚洲的第一手材料”。[③] 与此同时，基歇尔还大力收集与阅读传教士撰写的各种著述，“（基歇尔）对中国的介绍主要来自曾德昭的《大中国志》，利玛窦的《中国札记》，卫匡国的《中国新图》、《中国上古史》以及汤若望、白乃心、卜弥格等多名传教士关于中国的著作或通信”。[④] 可以看出，来华传教士的相关介绍，直接或者间接通过学者的阅读与引用影响到英国社会对茶叶功效的认识。

统而言之，英国尽管悬于大陆之外，但并未游离于欧洲联系紧密的知识圈，来东方传教的传教士所带回的关于茶叶功效的认识，在欧洲“文人共和国”中日益传播并形成知识积累，通过翻译或改编，乃至直接阅读原文著作并引用于自身的著述中等方式，被直接或间接引入英国，成为各界人士了解与认识茶叶功效的重要凭借。

---

① Simon Paulli, *A Treatise on Tobacco, Tea, Coffee, and Chocolate*, London: Printed for T. Osborne, J. Hildyard, and J. Leake, 1746, p. 42.

② Anonymous, *The Natural History of Coffee, Thee, Chocolate and Tobacco*, London: Printed for Christopher Wilkinson, 1682, p. 10.

③ 阿塔纳修斯·基歇尔：《中国图说》，张西平等译，中译者序第6页。

④ 阿塔纳修斯·基歇尔：《中国图说》，张西平等译，翻译手记第4页。

结　语

传教士作为近代早期沟通东西方的重要媒介，在文化交流方面贡献颇多，尤其是其中对博物学或者医学感兴趣者，自然对茶叶这一独具特色的东方药品兼饮品给以较多关注，从而不断地向西方介绍或者翻译茶叶功效相关知识，此举增进了欧洲社会对茶叶功效的认识，以至时人很大程度上将茶叶视为独具功效的良药——即便作为饮品亦被视为准药物性质。

茶叶最初在西方能够逐渐传播开来，很大程度上得益于传教士进行的茶叶功效相关知识的西传。根据《茶叶全书》作者威廉·乌克斯的研究，茶叶在荷兰最初传播之时，各界人士主要将其作为异域药物使用，以至于“最初茶叶出售，以药店为主”。[①] 英国的情形大致相类，学者丹耶的研究揭示，“在1664年时，茶被用作药物的量与用作饮品而消费掉的量相当”，[②] 所以毫不奇怪，海军官员皮佩斯（Samuel Pepys）在其日记中（1667年6月27日）记述，当日回家发现妻子正在备茶，缘于“佩林医生（Mr Pelling）告诉她，茶叶可以医治伤风感冒（流鼻涕眼泪）”，[③] 因此皮佩斯夫人遵照医嘱进行“服用”。茶叶具备多种医疗功效的认识，甚至由荷兰与英国传播至北美殖民地，以至“早期的美国人认为茶是一种重要的医疗手段”，即便北美独立战争时期人们对茶叶予以坚决抵制，各界人士纷纷摒弃饮茶，但出于医疗作用使用的话除外。[④] 此种认识直至今日仍有一定影响，美国佐治亚州公共电视台（GPB）摄制与播放的纪录片《中国茶：东方神药》（*Chinese Tea*：*Elixir of the Orient*），在艾美奖（2017年）评选中评价颇高，多少折射出美国社会对茶为灵药的历史认同。[⑤]

---

① William H. Ukers, *All about Tea*, Vol. I, New York: The Tea and Coffee Trade Journal Co., 1935, p. 32.

② C. H. Denyer, “The Consumption of Tea and Other Staple Drinks,” *The Economic Journal*, Vol. 3, No. 9 (1893), p. 33.

③ Jane Pettigrew, *A Social History of Tea*, p. 32.

④ 朱利勇：《美国早期茶文化的社会意义研究》，《农业考古》2015年第2期。

⑤《中国茶纪录片获6项艾美大奖“火”了杭州龙井茶》，http://zjnews.china.com.cn/yuanchuan/2017-06-20/129734.html，2022年7月21日访问。

传教士对茶叶功效的介译，不仅使茶叶作为药物使用的做法被欧洲社会广泛接受，包括英国人在内都会用其进行疾病治疗，同时还作为益于健康的饮品日渐传播。荷兰人真正开启中西茶贸易后，茶叶得以不断输入至欧洲各地，它所具备的良好功效成为宣传重点，著名医生蒂尔普（Nicolaas Tulp）在其著作《医学观察》（1652 年）中，认为饮茶可以应对当时流行的各类疾病，当时流传的另一宣传材料《茶叶的效力》，认为茶叶可以全面调节身体健康，医生布兰卡特（Steven Blankaart）亦高度评价茶叶，称之“目前我所知道的最为健康的饮料”。[①] 英国的状况相类，率先将茶叶引入咖啡馆的商人加威（Thomas Garway），曾张贴招贴宣传饮茶的益处，鼓吹“饮用茶有益于卫生，利于身体健康，拥有延年益寿的功效”，[②] 其对手同样宣传自身的咖啡馆拥有这一健康饮品，从而避免在吸引顾客方面落于下风，这一竞争尽管彼此针对，但其认识基础实则一致，即对茶叶作为饮品的功效给以高度认同。

概而言之，重视茶叶作为世界性商品的重要意义与作为消费品产生的广泛影响，不可忽视相关功效知识发挥的作用，如同冰山的水下部分，由传教士这一东西方交流重要津梁进行的相关知识介绍、翻译与扩布，是茶叶在欧洲大陆乃至悬于海外的英国被广泛接纳的重要支撑，使人们认识到茶叶作为具备多种功效的药品兼有益健康的饮品，拥有不可替代的独特价值。就此而言，关注“物”的历史，如果忽视了与之密切关联的知识的传播，不仅可能导致视域被严重限制，无法呈现其相互关联的多重面相，还可能导致对“物”的历史解读立足不稳——毕竟“物”的传播交流，受客观条件的诸多制约，人们首先可能甚至只能接触到的是与之相关的知识，而且“物”抵达异域之后的传播，相关知识仍与之相伴而行。

［刘章才，天津师范大学欧洲文明研究院副教授］

（责任编辑：郑彬彬）

① 刘勇：《中国茶叶与近代荷兰饮茶习俗》，《历史研究》2013 年第 1 期。

② Thomas Garway, *An Exact Description of the Growth, Quality, and Vertues of the Leaf Tea*, London, 1660, p. 1.

战争与医疗：克里米亚战争中的伦基伊医院*

傅益东

摘　要　19 世纪中期克里米亚战争中，因战场卫生状况的恶劣和医疗条件的不足，英国政府整合社会各界资源，在土耳其建立了“伦基伊医院”。医院经历了本土制造、实地勘察、战场搭建三个阶段，在既定规划下由不同行业的专业人士完成，具有人事组织架构完善、公共卫生环境良好、院内生活安排妥善等特点。伦基伊医院的兴起，是英国工业基础与制度建构双重因素推动的结果，体现了战争与医疗保障的互动作用。

关键词　战争　医疗保障　克里米亚战争　伦基伊医院

战争除了带给人们死亡和伤痛，客观上也推动了医疗实践的变革和进步；医疗实践则以救死扶伤为己任，其变革和进步也在很大程度上影响了战争的进程。人类社会步入工业文明以来，战争因武器的技术进步而成为无情的杀戮场，医疗实践则因医学科学的发展挽救了更多人的生命。在炮火轰鸣、血肉横飞的战场，冲锋陷阵的前线将士对医疗的需求日甚，战争与医疗的交互作用由此愈加凸显，1853—1856 年发生的克里米亚战争即为

* 本文为江苏省社科基金项目“近代英国乡村医院的兴起与转型研究（1859—1948）（22LSC005）”的阶段性成果。

明证。作为人类历史上“第一次现代战争”[①]，工业革命以来的先进武器如蒸汽铁甲船、线膛枪、高爆弹相继投入克里米亚战场，造成大量人员伤亡；同时，面对战场伤病不断的形势，传统的军事医疗体系难以为继，以迅速抢救伤员、维持军队战斗力为目标的医疗保障的重要性日益凸显。为了弥补战场医疗状况的不足，英军在土耳其紧急建造了临时医疗场所——伦基伊医院（The Renkioi Hospital），该医院采用预制板材结构，同时配备了排水、通风等设施，可快速地在战区进行模块化组装并投入使用。在伦基伊医院的建造过程中，英国军方和民间通力合作，使战争行动和医疗实践两者此呼彼应、相得益彰，对战争进程乃至后来的医院发展产生了重大影响。

克里米亚战争引发了军事医疗系统的多项改革，亦引发了人们对于战争和医疗关系的思考。近年来，国内学界对于战争医疗史的研究日渐兴起，重点探讨疾病防治[②]、人与环境互动关系[③]对战争进程的影响，但对克里米亚战争时期的医疗问题考察鲜有涉及。国外学界对于战争医疗史的书写方兴未艾，呈多元化、深层次特点，其中关于克里米亚战争医疗保障体系的论著侧重于对医护群体、公共卫生的研究[④]，而对战地医院的研究稍显薄弱[⑤]。基于此，本文以克里米亚战争时期英国伦基伊医院的兴起为中心，考察其诞生、运作过程及其背后的社会机制，同时探讨战

---

① Orlando Figes, *The Crimean War: A History*, New York: Metropolitan Books, 2010, p. 373.

② 王光伟：《美国内战中的传染病及其对战争进程的影响》，《世界历史》2019年第3期。

③ 贾珺：《“一战”西线堑壕中的人鼠关系》，《北京师范大学学报》2018年第2期；贾珺：《英国信鸽在“一战”中的角色转换与形象变迁》，《世界历史》2021年第1期。

④ John Shepherd, *The Crimean Doctors: A History of the British Medical Services in the Crimean War*, Liverpool: Liverpool University Press, 1991; Fee Elizabeth and Mary Garofalo, "Florence Nightingale and the Crimean War," *American Journal of Public Health*, Vol. 100, No. 9 (2010), p. 1591; John Sweetman, "The Crimean War and the Formation of the Medical Staff Corps," *Journal of the Society for Army Historical Research*, Vol. 53, No. 214 (1975), pp. 113 - 119.

⑤ 详见 C. P. Silver, "Brunel's Crimean War Hospital-Renkioi Revisited," *Journal of Medical Biography*, Vol. 6, No. 4 (Nov. 1998), pp. 234 - 239; C. P. Silver, "Renkioi: A Forgotten Crimean War Hospitaland Its Significance ," *Vesalius*, Vol. 10, No. 2 (Dec. 2004), pp. 55 - 60; C. G. Merridew, "I. K. Brunel's Crimean War Hospital," *Anaesthesia and Intensive Care* (*supplement*), Vol. 42, No. 1 (July 2014), pp. 13 - 20。此类研究微观化特征明显，强调伦基伊医院设计者布鲁奈尔的个人作用，对于战争与医疗互动关系背后的宏观因素考量不足。

争与医疗的互动关系，从而深化学界对于战争史和医疗史的研究。英国良好的建档传统，为我们追溯伦基伊医院的诞生及其背后隐藏的社会机制提供了可能。①

一　战场医疗状况及卫生条件

克里米亚战争期间，英军伤亡惨重，其中以因传染病死亡者尤甚。据统计，参战的107864名英国士兵中，有2755人阵亡，其中1847人死于创伤，而17580人死于各类传染病。②面对创伤和传染病，战地医院的存在意义重大。战争初期，英军所设立的战地医院主要可分为两类：一类位于战场前线的巴拉克拉瓦（Balaklava），为军医们通过临时搭建简易帐篷、改建当地民居所设立的小型医院；另一类则位于战场后方的伊斯坦布尔，由后方人员将当地大型建筑改建的综合医院。然而，以上两类战地医院均存在严重缺陷，这主要体现在床位数量的不足和公共卫生条

① 本文所采用的档案文献主要有三类。一是受政府委派的前线视察员及医务人员所撰写的官方报告，如 Sidney Godolphin Osborne, *Scutari and Its Hospitals*, London: Dickinson Brothers, 1855; War Office, *Report upon the State of the Hospitals of the British Army in the Crimea and Scutari*, London: HMSO, 1855。此类文献反映了野战医院兴建前克里米亚战场的医疗状况。二是根据医院制造地的汇编文献、制造者埃西的回忆录和设计者布鲁奈尔之子所撰写的传记，如 Hugh Conway-Jones, "William Eassie—A Notable Victorian Contractor," *Gloucestershire Society for Industrial Archaeology Journal* (2004); William Eassie, *Healthy Houses: A Handbook to the History, Defects and Remedies of Drainage, Ventilation, Warming and Kindred Subjects*, London: Simpkins, Marshall & Co., 1872; Isambard Brunel, *The Life of Isambard Kingdom Brunel, Civil Engineer*, London: Longmans Green and Co., 1870。此类文献反映了医院在英国本土制造的情况。三是前线记者发回的报道和前线医务人员编纂的手册，如发表在《泰晤士报》上的题为"The British Hospital at Renkioi"的13篇专栏文章（1855年12月—1856年2月）；Edmund Alexander Parkes, *Report on the Formation and General Management of Renkioi Hospital*, London: The Royal College of Surgeons of England, 1857; Frances Margaret Taylor, *Eastern Hospitals and English Nurses: The Narrative of Twelve Months' Experience in the Hospitals of Koulali and Scutari*, London: Hurst and Blackett Publishers, 1857。此类文献反映了医院的选址、搭建、运作过程。

② Micheal Clodfelter, *Warfare and Armed Conflicts: A Statistical Encyclopedia of Casualty and Other Figures, 1492 - 2015*, Jefferson, North Carolina: McFarland, 2017, p. 180. 根据另一研究的数据，英军参战人数中总死亡人数为21097，其中约16000人死于疾病，详见 Joseph Cummins, *The War Chronicles: From Flintlocks to Machine Guns*, Beverly, MA: Fair Winds Press, 2009, p. 100。无论何种统计口径，因病死亡人数均占据了总死亡人数的大多数。

件的恶劣两个方面。

（一）战场前线临时设置的医院

1854 年，英军抵达黑海之滨，战场所在地伊斯坦布尔和马尔马拉海地区属于亚热带地中海气候，战场气候与英国本土大相径庭，夏季的高温和潮湿为细菌的滋生提供了温床，多数官兵在陌生的自然环境中无法适应，面临水土不服的问题，加之战场公共卫生条件恶劣，传染病成为英军大量减员、战斗力削弱的首要因素。据统计，每 100 名军人中就有 75 人患病。① 面对严峻形势，英军医疗设施匮乏，无法在短期内建造专门的战地医院，只能通过搭建帐篷或改造当地民居的方式为伤病员提供庇护场所，据战时医疗报告记载，“每个团可用的医院是一顶钟形帐篷……（伤员们）聚集在葡萄园的一些小屋中，或是被安置在堆满干草的农家院子里”。② 这些小型医院是战场紧急状态下的权宜之计，主要为伤病员遮风挡雨、提供庇护之所，医疗救治功能极为有限。不久后，英军在克里米亚半岛的巴拉克拉瓦设立了战地医院，该医院利用当地一所年久失修的乡村学校改建而成，共由三间勉强可用的房屋外加四间临时搭建的木屋组成。

通过对战时医疗报告的解读，巴拉克拉瓦战地医院的主要问题可归结为以下三点。首先，当地适用于改造成医疗场所的建筑物数量稀缺，医院床位的不足情况尤为严重，这造成大量伤病员无法及时得到安置和治疗：“在应住院的人中有相当部分因床位短缺而无法入院。第 88 军团中，在我们就诊当日的 120 名伤员中，仅 24 或 25 人住院，但外科医生认为实际需要的住院人数是这个数字的两倍多。”③ 其次，战场资源匮乏，在由帐篷等简易材料所临时搭建的医疗站点中，设施简陋、环境恶劣，并不适合伤病员居住：“该场所的特质完全不适合冬季治疗伤病员。即使

---

① C. E. Vulliamy, *Crimea, The Campaign of 1854 - 1856*, London: Jonathan Cape, 1939, p. 216.

② War Office, *Report upon the State of the Hospitals of the British Army in the Crimea and Scutari*, p. 6.

③ War Office, *Report upon the State of the Hospitals of the British Army in the Crimea and Scutari*, p. 10.

是最舒适的帐篷也无法避免，无论是钟形帐篷，还是用其形状和大小制成的材料，都不适用于医院。它们防风或防水性能较差，且容纳不下三至四个担架，及任何其他形式的床架。”① 最后，医院超负荷运营，内部拥挤不堪，公共卫生环境恶劣。根据当时医院设计理念，每张病床周围至少应有 300 立方米的空间，故该医院可容纳病人上限为 110 名；但 1854 年 9 月 27 日医院开放首日便接收了 291 名伤员，此后至 11 月 30 日的两个多月内，最多时共有 515 名伤员在院，最少时也有 265 名伤员在院。②

由是观之，巴拉克拉瓦战地医院自建成起便面临人满为患、设施简陋、环境恶劣的局面，其所收容的伤员数已大大超过自身所能容纳的极限，即使住院病人勉强得到安身之所，拥挤的病房环境依然不利于康复。医疗机构数量的不足和环境的恶劣成为战争初期困扰军方和政府的主要问题，因此通过轮船将伤病员运送至战场后方的土耳其本土，在那里建立规模较大、床位较多、设施完善的医院，成为唯一切实可行的方案。

（二）后方城市改造建筑成立的医院

克里米亚半岛位于战场前线，交战双方在此残酷厮杀，炮火连天的周边环境不利于建立大规模的医疗机构。而与克里米亚半岛隔海相望的伊斯坦布尔，成为设立战地医院的首选地。军方所设战地医院主要有以下两处：一为由塞利米耶军营（Selimiye Barracks）改造的“斯库塔里医院”（Scutari Hospital）③，该医院依山而建、规模宏大，内部空间相对充裕，由此改建的医院可容纳 968 名病人；二为利用海达帕莎宫（The Palace of Haidar Pasha）及附近建筑物改造的医院聚落，此处地势相对较低，排水不便，由此改建的医院可容纳约 400 名病人。④

---

① War Office, *Report upon the State of the Hospitals of the British Army in the Crimea and Scutari*, p. 10.

② War Office, *Report upon the State of the Hospitals of the British Army in the Crimea and Scutari*, pp. 14 – 15.

③ 塞利米耶军营，也因坐落在斯库塔里地区而被称为“斯库塔里军营”（Scutari Barracks），最初由土耳其苏丹马哈茂德二世建于 1828 年，在克里米亚战争时期由英军接管并改建为“斯库塔里医院”。

④ War Office, *Report upon the State of the Hospitals of the British Army in the Crimea and Scutari*, p. 26. 其中医院病房内收容 660 人，走廊可额外安置 426 人，但需扣除 118 名医护人员的空间，故可安置 968 名伤病员。

至此，英军在土耳其本土所建立的战地医院，提供了充足的床位，基本解决了前线伤病员的医疗空间问题。这些被临时改造成医院的建筑坚固稳定、规模较大，病房空间亦相对宽敞，士兵们的住院环境较之巴拉克拉瓦的战地医院已有所改善。但是，从数量和规模上扩充战地医院，只能从表面上满足伤病员“住有所居”的需求，而并不能从根本上解决他们“居有所医”的问题。军方试图通过战地医院有效救治伤病员，并使其迅速痊愈复员以维持军队战斗力的目标，仍难以实现。究其原因，主要在于战地医院恶劣的公共卫生环境。在当时的战地医院，病房环境和水源问题极为不受重视，由此引发了严重的疾病交叉感染问题，导致发病率和死亡率居高不下。这一点在南丁格尔的记载中，得到了充分的证实。

1854 年 10 月 21 日，南丁格尔及 38 名受过训练的女护士从本土出发，远赴克里米亚战场。11 月，护理团队到达斯库塔里医院，一时被医院恶劣的公共卫生状况所震惊，其中最主要的为人员拥挤、通风不畅、水源不洁等由行政管理缺位所导致的问题。

首先，病房过于拥挤。为尽可能安排下足够多的床位，医院内病床布局较为密集，床周空间严重不足，“两长排床之间的距离不到 3 英尺”。[①] 床周空间的不足导致疾病交叉感染的现象屡见不鲜，相关病例爆发性增长，死亡率居高不下。据统计，在连续进行的 44 例截肢手术中，出现 36 例死亡病例；院内发烧病例中死亡人数达到数百；在初期收容的 2500 名病人中，总死亡率达到了 40%。[②]

其次，医院通风不畅。由于塞利米耶兵营设计的初衷为构建坚固的海岸堡垒，因此其建筑构造并未充分考虑通风对流问题，“相对的两扇窗户之间有 30 多英尺的距离……长度与宽度比例过大，病房形成一个类似隧道的构造”；[③] 而更为致命的是，考虑到冬季的室内保暖问题，医院管理者未能定期打开窗户通风。窗户间距过大、通风时间不足，分别从客观和主观两方面给医院室内空气流通问题带来了挑战。

---

① Florence Nightingale, *Notes on Hospitals*, London: Longman, Green, Longman, Roberts and Green, 1863, p. 15.

② Florence Nightingale, *Notes on Hospitals*, pp. 11 – 12.

③ Florence Nightingale, *Notes on Hospitals*, p. 36.

最后，医院存在水源不洁的问题。手术所需清创用水和病人日常生活用水未能得到有效保障。病人平均8周才洗一次澡，排泄物在病房的便槽中流溢而出，医院的水井中甚至有腐烂的牲口尸体，以至于出现“斯库塔里及其他十几家医院是死亡之所，传染病到处盛行”[①]的恶劣局面。由此可见，医院在使用水源方面存在管理缺位，其中首要问题是供水与排水系统未分开处理，受污染的水源加速了疾病的传播。

病房拥挤、通风不良、水源不洁等公共卫生问题，成为助长疾病蔓延的罪魁祸首。据统计，霍乱、疟疾、斑疹、伤寒等传染病是造成英军减员的主要原因，其死亡人数占整个战争期间的80%以上。[②]在人类对传染病的认识并不全面、缺乏有效药物的时代，改善公共卫生水平是从源头上预防疾病发生、遏制疾病传播的主要途径。因此，如何从根本上解决医院的公共卫生问题，成为悬在英国军方头上的达摩克利斯之剑。在南丁格尔看来，这些问题可通过行政管理改革加以解决，她后来通过病例的统计学数据绘制了著名的“玫瑰图”[③]，针对医护人员进行了给后世带来深远影响的护理改革。

战局的紧急性使英国政府根本无暇等待护理改革的成果，几乎在南丁格尔进行护理改革的同时，英国社会各界在政府的指导和调控下被有效动员起来，采取一切必要措施救治战场伤员。人们开始意识到，战地医院的医疗水平直接影响到军队存亡和战局成败，而依靠既有建筑改建的战地医院缺陷明显，不能满足战场医疗需求。军队迫切需要建造一种按照既定目的设计、具备专业医疗能力的新型战地医院。

二　伦基伊医院的兴建

克里米亚战场军队因病减员严重的消息传至伦敦，引发了政府高层

① C. G. Merridew, “I. K. Brunel's Crimean War Hospital,” *Anaesthesia and Intensive Care* (*supplement*), Vol. 42, No. 1 (July 2014), p. 14.

② John Sweetman, *The Crimean War*, Oxford: Osprey Publishing, 2001, p. 89.

③ “玫瑰图”的全名为“军队在东方的死亡原因图”（Diagram of the Causes of Mortality in the Army in the East）；详见 Florence Nightinggale, *Notes on Matters Affecting the Health, Efficiency, and Hospital Administration of the British Army*, London: Harrison and Sons, 1858, p. 310.

重视及社会各界关注。如何解决传统战地医院公共卫生问题，尽快建造一种适应战场形势的新型战地医院，成为考验国家综合实力的现实难题。这尤其需要政府在宏观层面使用权力整合资源、动员群众，集中社会各界力量共克时艰。但在素有自由主义传统的英国，政府权力向民间渗透程度，与同为参战国的法国和俄国相比不可同日而语。而在当时，战争对医疗的需求尤为迫切，政府使用权力支配社会资源以建造新型医院挽救前线将士生命之举，在道德实践上符合社会价值观，在技术层面上则有强大的工业基础作为支撑，因此得到了社会各界的广泛响应。在战争的紧急状态下，英国社会各界动员起来，以至于出现“全国上下近乎歇斯底里地想以某种方式提供帮助”[①] 的局面。

在政府的动员和指导下，一种具备良好公共卫生设施、符合战场需求、可快速部署的新型医院应运而生。这种新型医院因最初部署于土耳其的伦基伊地区，故被后世称为“伦基伊医院”，其兴建过程大致可分为三个阶段，一为在英国本土的设计与制造，二为在土耳其战场的前期勘察选址，三为在伦基伊地区的主体搭建。

（一）医院的设计与制造

1855 年 2 月，陆军部（War Office）次长本杰明·霍伊斯[②]任命伊桑巴德·布鲁奈尔（Isambard Kingdom Brunel）为总工程师，要求其设计一所结构简便、成本低廉、环境舒适同时能够快速在战场部署的战地医院。在研究了南丁格尔的医院卫生报告和医务官提供的战场医疗报告后，布鲁奈尔制定的设计标准主要有四点：“（1）医院应能在合理范围内，适应任何可供选择的土地，无论其地势水平或倾斜。（2）每幢建筑应能从容纳 500 人扩展至容纳 1000 人乃至 1500 人。（3）能在条件允许范畴内提供一切舒适条件。（4）建筑物应具便捷性，且在结构上最具经济性。”[③] 据

① John Shepherd, “The Civil Hospitals in the Crimea (1855 – 1856),” *Proceedings of the Royal Society of Medicine*, Vol. 59, No. 3 (Mar. 1966), p. 201.

② 本杰明·霍伊斯（Benjamin Hawes, 1797 – 1862），英国辉格党政治家，他也是医院设计者布鲁奈尔的姐夫。

③ Edmund Alexander Parkes, *Report on the Formation and General Management of Renkioi Hospital*, pp. 38 – 39.

此，不难发现医院在设计理念上围绕易于实现、可供扩充、条件舒适、便于运输四点展开，这是伦基伊医院有别于传统战地医院的鲜明特征。作为医治病人的主要场所，医院的价值和目标“会根据社会和公众健康的普遍需求、政治背景和经济波动而变化”。[①] 伦基伊医院的设计理念基于战时的紧急状态，充分利用有限的社会资源，继而快速有效地将医院的作用发挥到最大。在完成设计稿后，布鲁奈尔在帕丁顿车站临时搭建了一个医院病房的样板间模型，同时邀请医学专家对其进行检查和论证。[②] 经过专家们的严密论证后，伦基伊医院的设计方案得以敲定。

诚然，优秀的设计方案体现了英国民间工程师在战争期间所迸发出的软实力，但如若离开了坚实有力的工业基础及与之密切相关的制造业，这种缺乏现实土壤的软实力只能是存在于想象中的空中楼阁。克里米亚战争爆发于英国工业化完成之际，国力鼎盛的大英帝国凭借其雄厚的工业基础和发达的制造业水平，已具备了将医院的设计方案落到实处的硬实力。

在英国工业革命进程中，铁路扮演着重要角色。医院设计者布鲁奈尔此前曾担任英国大西部铁路（The Great Western Railway）总工程师一职，在长期的铁路建造活动中，布鲁奈尔对与之相关的制造业颇为熟悉，他与格洛斯特建筑材料供应商威廉·埃西（William Eassie）有着多年合作经历。埃西的工厂原为建造铁路枕木的主要基地之一，其规模颇为可观，至 1853 年末拥有 13 座带有车床和熔炉的锻造车间，同时雇有 400 名工人。在克里米亚战争初期，埃西工厂接到一些军队订单，为英国军队建造了部分小型营房。因承接军方订单所积累的丰富生产经验使埃西工厂在原料处理、加工成型、切割组装各方面形成了完整的产业链，具备了较为成熟的建筑预制板材生产能力。因此，当 1855 年 2 月军方提出根据设计稿建造包含 50 个病房和 3000 个床位的医院聚落方案时，埃西工厂迅速投入生产。三周后，第一个预制板病房便制造完毕；此后的数月时间内，建造医院所需建筑板材从工厂生产线源源不断地流出。病房的规

① Guenter Risse, *Mending Bodies, Saving Souls: A History of Hospitals*, New York and Oxford: Oxford University Press, 1999, p. 5.

② Isambard Brunel, *The Life of Isambard Kingdom Brunel, Civil Engineer*, p. 463.

模比埃西以往所承建的小型营房要大得多，可容纳 50 人，建筑主体长 90 英尺，宽 40 英尺，并设有盥洗室和储藏室。[①]

纵观这一过程可以发现，医院的设计与建造虽由工程师布鲁奈尔和建筑商埃西合力完成，但他们只是这项方案的实施者，而政府的宏观决策恰是促成医院建筑主体完成的决定性因素。换言之，如果没有布鲁奈尔和埃西，英国并不乏其他工程师和建筑商完成此任务；但若是离开了政府在紧急状态下的宏观决策与社会动员，那么医院的设计与建造便无从谈起。因此，正是在政府的推动下，这批按既定目标设计、由预制板材组成的建筑适应了英军在战场前线医疗中的迫切需求，构成了伦基伊医院的主体，为医院的兴建奠定了坚实的物质基础。

（二）医院的选址勘察

在医院在英国本土设计与建造的过程中，选址工作正在远隔重洋的土耳其同步进行。此项工作主要由军医艾德蒙·帕克斯（Edmund Alexander Parkes）负责，帕克斯此前在印度服役，在热带病治疗方面有着较为丰富的临床经验。1855 年，政府指派帕克斯前往土耳其，开展建院所需的交通评估、环境勘察等前期准备工作。

交通因素成为医院选址的首要考虑。军方最初试图在黑海沿岸选址，位于黑海南岸中部的锡诺普（Sinop）地区因其距离克里米亚半岛和伊斯坦布尔的距离均较近，一度成为首选方案。但帕克斯否定了该方案，原因是交通不便："在君士坦丁堡（伊斯坦布尔）等待一艘前往锡诺普的商船需要 1 周时间，在到达锡诺普后，我们还需花上 10 天时间等它从特拉布宗（Trabzon）返航。"[②] 因此，锡诺普虽与战场距离较近，具备一定的地理区位优势，但由于偏离主流航线，不便于货轮运输和后勤补给，无法在战场和伊斯坦布尔之间形成切实可行的运输链。与之相比，位于达达尼尔海峡附近的伦基伊地区更有优势，它扼守海峡南端，位于英国本土至土耳其的主航道上，同时自此出发可直达法国港口马赛，各类船只

---

① Hugh Conway-Jones, "William Eassie—A Notable Victorian Contractor," *Gloucetershire Society for Industrial Archaeology Journal* (2004), p. 54.

② Edmund Alexander Parkes, *Report on the Formation and General Management of Renkioi Hospital*, p. 8.

络绎不绝、畅行无阻；且伦基伊地处土耳其国内两大港口城市士麦那和伊斯坦布尔之间，作为海上运输补给线中转站地位突出。相较于锡诺普，伦基伊的唯一不足之处是该地距离前线较远，将伤病员从前线运至此处存在长途跋涉的客观困难，但此困难可以通过发挥海上技术优势加以克服，“距离博斯普鲁斯海峡只有100英里的海路，而性能卓越的巨轮可参与运输”。[①] 据后来医院投入运营后的实际情况来看，从克里米亚前线至伦基伊的航程约48—60小时[②]，比最初预想的情况要好得多。

除了交通因素的考量，自然环境因素也被纳入医院选址的重要标准。伊斯坦布尔附近的斯库塔里地区地势较高，且由于塞利米耶兵营改造的医院也位于此处，该地曾一度成为备选。但帕克斯认为斯库塔里已不具备扩建医院的条件：“没有足够的供水，并且离沼泽太近了。”[③] 与之相比，伦基伊的自然环境得天独厚，除了山上流下的泉水可作为充足的水资源，还具备作为医院选址地的其他优势。首先，伦基伊地势平整。“大概有270英亩的土地，如同舌头伸往达达尼尔海峡的海水中，内陆倚靠一排低矮的砂岩小山。”[④] 大片平整的土地无须平整便可开展土木工事，有利于木制医院建筑群的快速搭建与部署。其次，伦基伊地形依山面海、略带坡度。该地块最高处海拔约100英尺，最低处海拔10英尺，[⑤] 水流顺坡而下、缓缓流淌，供水自山上流至医院，排水从医院汇入大海。这种地势特点有利于解决医院运营中产生的供排水问题。最后，伦基伊拥有两处泊地：“北部和南部都是船只停泊的好地方。无论风向是东北还是西南，两个海湾彼此照应，总有一个是相对平静的。”[⑥] 延伸入海的舌状岬角在伦基伊形成了南北两个天然港湾，这极大地方便了从英国本土运

① Edmund Alexander Parkes, *Report on the Formation and General Management of Renkioi Hospital*, p. 10.

② Edmund Alexander Parkes, *Report on the Formation and General Management of Renkioi Hospital*, p. 25.

③ Edmund Alexander Parkes, *Report on the Formation and General Management of Renkioi Hospital*, p. 6.

④ Edmund Alexander Parkes, *Report on the Formation and General Management of Renkioi Hospital*, p. 13.

⑤ Isambard Brunel, *The Life of Isambard Kingdom Brunel*, *Civil Engineer*, p. 469.

⑥ Edmund Alexander Parkes, *Report on the Formation and General Management of Renkioi Hospital*, p. 13.

输物资的货船登陆卸货，亦有利于从克里米亚前线搭载士兵的船只靠岸运送伤员。

经过谨慎周密的勘察后，伦基伊因其在交通因素和自然环境方面所具备的优势脱颖而出，被定为新医院的选址地。在此过程中，政府所指派的调查团通过细致勘查，撰写了详细的调查报告，最终将伦基伊地区确立为选址地，为医院的顺利搭建和稳定运作提供了良好的场地环境。

（三）伦基伊医院的搭建

选址确定后，政府任命军方工程师约翰·布伦顿（John Brunton）统筹管理专业施工团队，主持和监督医院搭建工作。在搭建过程中，伦基伊医院作为预制建筑的优点得以充分彰显，所有病房均可按照模块化形式快速搭建。在施工过程中，木匠、管道工、铺设工、锻造匠等建造医院的工匠均来自格洛斯特，他们是医院建材制造过程的参与者，故熟悉建筑结构，可快速、有效地完成医院搭建。除了来自英国的专业技术人员，其余普通工人则为从附近村庄临时聘用的希腊人。[①] 专业技术人员和普通劳动力分工明确，配合紧密。

在供排水系统营造上，施工人员巧妙利用了地形因素。医院水库建在海拔 130 英尺的山地上，与最高的建筑间保持了 70 英尺的高度差。[②] 生活用水从水库顺流而下，使用过的污水则排入海中，供排水问题凭借地势因素得以妥善解决。

在建筑布局上，由东南方向的水库向西北方向的海面分布着三列病房建筑群，依次沿中轴线和两条主线两侧排列。无论是中轴线还是主线，均为输送水源的管道，医院所有病房均沿着排水管道而建。中轴线位于舌状岬角中央，自东南往西北方向延伸，两侧分布着 34 间独立病房；在中轴线的南北两侧，平行分布了两条主线，两侧各分布着 17 间独立病房。每间病房配备 50 张床位，共计配备 3000 张床位。[③]

---

① Edmund Alexander Parkes, *Report on the Formation and General Management of Renkioi Hospital*, pp. 17 – 18.

② Isambard Brunel, *The Life of Isambard Kingdom Brunel*, *Civil Engineer*, p. 469.

③ Isambard Brunel, *The Life of Isambard Kingdom Brunel*, *Civil Engineer*, p. 469. 此段描述亦参考了帕克斯报告中的附图。

在物资和人员运输上，伦基伊医院设有轨道系统。铁轨的两端位于东北和西南两个港口，贯穿医院中轴线和主线的中点。铁轨的成本较为低廉，布鲁奈尔曾在信件中提到："相关铁轨、车厢和其他要运送的小件物品总价不会超过500英镑。"[①] 这条被称作"伦基伊医院铁路"[②] 的轨道运输系统极大地便利了从码头到医院的运输，根据第二年报纸的描述，医院附近出现了这样的场景："50—60名裹着毯子的士兵不用在崎岖荒野上蹒跚而行，而是被抬上车厢疾驰而过。"[③]

7月2日，《泰晤士报》刊登了罗兰·希尔[④]《致伦基伊附近英国医院官兵》[⑤] 的短文，介绍了从国内发往医院所在地邮件尺寸和时间的问题，这也是"伦基伊医院"的名字第一次出现于公众视野中。至此，伦基伊医院正式宣告落成。

伦基伊医院从设计制造至战场部署的总过程，实际上包含了本土制造、实地勘察、战场部署三个阶段，均在严密规划下由不同行业的专业人士完成。医院设计和制造阶段，工程师布鲁奈尔和工厂主埃西发挥了重要作用。实地勘察阶段，以帕克斯医生为代表的技术人员通过地形勘察、环境评估等工作，为医院的选址做好了前期准备。医院战场部署阶段所采用的建材、通风、排水等设施更是集中了各行业的智慧和经验：如采用预制材料搭建建筑的工艺在1851年世博会主场馆"水晶宫"中便已得到成熟应用；蒸汽驱动的风扇为主的通风设备，已于1841年在大卫·里德的主导下在利物浦的圣乔治厅安置使用；[⑥] 而在19世纪中期英国城市公共卫生改革过程中，下水道一直是改革家们所聚焦的热点问题，

① Prefabricated Wooden Hospitals, Sep. 7, 1855, War Office 43/991 ff. 76 - 7, National Archives, Kew Garden, GB.

② "The British Hospital at Renkioi," *The Times*, Dec. 28, 1855, p. 8.

③ "The British Hospital at Renkioi," *The Times*, Feb. 19, 1856, p. 12. 布鲁奈尔设计的这条轨道也被认为是"小亚细亚有史以来铺设的第一条铁路"。

④ 罗兰·希尔（Rowland Hill, 1795 - 1879），英国邮政改革家，现代邮政服务开创者。

⑤ "Letter For Officers and Soliders in the British Hospital at Renkioi, Dardanelles," *The Times*, July 2, 1855, p. 12.

⑥ Robert Bruegmann, "Central Heating and Forced Ventilation: Origins and Effects on Architectural Design," *Journal of the Society of Architectural Historians*, Vol. 37, No. 3 (Oct., 1978), p. 152.

所采用的排水管道形式各异、技术已趋成熟[①]。从伦基伊医院的兴建过程可以看出，政府在医院的兴建过程中发挥了主导作用：在第一阶段，政府决策将战场需求贯彻至医院的设计与建造过程中；在第二阶段，政府主导下的地形勘测工作为医院的兴建提供了良好的场地环境；在第三阶段，政府有效地将各界资源调配整合，最终完成了医院的搭建。

从最初设想到最终落成，伦基伊医院的总工期不超过 5 个月。英国政府整合各类资源、动员各界力量，促成了新型战地医院的诞生。正如福柯指出的那样："与文明一样，医院是一个人造的场所。"[②] 伦基伊医院如同英国工业文明的成果展示柜，在政府的调控下汇聚了各行业成果，是国家硬实力和软实力的双重体现。

三　伦基伊医院的运作及特点

伦基伊医院搭建完成后，经历了数次扩建，至 1856 年 3 月，已配有床位 2200 张，且可进一步扩容至 3000 张。[③] 至此，伦基伊医院已成为英军最大的战地医院。与以往的战地医院不同，伦基伊医院属于"民用医院"（civil hospital）[④]，因此不受军队医疗系统管辖，而是由政府派遣的医生进行日常管理。作为战争紧急状态下的医疗机构，伦基伊医院的运作独立于军队之外，其背后隐藏着一种上升至国家层面的管理机制，即政治当局对医疗实践的控制和医疗管理机构对所有医务工作者的控制。[⑤] 这种管理机制是国家权力在医疗实践领域的延伸，主要由人事组织结构、治疗护理环境、院内生活安排三方面组成，为医院的稳定、高效运作发挥了重要作用。

首先，完善的人事组织架构为医院的稳定运作提供了坚实的基础保障。从事医院史研究的学者莱斯（Guenter Risse）提出："医院的运作依赖于按等级秩序安排人员，其顶层结构是管理人员和专业人士，而技能

① 毛丽霞：《19 世纪伦敦下水道改革探究》，《苏州科技大学学报》2019 年第 1 期。

② 米歇尔·福柯：《临床医学的诞生》，刘北成译，译林出版社，2011，第 17 页。

③ Edmund Alexander Parkes, *Report on the Formation and General Management of Renkioi Hospital*, pp. 17 – 18.

④ John Shepherd, "The Civil Hospitals in the Crimea (1855 – 1856)," *Proceedings of the Royal Society of Medicine*, Vol. 59, No. 3 (Mar. 1966), p. 199.

⑤ 米歇尔·福柯：《临床医学的诞生》，刘北成译，第 28—29 页。

较低的护工群体则提供辅助支持。”① 与当时英国社会所普遍流行的医院管理模式类似，伦基伊医院组织架构为垂直结构，自上而下可分为院长、监护长、医务官三个层级。院长拥有最高权力，位于医院组织结构的顶层，由帕克斯担任，主要负责主持医院的日常运营工作。在医院满员时，院长有权任命 2—3 名助理，协助自己处理日常行政工作。监护长为医院的中层管理人员，是整个医院运作过程中最为核心的部分。该职位由内科医生或外科医生担任，主要负责各自部门的日常管理事务。每个部门下辖 10 个病房，包含 40 名勤务员，10 名护士；同时配有一名护士长，负责监督护士工作，并且照料病情最严重的病人。各部门间后勤系统和管理人员彼此独立，每个部门都设有单独的厨房、药房、器皿和床单仓库，由专门的后勤官负责保管发放物资。医务官（Ward Medical Officer）是医院运行的基层力量，由助理内科或外科医生担任，负责病房中的日常治疗、公共卫生、病房纪律等方面内容；医务官还需制订每日报表，如实记载病房服务的工作效率、卫生状况，由监护长审定后送至院长处。② 伦基伊医院的日常工作遵循着严格的等级秩序，将管理人员、专业人士、护工群体纳入统一的组织架构中，这种模式确保了医院的有效管理和稳定运作。

其次，完备的公共卫生设施为医院的治疗护理活动营造了良好的外部环境。伦基伊医院在通风条件和供排水系统上均设置完备，公共卫生水平优于同时期的其他医院。有学者认为，公共卫生无论采取何种模式都“需要政府统筹下工程学和医学知识的引导”。③ 这也从某种程度说明，医院运作过程中政府职能的隐形渗透。在通风条件方面，病房空间充足，平均每张病床床周空间均超过 1000 立方英尺。④ 此数据已是同期医院标准的 3 倍多，更是超过了战争初期巴拉克拉瓦医疗站的 10 倍。在空间配备宽裕的同时，每个病房均安装有手摇排风扇以优化通风效果。在供排

---

① Guenter Risse, *Mending Bodies, Saving Souls: A History of Hospitals*, p. 4.

② Edmund Alexander Parkes, *Report on the Formation and General Management of Renkioi Hospital*, pp. 19 – 21.

③ 王广坤：《19 世纪中后期英国公共卫生管理制度的发展及其影响》，《世界历史》2022 年第 1 期。

④ Isambard Brunel, *The Life of Isambard Kingdom Brunel, Civil Engineer*, pp. 467 – 470. 当时医院标准为平均每张病床室内空间配备不低于 300 立方英尺。

水系统上，水库依山而建、居高临下，每日可提供至少25000加仑的充沛水量；每个病房均配备盥洗室，安装了先进的虹吸式抽水马桶，[①] 供应卫生纸，管理方还张贴告示向士兵说明卫生纸的用途；[②] 日常生活所产生的污水流入水槽，并顺势排放至大海。通风和供排水系统所共同营造的良好公共卫生环境，有效地切断了传染病的传播途径，降低了发病概率。

最后，妥善的院内生活安排为疾病治愈和病人康复提供了优越的内部条件。院方在住院病人的个人卫生、营养供应、娱乐活动三个方面均考虑周密。在个人卫生方面，各病房设有单独的淋浴间，供病人清洗身体以保持身体洁净；每个部门设有专门的洗衣房，所配备的专用烤箱可将温度提升至204℃，以此杀灭病人衣物和被单上附着的害虫。[③] 淋浴间和洗衣房的引入，提高了病人的个体清洁度，从源头上控制了传染病的传播。在营养供应方面，每个部门设有独立厨房，食品由护士发放到每位病人手中；病人冬天可获取从英国运来的牛奶，夏季和秋季可获得当地所产的山羊奶。[④] 充裕的营养保障增强了住院病人的体质，提高了其对传染病的抵抗力。在娱乐活动方面，为使住院病人得到充分放松以便康复，病人们每周都能获取大量的书籍和报纸，在室内可以进行桌游娱乐，在室外可以开展投环游戏和足球比赛。[⑤] 这种充满人性化的娱乐安排，让病人在枯燥乏味的集体生活中获得一丝内心的安慰，这无疑会对疾病治愈和身体康复产生积极作用。

莱斯指出：“自18世纪以来，机构拥挤和交叉感染导致了高死亡率，由此塑造了医院的长期负面形象，医院被比喻为‘死亡之门’……直到机构的组织和公共卫生达到最佳程度才得以改善。”[⑥] 受益于严密的人事组织架构、良好的公共卫生环境和有序的院内生活安排，伦基伊医院的运

① John Clapham, ed., *John Brunton's Book*, Cambridge: Cambridge University Press, 1939, p. 76.

② John Shepherd, "The Civil Hospitals in the Crimea (1855 - 1856)," *Proceedings of the Royal Society of Medicine*, Vol. 59, No. 3 (Mar. 1966), p. 202.

③ Edmund Alexander Parkes, *Report on the Formation and General Management of Renkioi Hospital*, p. 22.

④ Edmund Alexander Parkes, *Report on the Formation and General Management of Renkioi Hospital*, p. 31.

⑤ Edmund Alexander Parkes, *Report on the Formation and General Management of Renkioi Hospital*, p. 35.

⑥ Guenter Risse, *Mending Bodies, Saving Souls: A History of Hospitals*, p. 5.

作获得了巨大成功，成就斐然。据统计，医院所收治的 1331 名病人中，有 50 人死亡，961 人治愈出院，治愈率高达 72.2%。[①] 与同期其他战地医院相比，伦基伊医院的成功尤为明显：斯库塔里医院死亡率为 11.9%，而伦基伊医院的死亡率仅为 3.76%。[②]

伦基伊医院的巨大成功，时至今日仍被一些建筑师视为“通过建筑设计改善治愈率”[③] 的典范。纵观伦基伊医院从设计制造、选址部署到投入运作的整个过程，可发现其各方面均有独特之处，特点总结如下。

第一，从设计理念看，伦基伊医院具有构造简单、组装便捷、易于实现的特点，在经济和时间成本上均具有较大优势，有利于实现有限资源的最大化发挥。伦基伊医院建造过程的各阶段、诸步骤均实现了布鲁奈尔的设计预想：在建筑材料上，医院造价低廉，其主体建筑由预制板材构成，可在英国国内实现快速量产；在建筑形态上，医院采用模块化设计，机动灵活、组装便捷，可在战场快速搭建并根据战况进行扩建；在建筑选址上，伦基伊医院紧邻海峡、依山傍水、沿坡而建，此因地制宜之举在节约成本的同时，充分发挥了当地自然资源的优势，既有利于运输船只的登陆，也为构建完善的供排水系统提供了便利。得益于上述特点，在战时伤病员数量剧增的特殊情况下，伦基伊医院合理利用规模优势，优化配置医疗资源，最大程度上收治伤病员。《泰晤士报》对此评论道：“这个机构是有史以来最完整的，其范围和能力无以言表。最显著的特点是其部署的简易性，以及具备一切对维持生命和治疗疾病有利的必要条件。”[④]

第二，从性质上看，伦基伊医院为在政府指导下建成的民用医院。[⑤] 虽然医院地处战场后方，服务对象以部队官兵为主，但军队医疗系统并未

---

① Edmund Alexander Parkes, *Report on the Formation and General Management of Renkioi Hospital*, p. 26.

② Lynn McDonald, “Florence Nightingale, Statistics and the Crimean War,” *Journal of the Royal Statistical Society*, Vol. 177, No. 3 (June 2014), p. 580.

③ Michael Murphy and Jeffrey Mansfield, “Can Architecture Heal? Building as Instruments of Health,” *Architectural Design*, Vol. 87, No. 2 (2017), p. 84.

④ “The British Hospital at Renkioi,” *The Times*, Oct. 10, 1855, p. 10.

⑤ 卡罗尔·赫尔姆施塔特（Carol Helmstadter）从政治、经济、文化等因素综合考察克里米亚战争时期的医疗问题，更是注意到了军医体系之外的护理系统。Carol Helmstadter, *Beyond Nightingale: Nursing on the Crimean War Battlefields*, Manchester: Manchester University Press, 2019, pp. 224 - 244，第 11 章 civilian hospital。

参与其医疗实践。社会资源和民间力量在政府的宏观调控下，为医院的兴建和运营发挥了重要作用。早在战争前期，英国国内大量外科医生志愿奔赴克里米亚战场，以弥补军队医疗系统的严重匮乏，土耳其西海岸的士麦那医院便由非军事系统的外科医生掌管："迈耶医生（Dr. Meyer）对所有工作人员和军队都拥有绝对权力。"① 而在伦基伊医院建造阶段，设计师布鲁奈尔和制造者埃西均为无军方背景的民间人士，前者为工程师，后者为建材制造商；在医院投入使用阶段，其主要管理人员也由非军事系统的医界人士担任，医院的指挥权完全移交给医务人员。当时《泰晤士报》的记者曾以"位于土耳其的民用医院"的标题报道过伦基伊医院，指出"帕克斯医生正在为接收3000人的医院做全力准备"。② 据帕克斯医生本人记载，"它因政府决策而建，由政府医务官负责，而不是由军队医务官负责执行……具体的医务细节任命由詹姆斯·克拉克亲自下达"。③ 罗杰·库特认为，受制于地理、气候、交战双方武器类型等因素，每场战争中固然存在特定的创伤和疾病，但战时的医疗与和平时期的医学无法轻易分离，民间医疗体系与军事医疗体系存在紧密联系。④ 可见，作为补充力量，政府指导下的民用医院壮大了军事医疗力量，弥补了军队系统医疗资源配置不足的短板。

第三，从环境营造方面看，医院对于公共卫生条件的考虑颇为周全，有效地遏制了疾病传播，对病人的康复起了促进作用。首先，医院所有建筑都为平房，不同病房之间彼此隔离，以开放式走廊连接。这种合理构造有利于病人自由活动："一个病人只要能爬，他都可以在长廊或者在医院外面的平地上接触到新鲜空气。"⑤ 其次，病房内部装有机械通风设

① John Shepherd, "The Civil Hospitals in the Crimea (1855 – 1856)," *Proceedings of the Royal Society of Medicine*, Vol. 59, No. 3 (Mar. 1966), p. 201.

② "The Civil Hospitals in Turkey," *The Times*, Sep. 26, 1855, p. 10.

③ Edmund Alexander Parkes, *Report on the Formation and General Management of Renkioi Hospital*, London: The Royal College of Surgeons of England, 1857, p. 4. 文中所提及的詹姆斯·克拉克（James Clark, 1788 – 1870）在19世纪英国医学界享有盛名，曾长期担任维多利亚女王的御医一职。

④ Roger Cooter, "War and Modern Medicine," in W. F. Bynum and Roy Porter, eds., *Compaion Encyclopaedia of the History of Medicine*, Vol. 2, London: Routledge, 1997, pp. 1536 – 1573.

⑤ Edmund Alexander Parkes, *Report on the Formation and General Management of Renkioi Hospital*, 1857, p. 30.

备。19 世纪初，人们普遍相信瘴气疾病理论，认为停滞的“空气”会传播疾病，人们对室内空气循环的客观需求推动了建筑物内通风系统的发展。再次，医院配有专门的洗衣房，其设立为医务人员的手术操作和伤患的居住环境提供了良好的卫生保障，有利于降低伤口感染引发的疾病发生率。最后，医院配置了较为完备的供排水系统。在克里米亚战争前几年，英国通过了《公共卫生法案》（Public Health Act，1848）[①]，要求向城市居民集中提供干净的水源并处理污水。按照当时的标准，每人日均用水 6—10 加仑便已充裕，而在伦基伊医院，这一数字达到了 30 加仑。[②] 创伤后疾病的发生大概率由伤口细菌感染引起，但在细菌致病论尚未普及、抗生素尚未发明的 19 世纪中期，人们只能通过改进通风和供排水设施、提高病房护理水平的方式提高公共卫生水平，通过预防来降低感染率和死亡率。事实上，在 20 世纪以前的医院中，护理功能要大过治疗功能。伦基伊医院通风系统的使用、洗衣房的设立以及供排水系统的实现，为提高公共卫生水平、预防疾病传染提供了有利的环境。

综上所述，伦基伊医院能够顺利在战场部署并发挥积极作用，是由诸多因素合力作用而成的：模块化、低成本的设计理念对战时资源进行了合理配置，保证了医院的快速部署；政府的宏观指导和调度保障了各类人员的协调配合，提高了医院的建造和运作效率；公共卫生环境的营造有效遏制了疾病传播，大大降低了死亡率。在此期间，政府充分整合了社会资源并调动了各界人士的积极性，对于伦基伊医院的成功运营发挥了主导作用。

结　语

在残酷的现代战争中，随着大规模杀伤性武器的普及和由此带来的前线作战人员的伤亡加剧，军队对于战地医院的需求愈益明显，贾雷德·戴蒙德认为：“需求乃发明之母，如果某个解决办法能够符合社会的价值观

① 11 & 12 Vict. c. 63. 本文参考的版本为：Thomas William Saunders, ed. , *The Public Health Acts, 1848*, London: Law Times Office, 1849.

② “The British Hospital at Renkioi,” *The Times*, Feb. 19, 1856, p. 12.

且与其他技术相协调，那么社会便会予以采纳。”[①] 正是由于战争对医疗所产生的极大需求，新型医疗机构——伦基伊医院才应时而生。伦基伊医院能够在短时间内建成，其背后既要有医学科学和工业基础软硬实力兼具的综合国力作为基础，也离不开国家通过行政手段整合资源的能力作为后盾。在医院的建造过程中，英国政府调动工业制造、医护人员、后勤物资等各方面资源投入战场，保证了医院的顺利运营并逐渐形成了一套有效的战场医疗保障体系。作为器物与制度相结合共同服务于战争的产物，伦基伊医院的成功发生在率先跨入工业文明的英国，有其历史必然性：其设计建造和投入使用固然离不开强大的工业实力，但与之匹配的专业技术人才和运作管理机制等制度性因素也尤为重要。在政府的有效统筹下，伦基伊医院在短时间内成功运作，被南丁格尔誉为“那些宏伟的小屋”[②]，为挽救战场士兵的生命作出了积极贡献。

伦基伊医院的成功经验此后在其他战争中被不断吸收借鉴。布鲁奈尔之子在为其父撰写传记时不无骄傲地写道：“建筑的成功在很大程度上影响了美国人在南北战争期间建造类似的医院，现在德国军队也正在模仿。”[③] 1862 年，在美国南北战争中的夏依洛战役期间，联邦军医伯纳德·欧文便搭建了配备 300 张床位的野战医院，同时接收南北双方的伤病员。[④] 在普法战争中，普鲁士军队的野战医院也借鉴了伦基伊医院的设计。[⑤] 一战期间，英国采用轮船作为移动医院，经改造的不列颠号医疗船可容纳 3309 名病人。[⑥] 作为在紧急状况下产生的临时医疗场所，伦基伊医院最初为应对战争中伤亡人数陡增的权宜之计，却凭借其模块组装、快速部署、易于扩容的特点，在战后得以不断发展而日臻完善。在此过程中，战争和医疗形成了良好的互动机制，前者不断催生新的需求，后

---

① 贾雷德·戴蒙德：《枪炮、病菌与钢铁：人类社会的命运》，谢延光译，上海译文出版社，2006，第 246—247 页。

② C. G. Merridew, “I. K. Brunel's Crimean War Hospital,” *Anaesthesia and Intensive Care* (*supplement*), Vol. 42, No. 1 (July 2014), p. 18.

③ Isambard Brunel, *The Life of Isambard Kingdom Brunel, Civil Engineer*, p. 462.

④ Fahey Bernard, “John Dowling Irwin and the Development of the Field Hospital at Shiloh,” *Military Medicine*, Vol. 171, No. 5 (May 2006), p. 349.

⑤ John Shepherd, *The Crimean Doctors: A History of the British Medical Services in the Crimean War*, p. 446.

⑥ Mark Chirnside, *The Olympic-Class Ships*, Stroud: Tempus, 2011, p. 241.

者在满足前者的需求中不断发展和改进。

以克里米亚战争中的伦基伊医院为具体案例，透过长时段的历史考察，不难看出在关乎国运兴衰和民族前途的紧急公共卫生事件中，政府会动用国家权力进行社会动员与资源调控，以最大限度发挥医疗机构的救治功能以度过危急时刻。一百多年前，面对克里米亚战场士兵伤亡惨重的局势，英国政府在战场建立了伦基伊医院。医院的制造、部署与运作过程，体现了国家权力对医疗资源整合与支配过程中发挥的巨大作用。联系当下，自新冠肺炎疫情以来，我国各地兴建了一批“方舱医院”①，即为国家应对疫情所采取的特殊手段，在疫情传播的紧急突发状态下扮演了重要角色。而从形态和特点来看，“方舱医院”模块化、多功能、易组装等基本特征在伦基伊医院的建造过程中均有迹可循。“方舱医院”和“伦基伊医院”只是人类文明演进中的一个微观面相，但它们的实现，必须有一个拥有完备工业体系、强大制造能力、丰富人才储备的现代强国作为坚实后盾。方舱医院和伦基伊医院虽在时间上相隔甚远，应用场合与目的也不完全相同，却彼此交相辉映，成为不同时期两大强国在紧急状态下应对疾病处理机制和保障民众健康的历史试金石。

［傅益东，南通大学文学院讲师］

（责任编辑：郑彬彬）

① 在汉语语境中，“方舱医院”一词是较新的概念，最初可见于20世纪80年代末的军事文献（王益群、顾正明：《军用方舱简介》，《系统工程与电子技术》1989年第1期）。“方舱”一词最早被用来描述电子战支援设备的功能形态，后来被衍生至包括野战医院在内的其他可移动、多功能、模块化技术平台（冀中仁：《追根溯源话方舱》，《中国军转民》2012年第9期）。2020年新冠肺炎疫情初发之时，学界将“方舱医院”定义为“可快速运输、以医疗移动舱形式所搭建的，集医疗服务和技术支持于一体的野外移动医疗平台”。详见 Zhang Yetal.，“Wuhan Mobile Cabin Hospital：A Critical Health Policy at A Critical Time in China，” *Medicine*，Vol. 100，No. 3（Jan. 2021），p. 1.

“成为疾病”：18—19 世纪英国“老年痴呆”的医学化

张君言

摘　要　老年痴呆症是老年人所患各类痴呆症的统称，可导致记忆、日常生活、学习、语言交流和情感控制等能力的后天性全面损害。19 世纪之前，英国对其认知局限于零散的症状描述。19 世纪 30 年代出现固定称谓，广泛应用于医学著作和机构，病理方面的专业研究也有所丰富。然而直到 19 世纪末，老年痴呆症的诊断仍欠明确，病态与自然衰老之间缺乏准确界定。这直接反映在患者的安置问题上——家庭、疯人院和济贫院等机构从自身立场出发各执一词，强调老年痴呆症的不同内涵。老年痴呆症“成为疾病”的过程，也正处于近代西方医疗扩大化、人类生命周期医学化的趋势过程中。

关键词　英国　老年痴呆症　医学化　乔纳森·斯威夫特

在西方医学史上，老年痴呆症①这一疾病类别直到 19 世纪上半叶才首次形成。但任一疾病名称和定义的出现，与疾病作为生理意义上的实

① 无论是西方还是国内，当代对“老年痴呆症”（senile dementia）这一疾病称谓都有了新的认知挑战，认为它带有污名化色彩。但由于本文所研究时段限于这一争议尚未出现的 17 至 19 世纪，所以使用“老年痴呆症”这一称谓是必要的。

体的存在绝非同步，而是在被认识与命名之前就业已存在。正如美国医疗史家查尔斯·罗森伯格（Charles E. Rosenberg，1936 – ）所说："疾病既是生物学事件，又是一代特有的语言建构……在某种程度上，直到我们通过感知、命名，并对之做出反应之前，它并不存在。"[①] 疾病的具体表现基于共同的病理基础，具有超越历史、跨越文化的稳定内涵。

在不同的历史时期，西方对"老年痴呆"症状[②]的认知有别。古代和中世纪的相关确切记载极为罕见，但在一些哲学和医学文本中，学者们已将衰老与心智能力的退化联系起来，如古希腊医生希波克拉底就曾提及老年人的智力衰退。[③] 中世纪哲人塞维利亚的伊西多尔（Isidore of Seville，560 – 636）则提出老人和婴儿的血液温度较低，进而论证此二者的心智不成熟。[④] 13 世纪英格兰自然哲学家罗吉尔·培根（Roger Bacon，1214 – 约 1292）称大脑是记忆和思想之本源，健忘是衰老的必然结果。[⑤] 近代早期的相关记载略有增多，但其描述与研究仍呈碎片化状态，"年迈昏聩"（dotage）[⑥]、"老年低能"（imbecility）、"老年疯癫"（lunatic），以及由各个症状组合堆砌而成的名称相互混杂。进入 19 世纪，"老年痴呆"逐渐析出为单独的疾病，拥有了固定称谓"老年痴呆症"（senile dementia）[⑦]，针对

① 完整表述为："疾病既是生物学事件，又是一代特有的语言建构——反映了医学知识和制度的历史；是公共政策潜在立法的一个方面；社会角色的潜在定义要素；一种文化标准的认可；以及医生—患者互动中的结构元素。在某种程度上，直到我们通过感知、命名，并对之做出反应之前，它并不存在。" Charles E. Rosenberg，"Disease in History：Frames and Framers，" *The Milbank Quarterly*，Vol. 67，Supplement 1（1989），pp. 1 – 2.

② 由于"老年痴呆症"的固定称谓直到 19 世纪 30 年代才出现，在此之前，患者和医生们各自对相关症状有不同的指称。本文为了便于理解，在泛指时将 19 世纪 30 年代之前的相关症状统称为"老年痴呆"症状。

③ 参考 N. C. Berchtold and C. W. Cotman，"Evolution in the Conceptualization of Dementia and Alzheimer's Disease：Greco-Roman Period to the 1960s，" *Neurobiology of Aging*，Vol. 19，Issue 3（1998），pp. 173 – 189。

④ Irina Metzler，*A Social History of Disability in the Middle Ages：Cultural Considerations of Physical Impairment*，New York：Routledge，2013，p. 103.

⑤ R. Torack，"The Early History of Senile Dementia，" in B. Reisberg，ed.，*Alzheimer's Disease*，New York：The Free Press，1983，pp. 23 – 28.

⑥ 指老年时期智力或理解力受损的状态。参考"dotage，n.，" *OED* Online，Oxford University Press，https://www.oed.com/view/Entry/56966? redirectedFrom = dotage，Accessed 23 December 2021。

⑦ "senile"意为"老年的"，"dementia"意为记忆和抽象思维的特定障碍，早期一度也指影响思考和判断的疯癫。参考"senile，adj.，" *OED* Online，Oxford University（转下页注）

其病因和疗法的讨论愈加活跃深入，患者也更多地被送入机构照护。这一过程，不仅是简单的认知变迁过程，更是近代西方医疗扩大化、人类生命周期医学化的体现。医学化是一个批判性较强的概念，相关讨论在 20 世纪 60—70 年代勃兴于西方社会学学界，旨在考察、批判近现代医学向人类自然生命周期和悖俗行为的扩张。[①] 本文之所以借用社会学中的“医学化”（medicalization）一词概括英国近代的老年痴呆症认知变迁，一方面是由于它凸显了认知变化的特征，另一方面也意在为该疾病在 19 世纪所陷诊断困境提供解释的框架。[②]

“老年痴呆”的医学化涉及英国史上诸多重要问题，如启蒙运动的广泛影响、近代医学的发展、对社会弱势人群的制度性关怀，乃至现代化问题等等。梳理其过程，不仅有助于了解老年痴呆症这一疾病的社会属性，还能从其被“发现”（命名）的窗口观察社会的变迁。此外，在医学高度发展的当今社会，老年痴呆症不仅仍是医学疑难，还是社会层面的棘手议题，因而厘清其认知过程并对医学化进行反思，或可为相关现状提供历史参照。本文意欲梳理老年痴呆症命名前后，英国社会对它的认知变迁，从患者自述、医生著作和机构记录等历史文本中探究它“成为疾病”的医学化过程，并讨论这一过程所反映出的西方医疗扩大化趋势。[③]

（接上页注⑦）Press, https://www.oed.com/view/Entry/175906, Accessed 23 December 2021 以及“dementia, n.,” *OED* Online, Oxford University Press, https://www.oed.com/view/Entry/49638? redirectedFrom = dementia, Accessed 23 December 2021。

① 在对医学化的讨论中，老年痴呆症并不是特别典型的案例。学界以往讨论较多的有儿童多动症、酗酒、性取向和更年期等。国内学者对医学化问题及其学术史已有一些研究，可参考唐文佩、张大庆《医学化概念的构建及其演进》，《医学与哲学》（A）2015 年第 3 期；韩俊红《医学脱嵌于社会——当代西方社会医学化研究述评（1970—2010 年）》，《社会学研究》2020 年第 2 期。

② 与本文标题近似的，有 1989 年美国的一篇社会学博士学位论文 Rosamond Robbert, The Medicalization of Senile Dementia: From “Normality” to “Pathology”, PhD Thesis, Western Michigan University, 1989。但该论文主要关注时段为 1970 年至 1985 年，与本文关联较小。

③ 在西方老年痴呆认知史领域，国外主要有英国剑桥大学教授贝里奥斯（G. E. Berrios）、美国德雷塞尔大学教授巴伦杰（Jesse F. Ballenger）以及英国学者安德鲁斯（Emily Stella Andrews）的研究。贝里奥斯专注于在科学哲学和精神病学理论层面对痴呆、老年痴呆等疾病的概念发展进行辨析，发表多篇论文，其中与本文最为相关的有“Dementia During the Seventeenth and Eighteenth Centuries: A Conceptual History,” *Psychological Medicine*, Vol. 17 (1987), pp. 829 - 837。巴伦杰的 *Self, Senility, and Alzheimer's*（转下页注）

一　17 至 18 世纪的“老年痴呆”症状

近代早期英国社会对“老年痴呆”的认知较为零散，并与当时西欧对疾病的总体认知倾向一致——将症状等同于疾病，“人们通常会提及发烧、肿胀、痉挛、嗜睡等症状，但通常并不将这些小恙视作其他更大的疾病的标志，而是将症状视为疾病本身”。[①] 在“老年痴呆症”这一固定称谓出现之前，人们并未以笼统的疾病名称来指代它，而是在病情描述中提及一个或多个症状。同时也对病因进行分析，将“衰老”作为核心解释。

在 17 至 18 世纪的英格兰，一些医疗从业者在著述中记录了老年人记忆力严重衰退、心智与言行退回孩童状态的病例。如英格兰内科医生威利斯（Thomas Willis，1621 – 1675）在其《医学实践》（*Practice of Physick*）中提及因衰老所致的愚蠢（foolishness），“一些人早年足智多谋，但逐渐变得迟钝，最终仅因年事渐高而愚蠢，而并非因生平所犯其他错误”。[②] 江湖医生萨蒙（William Salmon，1644 – 1713）在其多次再版的《医疗：治愈疾病的实践》（*Iatrica*：*Seu Parxis Medendi or the Practice of Curing Diseases*）中记录了一种“在老弱无能的男子身上发生的想象力、判断力和记忆力方面的疾病”。在萨蒙笔下，该疾病包括想象力或理解力、推理能力或判断力、记忆力或反思能力退化三个要素，此三者既可能同时发生，也可能单独或成对出现。萨蒙提供的具体病例是居住在伦敦附近布罗姆利（Bromley）地区的约翰·罗伯茨爵士（Sir John Roberts）。萨蒙

（接上页注③）*Disease in Modern America*：*A History*（Baltimore：The Johns Hopkins University Press，2006）则研究近代美国的老年与老年痴呆。安德鲁斯则利用疯人院档案拓展了患者安置研究的维度，主要成果有其博士学位论文 *Senility Before Alzheimer*：*Old Age in British Psychiatry*，*c. 1835 – 1912*，PhD Thesis，University of Warwick，2014，以及“Institutionalising Senile Dementia in 19th-Century Britain，” *Sociology of Health & Illness*，Vol. 39，No. 2（2017），pp. 244 – 257。国内学界对西方老年痴呆认知史的研究成果有 2018 年辛凤迪和张艳荣的《老年痴呆：从古典时期的疯狂到阿尔茨海默病》，主要在医学理论层面梳理了从古希腊罗马时期到近现代对老年痴呆的认知变化。

① Elaine Leong and Claudia Stein，eds.，*A Cultural History of Medicine*，Vol. 3，London：Bloomsbury Academic，2020，p. 70.

② Thomas Willis，*Practice of Physick*，London：Printed for T. Dring，C. Harper and J. Leigh，1684，Wing/G1091，p. 211.

在约翰·罗伯茨爵士心智尚全之时就与他熟识，那时他能够"就本质来理解事物，理智地辩论，勇于反思"。而患病之后，他"在理解力、判断力和记忆方面退化为孩童"，对亲友一概不识，反复向来访者提出相同问题，"一刻钟之内几乎重复五六遍"，甚至无故大笑或哭泣。萨蒙排除了患疯癫的诊断，认为该患者"没有疯（mad）或是像疯人院里的人那样精神错乱（distracted），然而其智力损坏得如此严重，不仅理解力彻底退化为孩童，还在所有方面都变傻了……并不比疯人或心智不全者好多少"。萨蒙将病因归结为"疾病的重大打击"和"耄耋高龄所致的体弱"，并在疗法上持悲观态度，认为与多数突发于身心强健之人身上的疯癫不同，约翰·罗伯茨爵士所患的疾病"有着渐进的过程或病因，发生在老年"，想要康复"是完全不可能的"。①

病理解剖学的发展使 18 世纪医生对"老年痴呆"症状的解析更为微观。英国内科医生大卫·哈特利（David Hartley，1705 – 1757）在其 1749 年的《论人，其结构、责任和期望》（*Observations on Man*，*His Frame*，*His Duty and His Expectations*）中论及"理性官能（rational faculty）的瑕疵"时，将年老昏聩者归入"疯人"（mad persons）范畴②。哈特利认为"大脑中能产生思想之细微感应的部位，也许是由于过度使用，以一种特殊方式衰退了……大脑的沟壑可能相当大地膨胀起来，而大脑本身处于一种衰弱状态"。他的解释核心仍然是衰老，甚至进一步反问："老年人身体的所有部位甚至骨骼都在衰退萎缩，那为何这种情况不会发生在作为一切起源的大脑上？"哈特利认为，正是"神经系统微小血管堵塞所导致的愚蠢（opacity），削弱甚至破坏了联想和记忆的能力"。③ 苏格兰医生威廉·卡伦（William Cullen，1710 – 1790）在 1769 年介绍其疾病分类学思想的《疾病分类学方法概要》（*Synopsis Nosologiae Methodicae*）"智力缺陷"

---

① William Salmon，*Iatrica*：*Seu Parxis Medendi or the Practice of Curing Diseases*，London：Nathan Rolls，1694，Wing/S433，pp. 778 – 782.

② 哈特利认为，疯人对过去或未来的常见事实有着错误的判断，其猛烈的情感和行为与他人不同甚至截然相反。其记忆错误，话语不连贯。这些表现在不同种类和程度的疯癫中有不同的组合，其中一些则以不同的程度和契机发生在心智健全的人身上。详见 David Hartley，*Observations on Man*，*His Frame*，*His Duty and His Expectations*，London：Printed for T. Tegg and Son，1834，p. 245。

③ David Hartley，*Observations on Man*，*His Frame*，*His Duty and His Expectations*，pp. 245 – 246.

(amentia) 条目下，提及一种名为“老年感知力和记忆力衰退”的疾病，虽未作详细介绍，但仍凸显了“衰老”这一致病因素。[①]

对“老年痴呆”症状的描述也出现在文学作品中，如 17 世纪初莎士比亚悲剧《李尔王》中年迈昏聩的主人公，就被一些后世学者视为老年痴呆症的典型案例。[②] 政治活动家罗伯特·弗格森（Robert Ferguson）在其 1698 年政论小册子《来自穿着袜子和短靴的一名牧师的看法》（*A View of an Ecclesiastick in His Socks & Buskins*）中提及相似症状：“他年迈昏聩，再次成为孩童，这表明他已老弱无能。而考虑到我的年纪、健康和活力，根据自然规律，我不会死在他前头。”[③]

此外，围绕英国政论家兼文学家、《格列佛游记》作者乔纳森·斯威夫特（Jonathan Swift，1667 – 1745）晚年病情的记录与研究，则展现出 18 世纪英国社会对“老年痴呆”症状认知的丰富细节。其中不仅有患者自身的疾病体验，亦反映出大众将“老年痴呆”症状与疯癫相混淆的情况。斯威夫特的晚年病情曾是一个长久谜团，彼时他年逾七旬，丧失了记忆和识人辨物的能力，生活无法自理。[④] 都柏林当地的精神鉴定委员会（De Lunatico Inquirendo）于 1742 年建立了一个专门小组对其身心状况进行调查，判定其“头脑与记忆失常，失去自理能力，亦无法管理个人财产”。[⑤] 坊间流传斯威夫特“疯了”，也有人声称他已沦为白痴。经过漫长的争论以及对文献、实物遗存的持续研究，当今学界认为其症状与老

---

① William Cullen, *Synopsis Nosologiae Methodicae*, Edinburgh: P. Brown, 1815. 此书无页码，具体引用位置为“63. Amentia”中第 2 条“amentia senilis, from decay of perception and memory in old age”。

② 参考 Tess Maginess and Hannah Zeilig, “‘Poor, Bare Fork'd Animal’: The Representation of Dementia in King Lear,” in Tess Maginess, ed., *Dementia and Literature: Interdisciplinary Perspectives*, New York: Routledge, 2018, pp. 53 – 70。

③ Robert Ferguson, *A View of an Ecclesiastick in His Socks & Buskins, Or, A Just Reprimand Given to Mr. Alsop, for His Foppish, Pedantick, Detractive and Petulant Way of Writing*, London: Printed for John Marshall, 1698, Wing/F764, p. 122.

④ 斯威夫特五十岁时与友人散步至公园，指着一颗树冠凋零的榆树说：“我将像它一样先从头部开始死去。”似乎表达出知识分子对自身价值源泉——头脑衰老的恐惧，后来不幸言中。参考 Fadim C., ed., *The Little-Brown Book of Anecdotes*, Boston: Little-Brown, 1985, p. 531。

⑤ Ball F. Elrington, *The Correspondence of Jonathan Swift*, Vol. 6, London: G. Bell and Sons, Ltd., 1914, pp. 181 – 185.

年痴呆相吻合。[①] 斯威夫特在心智完全恶化之前仍保有一定程度的自我意识，能对自己的病情进行观察。而作为知识分子，他不仅对自身心智的衰退更为敏锐，还得以用文字记录下来，提供了来自患者视角的疾病体验。1738 年 2 月他在信中提及自身记忆力减退的症状：“几个月以来，我一直是斯威夫特博士的影子的影子的影子的影子的影子……，年老，头晕，耳聋，健忘……”[②] 在 1740 年立下最后一份遗嘱后，他的心智状况愈加恶化，在致堂妹怀特维夫人（Mrs. Whiteway）的信中称自己“是如此愚蠢和困惑，无法表达身体和精神上受到的屈辱。……几乎连我写的字都看不懂”，并对未来作出悲观预期，“我相信自己来日无多，这些日子一定少而可怜”。[③]

在斯威夫特的近身照护者笔下，他并未被视作“疯人”或“白痴”，而只是一位病情反复无定的年迈老人。照护者们记录下他的一系列症状，如失忆和语言能力的退化，而非给出笼统的疾病名称。在斯威夫特被判定丧失行为能力后的 1742 年 11 月，怀特维夫人在信中称其“已失去理智”，丧失记忆，并且待人粗暴——“我是他最后认得的人，而当他连我都认不出的时候，他对所有人都很粗暴，所以我不得不离开”。斯威夫特的症状还有不断来回踱步和失眠，“他每天走十个小时……近一个月每天睡眠不足两小时”。但在极其偶然的情况下，斯威夫特又能回归正常，认出友人并进行社交——“有一天他表现得对我非常熟悉，拉着我的手，叫我的名字，和往常一样很高兴见到我。我问他是否愿意请我吃饭，他说‘当然，我的老朋友’。那天他的状态就这样持续着，甚至认得内科医生、外科医生和家中所有人，以至于尼克尔斯先生[④]认为他也许能找回一部分理智”。但很快，斯威夫特又退回痴呆状态，“非常安静，开始睡觉，

---

① Paul Crichton and Michael Phillips, “Jonathan Swift and Alzheimer's Disease,” *The Lancet*, Vol. 342, Iss. 8875 (2 October 1993), p. 874.

② 摘自 1738 年 2 月 2 日斯威夫特和怀特维夫人写给奥雷里伯爵（the Earl of Orrery）的信，D. Woolley, ed., *The Correspondence of Jonathan Swift*, Vol. 4, New York: P. Lang, 1999, p. 494。

③ 摘自 1740 年 7 月 26 日斯威夫特写给怀特维夫人的信，D. Woolley, ed., *The Correspondence of Jonathan Swift*, Vol. 4, pp. 627 - 628。

④ John Nichols，医生，斯威夫特死后尸检的监督者。

但很难被说服在房间里走动一下”。[①] 斯威夫特的堂侄在1744年4月4日信件中将斯威夫特称作“可怜的老人”，描述了他坐在餐桌前不断喃喃自语“我就是我，我就是我”的场景，还记录了他想要表达但难以如愿的情状：“他想找些话跟我说，而经过一番努力，终于还是说不出话来，沉重地叹了口气，就沉默了。”在试图与仆人对话而难以如愿后，斯威夫特自言自语：“我是个傻瓜。”[②]

斯威夫特本人及照护者的叙述对患病体验和行为细节展现得较多，而在18世纪后期的几部斯威夫特传记[③]中，则能发现一些旁观者对病情的判断，偶以“疯癫”和“白痴”来形容。如最早问世的奥雷里伯爵（the Earl of Orrery 即 John Boyle，1707－1762）所著传记将斯威夫特的病情概括为“疯癫—白痴”，奥雷里写道：“1742年初，他残存的一点点理智也消失殆尽，他的暴怒近乎疯狂（madness）。……在惊人的疯癫（lunatic）之后，他变为一个安静无声的白痴（idiot），并以无法自理的状态度过余生。”[④] 斯威夫特的好友、爱尔兰牧师德拉尼（Patrick Delany）的态度则悲悯许多，他在奥雷里伯爵的传记问世后也整理出版了一部回应性质的资料集，避免对斯威夫特的晚年病情作出武断的“疯癫”判词，而是描绘了一幅凄凉图景：“从他的诉苦中，我完全确信他受到了惩罚；他悲叹的样子刺穿了我的心，他说自己是个白痴，不再是人（human creature）了。”[⑤] 斯威夫特作为名人的影响力甚至使大洋彼岸的北美医生兼社会活动家本杰明·拉什（Benjamin Rush，1746－1813）[⑥] 也投来关注，在1793年论述老年病的小册子中认为斯威夫特“亲手毁了自己的心智”，因为“肮脏的、与世隔绝的生活方式，使他不能看书或与人交谈，

① 摘自1742年11月22日怀特维夫人写给奥雷里伯爵的信，D. Woolley, ed., *The Correspondence of Jonathan Swift*, Vol. 4, pp. 663－664。

② 摘自1744年4月4日迪恩·斯威夫特（Deane Swift）写给奥雷里伯爵的信，D. Woolley, ed., *The Correspondence of Jonathan Swift*, Vol. 4, pp. 669－671。

③ 在斯威夫特去世后不久，即有多部传记问世，均由他生前相识者撰写。

④ John Boyle, *Remarks on the Life and Writings of Dr. Jonathan Swift*, London: Printed for A. Millar, 1752, p. 169. 奥雷里伯爵很早就意识到公众对这一主题的兴趣，在斯威夫特生前就已经开始为此书收集、整理资料。

⑤ Patrick Delany, *Observations upon Lord Orrery's Remarks on the Life and Writings of Dr. Jonathan Swift*, London: Printed and Sold by W. Reeve, 1754, p. 151.

⑥ 拉什曾于18世纪60年代在苏格兰爱丁堡大学求学，获得医学博士学位。

头脑失去了通常的刺激，从而陷入昏沉状态”。[①] 此外值得一提的是，根据德拉尼的记载，斯威夫特生前曾被诊断出脑积水症状，有医生认为正是该症状致使其心智衰退，并敦促其做手术排出积水（但最终未做）。[②] 斯威夫特死后的尸体解剖确实证明其头盖骨里存在大量积水。[③]

在老年痴呆症尚未正式“成为疾病”的 18 世纪，斯威夫特当然不可能被诊断为老年痴呆症，但医学界和普通大众对其病情的判断已展现出当时社会对相关症状的认知情况。进入 19 世纪，斯威夫特的晚年病情仍然吸引着专家学者的寻古与考证，其结论反映着医学界的动态。最迟至 19 世纪 70 年代，已有医生确切提出斯威夫特罹患的是老年痴呆症，此时老年痴呆症在英国早已“成为疾病”。这一变迁，有其深刻的历史经纬。[④]

二　19 世纪的老年痴呆症

19 世纪 30 年代，“老年痴呆”在英国的医生著述和机构档案中作为独立疾病出现，并以“老年痴呆症”为固定称谓。这一突破，处于近代西方医疗扩大化、人类生命周期医学化的过程之中，是医学界对痴呆症及其与衰老之间关系认识加深的直接产物，也由精神病学的发展以及疯人院机构的繁盛所促进。[⑤] 其后，医学界对老年痴呆症的认知经历了不断丰富、深化的过程。而老年痴呆症在其生物学内涵之外，更是被赋予了社会层面的解读。

---

① Jesse F. Ballenger, *Self*, *Senility*, *and Alzheimer's Disease in Modern America*: *A History*, p. 7.

② Patrick Delany, *Observations upon Lord Orrery's Remarks on The Life and Writings of Dr. Jonathan Swift*, pp. 149 - 150. 当代医学证明老年痴呆和脑积水的症状相似，患者既有可能同时身患这两种疾病，也可能只患有一种。

③ D. Johnston, *In Search of Swift*, Dublin: Hodges Figgis, 1959, p. 183.

④ 19 世纪医学界对老年痴呆症的新认知直接反映在斯威夫特晚年病情研究的新进展上，疯癫的说法迅速退场，让位于包括老年痴呆症在内的一系列疾病推断。如克赖顿 - 布朗在其《精神和大脑疾病的临床医学演讲》中提及斯威夫特的案例，将其诊断为老年痴呆症。他援引 18 世纪著名作家塞缪尔·约翰逊的诗句“斯威夫特口流涎沫出尽洋相而后离世”，进而感慨“老年痴呆是卓越头脑最后的病弱”。James Crichton-Browne, “Clinical Lectures on Mental and Cerebral Diseases,” *The British Medical Journal*, Vol. 1, No. 697 (1874), pp. 601 - 603.

⑤ 需要注意的是，虽然在当下的医学分类中，老年痴呆症属于神经病学的范畴，但 19 世纪后半叶之前，神经病学尚未与当时更为成熟的精神病学分离。因此老年痴呆症在本文所举的绝大多数情况中，历史性地归属于精神病学范畴。

英语文献中首次出现“老年痴呆症”称谓，是由英国精神病学家普里查德（James Cowles Prichard，1786－1848）从法国精神病学家皮内尔（Philippe Pinel，1745－1826）处借鉴而来，并在1835年的著作《论疯癫和其他影响心智的紊乱》（*A Treatise on Insanity and Other Disorders Affecting the Mind*）中首次使用。[①] 此书影响很大，这一称谓随后即为医学界广泛应用。[②]

新称谓出现的关键前提，是18至19世纪英国精神病学的发展，以及对痴呆症（dementia）理解的深化。从18世纪开始，“关于疯癫的理论概念改变了，（人们）开始强调通过适当的管理和再教育研究疯癫的可治愈性”。[③] 19世纪英国医学界对痴呆的认知受法国影响较大，虽然时常随流行观念和学界风尚改变，但基本要素保持稳定——将痴呆症解释为一种规律性的、渐进的精神功能丧失。普里查德认为损耗（loss）是痴呆症的核心，并将痴呆症划分为丧失记忆、丧失理智、丧失理解能力和丧失本能（instinct）四个阶段，每个阶段的特征都是丧失一种不同的精神官能。[④] 最终，患者会完全失去心智，正如医生巴克尼尔（John Charles Bucknill，1817－1897）和图克（Daniel Hack Tuke，1827－1895）所言，这些老人会沦落到“仅仅……有机体或肉体存在”。[⑤] 痴呆症的病因则被归结为能量的损耗，这种损耗导致思维变慢、变弱，思维所依赖的物理结构也逐渐瓦解。损耗可能缘于身体劳累、精神创伤、酗酒和鸦片的过量使用，或仅仅是年老体衰。[⑥] 痴呆症病因中“衰老”要素的凸显，直接促使老年

---

① James Cowles Prichard, *A Treatise on Insanity and Other Disorders Affecting the Mind*, London: Sherwood, Gilbert and Piper, 1835, pp. 92－93.

② 机构如北安普顿疯人院（Northampton General Lunatic Asylum）是收治下层阶级病患的公立疯人院，它从成立伊始，即将老年痴呆患者单独分类，这种分类方法不仅体现在患者平日的医疗记录中，还可见于疯人院第一年度（1838—1839）的《年度报告》里。Northampton General Lunatic Asylum, *The First Annual Report of the Northampton General Lunatic Asylum*, Opened August 1, 1838, Printed by T. Phillips, 1839, p. 27.

③ W. F. Bynum, Roy Porter and Michael Shepherd, *The Anatomy of Madness: Essays in the History of Psychiatry*, Vol. 2, London: Tavistock Publications Ltd., 1958, pp. 52－53. 转引自赵秀荣《英国约克静修所的道德疗法初探》，《史学理论研究》2015年第2期。

④ James Cowles Prichard, *A Treatise on Insanity and Other Disorders Affecting the Mind*, pp. 88－89.

⑤ John Charles Bucknill and Daniel Hack Tuke, *Manual of Psychological Medicine*, 2nd edition, London: J. Churchill, 1862, p. 115.

⑥ 类似的推断可见于19世纪多位精神病学家的著作，如普里查德《论疯癫和其他影响心智的紊乱》、巴克尼尔和图克《精神医学手册》。

人所患的痴呆症成为独立领域，"老年痴呆症"称谓正式形成。

在"老年痴呆症"这一固定称谓出现后，医学界对其认知的变化大致可以分为两个阶段：第一个阶段在病因上仍主要强调较为抽象的"能量损耗"①；第二个阶段对大脑病理的分析则更为微观具体，甚至赋予其更为广泛的社会含义。第一阶段从 1835 年的普里查德著作开始，普里查德引用了一名 70 岁男子的病例，并提出老年痴呆症的病因是精神能量的过度消耗或酗酒。类似观点亦见于 1849 年医生乔治·戴（George Day，1815 - 1872）的医学教科书《关于家庭管理和关键老年病的实践论文》（*Practical Treatise on the Domestic Management and Most Important Diseases of Advanced Life*），戴认为老年痴呆的病因主要是老年人身体器官的衰退，因而"传递给大脑的印象变暗、变钝了"，导致"通过外在感知持续吸收新鲜营养"的能力有所下降。戴归纳出三条病因，包括"长期的脑力劳累"、"过度饮用葡萄酒或烈酒"和"荒淫无度"。②

第二阶段对大脑病理以及该病社会含义的强调则从 19 世纪 70 年代开始，较为著名的有医生大卫·斯克（David Skae）和时任西莱丁疯人院（West Riding Asylum）③ 医学主管兼利兹医学院讲师的詹姆斯·克赖顿 - 布朗（James Crichton-Browne，1840 - 1938）。斯克提出："正是由于动脉硬化……才会出现一系列以老年精神失常（senile insanity）之名所定义的症状。"④ 克赖顿 - 布朗则强调大脑的软化和萎缩在病因中的支配地位。⑤他谨慎辨析了规律的脑力劳动和其他刺激性脑力活动如"大脑兴奋"

① 19 世纪后期兴起的"身体经济"（bodily economy）思想可视为"能量损耗"概念的延伸，它也将身体衰老和心智衰老紧密相连，提出人在出生之时被赋予巨大能量，而成长和衰老的过程即能量逐渐耗尽的过程。参考 Emily Stella Andrews，*Senility before Alzheimer*：*Old Age in British Psychiatry*，*c. 1835 - 1912*，PhD Thesis，University of Warwick，2014，p. 78。

② 值得注意的是，戴在"精神疾病"中专辟"老年"（advanced life）一节，将老年痴呆划归其中。并且该书同年也在美国出版。George Day，*Practical Treatise on the Domestic Management and Most Important Diseases of Advanced Life*，London：T. and W. Boone，1849，pp. 162 - 166.

③ 位于约克郡的韦克菲尔德，是 19 世纪 70—80 年代英国精神病学和大脑科学研究的中心，众多有影响力的专家都在此工作、学习。

④ David Skae，"The Morisonian Lectures on Insanity for 1873，" *Journal of Mental Science*，Vol. 21，Iss. 93（1875），pp. 1 - 18.

⑤ James Crichton-Browne，"Clinical Lectures on Mental and Cerebral Diseases，" *The British Medical Journal*，Vol. 1，No. 697（1874），p. 640.

（brain-excitement）和“大脑压抑”（brain-distress）之间的区别，认为后者容易导致大脑的退化和病变。他还以退休商人为例，强调彻底放弃脑力劳动的致病风险，说道：“没有比一个退休商人在倦怠的无能和凄凉的富裕中徘徊，并且没有消遣、回忆和大志更令人怜悯的画面了。”克赖顿－布朗认为大脑是习惯性活跃的器官，因此需要持续的活动来维持健康，断言“当它被剥夺了从前惯常的运动时，必然会出现萎缩——迅速萎缩”。[①] 此外，他脱离微观病理，将病因与患者的文化程度相连，提出“我倾向于主张那些最愚蠢的人是最有可能患老年痴呆症的”。在维多利亚时期英国社会浓厚的进取氛围中，克赖顿－布朗强调大脑虽然脆弱易伤，却是最具社会生产力的人体器官，是社会健康与提高社会实践及智力水平之间的中介，关乎社会的整体力量。[②]

更广泛的社会含义还体现在由老年痴呆症触发的、医生对社会风气的省思之中。正因“人的能量是有限的”，普里查德在 1835 年专著中提出“过度地活跃、兴奋和……精神上的消耗……对事业的过度焦虑和渴望，或对各类研究的过度投入和不懈努力”很容易导致患老年痴呆症。[③] 这一观点被引申至对工作过度劳累的警告，而这一警告与维多利亚时代强调努力工作、不断提高生产力的价值观很难调和。[④] 当代学者茨维尔莱因（Anne-Julia Zwierlein）认为维多利亚时代中期的学者们绕过了这一矛盾，提出努力工作本身就能促进人体能量的有效利用，而过度的脑力劳累和懒惰都可能是致命的。[⑤] 前述克赖顿－布朗对规律的脑力劳动的倡导，即为这种能量节约思想的典型。克赖顿－布朗对公共精神卫生的愿

---

① James Crichton-Browne, “Clinical Lectures on Mental and Cerebral Diseases,” *The British Medical Journal*, Vol. 1, No. 697 (1874), pp. 601 – 603.

② Michael Neve, “Sir James Crichton-Browne, 1840 – 1938,” Oxford Dictionary of National Biography, http://gfhaa7b50047f6d884d4cskw5ppnwv96c5606v. fbgi. libproxy. ruc. edu. cn/view/10. 1093/ref: odnb/9780198614128. 001. 0001/odnb – 9780198614128 – e – 32122, Accessed 21 November 2021.

③ James Cowles Prichard, *A Treatise on Insanity and Other Disorders Affecting the Mind*, p. 92.

④ Emily Stella Andrews, *Senility Before Alzheimer: Old Age in British Psychiatry, c. 1835 – 1912*, p. 79.

⑤ Anne-Julia Zwierlein, “‘Exhausting the Powers of Life’: Aging, Energy, and Productivity in Nineteenth-Century Scientific and Literary Discourses,” in Anne-Julia Zwierlein, Katharina Boehm and Anna Farkas, eds., *Interdisciplinary Perspectives on Aging in Nineteenth-Century Culture*, New York: Routledge, 2013, pp. 41 – 42.

景与维多利亚时代杰出的工程学思想相似——大脑可以像排水管一样被清洗修复、持续工作并且不受污染。①

医学界虽然对老年痴呆症的病因进行了较多探讨，但在疗法方面束手无策，普遍怀有悲观预期，认为其难以治愈并且致命。如北安普顿疯人院 1838—1839 年的《年度报告》称："急性的痴呆症偶尔能被治愈，慢性的痴呆症很少能被治愈，老年痴呆症则无法被治愈。痴呆症，作为所有形式的精神失常的终极形态，是最常见的致命性疾病。"② 与克赖顿－布朗同时代的英国医生克劳斯顿（Thomas Smith Clouston，1840－1915）也在 1883 年指出，老年精神病患者只有在随着时间的推移被证明无法治愈并伴有精神衰弱的症状时，才能证明其患有痴呆症。而正因为克劳斯顿认为老年痴呆症是不治之症，所以他拒绝从事该病的诊治。③

此外，在 19 世纪的英国，精神疾病的医疗理论与实践密切结合，促成了对老年痴呆症认知的丰富。克赖顿－布朗即为非常突出的例子，他 1866 年被任命为西莱丁疯人院的医学主管，在此地的十年实践令其在专业领域赢得了全国性的声誉。克赖顿－布朗在传统的疯人监管业务之上新拓了学术研究的维度，他组织出版的疯人院年度报告有一批专业撰稿人，而这些年度报告作为实践与理论思考的结晶，推进了神经病学与精神病学的分离。④ 这一模式被广泛借鉴，19 世纪后期诸多疯人院的医学主管都由著名的精神科医生担任，他们在疯人院年报中评述既往一年的实践，并展望未来的发展方向。

然而，疯人院绝非老年痴呆症患者的唯一归宿。对于老年痴呆症患者

① Michael Neve，"Sir James Crichton-Browne，1840－1938，" Oxford Dictionary of National Biography，http://gfhaa7b50047f6d884d4cskw5ppnwv96c5606v.fbgi.libproxy.ruc.edu.cn/view/10.1093/ref：odnb/9780198614128.001.0001/odnb－9780198614128－e－32122，Accessed 21 November 2021.

② Northampton General Lunatic Asylum，*The First Annual Report of the Northampton General Lunatic Asylum*，Opened August 1，1838，p. 32.

③ T. S. Clouston，"Senile Insanity，" *Edinburg Medical Journal*，Vol. 28，No. 12（1883），p. 1063.

④ 这一分离的逻辑过程是在 1878 年克赖顿－布朗参与创建并共同编辑（与前文提及的巴克尼尔一起）的刊物《大脑》（*Brain*）时完成的。Michael Neve，"Sir James Crichton-Browne，1840－1938，" Oxford Dictionary of National Biography，http://gfhaa7b50047f6d884d4cskw5ppnwv96c5606v.fbgi.libproxy.ruc.edu.cn/view/10.1093/ref：odnb/9780198614128.001.0001/odnb－9780198614128－e－32122，Accessed 21 November 2021.

这一特殊群体，从尚未对其症状有清楚认知的年代开始，家庭和社会就开始探讨对他们的照护——虽然当时许多人是被当作疯者，接受家庭和社区的照顾。19 世纪 30 年代之后，随着对老年痴呆症认知的明确，对这一群体的照护问题更是成为摆在英国社会面前的要务，家庭、疯人院和济贫院（workhouse）等慈善机构是当时老年痴呆症患者的主要落脚之地。为了获取老年痴呆症"成为疾病"后更为立体的图景，就需要将目光延伸至患者的具体照护上，探究对于家庭和公共机构而言，老年痴呆症究竟意味着什么。

三　对老年痴呆症患者的照护

老年痴呆症"成为疾病"之后，其患者随之拥有了明确的身份。然而，在实际的照护中，老年痴呆症患者在家庭、疯人院和济贫院等慈善机构之间无所适从。通过相关档案可以发现，此时的各类机构都将老年痴呆症患者视为棘手群体，想方设法将其送走。① 疯人院和济贫院从各自的运转难题出发，各执一词，前者强调这一群体（相对于普通疯人）的"无害"，后者却强调其（相对于普通贫民）对正常秩序的干扰。推诿现象时有发生，各方均有其行事的理由与说辞。而说辞的核心内容，正是对于老年痴呆症的不同认知。

家庭与医学机构的照护分工，受到此时医学界流行认知的影响。该时期一些医学界人士将"重返童年"（second childhood）的比喻用于老年痴呆症，并将其患者与普通儿童的照护方式等量齐观，认为他们对周遭环境无害，护理工作也不甚艰难。在 1868 年发表的一篇关于精神疾病与法律的文章中，内科医生托马斯·莱科克（Thomas Laycock，1812 – 1876）用"重返童年"抨击老年痴呆症患者不恰当的法律地位，认为老年痴呆症患者"应与婴儿和未成年人处于相同的财产地位"。② 巴克尼尔和图克则提出："在老年的大脑衰退中，人的高贵、复杂的情感让位于

① 参考 Emily Stella Andrews, "Institutionalising Senile Dementia in 19th-Century Britain," *Sociology of Health & Illness*, Vol. 39, No. 2 (2017)。该文所使用的尚未数字化的汉威尔疯人院原始档案，本文在后文中有所转引。

② Thomas Laycock, "Suggestions for Rendering Medico-Mental Science Available to the Better Administration of Justice and the More Effectual Prevention of Lunacy and Crime," *Journal of Mental Science*, Vol. 14, Iss. 67 (1868), pp. 334 – 345.

那些不成熟的性格，从而衍生出这种心智状态的俗称——重返童年。"①内科医生查尔斯·梅西埃（Charles Mercier，1851 - 1919）认为老年痴呆症患者的"易怒、任性和不耐烦"与被宠坏的孩童一致，而任何称职的保姆都能让其恢复平静，因为"与孩童相似……他们的心情轻易就能再次变得愉快"。② 此类认知为老年痴呆症患者留在家庭之中提供了依据。

不过，针对痴呆老人应留在家中还是送入机构照料这一命题，机构内的医生与患者家属所遇实际困难不同，因而立场迥异。医生倾向于认为机构的照护并非一定优于家庭，例如北安普顿疯人院的医学主管曾于 1842 年反对将穷苦老人以一刀切的方式收入济贫院，提出生活环境突变将诱发老年痴呆症。这位医学主管强调改换居住地点将对老人构成挑战："来到管理良好的济贫院……以为会比在自家乱糟糟的小屋里生活得更舒适……然而，老年人往往因习惯固化而无法适应这种变化，在一个大型机构中，维持秩序所需的规则对他们来说是一个长久的烦恼和刺激。"这些穷苦老人的生命活力本已衰微，一旦离开了"记忆已久的地方和同伴"，"若非死于中风，就是以老年痴呆症告终"。进入济贫院后，"语无伦次和老年痴呆症经常发生……立刻被送进了疯人院。疯人院怪异的人际关系和面孔使其精神更加混乱，很快就死了"。与此同时，这位医学主管将出身"自力更生阶级"的老年痴呆症患者的照护寄希望于家庭。③

与医生从机构照护的具体实际出发不同，家属强调老年痴呆症患者行为的不可控以及照料所需的巨大精力，承担照护任务的家属因而承受压力，个人生活也受到持续照护工作的限制。例如，伦敦汉威尔疯人院的老年痴呆症患者伊丽莎白·戴尔（Elizabeth Dyer）之女解释说，母亲曾在外闲逛迷路，所以她"不敢留其独自一人"。④ 类似地，同一疯人

① John Charles Bucknill and Daniel Hack Tuke, *Manual of Psychological Medicine*, 2nd edition, p. 291.

② Charles Mercier, *A Text-book of Insanity*, London: Swan Sonnenschein, 1902, p. 110.

③ Northampton General Lunatic Asylum, *The Fourth Annual Report of the Northampton General Lunatic Asylum*, Opened August 1, 1838, Freeman, 1842.

④ Hanwell Asylum (1872. 2: 5) Case book females No. 23 [Manuscript], London Metropolitan Archive, H11/HLL/B/19/023, London. 转引自 Emily Stella Andrews, "Institutionalising Senile Dementia in 19th-Century Britain," *Sociology of Health & Illness*, Vol. 39, No. 2 (2017), p. 249。

院的露西·沃德（Lucy Ward）在家中时“晚上非常忧郁，必须被持续监管”。[①] 伊丽莎白·格雷（Elizabeth Grey）患病后由儿子一家照护了五年，但当她开始“在街上游荡”，不得不“经常被监视”以防止“调皮捣蛋”时，她还是被送进了疯人院。[②] 18至19世纪英国的城市化和工业革命的迅猛发展，使大量普通百姓走出家庭，承担固定工作，这直接导致家庭内部的痴呆老人缺乏稳定的人力照料。而此时英国公共卫生体系的发展，也使国家、政府对公民健康担有责任的理念逐渐深入人心，健康不再被认为只是个人的事。比起过去，更多公民怀有由公共机构来护理患者的新预期。

同样地，老年痴呆症患者也为机构带来沉重负担，这种现实负担直接形塑着机构管理者对于老年痴呆症的认知。疯人院管理委员（Lunacy Commissioners）一度强调老年痴呆症和疯癫之间的共通性，支持老年痴呆症患者入院；并于1848年提出，虽然老年痴呆症患者不同于“普通的疯人”，但这一群体“无法有效管理自身事务”，因而需要“几乎相同的保护”。[③] 但在之后的几十年中，由于总体入院人数增加以及具体照护带来的压力，疯人院对老年痴呆症患者的态度转为抵触，强调老年痴呆症患者病因的“自然”而非“病态”，划清他们与疯人之间的界限。委员们将老年痴呆描述为“单纯的（merc）老年痴呆”，隐晦地削弱其严重性。[④] 在疯人院管理委员看来，老年痴呆症几乎无法治愈，其患者却挤占了那

---

① Hanwell Asylum（1891.2：142）Case book females No. 13［Manuscript］, London Metropolitan Archive, H11/HLL/B/19/036, London. 转引自 Emily Stella Andrews, “Institutionalising Senile Dementia in 19th-Century Britain,” *Sociology of Health & Illness*, Vol. 39, No. 2（2017）, p. 249。

② Hanwell Asylum（1892：34）Case book females No. 15［Manuscript］, London Metropolitan Archive, H11/HLL/B/19/038, London. 转引自 Emily Stella Andrews, “Institutionalising Senile Dementia in 19th-Century Britain,” *Sociology of Health & Illness*, Vol. 39, No. 2（2017）, p. 249。

③ Commissioners in Lunacy, *1st Report of the Commissioners in Lunacy to the Lord Chancellor*, London: HM Stationery Office, 1847 – 1848, p. 34. 转引自 Emily Stella Andrews, “Institutionalising Senile Dementia in 19th-Century Britain,” *Sociology of Health & Illness*, Vol. 39, No. 2（2017）, p. 250。

④ 这样的措辞可见于多份年度报告，此处仅以1896年为例：Commissioners in Lunacy, *50th Report of the Commissioners in Lunacy to the Lord Chancellor*, London: HM Stationery Office, 1896, pp. 5, 11。

些“可治愈的疯人”所急需的床位。委员们还以一名 83 岁高龄的男性患者为例，称该患者“在（从济贫院到疯人院的）转院过程中精疲力竭，加速死亡”，委婉抗议道：“我们无法太强烈地反对转院，但转院确实令患者承担了一定风险。”① 1881 年疯人院管理委员走访坎伯兰和威斯特摩兰疯人院（Cumberland and Westmorland Asylum）时，发现病床上许多患者“仅仅是年老”。② 同年走访汉茨疯人院（Hants Asylum）时，也发现卧床的患者中相当大的比例仅仅是年老体衰。③ 此外，在 19 世纪 40—50 年代，疯人院管理委员们曾对济贫院中疯癫病房所提供的护理极为不满，但随着他们越来越希望将老年痴呆症患者送去济贫院，便开始用更积极的眼光看待这些病房，④ 并对之进行肯定：“很难不被这些病房里年老住户的幸福和满足打动……如果要给无害类型的患者提供住宿，几乎没有比济贫院更合适的了。”⑤

济贫院或其他慈善机构中的老年痴呆症患者，则因其心智状况太不理想，其反常的行为往往对机构秩序构成威胁，并且因济贫院的病房床位紧张，从而被逐往疯人院。⑥ 老年痴呆症患者也可能在一定程度上挤占济贫院的公共资源，如 1868 年一位贫民就曾抱怨济贫院的花园“仅供康复期病患和低能者（imbeciles）使用”的规定。⑦

上述推诿现象的重要根源之一⑧，在于虽然 19 世纪的老年痴呆症研

① Commissioners in Lunacy, *34th Report of the Commissioners in Lunacy to the Lord Chancellor*, 1879, London: HM Stationery Office, 1880, p. 257.

② Commissioners in Lunacy, *36th Report of the Commissioners in Lunacy to the Lord Chancellor*, 1881, London: HM Stationery Office, 1882, p. 238.

③ Commissioners in Lunacy, *36th Report of the Commissioners in Lunacy to the Lord Chancellor*, 1881, p. 263.

④ Emily Stella Andrews, "Institutionalising Senile Dementia in 19th-Century Britain," *Sociology of Health & Illness*, Vol. 39, No. 2 (2017), p. 251.

⑤ Commissioners in Lunacy, *64th Report of the Commissioners in Lunacy to the Lord Chancellor*, 1909, London: HM Stationery Office, 1910, p. 490.

⑥ 参考 Emily Stella Andrews, "Institutionalising Senile Dementia in 19th-Century Britain," *Sociology of Health & Illness*, Vol. 39, No. 2 (2017), p. 253。

⑦ A Letter From a Pauper Saying that the Men Are Not Allowed to Walk in the Workhouse Gardens, Printed in the *Shields Daily News*, April 25, 1868, Catalogue ref: MH12/9163, The National Archives, London, https://www.nationalarchives.gov.uk/education/resources/workhouse-voices/prohibiting-walking-in-the-garden/, Accessed 23 April 2022.

⑧ 另一重要根源在于当时缺乏适合老年痴呆症患者的护理机构，本文暂且不表。

究已前所未有地丰富，但其诊断方式尚无清晰、明确的界定。一方面，这使老年痴呆症仍与疯癫有一定程度的交织。即使老年痴呆症患者比疯人院的主流病患更加“无害”，但他们通常仍能取得疯人院的入院资质，因为在 19 世纪的英国，老年痴呆症仍与普通的老年疯癫一起，归属于“老年精神失常”的疾病分类之下。医生刘易斯（W. Bevan Lewis，1847 – 1929）于 1889 年指出，“学生们……往往认为老年人的各种精神疾病都与老年痴呆症有关。老年精神失常……包含着大量症状和各种不同的表现形式”。[①] 精神病学与老年痴呆症之间关系紧密，前者的理论被直接应用于后者的医疗实践中，如盛行于 19 世纪中叶的反射生理学（reflex physiology）[②] 就反映在 1861 年泰斯赫斯特私立疯人院的老年痴呆症患者的病因诊断中——安·霍普金森（Ann Hopkinson）所患老年痴呆症被判断是由“子宫、脊柱与大脑之间的连通障碍”引起的。[③]

诊断缺乏明确界定也致使老年痴呆症与自然衰老状态之间的混淆。诚然，前文所述疯人院管理委员对老年痴呆症患者“仅仅是年老体衰”的判断受立场左右，不免失之偏颇，但 19 世纪的老年痴呆症诊断确实存在含糊不清的空间。彼时的医学，尚无法从广义老年痴呆症之中将各种纯粹病理性的类型精确辨识出来，[④] 英国医学教科书直到 1908 年仍承认这是“无法回答的问题”。[⑤] 19 世纪的多数专家选择了一个既包含自然衰老，又可能进一步恶化为病理性老年痴呆症的解释，如克赖顿 – 布朗认为：“老迈昏聩只是轻度的老年痴呆症，而老年痴呆症是老迈昏聩的晚期。”[⑥] 医生刘

---

① W. Bevan Lewis, *A Text-book of Mental Disease: With Special Reference to the Pathological Aspects of Insanity*, London: Charles Griffin, 1889, pp. 405 – 406.

② 摒弃了此前孤立地强调大脑病变的理论，提出整个神经系统的作用。

③ Charlotte MacKenzie, *Psychiatry for the Rich: A History of Ticehurst Private Asylum, 1792 – 1917*, London: Routledge, 1992, p. 153. 泰斯赫斯特私立疯人院主要接收中上层阶级的患者。

④ 1901 年至 1906 年，德国医生阿尔茨海默（Alois Alzheimer，1864 – 1915）在老年痴呆症的病理特征研究上有了重大突破，其导师埃米尔·克雷佩林（Emil Kraepelin，1856 – 1926）在 1910 年第 8 版《精神病学手册》中将该类型的老年痴呆症命名为阿尔茨海默症（Alzheimer's Disease）。此后，广义老年痴呆症中的“阿尔茨海默型老年痴呆症”才得以普遍明晰。

⑤ W. H. B. Stoddart, *Mind and Its Disorders: A Text-book for Students and Practitioners*, London: H. K. Lewis, 1908, p. 340.

⑥ James Crichton-Browne, "Clinical Lectures on Mental and Cerebral Diseases," *The British Medical Journal*, Vol. 1, No. 697 (1874), p. 601.

易斯也于 1889 年指出，难题在于确定“两者之间的边界——与‘重返童年’相似的普通老迈和老年萎缩所致痴呆症之间的边界”。[①]

结 语

通过以上的爬梳、分析，我们需要进一步追问的是，19 世纪老年痴呆症诊断中的含糊不清是否仅仅因为医学水平欠佳，而医学进步又能否将其彻底消除？答案无法轻易给出。但可以确定的是，近代以来人类生命周期的医学化，助长了这种难以厘定的因素。通过医学化，一些过去被视为自然的人体状态，转而被视为“非正常”的疾病。在医学进步的叙事中，这与 19 世纪后半叶英国一系列现代化成果如排水和房屋建筑的进步、疫苗的推广、个体和城市卫生的增进紧密相连，它们带来更高标准的生活，也带来对个人生命的极大关注，生命的晚期——老年也在此列。虽然“老年病学”（geriatrics）概念直到 20 世纪初才由美国医生伊格纳茨·那舍尔（Ignatz Nascher）首倡，[②] 但该领域在 19 世纪已呈现上升趋势。克赖顿 - 布朗就曾建议年轻学子关注老年医学，“虽然你们正处于青春盛年，但（老年）这个问题值得你们深入思考，因为人生的伟大目标之一应该是变老，并成为别人变老的奋斗目标”。[③]

“老年”被越来越多地纳入医疗范畴，是所谓医学化的主要特征之一。医学化研究在 20 世纪 60—70 年代成为西方学界显著趋势，医学被视为一种社会控制工具，学者们就此进行知识和权力结构的探讨。福柯就曾论及“政治当局对医学实践的控制和特权医学机构对所有医务工作者的控制”的双重控制格局[④]，并指出医学空间与社会空间的重合，“疾病在那里以各种形象暴露出自己的庞然身影”。[⑤] 但罗森伯格在 90 年代前后

① W. Bevan Lewis, *A Text-book of Mental Disease: With Special Reference to the Pathological Aspects of Insanity*, p. 413.

② W. F. Bynum and Roy Porter, eds., *Companion Encyclopedia of the History of Medicine*, Vol. 1& 2, London: Routledge, 1993, p. 1103.

③ James Crichton-Browne, “On Old Age,” *The British Medical Journal*, Vol. 2, No. 1605 (1891), pp. 727 - 736.

④ 米歇尔·福柯：《临床医学的诞生》，刘北成译，译林出版社，2011，第 29 页。

⑤ 米歇尔·福柯：《临床医学的诞生》，刘北成译，第 34—35 页。

对医学化研究的趋势有所反思，认为它往往忽略了疾病定义的过程和影响，并且对“生物学事件、患者和医生对其的感知，以及从感知中获得认知和政策灵感的集体努力”三者之间的联系缺乏关注。①

本文的侧重点在于老年痴呆症具体的医学化历程，从历史文本中探知疾病“正式形成”前后的实际情状与社会反应。我们可以看到，近代英国对老年痴呆症的认知变化不仅反映出生物学事件肌理的持续明晰，同时也有患者及患者家庭、医生及医疗机构、社会思潮乃至时代风气之间的互动。此外，即使是生物学事件，也受到人类生命周期医学化固有弊端和争论的制约，自然与病态的界限难以完全辨明，而更进一步对病因的分析也需慎之又慎，以避免滑向类似 18 世纪斯威夫特案例的污名化。时至今日，我们的医疗日益精细、庞杂，其间仍有争论空间的留置，不乏对医学化的反思，甚至也存在“去医学化”（即认为医学化是矫枉过正）的声音。在人类生命周期已习惯被医学目视、老年阶段又特别受到关注的当今社会，以老年痴呆症为例进行医学史个案的梳理，或许能引发新的思考与讨论，谨以此文抛砖引玉。

［张君言，中国人民大学历史学院博士研究生］

（责任编辑：杨长云）

① Charles E. Rosenberg, “Disease in History: Frames and Framers,” *The Milbank Quarterly*, Vol. 67, Supplement 1 (1989), p. 4.

政治需求与经济考量：英国驻华使领馆的医官配设及影响（1843—1870）*

郑彬彬

摘　要　晚清英驻华使领馆的医官配设问题源于驻华人员的医疗需求，但驻华人员医疗需求并非英国政府的首要考量。在领馆医官配设问题上，英国政府坚持严控成本的经济考量。在驻北京公使馆医官配设问题上，主导因素是拓展对华外交手段的政治需求。政治需求与经济考量的决策逻辑是英国对华扩张谋求低成本高收益的显著体现。在政治需求与经济考量的作用下，英驻华使领馆的医疗需求和医官配设也成为近代西方医生“来华—进京—入禁（紫禁城)”步步发展的重要依托。

关键词　英领事馆　公使馆　医官　医学传教士　海军

近代中西交流中，西方医生来华是一个备受学界关注的命题。根据来华渠道，西医来华大抵分为民间渠道和官方渠道。民间渠道以医学传教士为典型。对此，苏精、高晞分别以伦敦会传教士档案和公开出版品，

* 本文为国家社科基金青年项目“英国在华情报网络的建构与对华外交决策研究（1843—1911)”（项目号：21CZS035）阶段性成果，获中国博士后科学基金第69批面上一等资助（资助编号：2021M690102）。在英外交部档案中，通常以 medical officer，medical man，medical attendant，physician，surgeon，professional practitioner 等称呼领馆医疗人员，为行文方便，本文统以“医官”译之。

揭示了医学传教士来华及其对西方科学在中国发展的影响。[①] 官方渠道以军队、殖民机构等西方列强官方殖民力量为依托，其典型是美国学者罗芙芸关注的依托英国海军军医和天津都统衙门卫生部门进入天津的西方医学科学；[②] 我国台湾学者李尚仁则关注第二次鸦片战争中英国的军事医疗。[③] 这些研究不仅呈现了西方医学来华背后的殖民性，也开启了观察此类问题的卫生现代性和医学近代化视角。[④]

无论是作为传播基督教之手段，还是作为殖民、规训中国人之措施，西医来华服务于近代西方对华武力胁迫与文明渗透。可有趣的是，这些涵盖殖民医学、军事医学和教会医学的研究却很少涉及西方对华扩张的一个主要责任群体——西方各国外交部驻华官员的医疗需求及其影响。

事实上，以笔者较为熟悉的英国驻华使领馆人员为例，他们是维护和扩张英国条约特权的核心力量，畸高的病损率让其医疗保障成为一个重要问题。英驻华使领馆获取医疗保障还与海军医官、医学传教士有着紧密的联系，并对西医在华的发展起到积极作用。鉴于此，本文依托英国外交部档案和议会文书，[⑤] 以 1843—1870 年英国驻华使馆、领馆医疗需求问题及解决措施为例，揭示英国政府在中国事务上坚持低成本扩张的同时，呈现英使领馆医官配设如何影响了西医“来华—进京—入禁（紫禁城）”的阶梯式发展。

一　成本控制下的领馆医官配设

中英《南京条约》签订后，英国获准派遣领事到五个通商口岸管理

① 苏精：《仁济济人：仁济医院早期故事》，上海交通大学出版社，2019；苏精：《西医来华十记》，中华书局，2020；高晞：《德贞传：一个英国传教士与晚清医学近代化》，复旦大学出版社，2009。

② 罗芙芸：《卫生的现代性：中国通商口岸卫生与疾病的含义》，向磊译，江苏人民出版社，2007。

③ 李尚仁：《英法联军之役中的英国军事医疗》，《中央研究院历史语言研究所集刊》第 3 期，2011 年。

④ 必须指出，该命题是医疗社会史研究中的经典命题，相关成果汗牛充栋。限于篇幅，本文所列仅为代表性成果而非全部。

⑤ 本文所引 FO 档案，均藏于英国国家档案馆（London：The National Archives）；本文所用英国议会文书资料，均下载自 ProQuest Database of UK Parliamentary Papers（UKPP）数据库，网址：https://parlipapers. proquest. com/parlipapers，后注不再标明。

商贸事宜。[①] 1843 年 7 月，驻华商务总监暨对华特使（Chief Superintendent of Trade and Plenipotentiary）璞鼎查（Henry Pottinger）向英外交部提交领事馆构建方案和预算。只是，该方案庞大的人员配置和高额经费让外交部难以承受，看似非领馆核心业务的领馆医官被裁撤。领馆医官配设问题自此成为驻华人员与英外交部长期交涉的主题。

璞鼎查提交的领馆方案有一个明显特点——建制齐全且薪资较高。建制齐全指，为确保领馆有效运转，璞鼎查建议每个领馆均配设领事、副领事、翻译官（Interpreter）、医官（Surgeon）、职员（Clerk）、书办和通事。广州等业务繁忙的大领馆，职员由一等助理（Head Clerk or First Assistant）和二等助理（Second Assistant）构成。薪资较高指，随着中国被迫对外开放和贸易体制改变，大量洋商云集中国通商口岸从而推高在华生活成本，导致英国政府难以凭借较低的薪资招募到合格的公务人员。[②] 鉴于此，璞鼎查视口岸业务繁忙程度建议领事年薪为 1200—1800 镑，副领事年薪 650—750 镑，翻译官年薪 700—800 镑，医官年薪 600 镑等。据此，驻港商务总监署和五个领馆总预算达 2.8 万镑。[③]

在外交部看来，2.8 万镑的花费难以承受。在期望条约体制下英国对华贸易增长可覆盖驻华机构成本的同时，外交部要求璞鼎查调减驻华人员人数和薪酬规模，领馆医官成为首要对象：其一，广州英侨民社区的发展，促使医疗人员定居广州；其二，各口岸均驻扎英舰，英侨民和领馆职员可从军方获取医疗帮助；其三，英外交部并无为领馆配设医官的惯例，如西属美洲各英领馆均无医官。故而，外交部命璞鼎查裁撤馆医配设，节省 3000 镑预算。[④] 可见，在经费有限的前提下，驻华人员的医疗需求应求助于社会和军方力量，而非利用公帑雇佣医官。

接外交部指示后，璞鼎查中止领馆医官配设的同时，也提请外交部重新考量。

---

① The Statistical Department of the Inspectorate General of Customs, *Treaties, Conventions, Etc., between China and Foreign States*, Vol. 1, 2nd edition, Shanghai: The Statistical Department of the Inspectorate General of Customs, 1917, p. 352.

② Pottinger to Aberdeen, July 31, 1843, FO 17/68, pp. 319 – 320.

③ Sketch of the Probable Establishments of the Chief Superintendent & in China, FO 17/68, pp. 324 – 325.

④ Aberdeen to Pottinger, November 15, 1843, FO 17/65, pp. 106 – 109.

> 我深信在中国最不确定最艰难的气候中，领馆效率取决于配设医疗人员及时提供专业建议和治疗……否则短短数天，（疾病）即使不致命也足以让人在数周甚至数月内不能履职。从政治角度考虑，领馆配设医官也是最可取的安排。这可使领事满足中国高级官员为自己、家人和仆从求医的申请，对增进双方友好且亲切的感情产生最佳效果……政府不应忘记（驻华人员）的个人情感。无论出于何种目的来华，这些人远离英国本土及殖民地……我可以想象没有什么比病无所治，甚至连获取应得之医疗建议机会都没有更让人痛苦沮丧的了。[①]

在璞鼎查眼中，领馆配设医官至少有业务需要、政治需要和个人情感需要三方面的考量。为领馆职员提供医疗保障，是维护英国在华贸易利益的关键。英领事被条约赋予确保英商依法纳税的“条约保税职责”和领事裁判权，[②] 领事由此深度介入货物报关、关税缴纳、纠纷处理、司法裁判、贸易秩序维护等诸多事项，[③] 其健康直接关系到英国在华贸易能否顺利运转。领馆配设医官意在为领馆人员提供及时的医疗帮助，防止其长期病休甚至病逝。否则，一旦领事、副领事因病离任或死亡，“贸易将立刻停止，除非其他人能承接其职责”。[④] 政治需要指，通过领馆医官劝诱清政府改善对英态度。在璞鼎查的设想中，通过向中国高官及其家属提供医疗服务，领馆医官将对“增进双方友好且亲切的感情”产生最

---

① Pottinger to Aberdeen, February 14, 1844, FO 17/79, pp. 142 – 144.

② 中英《南京条约》规定英领事进驻通商口岸“管理商贾事宜”，确保英商“清楚缴纳货税、钞饷等费”，是为“条约保税职责”，戴一峰将此称为“领事监督制度”。除“条约保税职责”外，领事裁判权赋予英国驻华领事司法职能，裁判在华英人之间、在华英人与他国洋人之间和在华英人与华民之间的司法纠纷。这两项职能的叠加，使英外交部无法在华采用“商人兼任领事”的制度。The Statistical Department of Inspectorate General of Customs, *Treaties, Conventions, Etc., between China and Foreign States*, Vol. 1, pp. 352, 384 – 387; FO to China Consuls, December 1843, FO 17/469B, pp. 8 – 9; Order in Council, June 13, 1853, FO 17/198, p. 131；戴一峰：《近代中国海关与中国财政》，厦门大学出版社，1993，第 4 页。

③ 关于驻华领事相关职能，见 Memoranda Regarding the Consuls in China, FO 17/68, pp. 294 – 299。

④ Pottinger to Aberdeen, February 14, 1844, FO 17/79, p. 143.

佳影响。个人情感需要指，驻华人员远离英国本土及殖民地，政府提供必要的医疗保障不仅在于治病，还是驻华人员在迥异于英国文化的中国生活、工作下去的基础。

璞鼎查的言辞触动了英外交部，外交大臣令新任驻华商务总监暨对华特使德庇时（John Davis）给出建议。[①] 在服务贸易扩张同时降低驻华成本的思路下，德庇时采取两个措施解决医官问题。其一，领馆助理兼负领馆医疗职责，即“维持医官之经济模式”是“将他们的职能与副领事或助理职能相结合”。璞鼎查之前的医官任命使各领馆具备医疗人员，这些人在医官裁撤后转任领馆助理。如上海领馆一等助理哈尔（Hale）、厦门领馆二等助理文极斯托（Charles Winchester）曾任这两个领馆的医官。德庇时建议哈尔和文极斯托履行助理职责的同时为上海、厦门领馆提供医疗服务，作为回报其薪水由405镑和270镑提升至500镑。[②] 福州代理领事李太郭（George Lay）受过医学训练，可为领馆提供医疗支持。[③] 这一兼顾助理职责和医疗职能的“经济”之策获外交部批准。[④]

其二，充分利用社会和海军的医疗力量。这一方法运用于广州和宁波，广州作为英商来华贸易的一大基地有民间医疗人员，[⑤] 宁波领馆则利用驻留之海军医官。只是，1844年8月，随着中英战事平息海军撤离，宁波领馆重新以500镑年薪雇用领馆前医官艾恩（Iron）。[⑥] 与之相应，宁波领馆二等助理调任他处。[⑦] 值得注意的是，作为唯一一名领馆雇佣的专职医官，德庇时指示该医官不仅应无偿为领馆提供医疗服务，而且须无偿为向宁波领事或向该医官寻求医疗帮助的中国官员服务。[⑧]

德庇时的措施虽较璞鼎查方案节省成本，但依然未达英政府的理想要求。英财政部不认同将哈尔和文极斯托的年薪提至500镑。该部认为在

---

① Aberdeen to Davis, May 6, 1844, FO 17/85, pp. 152 – 154.

② Davis to Aberdeen, July 23, 1844, FO 17/88, p. 121.

③ Davis to Aberdeen, October 21, 1844, FO 17/89, p. 10.

④ Aberdeen to Davis, November 18, 1844, FO 17/86, p. 123.

⑤ 此时，广州领馆前医官 Marjoribanks 已脱离领馆在广州自由执业，Davis to Aberdeen, July 23, 1844, FO 17/88, p. 120。

⑥ Davis to Aberdeen, August 1, 1844, FO 17/88, p. 175.

⑦ Davis to Aberdeen, October 21, 1844, FO 17/89, p. 8.

⑧ Davis to Thom, August 1, 1844, FO 17/88, p. 177 – 178.

璞鼎查核定且报议会通过的预算中，两位助理薪酬结算货币是银元，哈尔年薪1800银元，文极斯托年薪1200银元。议会审核时英镑与银元的汇率为每银元合4先令6便士，薪资折合405镑和270镑。目前，汇率已变为1银元等于4先令2便士，约375镑和250镑。故因汇率变动而盈余的30镑（405-375）和20镑（270-250）分别作为两位助理履行医疗职能的津贴（allowance）即可，无须提升其年薪。①

外交部则试图用医学传教士完全替代领馆医官。1845年2月，外交大臣阅看德庇时首次视察通商口岸的报告时发现，贸易发展带动了上海英侨社区的发展，伦敦会传教士雒魏林（William Lockhart）已在上海建立医院免费治疗中国贫民。② 据此，外交部在“驻华领馆肇建之初虽不应在人员规模和薪酬方面给人吝啬之感，但也不可增加不必要花费”原则下，询问德庇时用医学传教士免除雇佣领馆医官的可能性。③

对于财政部的意见，德庇时指出驻华领馆职员序列的薪资以英镑为基准，而非财政部理解的银元。他强调与璞鼎查600镑年薪雇佣专职医官相比，他以500镑年薪同时获得领馆助理和医疗服务已切实降低了成本。④ 对于外交部试图将领馆医疗需求转嫁至医学传教士，德庇时指出完全裁撤领馆医官之前提条件是口岸贸易繁荣到一定程度，使通商口岸云集足够多的民间医疗资源。在当前贸易条件下，仅广州领馆能从民间获取医疗服务，上海、厦门和福州领馆均由具有医学知识和出身医生的人员负责医疗工作。唯一雇佣专职医官者仅宁波领馆，可考虑待医学传教士进驻宁波后裁撤。⑤

1845年8月12日，随着医学传教士进驻宁波，德庇时正式裁撤宁波领馆医官。⑥ 至此，英驻华领馆的医疗获取看似有两个固定渠道。其一，领馆中具有医疗能力的助理负责医疗工作，外交部发给相应津贴。该渠道应用于英国驻上海、厦门和福州领馆。其二，从民间获取医疗服务，

---

① Treasury to FO, December 3, 1844, FO 17/95, p. 259.

② Davis to Aberdeen, October 21, 1844, FO 17/89, pp. 6-7.

③ Aberdeen to Davis, February 22, 1845, FO 17/96, pp. 32-33.

④ Davis to Aberdeen, April 27, 1845, FO 17/99, p. 152.

⑤ Davis to Aberdeen, June 2, 1845, FO 17/100, pp. 11-12.

⑥ Davis to Aberdeen, August 12, 1845, FO 17/100, p. 280.

这是广州领馆和宁波领馆的渠道。

可是，领馆助理负责本馆医疗极易因人员调动而失效。在福州，领馆医疗本由出身著名外科医生的领事阿礼国（Rutherford Alcock）负责，[①] 阿礼国调任上海领事后，福州领馆医疗转由驻闽海军医官负责。然而，1847 年 8 月军舰离闽后再未返回，医疗断档致使领事、翻译官和助理均遭受不同程度的疾病侵袭。[②] 1848 年 1 月，福州领事杰克逊（Jackson Esquire）致函商务总监，请求打破领馆不设专职医官的成例派遣医官进驻福州。

为增强说服力，该领事特意强调福州的特殊性。开埠以来福州贸易不彰使得来闽西人稀少，这不仅使驻闽人员难以从民间获取医疗帮助，更使领馆人员因长期脱离西方社会而感觉“令人厌倦的乏味”进而导致一种“病态感”，这是较气候更致病的因素。[③] 不过福州领事关于领馆人员社会性病因的说辞并未打动外交部，外交部决定提升军舰在各口岸的游弋频率来满足领馆医疗需求，而非另派医官。[④] 1848 年 12 月，随着商务总监文翰（Samuel George Bonham）派遣出身英国陆军医官的金执尔（William Gingell）为翻译官并肩负领馆医疗职责，“与世隔绝”的福州领馆方有基本的医疗人员。[⑤]

英外交部严控领馆医官配设虽降低了驻华机构的经费，但难说实现了领馆“低成本高效运转”的目标。与严控医官配设相伴的是驻华人员的高病损率。1848 年 12 月，上海领事阿礼国指出驻华人员严重的病损状况。

> 第一批来华的五个领事中，我是唯一一名尚驻扎在岗者，其余四人中，两名返回欧洲，其中至少一名健康状况不佳，另外两名死于任上。在初级助理中，两名因病被迫辞职，两名去世，一名返家，

---

① 郑彬彬：《英国驻华使领情报网络与长江流域的对外开放（1843—1870）》，博士学位论文，上海交通大学，2020，第 85—88 页。

② Jackson to Davis, January 24, 1848, FO 17/140, p. 270

③ Jackson to Davis, January 24, 1848, FO 17/140, p. 270.

④ FO to Bonham, May 16, 1848, FO 17/138, p. 117.

⑤ Bonham to Palmerston, December 18, 1848, FO 17/146, pp. 134 - 136.

五名因病被迫回欧洲休养。短短五年时间里，对于一个仅有25名人员的机构来说可谓伤亡惨重。除此之外，几乎每个人均经历过反复和危险的疾病袭击，目前尚有许多人的健康继续遭受严重损害。[①]

1843年至1848年，五年时间25名驻华领馆英籍人员中，因病去世或去职者达14人，病损率达56%。在最重要的领事官员中，病逝者有商务总监署中文秘书马儒翰（John Robert Morrison）、厦门领事李太郭、宁波领事罗伯聃（Robert Thom）。这三位均是当时英国为数不多的汉学家，对中国有专深研究，在英国对华扩张和条约谈判中发挥过重要作用。[②]

除了领馆人员自身需求，领事裁判权所带来的司法职能也是领馆医疗需求的另一来源。条约体制下，英领事被赋予领事裁判权，对违反条约的在华英人进行司法处罚，故各领馆均设有监狱关押人犯。五个领事馆中，广州、厦门和上海因贸易较兴盛，在押人犯多。广州领馆人犯移送香港处罚，其医疗由港英当局负责，厦门、上海因远离香港而选择就地关押，这是上海、厦门领馆雇佣具备医疗能力之助理负责领馆医疗的主要原因。[③]

1853年7月，肩负上海领馆医疗职责的助理哈尔病休，领事阿礼国向商务总监文翰建议以95镑津贴，临时雇佣医学传教士雒魏林担任领馆医官，以满足监狱的医疗需求。[④] 在这个意义上，英方在考虑领馆配设医官时，监狱医疗需求甚至优先于驻华人员医疗需求和对华外交需求。

可见，中英条约签订后，驻华领馆的医官配设从属于驻华机构构建脉络。是故，即便璞鼎查之配设专职医官的方案兼顾保障驻华人员健康和对华外交政治考量，外交部依然以驻华机构人员数过于庞大和经费过高为由否定之，并坚持“最经济”的方法满足领馆医疗需求，即在领事裁判权框架下，上海、厦门领馆可向有医疗能力之领馆助理支付津贴，换取其负责领馆医疗，其余领馆向民间和英国海军寻求医疗帮助。该安

① Alcock to Bonham, December 14, 1848, FO 17/146, pp. 183 - 184.

② 参见关诗珮《译者与学者：香港与大英帝国中文知识建构》，香港：牛津大学出版社（中国），2017。

③ Bonham to Clarendon, August 1, 1853, FO 17/204, p. 18.

④ Alcock to Bonham, July 4, 1853, FO 17/204, p. 20.

排虽降低了驻华经济成本，但实难满足领馆所需，驻华人员面临着畸高的病损率。1861 年，随着英国公使进驻北京和英方在华权益的扩大，驻华使领馆医官配设问题方有转机。

二 英驻京使馆医官与西医进入紫禁城

中英《天津条约》签订后，英方不仅将通商口岸扩大到 13 个，而且获准派遣公使常驻中国。[①] 1861 年 3 月，英首任驻京公使兼商务总监卜鲁斯（Frederick Bruce）进驻北京，英国终于进入梦寐以求的中国政治中心。如何在侵华战争后开创对华外交局面、维护英国权益是卜鲁斯的当务之急，公使馆配设医官因此具有了重要的政治意义。

（一）公使驻京与医学传教士负责使馆医疗

当初，璞鼎查为各领馆配设专职医官时便有通过领馆医官来“增进双方友好且亲切的感情”之政治考量。卜鲁斯进驻北京后，该政治考量被激活。1861 年 10 月 26 日，卜鲁斯致函外交部表示“没有什么比开设一家医院更能向北京人民介绍西方文明了”。三方面的原因促使他如此报告。其一，曾任公使馆医官的陆军军医随使团进驻北京后治疗了不少中国病患，包括恒琪（Hangki）的面部感染和某位总理衙门大臣的鸦片烟瘾。使馆医官和西医已开始在北京的高级官僚中产生影响。其二，天津的英法联军机构建立的医院取得成功。

其三，更重要的是，英国使团与伦敦会医学传教士彼此需要。原任公使馆医官的军医因军方医疗资源不足转赴天津，使团已无医生。同时，公使驻京后，伦敦会迫切想将传教触角深入京城。不过，条约体制下有权进驻北京者仅外交使团。鉴于此，卜鲁斯一方面邀请雒魏林来京，另一方面经清政府同意，以使馆名义购买与使馆同属奉恩镇国公奕梁府邸的部分建筑，作为雒魏林开办医院之址。作为回报，雒魏林为英方驻京人员提供医疗服务。在卜鲁斯看来，这是公使馆获取医官之“非常经济”

① The Statistical Department of the Inspectorate General of Customs, *Treaties, Conventions, Etc., between China and Foreign States*, Vol. 1, pp. 405, 408.

的办法，不仅解决了雒魏林进驻北京的法律问题，而且让公使馆免除了雇佣专职医官的每年 700—800 镑的开支。[①]

有趣的是，在卜鲁斯寻求“非常经济”的办法时，外交部却将派任使馆专职医官列入计划。1861 年 12 月 3 日，在与财政部讨论驻华使领馆预算的公函中，外交部特地指出在北京这个暂时无法获取民间西医的地方，为使馆雇佣专职医官的政治重要性。

> 该任命涉及政治考量……众所周知，在中国这样的国家，医生能为英国使团获得的影响力非常深远。热切期待医生服务的不仅有贫民也有上流社会。医生通过医疗服务进入上流社会家庭圈子能增强其母国在中国的声誉，将中国人与英国社区相联系，增强英国公使实现英国政府政治目的之能力。[②]

可见，与在领馆医官问题上的斤斤计较不同，英方在使馆医官配设问题上颇为大方。在外交部的盘算中，使馆医官将成为英国政府实现其对华政治目的的重要手段。医官的服务对象不仅有驻华使团成员，还有中国贫民与上流社会，为上流社会提供医疗服务被外交部视为将英国影响力拓展入中国上流社会的重要途径，是增强使团在华影响力的重要环节。

正当外交部与财政部讨论增加预算雇佣专职医官之际，卜鲁斯以使馆名义购买地产作为伦敦会医学传教士在京行医之所的报告抵达伦敦。这样的先斩后奏，引发了外交部和财政部的强烈不满。外交部、财政部虽出于对卜鲁斯判断的信任而批准相应安排，但其考量依据偏向于购买地产租赁给伦敦会。[③]

英外交部仍然将派遣专职医官视为首选。1862 年 2 月 17 日，外交部致函卜鲁斯，正式任命安德鲁医生（Dr. Andrew）为使馆医官，年薪 600 镑。外交部指出，虽然卜鲁斯已与雒魏林进行了相应安排，但出于“政治重要性”，公使应有一名可以在“任何场合”“绝对支配的医官”。[④] 这

① Bruce to Russell, October 26, 1861, FO 17/355, pp. 136 – 142.

② FO to Treasury, December 3, 1861, FO 17/469C, pp. 45 – 46.

③ Russell to Bruce, February 25, 1862, FO 228/318, pp. 88 – 90.

④ Russell to Bruce, February 17, 1862, FO 228/318, p. 52.

名医官必须向所有与使馆相关的人员、任何受雇于英方的人员、卜鲁斯推荐的人员和向医官提出申请的人员提供专业医疗。经公使批准，医官可对外行医。[①] 据此，使馆医官之行医对象不仅涉及公使馆暨商务总监署的英国职员，还有使馆中的中方职员、情报线人等。同时，卜鲁斯推荐患者和医官经公使批准可对外行医的规定，让医官接诊中国上流社会和贫民成为可能。

计划没有变化快，安德鲁拒绝赴任使外交部不得不就医官选派问题再次函询卜鲁斯。[②] 卜鲁斯建议以200镑年薪雇佣雒魏林为公使馆提供医疗服务，雒魏林以100镑年租租赁卜鲁斯购买的地产开设北京施医院（Peking Hospital）。卜鲁斯认为与医学传教士合作是公使馆获取医疗服务最经济合理的办法。因为，雇佣专职医官两年花费达1400镑（600镑年薪和200镑来华差旅费），雇佣雒魏林仅需400镑，结余1000镑，北京施医院两年租金为200镑，由此结余1200镑。卜鲁斯购买地产花费1250镑，两相扣除仅50镑未收回，可谓“不出两年，英国政府会发现以此项安排带来的结余为代价，自己将绝对拥有这些地产。我相信该事实将使我从财政大臣眼中的缺乏对经济的重视中解脱出来”。[③]

除成本计算，雒魏林来京开设医院也具备实现外交部政治考量的可能性。据不完全统计，自1861年10月1日医院开业至12月31日，雒魏林诊治病患数达6815例。这些患者来自北京各个阶层：各级官员及其母亲、姐妹、妻子和孩子等亲属，大量来自上流社会的女性患者（Ladies and Respectable Women），商人、店主、劳工阶层和远道而来的村民及挤满医院庭院的乞丐。[④] 至1862年12月31日，雒魏林诊治病患数达22144例，其中不乏清政府高级官员及其家属。如治疗瘫痪（paralysis）的户部尚书（President of the Board of Revenue），为儿子慢性头痛寻求治疗的刑部尚书（President of the Board of Punishment），还有其他各部大臣、翰林院官员、皇室宗亲、宦官等。除此之外，北京汇集全国各民族的特点为

① Russell to Andrew, February 15, 1862, FO 228/318, pp. 53 - 54.

② Russell to Bruce, March 19, 1862, FO 228/318, p. 198.

③ Bruce to Russell, June 4, 1862, FO 17/372, pp. 33 - 34.

④ Lockhart, *Short Account of the Chinese Hospital at Peking from Oct. 23 to Dec. 31, 1861*, January 1, 1862, FO 17/357, p. 290.

医院带来了满族人、蒙古族人、藏族人、朝鲜族人、回族人甚至远自喀什噶尔（Kashgar）的患者。[①]

雒魏林及其医院的广泛影响力被英国公使视为对华外交的有力助手。1861 年卜鲁斯报告道："在北京，由于我们对华交往的对象被限制为管理外交事务的中国官员，我认为英国元素与慈善机构相联系不可谓不重要，毕竟有如此庞大的人群受惠其中。"[②]

然而，公使馆与传教士合作互利的方式并未持续太久。随着双方驻京人员的更换，公使馆医官配设再起波澜。

（二）从医学传教士兼任使馆医官到双医官模式

1864 年 4 月 1 日，替雒魏林负责医院事务的医学传教士德贞（Dudgeon）被卜鲁斯任命为公使馆医官（Medical Attendant of HM Legation）。[③] 1865 年英外交部任命驻日公使阿礼国为新任驻华公使，阿礼国携家眷来华使公使馆面临房间不足的问题。6 月 2 日，以参赞署理公使的威妥玛（Thomas Francis Wade）致函德贞，以腾房接待新使和德贞不止一次表露医院移驻他处之愿望为由，要求医院于 8 月 31 日前搬走。[④] 在给外交部的报告中，威妥玛还给出另外两个要求医院搬离的原因：其一，同意卜鲁斯关于"英国政府不应以任何方式介入在京传教士和其他英国侨民购买土地房产"事宜；其二，在北京已有不少房屋被新教传教士、英美侨民或租赁或购买，中国政府并未反对。[⑤]

威妥玛上述说辞未触及医学传教士租用公使馆建筑的核心问题——驻京权。英公使进驻京后已定规章明确除外交使团外，其余人等无权在京长久居留并赁购房产。故而，伦敦会医学传教士租赁使馆建筑开设医

---

① Lockhart, *Report of the London Missionary Society's Chinese Hospital at Peking, from October 1861 to December 1862*, FO 17/404, p. 124.

② Bruce to Russell, November 26, 1861, FO 17/357, pp. 86 – 87.

③ 苏精以雒魏林致伦敦会的信件为据，认为雒魏林只为使馆提供医疗服务，并非使馆医官。但根据卜鲁斯致雒魏林信函中"任命德贞为公使馆医官，条件与你之前接受（使馆）责任时相同"的字样，笔者推断卜鲁斯对雒魏林亦有相似任命。苏精：《仁济济人：仁济医院早期故事》，第 50—51 页。德贞的任命见 Dudgeon to Wade, June 26, 1865, FO 17/427, p. 20。

④ Wade to Dudgeon, June 2, 1865, FO 17/426, pp. 257 – 260.

⑤ Wade to Russell, June 21, 1865, FO 17/426, p. 255.

院的关键在于通过使用公使馆建筑、充任公使馆医官与外交使团建立官方联系，获得驻京资格。

事实上，威妥玛所引卜鲁斯观点的实质亦在于此。1863 年 11 月，伦敦会向外交部申请购买该处地产以满足医院发展需求。① 对此，卜鲁斯指出，“根据中英条约，英国侨民无权在北京或者说在非通商口岸的任何地方拥有地产”。目前虽有外侨在京购置地产不受中方阻拦，但英方无法确定中国政府将来不会要求执行条约。根据现行政策，英国政府应该避免介入这些买卖，并拒绝伦敦会的请求，否则一旦公使馆与伦敦会交易地产，意味着英侨在京购买地产的权利受到英政府承认。可是，“只要医院所用地产属于英国政府，是公使馆的构成部分，那么医院就能得到保持”。②

作为深度介入中英条约体制构建且驻华经验丰富的外交官，威妥玛不会不知晓其中利害。他向外交部报告时淡化医院搬离使馆引发的传教士驻京权问题，强调德贞“不止一次”表露的搬迁愿望和不少外侨成功在京购买地产之先例，原因或在于他倾向于派任专职医官和对此时年仅 25 岁的德贞的不信任。在向外交部转送德贞要求赔偿伦敦会装修医院之资金并暗示兼任公使馆医官之薪资低廉时，③ 威妥玛评论道：

> 我只想说，如果英国政府考虑提高医官工资，是否将一名正规从业者派驻使馆是值得考虑的。他可能是具备科学能力的绅士，在北京有不亚于中国其他区域所具有的庞大的尚未被探索的博物学（natural history）领域。另一方面，在专业上，尽管使馆（医疗）可能有幸由雒魏林医生这样经验丰富的人负责，但它可能和现在一样，由一个年轻初学者执掌，他与那些 1861 年来华的翻译学员同时完成学业。④

可见，威妥玛对于医学传教士兼任公使馆医官存有异议。医学传教

① Secretary of the London Missionary Society to Russell, November 19, 1863, FO 17/404, pp. 119 - 120.

② Bruce to Russell, February 22, 1864, FO 17/407, pp. 194 - 196.

③ Dugeon to Wade, June 26, 1865, FO 17/427, pp. 19 - 21.

④ Wade to Russell, July 5, 1865, FO 17/427, pp. 6 - 8.

士负责使馆医疗，不仅存在因公使馆人员增加要求涨薪的问题，还会因人员更换导致德贞这样的“年轻初学者”负责使馆医疗。与医学传教士不同，外交部派任专职医官来华，不仅可履行医疗职责，而且可作为科学情报人员对北京及其附近区域进行博物学调查，丰富英国人对中国的认知。

威妥玛的报告促使外交部考虑向驻华使馆派任专职医官。外交部认为，原则上若使馆驻地已存在西医，则不派设专职医官。但英国驻波斯、奥斯曼帝国等“东方国家”首都的经验证明，使馆医生通过向当地人提供治疗可帮使馆获得政治影响力。鉴于此，外交部认为应向驻京使馆派设听命于公使的专职医官。①

新任公使阿礼国对于专职医官派设并不乐观。首先，医官驻华困难重重，难觅合格人选。医疗资质上，医官必须精通各专科，具有丰富经验治疗男性、女性和儿童病患，因此不可派遣年轻人。同时，考虑到北京远离西式生活方式“与世隔绝”，这位来华医官必须内心强大，具有除医疗以外的其他追求，否则难保不步法国使馆医官、俄国使馆医官半途而废之后尘。其次，中国虽然病患遍地医疗匮乏，但中国官员和富裕阶层人士尚无寻求西医的习惯。若要把西医普遍适用于中国民众，使馆医官必须掌握中文。鉴于此，阿礼国指出“除非拟任命者对上述困难有着清晰认知，否则他的到任只能以失败收尾，徒费公帑”。②

外交部并不认可阿礼国的说辞。1866 年 7 月，外交部任命波尔斯医生（Dr. Powles）为驻京公使馆医官，年薪 600 镑。该医官处于公使监督和管控下，负责公使馆医疗；经公使同意，该医官可在不影响公务的前提下对外行医。该医官还需利用时机对北京进行科学调查和研究。③ 可见，威妥玛的意见影响了外交部决策，使馆医官不是单纯的医生，而是肩负科学调查任务的科学情报人员。

随着外交部任命医官的消息传抵北京，德贞意识到了问题的严重性。1866 年 10 月，他向阿礼国递交了长篇信函，论述沿用医学传教士兼任使馆

---

① 外交部的上述意见附于威妥玛报告之后，见 FO 17/427，pp. 17 – 18；Hammond to Alcock，November 10，1865，FO 228/381，pp. 111 – 115。

② Alcock to Clarendon，April 23，1866，FO 17/449，pp. 13 – 16.

③ Stanley to Powles，July 21，1866，FO 228/404，pp. 8 – 9.

医官的益处。首先，他开宗明义地指出，根据条约除外交官外，洋人无权进驻北京。北京施医院能在北京立足，前提是医学传教士兼任公使馆医官。根据新的医官任命，传教士医院和公使馆的纽带必然断裂，医院将无权继续驻京并失去公使馆的承认和保护，如此医院事业将难以为继。

其次，北京施医院和德贞的影响力不断扩大，西医进入紫禁城指日可待。德贞指出，自医院成立以来，已治愈上自达官显贵、下至贫民乞丐的病患 26 万例。病患遍及华北、蒙古、东北、西藏，甚至朝鲜、中亚，医院里挂满了中国患者赠送的牌匾。德贞强调自己近期已被一位中国高官邀请治病，“故有理由相信对满人高官的医治将继续并增加，西医被邀请进入紫禁城的那天也不再遥远。北京施医院的影响力是不可估量的”。

最后，德贞具备充足的医疗能力。在信中，德贞罗列自己在格拉斯哥大学、爱丁堡大学以及在巴黎、柏林和德国其他城市数所大学的学习和工作的经历，自证医疗能力。他甚至指出，那些悬挂在医院的牌匾已经为使馆医官的选用划定了标准。

德贞还以法国、俄国使馆医官难以长久驻华为例指出，对于医生而言，使馆医疗工作并不饱和，难以吸引有能力、有激情的人长期驻扎。他自己愿意长期驻华，不是看中公使馆的薪酬，而是希望以西方医学科学为纽带，一方面以西医“惠及中国”，另一方面“让欧洲体认到中国的医学实践，从中我们已经借鉴了不少东西”。德贞还向阿礼国暗示派任专职医官的低效，“如果每 18 个月或两年更换一次医官……医生才了解病患的状况就该离任，然后再以相同的方式周而复始”。①

德贞的信影响了阿礼国。1866 年 10 月 11 日，阿礼国致函外交部，在重申驻华医官可能面临的严酷之自然环境、人文环境和语言困难的同时，建议外交部准许公使馆授予德贞“名誉头衔”——公使馆咨询医官（Consulting Surgeon to the Legation），以解决医学传教士驻京的法理问题，同时确保公使馆在医官病休时有后备力量。② 外交部同意了阿礼国的建议。③ 1867 年 4 月，随着波尔斯医生到任，德贞转任使馆咨询医

① Dudgeon to Alcock, October 8, 1866, FO 17/451, pp. 62 – 71.

② Alcock to Stanley, October 11, 1866, FO 17/451, pp. 57 – 59.

③ Stanley to Alcock, December 25, 1866, FO 228/404, pp. 239 – 240.

官。[①] 英驻京公使馆进入了双医官并存的时代。

(三) 使馆医官的政治价值

无论是医学传教士兼任公使馆医官，还是公使馆双医官并存，医官均成为驻华公使开展对华外交的辅助手段，具有重要的政治价值。1876 年公使馆医官为军机大臣、总理衙门大臣文祥诊病，戊戌变法失败后英国公使推荐法国使馆医官入宫诊视光绪皇帝，西医进入紫禁城，则是这种政治价值的体现。

1876 年 3 月 4 日，被任命为清政府驻英使团副使的许钤身（Envoy Designate Hsu）携文祥病例到访英公使馆，要求使馆医官卜士礼（Stephen Bushell）开具处方。[②] 当卜士礼要求视诊文祥时，许钤身以“文祥会强烈反对”为由拒绝，卜士礼无奈开具处方。但时任公使威妥玛并未放弃让卜士礼视诊文祥，他邀请总理衙门大臣沈桂芬前往说服文祥，最终文祥接见卜士礼并致函威妥玛表示感谢。卜士礼此行发现文祥饱受哮喘折磨，但并未得到他预料中的其他医疗帮助。对此，威妥玛的解读是：

> 我怀疑这一切均含有某种政治算计（Political by Play）。军机大臣急于不拿自己排外的声誉冒险，也十分急于不直接介入未来“云南事件”的交涉。在卜士礼探视一至两天后，他获得了一个月的病假。我相信在对外事务中没有他的意见什么事都做不了。民间盛传他握有朝中事务的主要权力。[③]

在威妥玛看来，文祥向使馆医官求助但又拒绝视诊，饱受哮喘病痛但又疏于照顾，其背后有着保全自己政治权力的考量。1868—1869 年中英修订《天津条约》失败后，清廷内部保守力量上升，[④] 曾经被威妥玛视

---

① Alcock to Stanley, April 30, 1867, FO 17/475, p. 178.

② Wen Siang Seeks Medicine Advice, March 4, 1876, FO 233/35, pp. 343 - 344.

③ Wade to Derby, March 14, 1876, FO 17/721, pp. 57 - 60.

④ 参见芮玛丽《同治中兴：中国保守主义的最后抵抗》，房德邻等译，中国社会科学出版社，2002。

为“开明派”官员的文祥急剧转变，在对外交涉中展现强硬态度。[①] 此时，恰逢中英交涉“马嘉理事件”，作为长期主持中英交涉的总理衙门大臣，文祥难避其责。[②] 只是，对已构建起“排外”声誉的文祥而言，通过妥协带来的交涉恐危及其政治资本。由此，本已患有的疾病就是避免介入中英滇案交涉，保全“排外名声”和“朝中事务主要权力”的合理理由。卜士礼视诊不久，文祥即获一个月病休，从此脱离对英交涉。

透过文祥看病事件，威妥玛确认了使馆医官的“政治价值”。此时已掌握中文的卜士礼是威妥玛构建中国人脉的另一渠道。中国赴英使团甫一任命，威妥玛便急于熟知使团成员，[③] 卜士礼帮他达成目的。许钤身获任不久便前来卜士礼处诊治眼疾，[④] 由此与威妥玛相识。本次治疗的经验或许是许钤身介绍文祥求诊的原因。通过许钤身，威妥玛还认识了某位前署理巡抚（Ex-Acting Governor），该巡抚是某使团成员的朋友，后也成为使馆医官的患者。[⑤]

使馆医官的“政治价值”不仅仅在于在中国官僚阶层扩大英方影响，更在于如德贞所言据此构建一条通往中国权力中枢——紫禁城的道路。1898 年 9 月“戊戌变法”失败的光绪皇帝被囚瀛台，慈禧授意内阁颁布“求医上谕”，一时间，慈禧意图谋害光绪的流言甚嚣尘上，引发列强驻京公使的关注。10 月 13 日，英国公使窦纳乐（MacDonald）会见新任总理衙门大臣袁昶时对“求医上谕”和慈禧意图除掉光绪的传言表达关切，强调“若皇帝在此关键时刻去世，其在西方国家间产生的影响对中国将是巨大灾难”。[⑥] 日本驻华公使馆参赞亦遵日本政府令调查光绪皇帝身体健康状况，并告知总理衙门“任何暴力改变政府的行为都会产生糟糕的影响”。[⑦]

---

① Wade to Granville, May 26, 1871, FO 17/584, pp. 382 - 383.

② 魏秀梅：《文祥在清代后期政局中的重要性》，《台湾师范大学历史学报》第 32 期，2004 年，第 129 页。

③ Wade to Derby, March 14, 1876, FO 17/721, p. 48.

④ Hsu's Visit, January 7, 1876, FO 233/35, p. 298.

⑤ Wade to Derby, March 15, 1876, FO 17/721, pp. 61 - 62.

⑥ MacDonald to Salisbury, October 13, FO 17/1336, pp. 336 - 337; October 13, 1898, FO 233/44, p. 328.

⑦ MacDonald to Salisbury, October 14, FO 17/1341, p. 228.

10 月 15 日下午两点，庆亲王、王文韶、袁昶、崇礼至英公使馆。公使馆会谈记录显示，庆亲王等人到访与 13 日窦纳乐对袁昶表达的关切有关。庆亲王对窦纳乐关切此事之“友好动机”表示理解。在通报光绪健康状况后，庆亲王询问如何平息流言。窦纳乐称若是欧洲发生类似事件，则派遣一名外国医生前往诊病。总署大臣表示可否以外国公使觐见光绪皇帝代替洋医诊病，意大利公使即将觐见。窦纳乐指出意使已推迟觐见转赴上海。窦纳乐进而强调根据他和庆亲王的“特殊友谊”，庆亲王应坦诚“确切地解释太后和皇帝之间的问题”。庆亲王再次否认流言，以太后和皇帝“近期常一同用膳”自辩两宫无隙。而后，庆亲王询问德贞是否在京。窦纳乐答曰不在，英使馆医官亦病休回国。不过，窦纳乐表示法国公使馆医官多德福（Dr. Detheve）是一个“有能力的医生”，庆亲王表示“求医上谕”发布后法使曾推荐多德福，总署大臣亦知晓多德福是一名好医生，但“不敢推荐”。最后窦纳乐表示，由他出面于外国报纸上证伪流言是不会被采信的，但一个外国医生前去诊断，流言必将停止。①

会谈过后，窦纳乐对慈禧采纳其建议请法使馆医官入宫诊断“并不乐观”，但 10 月 17 日三名总理衙门大臣拜访英使馆，传达庆亲王关于法国医生将于 18 日入宫诊病，并感谢窦纳乐的建议。② 10 月 18 日，法使馆医官在使馆中文秘书的陪同下入宫诊病，③ 西医终于进入紫禁城。

上述会谈记录证明，之所以是法国使馆医官入宫看病，除现有研究指出的英方强调中立避嫌和通过与法国合作加强对中国的震慑外，④ 更有英国使馆医官卜士礼和咨询医官德贞双双缺席的因素。根据庆亲王主动询问德贞是否在京和窦纳乐主动补充英使馆医官缺席，我们可合理推断若德贞或卜士礼有一人在京，为光绪诊断者恐非法使馆医官。通过本次诊断，清朝皇帝的健康状况呈现在世人面前，英方据此窥探到政变后慈禧急于获取西方支持，中国主政者明白自己已处于世界关注中心，“必须

---

① The Emperor：His State of Health，October 15，1898，FO 233/44，pp. 329 – 332.

② MacDonald to Salisbury，October 28，1898，FO 17/1337，p. 8.

③ 关于多德福入宫诊病详情，见茅海建《戊戌变法史事考》，生活·读书·新知三联书店，2005，第 156—158 页。

④ 参见隋丽娟、马孝鹏《戊戌年光绪帝“求医上谕”的历史考察》，《学术交流》2019 年第 12 期。

谨慎行事”。[①]

综上，1861 年英国公使馆进驻北京后，与向领馆派遣医官的经济考量不同，英外交部将使馆医官视为重要的外交力量主张派设专职医官。只是，驻华公使卜鲁斯和伦敦会医学传教士互相需要和拟任医官拒绝赴任的现实，让英方确立了使馆向伦敦会提供医院地址，医学传教士兼任公使馆医官的合作模式。可是，随着驻京公使和负责北京施医院医学传教士的更换，公使馆医官配设模式转变为外交部所派专职医官和医学传教士兼任咨询医官的双医官模式。无论是医学传教士兼任公使馆医官，还是后来的双医官，使馆医官均成为英方开展对华外交、窥探中国内情的重要手段，也成为来华西医“合法”驻京，到最后进入紫禁城的重要依仗。除公使馆医官问题外，19 世纪 60 年代随着驻华领馆的增加，领馆医疗问题再度成为外交部、驻华使领与财政部反复讨论的问题。

三　内部妥协与领馆医疗问题的解决

中英《天津条约》《北京条约》签订后，牛庄、登州（烟台）、台湾、潮州（汕头）、琼州、镇江、九江、汉口和天津被新辟为通商口岸。[②] 除琼州 1876 年方才对外开埠外，[③] 其余口岸均自 1861 年起先后开埠通商，英外交部因此新增 8 个领馆。英方在华之新开和旧有领馆总计 13 个。领馆的医疗问题再度成为驻华公使、英外交部和财政部三方持续博弈的焦点。

总体而言，新开口岸领馆医疗服务的获取方式，呈现从依赖海军医疗力量到英财政部提供临时津贴雇佣口岸民间西医的转变。1861 年，经驻华公使与海军司令商定，考虑到新开口岸短期内难有西医进入，镇江、九江、汉口和牛庄四口领馆的医疗由驻扎各口的海军医官负责，外交部以每天 4 先令的标准向海军医官支付酬金。[④]

① MacDonald to Salisbury, October 28, 1898, FO 17/1337, p. 9.

② The Statistical Department of the Inspectorate General of Customs, *Treaties, Conventions, Etc., between China and Foreign States*, Vol. 1, pp. 408, 432.

③ 《恭亲王照会威大臣》，1876 年 3 月 12 日，FO 682/2084/16。

④ Bruce to Russell, July 17, 1861, FO 17/353, pp. 262 - 263; Russell to Bruce, September 3, 1864, FO 228/298, pp. 193 - 194.

如19世纪40年代经验所示，海军医官终非领馆稳定的医疗渠道。1862年5月3日，牛庄领事致函公使卜鲁斯，申请200镑津贴从民间雇佣医生。因为驻留牛庄的海军医官被军方调离，领馆和居住牛庄的外侨已无医生。领事进而强调，作为中国最北部开放口岸的牛庄，无法似南部口岸般或从洋人社区（无论规模多小）获得医生，或从巡弋军舰获得医疗。[①] 9月，外交部批准了牛庄领事的请求。[②]

继牛庄之后，天津领馆也申请津贴自雇医官。1862年7月，天津领事致函卜鲁斯，申请以100镑年薪雇佣领馆医官，理由是天津医疗费用昂贵，薪资低廉的领馆初级助理、警察、仆人难以负担，领馆监狱人犯亦有医疗需求。同时，天津目前正处于疫病流行期。最后，其他领馆已开申请津贴雇佣医官之先河。[③] 卜鲁斯认可天津领事的说辞暂批经费，并报外交部核准。[④]

牛庄和天津的案例折射出领馆申请津贴获取医疗服务的两类因素。其一，新开口岸贸易尚未兴盛时，来口西人规模有限难以吸引民间西医进驻，领馆不得不申请津贴自雇医官；其二，在天津、上海、广州等大口，昂贵的医疗费用、领馆初级助理以下职员低廉的薪酬和监狱所需，是领事申请津贴雇佣医官的主要动力。

这两类因素的存在凸显建立划一制度解决医疗问题的必要。1863年9月,借回答外交官关于天津领馆雇佣医官一事之三个问题（即其他驻华领馆是否有类似安排？如有，理由为何？如没有，为何天津特殊？[⑤]），卜鲁斯正式要求建立统一的领馆医疗制度。

卜鲁斯指出，目前各领馆无统一医疗制度，属各事各办。如上海领馆以公费为监狱人犯和警察提供医疗。在新开口岸，若洋人社区规模太小无法吸引医生前来，则或向领馆提供医官，或授权领事采用与商业机构相同的价格获取医疗服务。因此，卜鲁斯建议，应以每年固定经费为各领馆警察、在押人犯支付医疗服务。这些医疗服务可延展至领馆初级

① Meadows to Bruce, May 3, 1862, FO 17/372, pp. 46 – 48.

② Russell to Bruce, September 18, 1862, FO 228/319, pp. 137 – 138.

③ Mongan to Bruce, July 16, 1862, FO 17/374, pp. 272 – 273.

④ Bruce to Russell, November 6, 1862, FO 17/374, pp. 270 – 271.

⑤ Russell to Bruce, May 9, 1863, FO 228/338, pp. 69 – 70.

助理等低阶职员，但他们自付药费。为增强说服力，卜鲁斯提醒外交部，在华各商业机构均为自己的职员提供免费医疗，同时商行职员薪酬远高于领馆助理，其财务前景远甚领馆助理。“因此，如果商行发现该安排有助于自身利益和商行效率，那领馆也应采取相似方案。”[①]

至于领事等高阶领馆官员，卜鲁斯指出：

> 尽管上述建议未包含领事，但我认为领事也应该被提供医疗服务。《南京条约》签订以来，通商口岸生活成本急剧上升，领事薪水实质上下降了。毋庸讳言，一个组建家庭的领事无法依靠薪水过上体面的生活。如果领馆配设医官，很多需要离华赴欧洲休养的慢性疾病或许就能避免，医官可在病程进展初期及早介入，一个短期病休甚至一趟去海边的旅程就可能帮助领事避免疾病恶化。在中国，懂中文的人有很好的市场需求，如果他们发现自己在医疗等问题上无法达到商业机构年轻职员的平均水平，那英国政府会发现很难留住最有用的人才。[②]

据上，卜鲁斯认为应为领馆统一配设医官。这不仅可让领馆薪资低廉的警察、在押人犯享有医疗照顾，而且能降低驻华领馆人员长期病休率，维持领馆正常运转，并使驻华机构在人才竞争上与商业机构匹敌。然而，财政部以驻华领馆配设医官会激起其他地区领事效仿，势必增加庞大经费为由否决了卜鲁斯的建议。[③]

财政部拒绝为领馆配设医官，领事薪资与医疗花费、驻地医疗资源匮乏与领事长期病休的矛盾依然凸显。1864 年 12 月，驻台湾领事施文贺（Robert Swinhoe，亦译作郇和）向署理驻华公使威妥玛申请每年 200 镑的医疗津贴。施文贺指出，台湾一年中绝大部分时间无西医涉足，致使淡水领馆人员必须离岗往福州或厦门治疗，严重影响领馆运转。他本人近期因治疗拖延病情加重，不得不离岗六周。如领馆配设医官，这一切本

---

① Bruce to Russell, September 1, 1863, FO 17/394, pp. 14 - 17.

② Bruce to Russell, September 1, 1863, FO 17/394, pp. 17 - 18.

③ Treasury to FO, December 31, 1863, FO 17/404, pp. 366 - 367.

可避免。施文贺强调，淡水领馆医疗花费不菲。驻华以来他每年的医疗花费平均达200银元，“作为一个驻华十年年薪从200镑上涨到750镑的人，一个组建家庭7年的人，如何能够承担这笔费用?”淡水不时有一名从商的法国医生涉足，打狗领馆从无医疗人员，可台湾的气候对身体有着莫大伤害。与之相对，英使馆设有医官，牛庄领馆也被授予每年200镑医疗津贴，中国海关和大多数洋行均为职员提供医疗帮助。他据此质问威妥玛：“难道就这样牺牲（驻台人员）而不给他们任何（治疗）的机会?”①

施文贺的申请获得身在伦敦的前驻华公使卜鲁斯的支持。卜鲁斯再度提醒外交部“雇员待遇远胜外交系统的商业机构常支付雇员医疗费用。在中国南部，一个基本原则是必须获得对抗疾病的手段，一个让人因金钱原因而不敢寻医问药的体系，我怀疑其经济性”。② 财政部最后同意向台湾领馆拨付100镑医疗津贴，但强调是临时安排。一旦台湾领馆日后能够从民间获得医疗帮助，此安排就需“重新考虑”。③

在财政部坚持经济考量特事特办时，各领馆也在积极探索新的医疗获取方式。1865年10月，厦门领事申请500银元医疗津贴，通过与厦门的西医医院订立合同，来获取低成本的医疗服务。在无合同的情况下，向来与厦门领馆有医疗业务合作的医院提高了收费标准：领馆监狱人犯医疗费上涨至5银元每人每诊，尸检费从10银元上涨至25银元，向领事法庭提供医疗证据的费用将从5银元上涨至10银元。但若以500银元/年订立合同，医院为领馆提供医疗服务，包括领馆监狱人犯、警察、中国职员、尸检和提供法庭所需医疗证据。④ 厦门领事的要求获得财政部的批准。⑤

值得注意的是，除领馆自身需求外，领馆申请经费雇佣医官亦有为通商口岸留住西医的考量。口岸商业繁荣外侨云集可吸引民间医生进入，可是有些口岸或开埠以来商业未达预期，或贸易由盛而衰导致人员离散，

① Swinhoe to Wade, December 5, 1864, FO 17/414, pp. 75 – 78.

② Bruce to Russell, March 1, 1865, FO 17/439, pp. 9 – 10.

③ Russell to Wade, May 1, 1865, FO 228/379, pp. 189 – 190.

④ Pedder to Wade, October 22, 1865, FO 17/425, pp. 153 – 155.

⑤ Treasury to FO, July 26, 1865, FO 17/441, pp. 221 – 222.

领馆的雇佣也就成为西医在这些口岸立足的依靠。1867 年 2 月，广州领事报告 1864 年以来广州贸易萎缩大量洋商撤离，导致大量医疗人员离粤，目前仅有一名在西方受过西医训练具有行医资质的华人王姓医生（Dr. Wong Fun）在粤。因此，领事申请以 106 镑 5 先令的年薪雇佣王姓华人医生为领馆医官，① 否则一旦这位医生离粤，广州领馆医疗只能转赴香港。②

宁波的情况与广州相似。1867 年 8 月，宁波领事致函公使，表示宁波贸易有限使定居宁波之洋商数量寡少，不足以养活一名医生。目前宁波仅一名西医。如果他因生计问题另赴他口，则宁波领馆职员不得不转赴上海寻医问药。因此，该领事申请以 70 镑年薪雇佣该医生，为领馆职员、警察及其家属，领馆监狱人犯和领馆司法需求提供医疗服务。③ 可见，口岸开埠并不必然导致西医自来。在贸易不彰的口岸，领馆与医生互相依存，医生是领馆获取医疗服务的必需，领馆雇佣则是医生在口岸生存的依靠。一旦领馆被禁止雇用当地唯一的西医，不仅领馆人员面临医疗匮乏，通商口岸恐也会因西医离开而进一步伤及本已暗淡的贸易前景。在这个意义上，领馆不仅是英国贸易在华立足的依靠，也是西医来华立足的依靠。

与广州、宁波案例相似者还有英驻九江领馆、淡水领馆和大沽副领事馆。④ 有趣的是，英财政部批准了广州、宁波领馆的申请，但回绝了九江、淡水和大沽的申请。财政部首先强调驻华领馆中“仅少数”津贴申请案例被批准，进而反问为何驻华领事官员不能像其他人那样自付医药费？即便为了留住口岸唯一的医生，为何不是领馆人员自筹经费而是求助政府财政？财政部认为批准九江等三口领馆的申请，意味着驻华体制需构建一套医官体制，这万难允许。⑤

财政部的回绝再度引发外交系统的抗辩。1868 年 8 月，公使阿礼国提交长篇报告希望财政部“重新考虑该问题，并采取可普遍适用于驻华机构

① Robertson to Alcock, February 12, 1867, FO 17/474, pp. 362 - 363.

② Alcock to Russell, March 14, 1867, FO 17/474, p. 360.

③ Fittock to Alcock, August 20, 1867, FO 17/477, p. 223.

④ Alcock to Stanley, March 12, 1868, FO 17/496, pp. 216, 226, 230.

⑤ Booth to the Under Secretary of State of FO, June 8, 1868, FO 228/446, pp. 270 - 271.

的公平原则”。阿礼国指出，首先，向各领馆提供医疗津贴已是常态。在16个口岸中，9个口岸以公共财政支付了领馆、警察、人犯等医疗服务，其余7个领馆利用经费负担监狱人犯的医疗。设立统一的制度势在必行。

其次，为驻华人员提供医疗保障符合最广泛的公共利益和经济考量。这有两个层面的内容。一者，疾病带来的长期病休导致高昂的人员成本。阿礼国指出，每个病休人员平均每年花费500—600镑（包含不低于400镑的年薪和半数差旅费，领事官员金额更高），而为领馆提供医疗经费每年仅需100—200镑。二者，驻华人员，特别是青年人员的升职加薪有赖于他们持续不断地工作，可现实情况却是这些职员常常饱受慢性疾病的影响而不得不长期休假。这不仅会迫使他们早早退休，而且会严重影响驻华机构的运转和业务。

最后，针对财政部所谓驻华人员自付医药费和自筹经费雇佣医生的说辞，阿礼国指出中国通商口岸高昂的生活成本和本就低于商业机构人员的薪酬，无法实现财政部的建议。此外，在淡水、大沽等口岸，外侨的稀少使得没有一个称职的西医前来定居，同时领馆司法职能所派生出的警察、人犯也需要政府提供医疗费用。基于上述理由，阿礼国“强烈认为”英国政府承担医疗职责最符合公共利益，是最明智的经济合理的办法。阿礼国的报告引起了外交部各大臣的共鸣。①

然而，财政部对阿礼国的说辞不以为然。1869年2月，财政部调查驻华使领馆情况后认为阿礼国的理由站不住脚。如果领馆职员薪资低廉，那应该考虑的是薪资问题而非医疗问题。至于某些口岸外侨稀少难以吸引医生进驻，那“在这些地方设立领馆没有必要”。对于领馆司法职能衍生的医疗需求，财政部要求驻华机构报告领馆人犯、监狱看守中英籍人员的数据。针对驻华机构呼吁的没有经费领馆难以留住医疗人员的说辞，财政部以医学传教士在中国四散分布为由作了驳斥。基于这些原因，财政部的这份调查报告不仅反对政府出资为领馆雇佣医生，而且认为需重新考虑向牛庄、台湾支付医疗津贴的决定，这样每年可节约300镑花费。② 这份报告使财

① Alcock to Stanely, August 31, 1868, FO 17/499, pp. 224 – 233.

② J. Stansfeld, John M. Hay, Louis Mallet, February 4, 1869, *Report on China Consulates to the Chancellor of the Exchequer*, FO 17/538, pp. 95 – 102.

政部再度否决了阿礼国的建议。[1]

财政部的报告忽略了英国领事驻华的复杂现实，是基于眼前经济成本的简单考量。在中英条约体制中，领馆进驻是通商口岸对外开埠的前提条件。英方是基于英国在华贸易的整体利益和发展趋势来择定通商口岸的，[2] 口岸从对外开埠到贸易兴盛通常需要一定时间。例如福州开埠十余年没有大规模贸易，却在太平天国运动期间成为英国在华贸易的重镇。[3] 因此，财政部这份报告基于英侨人口稀少贸易不彰裁撤领馆的意见，虽可立刻减少驻华成本，但实质上意味着放弃通过侵华战争攫取的条约开埠特权和通商口岸的贸易潜力。

是故，驻华官员强烈反对上述报告的说辞。在伦敦休假的威妥玛明确指出，对那些贸易不彰洋人稀少的口岸，英国政府更有义务去维持它们，而不是放弃它们。至于领馆医疗可求助医学传教士的说辞，威妥玛认为理论上以传教为目的的医学传教士较逐利而来的医生更让人放心，但现实情况并不如此。他以驻京公使馆为例指出，公使馆驻京伊始，负责使馆医疗的是具有25年医疗经验的医学传教士雒魏林，可是不久就由德贞接任。德贞虽热情能干，但当时仅是一名初出茅庐的青年医生。[4]

财政部的拒绝引起了外交部的不满。外交部认为财政部纠结的国籍归属无关紧要，监狱看守和警察的“国籍不影响履行职责”。对于财政部要求向医学传教士求助的言辞，外交部更是认为将治疗英国臣民的责任推卸给受私人资助、以医学科学为手段在中国传播基督教的人却不付任何报酬，简直是政府的“丑闻”。[5]

无论外交人员如何论辩，财政部依旧不为所动。1869 年 5 月 5 日，外交部致函阿礼国道出其中关键。

---

① 财政部拒绝阿礼国建议的理由与这份报告的基调吻合，见 Treasury to FO, March 8, 1869, FO 17/538, pp. 239 - 241。

② 参见郑彬彬、张志云《英国驻华使领馆的情报工作与修约决策（1843—1869）》，《历史研究》2021 年第 2 期。

③ Report of Mr. Vice-Consul Hale on the Trade at Foochowfoo for the Year 1854, Abstract of Reports on the Trade of Various Countries and Places for the Year 1854, UKPP, 1855, pp. 23 - 24.

④ Wade, Observation upon a Report on China Consulates Submitted to the Chancellor of the Exchequer, March 10, 1869, FO 17/538, pp. 282A - 283.

⑤ Hammond, Observations on Treasury Memorandum Respecting China Estimates, February 26, 1869, FO 17/538, p. 328.

> 任命驻京公使馆医官不仅取决于大量英国公职人员驻扎北京——公使及其外交属员，翻译学员和卫队，还取决于进驻使团的医官根据公使命令为中国患者提供医疗救济所能预估的政治价值。但在通商口岸，后一类考量不具有同等重要性。（领馆医疗问题）唯一应该考虑的有三点。（1）正如在其他国家那样，患者供养的医生能否于各通商口岸寻找到足够的业务量，使他在没有政府津贴的同时也能自立。（2）医生向患者收取的费用，例如向工资低廉但疾病不断的领馆初级助理收取的费用，能否持续满足其谋生的需求……（3）医生为英领馆人员——英国海员、英籍病患（British Subjects in Distress）诊病收取的费用是否会超过固定的年度付款限度，哪些医疗护理和药物可无偿提供。①

据上，财政部在使馆医官配设问题上与领馆医官配设有不同的考量逻辑。使馆医官配设的逻辑虽然包含英驻京使团及其服务人员的医疗需求，但配设医官所能带来的政治价值方是主导性因素。可在各地方领馆，配设医官所能带来的政治价值并不显著。引文中外交部提示阿礼国考虑领馆医疗问题的三个因素表明，在财政部看来，为领馆医疗划拨经费不仅意味着为驻华人员健康负责，而且为西方医生立足口岸承担责任，这其实违背了英国政府坚持的“自由贸易政策”。即使政府须为领馆医疗买单，也有年度固定金额限制与某些药品和医疗由医生免费提供两个前提条件。

于是，为了满足领馆医疗需求，阿礼国和外交部只能在现有预算框架内想办法。1869年10月，阿礼国向外交部报告新的驻华体制调整方案，找到了解决领馆医疗问题的方案。阿礼国建议英国政府在各口岸以签订固定合同雇佣医官的方式，为领馆职员、监狱看守、警察、人犯和英籍病患获取医疗服务。至于花费，阿礼国以1868年各领馆医疗花费数据为参考，认为除上海外，各领馆医疗花费每年100—150镑即可，总额

① Clarendon to Alcock, May 5, 1869, Correspondence Respecting Diplomatic and Consular Expenditure in China, Japan and Siam, UKPP, 1870, p.5.

不超过 1500 镑。

这笔经费可通过调整驻华体制获得。阿礼国建议废除领馆各类津贴节省 2775 镑，裁撤台湾领馆节省 4200 镑，调减领馆人员工资节省 750 镑，调减外交人员工资节省 2158.2 镑，共结余 9883.2 镑；同时，扣除重建镇江领馆，新建芜湖、温州领馆，增加上海领事工资及各领馆助理工资共计 6000 镑，最后总结余经费 3883.2 镑。[①]

外交部基本同意阿礼国的建议。在此基础上，外交部进一步建议财政部合并同性质的财政支出。在为在华英籍人员提供医疗的事项上，监狱看守、人犯、警察、英国病患由领事馆负责，海员（Seamen）治疗事项虽由商务部负责，但实际均由领事操持。鉴于此，外交部建议合并这两类经费，在华医疗花费由外交部和商务部共同负担，由此减轻外交部的财政压力。同时，鉴于阿礼国所提供信息尚不充分，外交部建议财政部将领馆医疗费用设定为 1000 镑而非阿礼国主张的 1500 镑。[②]

经过上述调整，1870 年 4 月，财政部终于批准在新一财年的预算中增加 1100 镑，作为医疗经费。[③] 这 1100 镑虽由驻日领馆和驻华领馆共享，[④] 但外交大臣依然对财政部的决定感到“非常满意”。[⑤] 至此，盘桓近三十年的领馆医疗问题终于得到制度性解决。

可见，中英《天津条约》签订后，英方驻华领馆因通商口岸的增加而增加，领馆医疗问题愈加显著。然而与公使馆医官配设背后的政治需求不同，英财政部在领馆医官问题上固执坚持经济考量。是故，纵使外交部和驻华人员列入各种理由，财政部依然拒绝为驻华领馆建立统一的医疗财政制度。鉴于此，外交系统只能通过对现有经费和人员进行调整，获得医疗津贴。1870 年，随着驻华公使阿礼国通过裁撤领馆等措施切实降低驻华机构经费预算，英财政部方同意为领馆雇佣医官提供制度性经费。

---

① Alcock to Clarendon, October 29, 1869, FO 17/529, pp. 181 - 231.

② Hammond to Secretary to the Treasury, Feburary 17, 1870, Correspondence Respecting Diplomatic and Consular Expenditure in China, Japan and Siam, UKPP, 1870, p. 81.

③ Treasury to FO, April 8, 1870, FO 17/565, p. 141.

④ Estimate of the Amount Required in the Year Ending 31st March, 1871 to Defray the Expenses of the Establishments in China, Japan and Siam, FO 17/469D, p. 146.

⑤ Treasury to FO, April 8, 1870, FO 17/565, p. 145.

结　语

晚清英驻华使领馆的医官配设问题源于驻华人员的医疗需求，但医疗逻辑或满足驻华人员医疗需求并非英国政府解决问题的主要考量因素。

在领馆医官配设问题上，英国政府坚持经济优先的逻辑。条约体制下，驻华领事职能超越英领事作为“商务型官员”的职能惯例，涵盖商业、政治、外交、司法、行政等领域，迫使英国政府构建驻华体制时放弃常规的商人领事制度，而派遣专职领事驻华，驻华体制构建被完全纳入英国国家财政体系。面对庞大的驻华人员和经费需求，确保领馆高效运转并严控经费于最低限度成为英方构建驻华体制的基本原则。

在该原则下，与领馆核心业务无涉的医官配设被取消。原本计划由英国政府承担的驻华人员医疗保障职责被转嫁至驻华人员自身、通商口岸英（外）侨社区西医及医学传教士和海军医官。这样的转嫁难以满足驻华人员的医疗需求，驻华人员病损率畸高。领馆医疗问题成为驻华人员、外交部和财政部持续博弈的焦点。1870 年，财政部终于同意拨款解决领馆医疗问题。只是该决策的背后，依然不是因为领馆医疗需求难以满足，而是因为驻华公使阿礼国大幅调整驻华体制带来财政结余。

与领馆医官配设问题计较财政账不同，英国政府对驻京公使馆配设医官却颇为慷慨。只是此慷慨背后，主导性因素依然不是驻京使团人员的医疗需求，而是拓展对华外交手段的政治考量。英国驻德黑兰、君士坦丁堡等所谓“东方国家”首都使团的经验表明，使馆医官成为英国重要的外交手段。后续的史实也证明，驻北京使馆医官（无论是医学传教士兼任还是专职医官）成为英国公使扩大影响力、实现英国政治目的的工具。这一点在 1876 年英使馆医官帮助军机大臣、总理衙门大臣文祥诊病和 1898 年英使促使法国使馆医官入宫为光绪皇帝看病有着明显体现。通过这两次诊病，英方在诡谲多变的中国政坛中获得了重要信息。

英国驻华使领馆的医官配设，还可为理解近代西医来华提供新的线索。依托条约体制的构建，西方医生来华的历史脉络存在“西医来华（通商口岸）—西医进京—西医入禁（紫禁城）”的阶梯式发展。英驻华使领馆医官配设的案例证明，在西医“来华—进京—入禁（紫禁城）”的历程中，条约体制与外交部驻华机构并非背景式存在。在通商口岸层面，领馆是西医来华立足时的重要依靠。这种依靠不仅体现在雒魏林在上海建立医院时收到英驻华商务总监的捐款，[①] 更体现在各贸易尚未勃兴或贸易萎缩的通商口岸，领馆的雇佣是西医在无法依靠市场力量立足之际的重要依仗。

在使馆层面。伦敦会医学传教士兼任驻京公使馆医官的背后，是医学传教士与外交机构的互相需要。伦敦会医学传教士须通过与公使馆的官方联系解决驻京的法律基础问题，公使馆则据此“低成本”获取医疗服务，同时扩大英国政府在北京的影响力。1867 年，在外交部任命专职医官到任后，英使馆依然聘用德贞为使馆“咨询医官”，延续着双方的合作。在使馆双医官的模式下，医学传教士驻京的法律基础依然存在，公使馆可避免使馆医官病休时无医可用的尴尬。可见，以医学传教士为代表的西医力量与外交机构的关系，不仅有被学者观察到的矛盾与紧张，亦有紧密的合作，这是西医最终进入紫禁城的重要背景。可以说，英驻华使领馆医疗需求和医官配设，是近代西医“来华—进京—入禁（紫禁城）”步步发展的重要依托。

［郑彬彬，上海大学历史学系博士后］

（责任编辑：舒健）

① Davis to Aberdeen, October 21, 1844, FO 17/89, pp. 6 – 7.

重塑中的医学知识、权力与社会关系：理论演进与英国公共卫生史的书写

张晶晶

摘　要　本文通过呈现有关“医学知识”、“权力”和“社会关系”的理论探讨，并主要以19世纪30—40年代英国公共卫生的史学书写为例，展现公共卫生史的书写与西方史学理论发展的互动状况。自20世纪70年代起，社会建构论冲击了辉格史学所依据的科学与医学的认知地位。医学知识被认为是社会建构的产物，此种新的认知方式为学者挖掘医学知识与社会、权力之间的关系提供了理论支持。此后，医学社会学、批判理论、福柯的话语分析方式和“知识/权力”论述，以及文化研究等路径被史家吸纳，用以呈现公共卫生在道德控管、塑造社会关系和权力关系等方面的多重面向。但医学史家在借鉴其他学科的研究路径和概念时，困境依然存在。近些年，学者通过重新审视公共卫生史书写中所理解的医学知识、采纳的概念范畴、道德政治预设，并以重视修辞学、借鉴STS研究方法和强调身体与个人主体性建构等方式来回应学界对社会建构论和医学社会史的反思，革新公共卫生史的编撰。

关键词　医学知识　权力　社会建构论　医学社会史　英国公共卫生史

自20世纪70年代以来，史学界受到诸多社会力量和思潮的冲击。在这些冲击势力中，不仅有提倡关注下层和边缘群体、带有强烈的政治社会批判立场的社会学研究方法，也有对众多学科影响深远的“语言转向”和“文化转向”。激荡的社会变革也促使史学界反思自身的学术理念以及社会关怀。伴随着这些冲击，跨学科的研究理论、方法、对象亦被注入历史研究。这些思潮同样影响了医学史书写，医学史家尝试借鉴科学史、人类学、文化批判、语言学等学科的研究方法，开创了医学社会史、医学思想史和医学文化史等路径，来探究医学史的书写边界。此外，医学史家借鉴科学哲学的洞见，打破了科学和医学理论享有的特权认知地位。医学史家也吸收了社会学和人类学的研究方式，尝试从多角度来分析不同语境中的群体或个体对疾病的认知和行动，以此来突破人类社会对疾病回应的固化模式，并进一步探讨医学知识和实践，以及其与国家政治、社会关系、权力的关系。

公共卫生史的书写也处于上述医学史理论的发展脉络之中。学者们在书写英国公共卫生史时，常将国家和改革集体行动视为研究重点，考察上述主体在应对疫病过程中推动的政治制度设计与革新，法律的修订与完善，以及科学技术和相关机构的突破发展，并将这类公共卫生史纳入以卫生现代性或者福利国家建构为目的的历史编撰之中。① 此外，医学史家在书写疾病与社会的关系方面，也常将社会对疾病的反应描述为一种理所当然的模式：从民众对疾病的混乱应对，到国家和科学界理性征服疾病的过程。一些学者已经从诸多方面审视了这类书写中所涉及的辉格派史学和进步目的论的研究路径，以及其中蕴含的研究预设。例如，

① 关注19世纪英国医学技术和医学家，强调进步史观、突出伟大改革者与机构发展之英雄叙事的经典医学史著作如 J. H. Harley Williams, *A Century of Public Health in Britain, 1832－1929*, London: A & C Black, 1932; Arthur S. MacNalty, *The History of State Medicine in England*, London: Royal Institute of Public Health and Hygiene, 1948。关注福利国家建构的著作如 Kathleen Jones, *The Making of Social Policy in Britain: From the Poor Law to New Labour*, 3rd ed., London: The Athlone Press, 2000; Derek Fraser, *The Evolution of the British Welfare State: A History of Social Policy Since the Industrial Revolution*, 5th ed., Basingstoke, Hampshire: Palgrave Macmillan, 2017。关于19世纪中期英国公共卫生管理制度与管理者的著作如 S. E. Finer, *The Life and Times of Sir Edwin Chadwick*, London: Methuen, 1952; R. A. Lewis, *Edwin Chadwick and the Public Health Movement, 1832－1854*, London: Longmans Press, 1952。

1989 年保罗·斯莱克在《过去与现在》杂志举办的“流行病与观念”的会议论文集中，总结了史学界对疾病书写的反思：质疑“征服疾病叙事”中的进步观念，警惕其中描述疾病与人类各领域互动时的单一性，以及否定其对大众、政府与医学应对疾病行动的价值判断。① 近些年，随着研究视野和工具的转变，公共卫生不再被史学家视为必然会发生的壮举，公共卫生的发展亦不再被视为自然或线性的过程。②

公共卫生蕴含的多样性定义被史学家呈现出来，它既被视为观念，又被视为管理方式和社会机制，也被视为运动，更被看作一系列社会关系和权力关系的变革。学者们尽力呈现公共卫生史的复杂样貌的过程，不仅是他们对医学史（尤其是医学社会史、医学思想史）的核心议题，即医学与政治、社会之间的关系的不断审视，也体现了研究者如何借助或创建多样的研究理论和概念工具，用以开拓研究路径。

本文聚焦 19 世纪 30—40 年代的英国公共卫生史研究③，尤其关注其中涉及“医学知识”、“权力”和“社会关系”论述的书写，笔者希望通过对这些研究的分析，来较为细致地展现公共卫生的书写与西方史学理论发展的互动状况。一方面，文章主要呈现史学界对多类理论和方法论的吸收、使用和反思情况；另一方面，本文也将尝试展示史学书写对理

---

① Terence Ranger and Paul Slack editors, *Epidemics and Ideas: Essays on the Historical Perception of Pestilence*, New York: Cambridge University Press, 1992, pp. 10 - 14.（具体来看，一些学者并不认同“征服疾病叙事”将大众、政府与医学界对疾病的回应视作一种历史进步的过程，即大众从信仰和迷信汲取资源来应对疾病，进展到政府对卫生事务的控管，最终发展到由医学尤其是医学和生物科学介入公共卫生管理。他们不赞同直接将大众疾病观念中的宗教元素视为非理性的观念，也不认可将政府和医学界对疾病的应对及其医学观念作为价值中立的判断。）

② 克尔·瓦丁顿：《欧洲医疗五百年》卷 3，李尚仁译，新北：左岸文化事业有限公司，2014，第 6 页。

③ 本文列举的著作其研究主题未必都完全聚焦于上述三者关系的讨论，笔者将挑选著作中涉及相关讨论的部分进行分析。此外，之所以选择 19 世纪 30—40 年代的英国作为考察对象是基于以下两点考虑。其一，19 世纪 30—40 年代的英国公共卫生被许多医学史家视为现代公共卫生的模范。除了为研究者们提供充足的研究资料，该领域的许多议题也对史学界有着重要的引领性。其二，该领域的研究著作颇丰，其中不乏一些对医学史和整个史学界产生重大影响力的研究者和著作。这些学人与著作，不仅处于悠久的学术传承和理论谱系之列，其引发的学术争议，至今仍能引起学者间的对话。总体而言，学术界对该领域的关注度持久，且近些年仍有新作面世。这样丰厚的研究资源能为梳理史学理论的发展脉络提供坚实的基础。

论研究的推进和贡献。有鉴于目前国内兴盛的医学社会史研究状况，本文希望厘清当前引介医学社会史研究方法时，所忽略的研究路径的来源问题，如科学哲学（主要是对知识的认知地位、科学与社会关系在本体论层面的分析）和社会科学（研究基本预设和研究方法）。同时，文章也将评述医学社会史对研究者在塑造知识与社会关系时的深远影响，以及学术界对其研究路径的反思。本文并不采用范式的转变来论述西方学者对医学知识的研究，而是希望借由展示学者对医学知识史的制造过程及其反思，来探究史学理论知识的生成，呈现医学史家与众多领域学者的对话，并展现目前学术界理论探索的多样性。

一　医学知识作为社会建构的产物

自20世纪70年代以来，社会建构论（Social Constructionism）在医学史的影响力渐增。该理论源自多种学科和思潮，[①] 其中许多学科的研究方法之间颇有些矛盾之处，但社会建构论者基本能在认识论上达成共识，即认为科学并不是超越历史情景的知识，其立场也并非中立和客观。社会建构论者认为，科学不能直接反映自然实在，科学是社会建构的产物。科学知识也不可避免地受到权力、利益、意识形态等社会文化因素的影响。因此，社会建构论者的研究视野开始转向科学知识的生产、知识演进发展、知识与社会政治的关系、科学团体的活动与其利益诉求等主题。

一些医学史家亦将目光投向这些研究主题，采用社会建构论的路径来解读医学知识和实践。辉格派史学和进步主义叙事的医学史所依赖的科学和医学理论的认知地位，已被社会建构论严重削弱。在20世纪70年代末，许多医学史家都关注到这一趋势，并组织会议讨论该现象。[②] 相关

---

① Ludmilla Jordanova, “The Social Construction of Medical Knowledge,” *Social History of Medicine*, Vol. 8, No. 3 (1995), pp. 361 – 362 中介绍了社会建构论的思想脉络和对医学社会史家的影响。她将构成社会建构论的思想线索分为八个部分：科学哲学，对辉格史学的反思，知识社会学，社会文化人类学，针对科学、医学、技术的批判理论，利益论，马克思主义批判，地方主义。

② Peter Wright and Andrew Treacher, eds., *The Problem of Medical Knowledge: Examining the Social Construction of Medicine*, Edinburgh: Edinburgh University Press, 1982.

争议也不在少数。但即使是对此研究方法持批判态度的学者，也观察到社会建构论对医学研究的冲击："尽管采用此研究方法的著作形式众多，但它们传达了相同的观点，即医学知识和医学实践都是社会建构的。反之，医学知识同样能够形塑社会关系……事实上，人体和疾病的现实是一些'建构'或者是'发明'，而不是'发现'。"① 社会建构论是一种思考科学和医学的新方式。医学史家用这种方式解释医学知识，挖掘知识与社会、权力关系之间相互建构的方式：医学理论和人们对疾病的认知都根植于社会关系之中，并且医学知识和医学实践也与权力关系相互作用。

值得说明的是，在社会建构论提出之前，已有学者尝试探索医学理论所具有的社会性，研究医学理论与社会政治经济的关系。相较之下，社会建构论如何启迪历史研究者？笔者认为，社会建构论更能破除前人在研究时对科学价值中立的预设，并指出前人多从实证主义的角度来理解知识的局限性。同时，社会建构论也为研究者吸收多种思想资源提供了认知基础，极大提升了研究者对医学知识与社会关系的阐释能力。下文将以三位学者对英国公共卫生运动初期的传染病病原学争议研究为案例，分析研究者如何采纳社会建构论的研究路径。

1947 年，埃尔温·H. 阿克尔克内希特（Erwin H. Ackerknecht）发表名为《从 1821 年到 1867 年的接触性传染论》的报告。文中，他将 19 世纪 20—60 年代的病原学争议过程描述为非接触性传染论（Anticontagionism）和接触性传染论（Contagionsim）之间的论战，并首次尝试将医学思想与医学实践置于社会和政治的语境中来考察。从医学理论与时代精神方面来看，阿克尔克内希特认为非接触性传染论者受到当时新的批判性的科学精神鼓舞，将其与接触性传染论者的论战视为"一场抵抗陈旧的权威和中世纪的虚构理念，为科学而战的行为"。② 此外，阿克尔克内希特指出，医学理论体现了一些群体的政治经济利益诉求，如接触性传染论"不仅是一种理论或者医学问题，隔离防疫及其官僚系统可以反映出

① M. R. Bury, "Social Constructionism and the Development of Medical Sociology," *Sociology of Health & Illness*, Vol. 8, No. 2 (1986), p. 137.

② Erwin H. Ackerknecht, "Anticontagionism between 1821 and 1867," *International Journal of Epidemiology*, Vol. 38, No. 1 (2009), pp. 8 – 9.

它的利益诉求”。[①] 而非接触性传染论支持取消隔离检验制度的观点，正迎合了人数不断增长的商人与工厂主们的经济需求，更符合自由主义者希望削弱政府干预、实现个人自由与贸易自由的期待。[②]

他进一步论证，在19世纪中期，欧洲各政府及医学界接纳与摒弃医学理论的情况，都与支持相关医学理论的政治经济势力的消长有关。[③] 他认为由于接触性传染论与非接触性传染论都缺乏足够的实验，以及方法与创新的支持，并且都有采用不可靠的信息作为论据，所以，他判断实际上“医者选择相信哪一种（医学理论）是由他们的个人经历和性格，尤其是经济观念以及政治忠诚决定的。当时，由于大多数内科医生是自由主义者和资产阶级，他们的选择带来了非接触性传染论的胜利。非常典型的是，非接触性传染论获取优势地位的时期与自由主义兴盛期一致，而其衰弱也恰逢保守主义的胜利之时”。[④]

阿克尔克内希特的研究表明医学的理论争议不仅是医学理论流派之间的交锋，也代表着社会经济等领域中不同利益群体的冲突。他的研究方法、视角与结论仍然常见于当代的医学史著作中。而阿克尔克内希特也被当代医学史家视为影响“当今医学史研究的社会文化史潮流的先驱”[⑤]。

直到30年后，他的研究结论才遭到玛格丽特·佩宁（Margaret Pelling）的挑战。佩宁在其著作《霍乱、热病以及1825年到1865年的英国医学》中认为，阿克尔克内希特构建了一种过于简化的解释模式，他将医学理论、医学实践与政治经济立场简单地对照，运用政治经济因素的变迁来说明医学理论的兴衰与更替过程。这种模式的问题在于它不仅需

① Erwin H. Ackerknecht, “Anticontagionism between 1821 and 1867,” *International Journal of Epidemiology*, Vol. 38, No. 1 (2009), p. 9.

② Erwin H. Ackerknecht, “Anticontagionism between 1821 and 1867,” *International Journal of Epidemiology*, Vol. 38, No. 1 (2009), p. 9.

③ 通过分析欧洲多国的卫生政策，阿克尔克内希特认为医学理论与疾病防疫政策的制定关系也较为明确，采纳非接触性传染论的改革者会采取如修建下水道、清除污秽、改善建筑物通风等卫生工程措施来改造环境，如在英国公共卫生改革初期，查德威克和中央卫生委员会的公共卫生改革就是基于非接触性传染论“瘴气论”之上的，而坚持接触性传染论的政府则会使用隔离检验制度来阻止流行病的传播。

④ Erwin H. Ackerknecht, “Anticontagionism between 1821 and 1867,” *International Journal of Epidemiology*, Vol. 38, No. 1 (2009), p. 17.

⑤ Charles E. Rosenberg, “Erwin H. Ackerknecht, Social Medicine, and the History of Medicine,” *Bulletin of the History of Medicine*, Vol. 81, No. 3 (2007), p. 511.

要以“过度简化的医学事实来配合这一时期同样被简化的医学专业结构，也需要它契合……简化过的政治变迁和观念”。[①] 在佩宁看来，这种大量的简化意味着阿克尔克内希特在建构医学理论与医学实践，以及政治经济因素的对应关系方面缺乏谨慎，也表明他忽视了在不同层面的医学实践中对医学理论的执行和医学权力的考察，从而削弱了其解释力。[②] 对此，佩宁认为阿克尔克内希特使用“接触性传染论”与“非接触性传染论”这类术语来概述英国的医学理论争议是完全不充分的和有误导性的，比如他忽略了有关热病等更为复杂的医学讨论和当时多样的病原学理论。[③] 而佩宁细致的史学研究为理解19世纪中期的病原学发展和医学争议提供了更为翔实的资料，从史实层面驳斥了阿克尔克内希特的结论。

罗杰·库特（Roger Cooter）在《非接触性传染论与历史的医学书写》一文中，评价了阿克尔克内希特与佩宁上述的研究成果，并继续探讨医学理论与社会因素的关系。库特认为阿克尔克内希特文章的重大意义在于揭示了这场医学争议所具有的社会性，“而佩宁对阿克尔克内希特的批判却阻碍了对非接触性传染论进行更为彻底的社会理解，而究其原因在于她模糊了她在认知论领域与阿克尔克内希特的共识程度”。[④] 这种认知领域的共识在于他们论述中隐含的实证主义预设。

库特认为阿克尔克内希特的文章在分析为何非接触性传染论会衰弱时，显示出他所使用的分析方法乃是具有实证主义意味的两分法，即“应该区分‘伪科学’或‘科学发展之前’的知识。当知识是被社会塑造的，则是虚假的。而‘真实的’和‘科学的’知识则不是由社会塑造的。”[⑤] 在阿克尔克内希特的分析中，可见其暗示被社会因素强烈干预的非接触性传染论是伪科学。因此，随着科学发展，这种伪科学在真正的科学理论（细菌学说）之前衰弱也就是正常之事。库特认为佩宁的研究

---

① Margaret Pelling, *Cholera, Fever and English Medicine, 1825 - 1865*, New York: Oxford University Press, 1978, p. 300.

② Margaret Pelling, *Cholera, Fever and English Medicine, 1825 - 1865*, p. 300.

③ Margaret Pelling, *Cholera, Fever and English Medicine, 1825 - 1865*, p. 302.

④ Roger Cooter, "Anticontagionism and History's Medical Record," in Peter Wright and Andrew Treacher, eds., *The Problem of Medical Knowledge: Examining the Social Construction of Medicine*, Edinburgh: Edinburgh University Press, 1982, p. 91.

⑤ Roger Cooter, "Anticontagionism and History's Medical Record," p. 91.

只指出阿克尔克内希特在医学事实梳理方面的偏颇，却没有揭示阿克尔克内希特的实证主义的论证逻辑。而且佩宁在解释人们为何会受到他人影响形成某种观点时，也未结合具体语境讨论，而是采用一种“传染式”或“浸泡海绵式”的思想传播模式来论证，即一种实证主义的机械互动哲学。[①] 因而，库克认为他们对医学思想的认知仍然未能超越实证主义的局限。

库特进一步指出阿克尔克内希特即使将医学知识置于社会总体之中分析，也只是将特定的医学知识作为某些群体对社会、政治、经济因素的机械反映，或将医学知识视作某些阶层的意识形态和工具。库特表示，“阿克尔克内希特对非接触性传染论的理解是建立在对知识的物化概念上的：知识只是与外部物质和社会环境相互作用的事物（thing）”。换言之，阿克尔克内希特将知识作为一种事物，认为它与物质环境是相互作用的（interactive）外在关系，而并不是相互建构的（constitutive）关系。所以，库特认为阿克尔克内希特和佩宁在认识论上面的共识是，他们都不认同知识产品和物质环境是相互渗透或相互建构的。[②]

而库特则认为，医学思想是与社会相互建构的。[③] 他考察了非接触性传染论是如何可以被解读为一种中介性的意识形态问题。该理论寻求对疾病的再分类，而此分类反映了一种重构现实的过程，它与当时社会的现代化、不断增长的专业化及社会分工的碎片化过程一同建构着。[④] 此外，他认为非接触性传染论者之所以强调空气作为传播中介，是因为他们可借由空气概念来调节事物与事物以及人与人之间的关系。接触性传染论强调疾病在人群之中，通过直接交往而进行传播。在这种医学理论的描述下，人们之间的关系是线性和僵化的。而非接触性传染论的空气却提供了“一个动态和间接、普遍可塑性的隐喻”。[⑤] 如公共卫生改革者将城市问题归咎于空气时，他们意在凸显一种非个人化的环境问题的

---

① Roger Cooter, “Anticontagionism and History's Medical Record,” p. 93.

② Roger Cooter, “Anticontagionism and History's Medical Record,” p. 94.

③ Roger Cooter, “Anticontagionism and History's Medical Record,” p. 93.

④ Roger Cooter, “Anticontagionism and History's Medical Record,” p. 98.

⑤ Roger Cooter, “Anticontagionism and History's Medical Record,” p. 97.

重要性。空气成了改革者们进行道德和政治干预的手段，调节着社会关系。[①]

库特的成果展现了 20 世纪 70 年代末的学者是如何理解和利用社会建构论来解析医学知识。同时，他的研究也展示了如何在社会建构论的认知框架下，结合其他思想资源用以研究知识生产与权力的关系。库特在 2013 年出版的论文集中回顾了他当时借鉴的理论，如法兰克福学派批判理论、马克思的早期理论以及葛兰西的思想。[②] 他提到了同时期的法国研究者弗朗索瓦·德拉波特（François Delaporte）则利用了福柯的研究路径来反驳阿克尔克内希特的观点。[③] 库特将两人的方法分别归纳为“马克思主义影响的社会建构主义研究方法（Marxian-inflected Social Constructivist Approach）和德拉波特的非马克思主义的福柯式话语的研究方法（non-Marxian Foucauldian Discursive Approach）”[④]。这一分法正显示了历史学者在将医学知识视为社会建构之时，所借鉴的两类思想资源，即批判理论（包含广义的马克思主义[⑤]、女性主义、结构主义等理论在内的思想资源）和福柯的研究方法。此外，学者们还将上述思想资源与医学社会学的研究相结合，挖掘医学知识的更多面向，考察医学、公共卫生与更多领域的联系，从而加深公共卫生史研究的深度和多样性。笔者将此归纳为两类研究路径。

其一，医学社会学与批判理论的融合。从 20 世纪 70 年代末以来，医学史家关注到英国公共卫生运动中的社会管理和道德改革面向。[⑥] 学者开始揭示和分析改革者试图通过卫生调查、卫生立法以及医学理论来进行道德管理、规范社会关系和稳定社会秩序的意图。这类研究志趣与自 60 年代以来的社会学发展密切相关，一些社会学家开始将医学视为国家和社会控制的重要机制。如欧文·肯尼斯·佐拉（Irving Kenneth Zola）的文章较早地

① Roger Cooter, “Anticontagionism and History's Medical Record,” p. 99.

② Roger Cooter, “Anticontagionism and History's Medical Record,” in Roger Cooter and Claudia Stein, eds., *Writing History in the Age of Biomedicine*, New Haven: Yale University Press, 2013, p. 41.

③ François Delaporte, *Disease and Civilization: The Cholera in Paris, 1832*, Cambridge, Mass: MIT Press, 1986, pp. 145 - 149.

④ Roger Cooter, “Anticontagionism and History's Medical Record,” p. 43.

⑤ 例如库特表明他写作时借鉴了法兰克福学派批判理论和葛兰西的研究。

⑥ Anthony S. Eohl, *Endangered Lives: Public Health in Victorian Britain*, Cambridge, Massachusetts: Harvard University Press, 1983.

关注到社会的医学化（Medicalizing of Society）现象，如医学作为社会控制手段是如何将一些特定的行为定义为医学状况并加以干涉的。[①] 托马斯·S. 萨斯（Thomas S. Szasz）、伊万·伊利奇（Ivan Illich）、彼得·康拉德（Peter Conrad）等学者剖析了医学专业力量的扩张、专家控制带来的问题，以及更为广泛的医疗化社会问题的现象。他们的研究揭示了医疗化所赋予医学的社会权力，如医学的道德批判权力、越轨行为的医疗化、社会问题的个体化等。[②] 在此阶段，医学史也产生了一些关注“医疗化”（medicalization）与“专业化”（professionalism）的研究。例如，史蒂文·J. 诺瓦克（Steven J. Novak）在《专业化和官僚制度：英国医生和维多利亚时期的公共卫生管理》一文中，指出前人研究将科学视为纯粹客观、无个人利益干扰的权威是欠妥的。[③] 他探讨医生的专业认知，以及他们参与公共卫生运动的动机，呈现了医学专业化的发展对官僚制度的影响。[④]

在意识到医学作为社会控制的机制之时，一些学者也借助了马克思主义和女性主义等批判理论资源，揭示了医学和医学知识并非中立，而是反映了当权阶层的利益和意识形态，并且医学也成为维系资本主义与父权制的中介力量，导致了社会不平等的再生产。例如，韦森特·纳瓦罗（Vicente Navarro）在《社会阶层、政治权力和国家及其对医学的影响》中运用了广义的马克思主义，分析了处于资本主义国家干预下卫生部门的特征：卫生部门复制了资本主义社会的阶级等级制度，医学的意识形态是对资本主义意识形态的补充，以及医学是对异化的再生产。[⑤] 医

① Irving Kenneth Zola, “Medicine as an Institution of Social Control,” *The Sociological Review*, Vol. 20, No. 4 (1972), p. 500.

② Thmoas S. Szasz, *The Manufacture of Madness: A Comparative Study of the Inquisition and the Mental Health Movement*, New York: Harper and Row, 1970; Ivan Illich, *Medical Nemesis: The Expropriation of Health*, New York: Random House, 1976; Peter Conrad, “The Discovery of Hyperkinesis: Notes on the Medicalization of Deviant Behavior,” *Social Problems*, Vol. 23, No. 1 (1975), pp. 12 – 21.

③ Steven J. Novak, “Professionalism and Bureaucracy: English Doctors and Victorian Public Health Administration,” *Journal of Social History*, Vol. 6, No. 4 (1973), p. 442.

④ Steven J. Novak, “Professionalism and Bureaucracy: English Doctors and Victorian Public Health Administration,” *Journal of Social History*, Vol. 6, No. 4 (1973), pp. 443 – 458.

⑤ Vicente Navarro, “Social Class, Political Power, and the State and Their Implications in Medicine,” *International Journal of Health Services*, Vol. 7, No. 2 (1977), pp. 274 – 277.

学通过让民众相信医学干预能够解决资本主义制度的政治和经济性质造成的问题，从而有助于资本主义的合法化。据此，纳瓦罗指出医学是为资本主义制度和资产阶级利益服务的。[①] 他认为医学蕴含着资本主义的意识形态，能帮助资本主义国家将集体问题简化为个人问题，如在恩格斯时代，医学将工人阶级的许多疾病归因于他们自身及其家庭成员的道德品格低下。[②]

其二，话语的研究方式。在分析医学知识与权力关系方面，许多研究者受益于福柯对知识、权力与话语关系的审视。福柯认为知识、话语与权力之间关系紧密，他透过著作重新解读了三者的概念，并阐释了它们之间的关系，形成了不同于传统意义上对认识论（知识、意识形态）与政治学关系的理解。简而言之，福柯认为知识是由话语实践构成并由话语所确定的。[③] 同时，话语构成权力，而权力的运作也是以话语为基础的。在关于"权力/知识"的论述中，福柯更为明确地指出："知识和权力是相互融合的……没有知识就不可能行使权力，知识也不可能不产生权力。"[④] 因此，不仅医学知识的生产过程和运作方式展现出知识与权力互动关系的复杂性，医学知识本身也是权力，有着塑造社会关系和规训机制的能力。而医学知识中蕴含的认知模式与塑造的权力关系，可借由分析医学话语的生产和运用呈现出来。福柯对话语的重视，对"权力/知识"的解读，以及其对身体的关注，引导学者从多个方面分析医学知识与社会政治经济的关系。

例如，弗兰克·莫特（Frank Mort）的研究《危险的性：自 1830 年以来英格兰的医学道德政治》。他受到福柯和语言学转向的影响，利用丰富的话语资源，力图建构出医学是如何作为一种规训的权力，利用其医学知识，标识出需要被干预的社会群体，并以此介入道德和社会管理事务的过程。他认为 19 世纪 30—40 年代是"医学道德政治"的扩张时期，

---

① Vicente Navarro, "Social Class, Political Power, and the State and Their Implications in Medicine," *International Journal of Health Services*, Vol. 7, No. 2 (1977), p. 277.

② Vicente Navarro, "Social Class, Political Power, and the State and Their Implications in Medicine," *International Journal of Health Services*, Vol. 7, No. 2 (1977), p. 276.

③ 米歇尔·福柯：《知识考古学》，谢强、马月译，生活·读书·新知三联书店，2003，第 203 页。

④ Michel Foucault, "Prison Talk," in Gordon Colin, ed., *Power/Knowledge: Selected Interviews and Other Writings, 1972 – 1977*, New York: Pantheon Books, 1980, p. 52.

医生的“医学道德话语”探讨了环境、道德与疾病的关系，将道德改革的目标对准了工人阶级，这些话语迎合了国家管理城镇工人阶级的道德与习惯的需求，并塑造了阶级和性别。[①] 莫特采用的方法反映了一种研究趋势，即学者将福柯的话语分析、对身体的重视与批判理论的视角相融合，以此来研究知识（如概念、分类、习俗、阐释等蕴含着权力的知识）是如何建构不同群体之间的社会关系。他的研究兴趣也逐渐转向医学文化史和性别研究，其方法和结论引起了一些研究者对公共卫生中性别议题的关注。

上述这些采纳社会建构论的史学书写无疑挑战了传统的研究方法和研究结论。一些曾经被认为是不证自明的论述开始变成新的研究问题，如医学知识不再被看作不可使用社会因素分析的科学内史的一部分。医学史家从医学知识的社会建构，医学知识与权力的关系，改革者和医生的利益诉求与公共卫生改革的关系等维度，已发表诸多著作。医学史家从其他学科引入的研究方法和视野，也为公共卫生史的解读带来了新的批判视角。公共卫生改革已不再被视为一种毫无瑕疵、充满慈爱的人类创举，其对阶级关系的调整、对社会底层的控制也为新的研究所揭示。

二　探究医学知识、权力与社会关系的复杂性

（一）反思社会建构论与医学社会史

构建医学与政治、经济、道德等其他领域的关系对于医学史家而言并非易事，对于20世纪90年代之后的公共卫生研究者而言，虽然上述研究路径提供了丰富的理论资源、分析工具和问题意识，但也逐渐暴露出一些问题，引起学者反思。例如，在此阶段发展势头迅猛的医学社会史研究之中，许多该领域的学者都使用了社会建构论和社会学等学科的分析方法，其研究重点也在于揭示医学知识、实践与社会政治权力的关系。这种研究路径也是公共卫生研究者经常采纳的分析方式。但是，从80年

① Frank Mort, *Dangerous Sexualities: Medico-Moral Politics in England Since 1830*, 2nd ed, London: Routledge, 2000, pp. 20 - 29.

代末以来，这类研究路径开始引发许多学术争议。

质疑的产生与整个学界对社会建构论的反思有关。社会建构论在哲学领域被众多学者质疑。在此，可以将这些质疑简要地分为三类：一是社会建构论可能引发的相对主义；① 二是对社会建构论中“社会”的含义和范畴的思考；② 三是学者在援引社会建构论来分析科学知识与社会的关系时，仍呈现出对“社会”与“非社会”、“社会”与“自然”、“社会”与“科学”的二元对立的理解。③ 而当越来越多的学者意识到科学与社会是不可分割的融合的异质建构（Heterogeneous Constitution）时，这种现象引导学者从认识论转向本体论的探讨，不断发展出新的理论来解读科学、技术与政治、社会、文化之间的关系，如布鲁诺·拉图尔（Bruno Latour）提出的行动者网络理论（Actor-network Theory，下文简称 ANT）等。研究者对社会建构论的反思也从科学哲学拓展到社会科学，他们开始审视这些学科的基本预设和研究方法。而这些思潮也一起融入学术界对“现代性”的整体反思之中。

受到上述研究思潮的影响，医学史家从多个角度分析了社会建构论在史学中的应用问题。一方面，他们关注到史学研究者对社会建构论的理解存在问题。如在一些医学社会史家的研究前提中，仍存在对“外史”和“内史”的区隔，显示出医学社会史家对社会建构论的理解并不通透，没有充分意识到社会建构论所要挑战的传统科学观，以及其对内、外史划分的消解。另一方面，一些医学史家在结合社会学、社会政治批判、社会史等思想资源，用以研究知识生产与权力关系时，产生了许多问题。例如，查尔斯·E. 罗森伯格（Charles E. Rosenberg）就在1989年声称他已经“避免使用‘社会建构论’这一术语，因为它过于强调功能主义的目的，以及在形成公认的疾病概念的协商过程中，该术语存在固有的专

① 例如，针对一些学者指责社会建构论是相对主义的评价，爱丁堡学派代表人物大卫·布鲁尔的回应，参见 David Bloor，“Relativism at 30000 Feet，” in Massimo Mazzotti，ed.，*Knowledge as Social Order：Rethinking the Sociology of Barry Barnes*，Aldershot：Ashgate，2008。

② Ian Hacking，*The Social Construction of What*? Cambridge，Mass：Harvard University Press，1999，pp. 39－40.

③ 关于此论点的论述可参见布鲁诺·拉图《我们从未现代过》，余晓岚、林文源、许全义译，台北：群学出版公司，2012。

断性”。[①] 罗森伯格总结了一些社会建构论者在研究疾病和病痛时的研究方法，反思其中的问题，并试图寻找更好的解释框架。具体来说，他认为一些学者在将社会建构论与文化批判视角结合起来分析知识及其传播者时，倾向将之视为压迫性社会秩序合法化的依托。[②] 而另一些学者在研究知识、专业和社会权力之间的关系时，将定义疾病的方式和病原学作为社会控制和区分阶层的工具。某些批判立场更为激进的学者在利用“专业化”和“医疗化”进行分析时，也倾向将知识和专业人员视为维系社会统治意识形态的存在。[③] 在罗森伯格看来，这些研究现象忽视了疾病的生物性、疾病定义的复杂过程、病人与医生对疾病的认知、在政策上合理化疾病认知的行动，以及这几方之间的互动。[④] 因此，罗森伯格开始摒弃“建构”（Construct）这一术语，而采用“框架”（Frame）来作为研究疾病的方式。[⑤]

库特在评论罗森伯格关于框架论的文章中，也认为应该摒弃“粗糙或庸俗的医疗监视史、社会控制史和描述剥夺病人自身技能的历史——这些历史是 20 世纪 70 年代和 80 年代对专业化和医疗化的历史叙述的贡献”。[⑥] 他在 2013 年回顾这篇文章时认为社会建构主义的理想已经饱受挫折，“社会建构主义计划过于雄心勃勃，而且在寻找知识生产与各别的社会经济和社会政治语境之间的对称性方面过于天真”。[⑦] 库特也意识到许多研究者在理解社会建构主义时，是将“社会”与“非社会”的区分作为前提的。针对有些学者强调社会因素对科学知识的绝对影响力，库特评价道：“到 1990 年，社会建构论与激发它的政治一起成为过去。在医

① Charles E. Rosenberg, “Framing Disease: Illness, Society, and History,” in Charles E. Rosenberg and Golden Janet, eds., *Framing Disease: Studies in Cultural History*, New Brunswick, NJ: Rutgers University Press, 1992, p. xv.

② Charles E. Rosenberg, “Framing Disease: Illness, Society, and History,” p. xv.

③ Charles E. Rosenberg, “Framing Disease: Illness, Society, and History,” p. xvi.

④ Charles E. Rosenberg, “Framing Disease: Illness, Society, and History,” p. xvi.

⑤ Charles E. Rosenberg, “Framing Disease: Illness, Society, and History,” p. xv.

⑥ Roger Cooter, “ ‘Framing’ the End of the Social History of Medicine,” in Roger Cooter and Claudia Stein, eds., *Writing History in the Age of Biomedicine*, New Haven: Yale University Press, 2013, p. 76.

⑦ Roger Cooter, “ ‘Framing’ the End of the Social History of Medicine,” p. 68.

学史上，剩下的只是社会语境决定论的空壳。”[①] 卢德米拉·乔丹诺瓦（Ludmilla Jordanova）则是希望促进社会建构论在史学界的应用，她认为“医疗化”与社会建构论并没有内在关系，两者的研究方法存在相当大的区别。史学家误用“医疗化”的分析框架，这并不是社会建构论本身存在的问题。[②] 库特和乔丹诺瓦的文章也激发了一些学者的回应，推进了学界对医学史的理论探索。

这些围绕社会建构论和医学社会史的争议，也揭示了许多存在于英国公共卫生书写中的共性问题，例如学者对医学知识的理解、其所借鉴的分析方法和范畴导致的问题、建构医学知识与各领域的关系，以及研究中的道德政治预设等。在此，笔者将从以下四个方面来梳理史学界对这些议题的反思，公共卫生史研究者的应对，以及他们的史学实践对当前公共卫生史研究的推进。

（二）公共卫生史的书写实践与理论对话

1. 再塑公共卫生的知识

乔丹诺瓦认为“医学知识”一词反映了知识主张在社会建构论的研究路径中处于中心地位。[③] 但是，即使社会建构论打破了将知识视为中立的认知论，并认为知识为社会文化因素所建构，也不意味着历史学家在处理医学知识方面会更为得心应手。关于社会建构论的反思，揭示了一些学者可能过于强调社会因素对医学知识的决定作用，而导致将知识视为对社会基础和社会关系的直接反映。这种带有社会学性质的还原论（Sociological Nature of Reductionism）并不利于对医学知识进行社会学分析。[④]

此外，一些认同科学知识社会学（Sociology of Scientific Knowledge,

---

① Roger Cooter, “Anticontagionism and History's Medical Record,” p. 47.

② Ludmilla Jordanova, “The Social Construction of Medical Knowledge,” *Social History of Medicine*, Vol. 8, No. 3 (1995), p. 367.

③ Ludmilla Jordanova, “The Social Construction of Medical Knowledge,” *Social History of Medicine*, Vol. 8, No. 3 (1995), p. 361.

④ Peter Wright and Andrew Treacher, “Introduction,” in Peter Wright and Andrew Treacher, eds., *The Problem of Medical Knowledge: Examining the Social Construction of Medicine*, Edinburgh: Edinburgh University Press, 1982, p. 11.

下文简称 SSK）研究路径的学者批判医学社会史家多关注知识生产的社会环境和社会活动，却未能深入分析医学理论和科学知识的内容，致使对医学知识的理解流于表面。同时，一些医学史家也未能意识到医学团体在医学理论、与政府合作、政治立场等诸多方面的争议，而在处理医学与各领域的关系时，倾向于将医学视为一个专业内部团结一致的领域。他们所建构的医学与政治力量合谋的描述，以及对"国家－医学专家"联盟的批判，欠缺坚实的基础，例如莫特对公共卫生运动中医学界的理论分歧的情况分析不足。

面对学界对知识研究状况的反思，一些医学史家一方面愈发强调对知识内容本身，以及知识与道德、文本和思想所处的历史语境进行分析的重要性。他们开始重新审视知识产生的语境，研究知识生产的过程，了解医学知识的内容，理解医学知识的多样性与竞争性，并借助福柯的后期作品中对权力和生命政治的认知和"科学、技术与社会"与"科学技术论"（Science，Technology and Society/Science and Technology Studies，下文简称 STS）①的理论，来再度审视医学知识、反思对权力的理解，并据此阐述知识、政治与社会关系相互建构的关系。另一方面，研究者也逐渐吸收了科学哲学从认知论到本体论的批判，开始反省事物与事实到底是如何生成的，探寻如何突破将事物视为给定的状态，再次理解事物与事实。

在公共卫生领域的研究中，学者们已经意识到要理解英国早期公共卫生的知识，需要突破对查德威克式的公共卫生模式②的关注，拓宽对医学知识的理解。正如前文所言，佩宁的研究已经充分表明，接触性传染论与非接触性传染论的争议不能准确地概述 19 世纪早期英国公共卫生中医学理论争议的情况。她的研究也显示了在 19 世纪早期许多医生在应对

---

① 目前在国内外的学术界均有对 STS 的不同理解。从对 STS 的两类命名中，可见学者对 STS 学术源流、概念，以及其研究对象、视角等方面的认知差异。（可参见杨正《中文语境中"STS"术语缩写的使用与辨析》，《自然辩证法通讯》2021 年第 9 期。）

② 查德威克式公共卫生模式大致是指：由查德威克等改革者在英国公共卫生改革初期所主导的公共卫生改革模式。该模式以非接触性传染论（准确来讲是一种较为狭义的瘴气论）为医学依据，认为疾病由污秽之物以及其产生的有毒空气所引起。该模式主张以修建下水道系统、清洁城市空间等方式清除疾病产生的源头，并进行一系列行政系统改革以推行和监督卫生措施的执行。

热病时，仍然沿袭了 18 世纪的许多医学知识。而这些知识并不符合查德威克式的公共卫生模式主导下的医学理论，似乎指向了另一种公共卫生模式的存在。

约翰 · V. 皮克斯通（John V. Pickstone）受到佩宁的启发，他结合自身对曼彻斯特地区医疗实践的分析和许多学者对 18 世纪医学史的研究，通过考察 18 世纪与 19 世纪众多主体对热病的应对方式，揭示了医学知识的延续性与变动性，以及在不同地区（英格兰、威尔士、苏格兰和爱尔兰）医学实践的复杂性，从而在时间和地域方面扩展了关于公共卫生的知识和实践的界限。他的文章《匮乏、肮脏和热病：重述英国的公共卫生（1780—1850）》尝试探析英国公共卫生计划的地区差异性和多样性的可能。他通过分析不同的医学理论与公共卫生模式的关系，区分了“英国公共卫生的两种模式”：一种模式基于 18 世纪新古典医学理论，该理论更重视疾病产生的时间和经济维度，例如关注引发穷人身体匮乏问题的谷物价格上涨和食物短缺等因素，这是一种更具道德意味的卫生模式；另一种是查德威克式公共卫生模式，该模式的话语既是关乎环境和物质的，也是充满政治意味的，正如该模式呼吁政治行动、要求降低穷人死亡率那样。①

如何理解 18 至 19 世纪医学知识的延续性，以及这两种可能存在的公共卫生模式的关系？皮克斯通并不认同一些研究者只关注查德威克式的公共卫生模式，而忽视医学知识的延续性，也不认可一些学者理所当然地将从 18 到 19 世纪医学知识的不连续性看作知识的更迭，而不做解释。皮克斯通有意识地阐释了医学理论的联系与转变。他认为需要“从政治理论和医学理论的角度来论证流行病观念的变化，这些变化只有通过知识的历史社会学（Historical Sociology of Knowledge）才能被充分理解，因为这种方式能够将思想扎根于不断变化的社会结构”。② 他将查德威克及

① John V. Pickstone, "Dearth, Dirt and Fever Epidemics: Rewriting the History of British 'Public Health', 1780 - 1850," in Terence Ranger, and Paul Slack, eds., *Epidemics and Ideas: Essays on the Historical Perception of Pestilence*, New York: Cambridge University Press, 1992, p. 126.

② John V. Pickstone, "Dearth, Dirt and Fever Epidemics: Rewriting the History of British 'Public Health', 1780 - 1850," p. 128.

其医学盟友对热病知识的修正与19世纪初英国政治和医学的转型联系起来理解，考察了军事、慈善机构、医疗机构、医学学派等诸多因素对知识生产的影响。此外，他表示查德威克式公共卫生模式所依靠的医学知识直接诞生于济贫法系统，济贫法的改革者和医疗官员塑造了公共卫生的医学知识。这些改革者因参与《新济贫法》的出台和实践，不会承认已被《新济贫法》解决的贫困问题会是导致疾病的原因，故将政府的公共行动聚焦于改善环境问题。[①]

哈姆林在多篇论著中补充和推进了佩宁和皮克斯通的研究成果。在《19世纪早期医学思想中的素因与公共卫生》一文中，他认为素因（Predisposing Causes）和诱因（Exciting Causes）这些探究病因的概念，[②] 才是许多医学著作讨论的中心。他的研究成果揭示了查德威克的医学联盟是如何在多次医学争议中降低素因（该理论要求重视疾病产生的社会经济因素，比如饥饿和贫困）在病因分析中的地位，而将疾病的病因归于单一诱因（污秽产生的瘴气）之上的。[③] 此外，哈姆林也在《在1839年的英格兰，你会因饿致死？查德威克—法尔的争论，以及公共卫生中“社会的”丢失》中以查德威克与法尔围绕死亡数据的论辩为例，探讨了两者不同的疾病观，以及以疾病来划分死因的死亡统计数据表所具有的政治和社会影响。法尔关注社会和经济状况对死亡的影响，他在1839年的英格兰威尔士人口死亡调查报告中将部分人口的死亡原因归之于“饥饿”，此举引发了查德威克的质疑。查德威克不满于“饥饿”这一死亡归因可能对其济贫改革实践造成的政治压

① John V. Pickstone, “Dearth, Dirt and Fever Epidemics: Rewriting the History of British ‘Public Health’, 1780 – 1850,” p. 137.

② 由于“Predisposing Causes”与“Exciting Causes”这两类病因概念与当今医学对病因的解释并不完全符合，没有直接的医学翻译可以参考。笔者考虑到“predisposition”有易染病体质和倾向的意思，而且当时医生确实强调“Predisposing Causes”是那些损害人们体质的因素，比如饥饿、必需品的匮乏、长期劳累等，而“Exciting Causes”则多强调是诱发疾病的因素，如刺激物、接触、毒素和瘴气等。因此，笔者借鉴了李尚仁的翻译，即将“Predisposing Causes”译为“素因”，“Exciting Causes”译为“诱因”。参见李尚仁《评 Christopher Hamlin, *Public Health and Social Justice in the Age of Chadwick: Britain, 1800 – 1854*》，（台北）《新史学》第4期，1998年。

③ Christopher Hamlin, “Predisposing Causes and Public Health in Early Nineteenth-Century Medical Thought,” *Social History of Medicine*, Vol. 5, No. 1 (1992).

力，而法尔希望进一步改进病理学和死因分类，并通过分析死亡的归因揭露饥饿等社会问题，推进政策改善人们的生活状态。[①] 由此可见，哈姆林的研究细化了对英国公共卫生运动中医学争议的理解，并能通过医学知识本身和相关知识（如统计）的细节，建构知识、社会和政治的关系。

此后，哈姆林在其极具影响力的公共卫生史著作《查德威克时代的公共卫生与社会正义：英国（1800—1854）》中，进一步扩展了对知识的考察。[②] 他的研究较为完整地呈现了在公共卫生改革中，查德威克和一些公共改革者是如何简化医学界对疾病致病原因的复杂理解，并重塑了疾病、贫困和污秽环境之间的关系的。查德威克等人认为污秽的环境是导致疾病和贫困的主要原因，而不是一些医生所坚信的贫困是导致人们体质衰弱进而染病的首要原因。哈姆林也分析了这些不同的医学知识所蕴含的改革意图和道德秩序。进一步来看，哈姆林结合了他早期的研究，并在此基础上拓展了对“公共卫生知识”[③] 生产的分析。他较为详细地展现了医学知识、政治经济学、道德状况、水利科技知识与医生、工程师、政府官员、社会活动家等维多利亚时期的众多行动者的相互建构，以及公共卫生改革者对社会关系的形塑。

哈姆林的研究也展现了史学家是如何吸纳科学哲学和科学史的批判视角，将对公共卫生的研究视角从认识论层面，延伸至本体论层面的，正如他坦言，此书中的关注点是考察“公共卫生是‘什么’”。[④] 哈姆

---

① Christopher Hamlin, “Could You Starve to Death in England in 1839? The Chadwick-Farr Controversy and the Loss of the ‘Social’ in Public Health,” *American Journal of Public Health*, Vol. 85, No. 6 (1995).

② Christopher Hamlin, *Public Health and Social Justice in the Age of Chadwick: Britain, 1800 - 1854*, Cambridge: Cambridge University Press, 1998.

③ 哈姆林在《查德威克时代的公共卫生与社会正义：英国（1800—1854）》一书中并未使用这个术语。但是，笔者认为他的研究已不再限于医学知识，如他之前专注的病原学争议，而是加入了对其他领域知识生产的分析，逐渐形成了有关公共卫生领域的知识，如下水道工程的技术知识、政治经济学等［关于工程师群体有关下水道设计的争议，以及查德威克与该群体的互动，请参见 Christopher Hamlin, “Edwin Chadwick and the Engineers, 1842 - 1854: Systems and Antisystems in the Pipe-and-Brick Sewers War,” *Technology and Culture*, Vol. 33, No. 4 (1992)］。

④ Christopher Hamlin, *Public Health and Social Justice in the Age of Chadwick: Britain, 1800 - 1854*, p. 14.

林在著作中批判性地考察了查德威克式的公共卫生模式，他阐述了查德威克如何操控医学知识和事实证据，以将素因论蕴含的诉求（解决因穷致病的状况）排除在公共卫生改革之外，并逐渐定义公共卫生的过程。哈姆林将这个过程比拟为拉图尔提出的科学家对知识的“黑箱化”操作。[①] 进一步来看，哈姆林的著作考察了不同医学理论包含着当时人对公共卫生的多样构想，探索了公共卫生发展的多样性与可能性。这种研究挑战了公共卫生具有先天必然性的研究预设。考虑到哈姆林对公共卫生建构过程的关注，以及他从事物生成的历时性中看到新的联系和可能性，笔者认为其著作展现了他在本体论意义上对公共卫生的反思，这也较为符合拉图尔对存在与生成过程的论述。[②] 拉图尔的著作[③]还启发迈克·斯特兰德（Michael Strand）将英国早期的公共卫生史作为一种值得关注的问题（Matter of Concern）[④]，考察其如何不断增加与之相联系的事物，而不是将公共卫生史视为一种理所当然的事实（Matter of Fact），即一个有着坚定不移宗旨的公共部门发展史。[⑤]

2. 再审概念范畴

医学社会史的研究者经常借助阶级、性别和种族等分析范畴，采纳医疗化、专业化等社会学批判概念，尝试揭示医学如何成为统治者压迫部分社会群体的工具，分析医学问题如何掩盖了更为深层次的社会问题

---

① Christopher Hamlin, *Public Health and Social Justice in the Age of Chadwick: Britain, 1800 - 1854*, p. 220.

② “在拉图尔看来，生成过程是诸行动者相互联结、排斥、转译、聚合的过程。为了理解某一存在，应当考察它与其他要素之间的相互作用，描述它的种种变形以及建构与解构的历险。”参见孟强《科学、存在与政治》，浙江大学出版社，2018，第 79 页。

③ Bruno Latour, “Why Has Critique Run out of Steam? From Matters of Fact to Matters of Concern,” *Critical Inquiry*, Vol. 30, No. 2 (2004).

④ 有关“Matter of Concern”与“Matter of Fact”的翻译未有定论，本文在此借鉴了两种译法：麦永雄在翻译拉图尔的著作时，将“Matters of Fact”译为“事实问题”，“Matters of Concern”译为“关注问题”；蔡振兴在其文章中将“Matter of Fact”译为“理所当然”，“Matter of Concern”译为“关心重点”。在一般意义上，笔者认为麦永雄的翻译更适用于理解拉图尔的概念。但考虑到斯特兰德文章中对拉图尔的理解，笔者尝试进行了上述翻译。参见布鲁诺·拉图尔《自然的政治：如何把科学带入民主》，麦永雄译，河南大学出版社，2016；蔡振兴《互物性和跨身体性：鲍尔斯〈获利〉的政治生态学》，《中外文学》第 3 期，2017 年。

⑤ Michael Strand, “Public Health as a Matter of Concern: Victorian England, 1834 - 1848,” *Science, Technology, & Human Values*, Vol. 44, No. 3 (2019), p. 400.

却将问题归因于特定群体或个人，并阐释了医学势力如何加剧了政治、经济和社会领域中的权利不平等状况。除上述介绍的一些研究外，在一些涉及公共卫生的社会史研究中，亦可见此类分析方式和结论。如罗伯茨在《制造英国道德：英格兰的慈善协会和道德改革（1787—1886）》中分析了在 19 世纪 40 年代，道德管理主体增多且利益纠葛加深的新情况。他强调中产阶级精英对道德事业愈加突出的干预作用。他借鉴了莫特的探究成果，认为公共卫生的道德改革是基于阶级分化之上的，改革者将工人阶层视为改革对象，公共卫生运动体现了中产阶级出身的专家以道德矫正的名义，来获取自身利益的意图。①

这类医学社会史研究虽然蕴含强大的批判力，但正如上文所言，一些学者如罗森伯格、库特等却尖锐地指出这些研究严重依赖多学科的方法论，其成果并不令人满意。库特认为“社会”、“阶级”、“历史”和“权力”这些分析范畴被许多医学社会史研究者视为研究的“不变量”，不仅束缚了自身的问题意识，也限制了解决问题的答案。他表明这些分析范畴并非“不变量”，当前已有许多学者反思了这些分析范畴，他们的研究揭示出这些范畴本身亦是被建构的。②

关于公共卫生史的书写，也展现出学者对研究范畴的反思。玛丽·普维（Mary Poovey）在《制造社会身体：英国文化的形成（1830—1864）》这本论文集中，认为阶级、性别和种族的主要分析范畴似乎暗示大众文化的同一性。她借鉴洛林·达斯顿（Lorraine Daston）的“历史认知论”（Historical Epistemology），总结了以认知领域的认知范畴（Epistemology Categories）③ 来补充现有的文化和身份范畴（性别、阶级、种族和

---

① M. J. D. Roberts, *Making English Morals*: *Voluntary Association and Moral Reform in England*, *1787 - 1886*, Cambridge: Cambridge University Press, 2004, pp. 157 - 158.

② Roger Cooter, “After Death/After - ‘Life’: The Social History of Medicine in Post-Postmodernity,” *Social History of Medicine*, Vol. 20, No. 3 (2007), pp. 444 - 448.

③ 普维认为认知范畴可以划分为领域、类型、话语、学科和特定理性等。Lorraine Daston, “Historical Epistemology,” in James K. Chandler et al., *Questions of Evidence*: *Proof*, *Practice*, *and Persuasion Across the Disciplines*, Chicago: University of Chicago Press, 1994, pp. 282 - 289; Mary Poovey, *Making a Social Body*: *British Cultural Formation*, *1830 - 1864*, Chicago: University of Chicago Press, 1995, p. 3.

性别）的分析，从而揭示历史中存在的分裂性，提升历史的可见性。[①] 她将“领域”视为认知范畴，分析了英国公共卫生改革者詹姆斯·凯（James Phillips Kay）和查德威克的文本，以及他们如何利用不同领域内产生的理性来理解和解决其他领域的问题，并展现不同理性之间的矛盾，呈现出文化的分裂状态。例如，在《在19世纪早期曼彻斯特的解剖现实主义和社会调查》一文中，她分析了凯医生在其1832年出版的《曼彻斯特工人阶级的道德和身体状况》著作中使用18世纪医学科学领域中的解剖学现实主义（Anatomical Realism）和社会身体（Social Body）这两个隐喻，来应对社会领域时所产生的问题。普维认为，解剖学发展出的认识论假设无法应对一个由不同利益群体构成的新兴社会领域，例如在处理城市娼妓业问题上，医学理性与福音派神学理性的冲突，暴露了解剖学现实主义所能产生的知识种类的限制，以及在社会领域存在竞争性的身体知识。[②]

在理解医学知识方面，她将之视为公共卫生观念（包含一些相关联的理论、技术和政策）的一部分。卫生观念成为介乎个体身体的管理，以及巩固现代国家机制之间的重要联系。理论、技术和政策的互动构成一张复杂的网络。[③] 在这样的复杂语境中，她认为不可能将“国家”等同于“经济”或等同于“中产阶级意识形态”，“权力”也不能用单一方式实施。[④] 正如普维所言，她的研究重点已转向关注认知论的转变，而不是某些身份范畴（如阶级）的变化，受此影响她一直也未曾研究过工人阶级对公共卫生运动的态度。[⑤] 她希望超越我们习以为常的身份范畴分析，超越权力二元结构的叙事（如工人与统治者对抗），以及将权力视为单一同质化（monolithic）和压抑性的存在。[⑥] 由此可知，她挑战了医学社会

① Mary Poovey, “Making a Social Body: British Cultural Formation, 1830 – 1864,” in *Making a Social Body: British Cultural Formation, 1830 – 1864*, pp. 2 – 3.

② Mary Poovey, “Anatomical Realism and Social Investigation in Early Nineteenth-Century Manchester,” in *Making a Social Body: British Cultural Formation, 1830 – 1864*, pp. 95 – 96.

③ Mary Poovey, “Domesticity and Class Formation: Chadwick's 1842 Sanitary Report,” in *Making a Social Body: British Cultural Formation, 1830 – 1864*, pp. 115 – 116.

④ Mary Poovey, “Making a Social Body: British Cultural Formation, 1830 – 1864,” pp. 18 – 19.

⑤ Mary Poovey, “Making a Social Body: British Cultural Formation, 1830 – 1864,” pp. 17 – 18.

⑥ Mary Poovey, “Making a Social Body: British Cultural Formation, 1830 – 1864,” p. 19.

史的许多分析范畴和关于道德管理性质的结论。

3. 重视修辞学

医学社会史家在运用社会建构论来解释医学知识与其他领域的关系时，经常被质疑其诠释能力。罗伊·波特（Roy Porter）在评价早期采用社会建构论分析医学知识的史学实践时指出，该研究路径的问题核心在于如何能够对社会状况、医学思想、实践和信息，尤其是对连接这两者之间的具体关系进行合理的分析。[①] 如部分研究者直接预设医学与政治、文化的联系，认为医学理论必然是某些政治或意识形态的产物，而且医学知识也必将导致社会影响或政治制定。这种阐释方式将医学与政治快速地联系在一起，却忽视医学思想、医学实践、社会现实之间实际存在的复杂关系，因而是缺乏解释力的。问题的症结也许正如哈姆林在评论阿克尔克内希特时所揭示的那般：阿克尔克内希特的文章原本要建立不同领域之间的关联性，却对当时复杂多样的医学理论进行了一种二分法划分，将医学争议简化为接触性传染论与非接触性传染论的对抗，并将之与政治和意识形态领域选择性地对照起来。这表明他在当时缺乏概念和分析工具，而这些工具可能会表明这些领域本来就有相关性。[②]

有哪些分析手段可以帮助研究者联系医学知识和其他领域？或者论证和展现这些领域本身就有的相关性？当今的学者仍然在探寻概念和分析工具，用以解决研究中的困境。其中，一些来自科学哲学和科学史领域的学者开始采用修辞学方法来研究科学发展、科学认知以及科学论述。他们认为用来定义科学的认识论和方法论已经发生了重大的改变。科学研究方式是呈现和检验硬性事实的这一信念以及科学的客观性已饱受质疑。这些学者虽然在许多观点上有分歧，但他们共同点是“承认科学认识并非无懈可击；科学方法是多样化的、社会性的、争论性的和劝导性的；分离和界定研究科学的各种学科的界限必须改变”[③]。一些学者将此

---

① Roy Porter, “Review of The Problem of Medical Knowledge: Examining the Social Construction of Medicine,” *Medical History*, Vol. 27, No. 1 (1983), p. 98.

② Christopher Hamlin, “Commentary: Ackerknecht and ‘Anticontagionism’: A Tale of Two Dichotomies,” *International Journal of Epidemiology*, Vol. 38, No. 1 (2009), p. 23.

③ John Angus Campbell and Keith R. Benson, “The Rhetorical Turn in Science Studies,” *Quarterly Journal of Speech*, Vol. 82, No. 1 (1996), p. 75.

类研究思潮定义为“科学研究的修辞学转向”①。

医学史家也注意到此研究路径，认为修辞学将为医学史研究带来新的方法支持。如戴维·哈利（David Harley）在《修辞与疾病治疗的社会建构》一文中表示，虽然乔丹诺瓦认为社会建构论可以联结医学史的许多分支领域，但实际上许多研究方法并不兼容。② 他认为既然医学社会史采纳社会建构论的目的不止于研究医学知识的生产，而在于整合健康、疾病和治疗等所有领域，那么就需要重视修辞学研究。③ 他在文中论述道，无论是医学学科或者医学理论的建立或者维护，知识的建构与接受，还是医生和病人对疾病和病痛的认知，或是医生诊治和病人的沟通过程，都涉及大量的修辞。修辞无疑是医学理论和实践的基础。哈利认为修辞分析研究可以为医学史中长期存在的问题提供助力，打破理论/实践、社会语境/知识文本、精英/大众的二元划分。总而言之，哈利表示修辞分析将联系医学思想史、社会文化史、经济史和历史人口学等学科的研究，成为建构不同领域之间关系的纽带。④ 伊万·克洛泽（Ivan Crozier）在回应哈利的文章中表示，他认同哈利对修辞分析的重视，但强调将修辞作为医疗实践中一个普遍存在的元素时，必须审视这种观点的前提。他提醒学者要注意不同领域之间的区分、修辞的多重层次，以及与之相关的权力观念。⑤

在公共卫生史编撰方面，为加深对英国公共卫生运动早期医学知识的理解，修辞学的研究方法已被医学史家引入分析医学知识生产。麦

① John Angus Campbell and Keith R. Benson, “The Rhetorical Turn in Science Studies,” *Quarterly Journal of Speech*, Vol. 82, No. 1 (1996), p. 88. 国内学者将科学哲学的“修辞学转向”定义为：在现代理智思想中特别是在专门的、硬性的、实在的科学领域中，对修辞学日渐增强的认识和借鉴。它意味着自然科学逐渐变得具有修辞学性的自我意识，开始认识到科学的论述和实践，无论是内在的还是外在的，都包括了不可或缺的修辞学成分。参见李小博《科学修辞学研究》，科学出版社，2010，第 25 页。

② David Harley, “Rhetoric and the Social Construction of Sickness and Healing,” *Social History of Medicine*, Vol. 12, No. 3 (1999), p. 408.

③ David Harley, “Rhetoric and the Social Construction of Sickness and Healing,” *Social History of Medicine*, Vol. 12, No. 3 (1999), p. 415.

④ David Harley, “Rhetoric and the Social Construction of Sickness and Healing,” *Social History of Medicine*, Vol. 12, No. 3 (1999), p. 432.

⑤ Ivan Crozier, “Social Construction in a Cold Climate: A Response to David Harley, ‘Rhetoric and the Social Construction of Sickness and Healing’ and to Paolo Palladino's Comment on Harley,” *Social History of Medicine*, Vol. 13, No. 3 (2000), pp. 538 – 541.

克·布朗（Michael Brown）用“互文性分析”（Intertextual Analysis）[①]考察了作为英国公共卫生改革的医学理论来源的托马斯·索斯伍德·史密斯（Thomas Southwood Smith）医生的著作，以及史密斯大量引用的查尔斯·麦克莱恩（Charles Maclean）医生的医学著作。[②] 布朗通过对比两者著作中极为相似的一些文本，指出史密斯对麦克莱恩论述的修改之处。从这些修改之中，可见史密斯在论述病因时越发强调疫病产生于污秽散发出的瘴气，而不是麦克莱恩认定的气候因素。布朗认为要理解史密斯在病原学上的转变（重视污秽致病），需要考察他的医学知识是如何被他的社会观念和宇宙观所建构的。[③] 布朗论证史密斯的一神论信仰促使他将上帝惩罚和污秽联系在一起。史密斯认为人们遭受苦难是因为违背上帝的意志，但人们可以清除罪恶之源（污秽）来提升和拯救自己。这种认为疾病产生于污秽，污秽可以被人类清除的观念，为卫生机构直接进行预防疾病提供了基础。[④] 而麦克莱恩认为疾病产生于季节和气候的变化，则太具有宿命论的色彩，因为人类无法掌握气候，无法开展能彻底预防疫情的行动。[⑤] 从两者的对比中，可见史密斯对麦克莱恩理论的修正及其用意。布朗借此分析，解释了19世纪初英国的医学

---

① 许多学者从不同视角对“互文性”理论进行阐释，“互文性”已呈现出丰富的理论内涵。布朗在此文中明确表明他使用“互文性分析”的研究方法，但并未具体解释他对“互文性”的理解。从布朗的写作来看，笔者认为他对“互文性”的应用，偏向于一种狭义的互文性，即考察“特定文本与其他具体文本之间的关系，尤其是一些有本可依的引用、套用、影射、抄袭、重写等关系”。“互文性”的方法有助于理解知识生产的过程，例如理论家在何种基础上建构自己的理论，他反对和赞同的观念是什么，他的立场为何。参见秦海鹰《互文性理论的缘起与流变》，《外国文学评论》2004年第3期，第26页。

② Michael Brown, “From Foetid Air to Filth: The Cultural Transformation of British Epidemiological Thought, ca. 1780 – 1848,” *Bulletin of the History of Medicine*, Vol. 82, No. 3 (2008), pp. 518 – 519.

③ Michael Brown, “From Foetid Air to Filth: The Cultural Transformation of British Epidemiological Thought, ca. 1780 – 1848,” *Bulletin of the History of Medicine*, Vol. 82, No. 3 (2008), pp. 528 – 529.

④ Michael Brown, “From Foetid Air to Filth: The Cultural Transformation of British Epidemiological Thought, ca. 1780 – 1848,” *Bulletin of the History of Medicine*, Vol. 82, No. 3 (2008), pp. 531 – 532.

⑤ Michael Brown, “From Foetid Air to Filth: The Cultural Transformation of British Epidemiological Thought, ca. 1780 – 1848,” *Bulletin of the History of Medicine*, Vol. 82, No. 3 (2008), pp. 531 – 532.

知识为何如此关注污秽，从而在皮克斯通和哈姆林等学者的研究基础上（他们的研究重点在于解释了查德威克式的公共卫生改革如何用瘴气论排挤了其他多样的医学理论），推进了学界对公共卫生时期医学观念的认知。

医学史家也注意到公共卫生改革者及其论著中的修辞策略。哈姆林分析了一些改革者编撰的卫生报告和医生的论著，揭示了他们如何使用道德话语和医学修辞影响读者对卫生问题的认知和情绪，并激发读者对工人阶级生活状况的注意，说服读者认同其卫生改革观念。哈姆林认为不宜将查德威克在1842年出版的《大不列颠劳动人口卫生状况报告》视为一份客观的调查报告。他表示查德威克是一位富有技巧、能够操纵读者的作家，而这一份报告的“叙事不是开放式的”，更像肥皂剧般，“有情节、英雄和坏蛋，还有一个幸福的结局”。[①] 此外，哈姆林还揭示了查德威克在《卫生状况报告》中的修辞策略是如何联系了卫生与其他领域，如他将贫困、疾病、道德堕落和污秽联系在一起，并在论述中重新塑造了这些因素之间的关系，将社会和政治问题转译为卫生问题。

普维除了使用历史认识论来分析文化形成的过程，引导学者们关注认识论层面，也重视对文本的修辞方式进行细致分析和情景化的解读。通过考察隐喻的变迁，她展现了不同时期对贫困问题的认知和对穷人的控管方法。例如，直到17世纪，身体政治（Body Politic）是一种被用来指涉英国社会中政治臣民的隐喻，而穷人通常不被认为是身体政治的成员。而此后，亚当·斯密在《国富论》中使用一种隐喻——国民（the Great Body of the People）来指代大多数劳动的穷人。而19世纪这些词又汇入到凯医生的调查报告里的社会身体（Social Body）这种象征之中。该隐喻有模糊性，穷人可能会被排斥在社会身体之外，或者通过强调社会作为有机体其内部各组成部分的利益相关性，来解决穷人的问题。[②] 她认为，英国公共卫生运动早期的改革者利用“社会身体”的隐喻来提出定义改革方案，通过公共卫生进步来让“社会身体”扩展以包容

① Christopher Hamlin, *Public Health and Social Justice in the Age of Chadwick: Britain, 1800 - 1854*, p. 186.

② Mary Poovey, *Making a Social Body: British Cultural Formation, 1830 - 1864*, pp. 7 - 8.

工人和穷人的身体，而不是扩张选举权或是修正资本主义关系来改善工人处境。①

4. 公共卫生书写中无可动摇的道德政治预设?

20 世纪 90 年代，哈姆林曾评论，在被理性国家发展逻辑所主导的公共卫生历史编撰模式中，包含着一些预设：公共卫生运动以及科学技术发展是回应城市化和卫生问题的必然壮举，政府必将保卫人群健康的卫生事务纳入其职责范围，以及科学在公共卫生事业中的英雄地位和无可阻挡的必胜主义等。② 这些预设可归纳为两类：其一，从认知论方面而言，科学技术的理性与理论地位被视为不需证实的存在；其二，从学者的研究立场而言，他们的叙事体现了公共卫生史的道德化叙事特点。针对第一点，上文已经分析。针对第二点，库特也指出医学社会史潜藏着道德负荷，“自 20 世纪 40 年代国家医疗福利和理性化出现，‘权利’和‘公民身份’就一直是人们政治归属感的基础”。③ 因此，许多医学社会史书写中蕴含着对医学人道主义和国家道德责任的理想化的预设。

进一步看，一些学者对研究预设中道德政治立场的反思，实际上也处于对启蒙时代以来提倡的客观性和真理，与之共生的正义与道德观念的整体性反思之中。从认知论来说，科学知识的客观性和自由主义政治的关系紧密。当科学哲学冲击了事实和真理的认知地位，科学史研究揭示了真理和科学客观性的历史性，学者们不难关注到相关的道德话语变迁，进而质疑自由主义政治的道德基础。

如果要摒弃这种预设，我们将如何书写公共卫生？毕竟公共卫生涉及的领域超越个人范畴，而关乎大量人口的健康问题，必然牵涉到对集体身份、责任和权利以及政府角色等相关议题的探讨。政治哲学与道德哲学有着内在的相关性，在讨论政务时，却忽略其道德意涵，这并不实际。“社会正义是公共卫生的基础”这个强大的命题，至今仍有许多拥

① Mary Poovey, *Making a Social Body: British Cultural Formation, 1830 – 1864*, p. 21.

② Christopher Hamlin, *Public Health and Social Justice in the Age of Chadwick: Britain, 1800 – 1854*, pp. 8 – 12.

③ Roger Cooter, “After Death/After-‘Life’: The Social History of Medicine in Post-Postmodernity,” *Social History of Medicine*, Vol. 20, No. 3 (2007), p. 453.

戴者。[①]

但是，自20世纪80年代起，一些国家逐渐减少了对社会权利的维系。同时，随着医疗服务的市场化，制药厂、保险公司对生命和健康领域的更深层次介入，个人通过消费医疗服务和主动预防风险，展现出个体对生命和健康的控制权。“生物公民身份”概念的兴起发展，与之伴随的“身体伦理学”重新调节了人们与医学权威的关系，它给予身体存在最重要的地位。这些现象也促使一些学者反思历史上“公民身份的生物性”，并将焦点再次聚焦于个体的主体性和身体。[②] 而且，学者也注意到个体通过关乎身体的书写和疾病叙事所呼吁的正义和道德，并不完全等同于福利国家治理之下个体的道德和权利需求。该状况启迪了学者开始重新思考公共与个人在政治道德领域中的权力关系。

崔蒂娜（Tina Young Choi）在《匿名的联系：维多利亚时代英国社会的身体和叙事》一书中注重以医学文本和文学著作为基础，分析在19世纪英国霍乱和热病等疾病流行的语境下而展开的叙事中，人们如何认知那些伴随着疾病传播而产生的新的社会联系，以及如何想象一个由这些联系所构建起来的共享风险的空间。不同于普维，她将关注的目光从制度性的控制话语，转移到个体有关疾病修辞的理解。她探究了在这样一个身体与身体“非自愿地且匿名地”紧密联系着的空间中，个体对这类联系中蕴含的社会性、社会参与、主体间性以及道德责任的理解。这种研究在一定程度上弥补了过往的公共卫生史研究对个人构建疾病意义以及架构个人与社会关系的疏忽。[③]

艾米莉·温德尔曼（Emily Winderman）等人的《“所有臭气都是疾病”：瘴气、感官修辞和卫生细菌学的本能公共卫生》一文利用“本能公众”（Visceral Public）理论，分析公众是如何通过视觉和嗅觉，本能地感知超越安全边界的疾病风险，并借由共享感官修辞，而参与到公共卫生

① Nancy Krieger and Anne-Emanuelle Birn, “A Vision of Social Justice as the Foundation of Public Health: Commemorating 150 Years of the Spirit of 1848,” *American Journal of Public Health*, Vol. 88, No. 11 (1998), p. 1603.

② Nikolas Rose, *The Politics of Life Itself: Biomedicine, Power, and Subjectivity in the Twenty-First Century*, Princeton: Princeton University Press, 2007.

③ Tina Young Choi, *Anonymous Connections: The Body and Narratives of the Social in Victorian Britain*, Ann Arbor: University of Michigan Press, 2015, pp. 5 – 8.

运动中来的。他们认为公众的感官修辞是理解公众对公共卫生态度的重要渠道。感官修辞在大众与医学权威的互动中地位重要，能将大众的实践健康知识合法化。[①]

这些研究并未直接从宏观的政治哲学角度深入论证何谓公共卫生中的社会正义和道德政治，而是意在展现个体的生物性是如何参与到政治中，并影响个体对权利和道德责任的认知。无论是一些受到瘴气论影响的民众将呼吸视为一种政治参与，还是因为视觉和嗅觉的不适而直观本能地介入公共卫生的人们，这些描述以另一种方式来认知公共卫生中的“公众”和他们的身体，并基于此来建构知识、权利和道德之间的关系。

结　语

本文大致按照时间顺序，梳理了有关探究医学知识、权力、社会关系等理论的发展，并通过展示公共卫生的史学书写，呈现理论与史学实践的互动。换言之，文章希望勾勒出相关理论是如何被提出、讨论和推进的线索，并且尝试从 19 世纪英国早期公共卫生的研究中，展现医学史家是如何受到这些理论的启迪，进而拓展公共卫生研究的议题，利用他们的书写实践来参与学术界对理论、研究方法和概念工具的反思之中的。在此过程中，我们可以观察到公共卫生史书写的推进。随着理论视野的拓展和分析工具的多样化，简化的医学理论争议和与之对应的社会与权力关系阐释，已渐渐失去其解释力。医学史家对公共卫生中医学知识的重新理解，不仅从时间与空间的维度上拓展了公共卫生的边界，也显示了公共卫生与政治社会等领域产生更多联系的可能性。而历时性与建构性地考察这些联系，也为理解形塑了公共卫生的时代整体知识和认知情况奠定了基础。

但需要说明的是，一些备受争议的理论和概念范畴并非随着时代发展而为研究者所舍弃。社会建构论、社会政治批判、SSK、修辞学

---

① Emily Winderman, Robert Mejia, and Brandon Rogers, "'All Smell Is Disease': Miasma, Sensory Rhetoric, and the Sanitary-Bacteriologic of Visceral Public Health," *Rhetoric of Health & Medicine*, Vol. 2, No. 2 (2019), pp. 116 - 125.

研究、ANT、身体转向等研究方式各有其优势；阶级、性别、权力，这些范畴也仍被学者广泛反思，其概念内涵、应用的界限也处于不断变动之中，并作为对当今社会现象仍有批判价值的研究范畴而被学者所采纳。

实际上，许多史学理论的争议也未有定论。前述“道德政治”预设的议题，指出这一问题的哈姆林和库特等人并未给出完美的解决方案。库特在认为医学社会史已经终结之时，他虽然激烈地批判医学社会史毫无新意地重复有关健康和福利实践中的道德化叙事，① 但他可能更为不满的是，那些他曾在70年代、80年代所坚持的政治批判力量的逝去，以及政治理想主义在新自由主义管理制度下岌岌可危的现状。② 历史学在对其写作的政治道德立场预设的反思之中会走向何方呢？库特归纳了当时方法论可能的发展方向，即走向多层次的民族志，这类研究将着重从认识论方面看待事物的产生。同时，他提醒研究者需要对其研究预设（道德、语言以及范畴）进行自省，避免用上述预设将事物纳入固定的结构或绝对的知识框架中。然而，他无法指明未来的发展方向，因为将来的状况都依赖于未来人们的选择，他认为现在更重要的是公开辩论和讨论人们如何参与其中。③

除此之外，即使是已被一些科学哲学研究者所强力批判的实证主义，仍因其强调科学能够提供与“社会”相分离的事实确定性，具备能够号召共识行动的参考性，而展现出强大的理论韧性。基于科学实证主义的当代政治制度和社会文化，也仰赖此理论的支持。④ 若要摒弃“道德政治”预设，必然要撼动自启蒙运动以来发展的真理、客观性和当代自由主义政治的伦理基础。学者在书写公共卫生时，无法回避对科学与政治的思考，而此种思考也必然与历史和当下的时代交织，“关于科学本性的

① Roger Cooter, After "Death/After- 'Life': The Social History of Medicine in Post-Postmodernity," *Social History of Medicine*, Vol. 20, No. 3 (2007), p. 455.

② Roger Cooter, " 'Framing' the End of the Social History of Medicine," pp. 66 - 68.

③ Roger Cooter, After "Death/After- 'Life': The Social History of Medicine in Post-Postmodernity," *Social History of Medicine*, Vol. 20, No. 3 (2007), p. 458.

④ 大卫·艾杰：《STS：回顾与展望》，希拉·贾撒诺夫等编《科学技术论手册》，盛晓明等译，北京理工大学出版社，2004，第15—16页。

看法简直就是现代政治修辞学的一道缩影”。[①]

因此，若要明确指出公共卫生史编撰的发展潮流和趋势，这无疑是相当困难的。正如本文所示，医学知识、权力与社会关系在不同的研究路径中，展现出差异化的解读。而笔者相信随着史学研究的发展，这三者的概念及其关系仍将被学者们重塑。本文希望通过呈现医学史家的讨论和编撰实践，探寻史学书写的更多空间和可能性。但如果需要指出一种趋势，那就是医学史家们更为关注建构的历史语境和文本分析，更为主动地跨越学科界限学习各类理论工具，并更为自觉地知晓与反思概念范畴，抛弃固化的研究框架，以呈现更为复杂的历史图景。

[张晶晶，复旦大学历史系博士研究生]

（责任编辑：黄运）

① 大卫·艾杰：《STS：回顾与展望》，第 16 页。

南丁格尔与英属印度疫病防控*

杜宪兵

摘　要　自19世纪50年代至19世纪末，南丁格尔密切关注英属印度疫病并积极参与相关防控工作。其工作内容包括搜集必要数据，拟定改革方案，指导卫生实践。她早期的工作重心是驻印英国士兵的卫生状况，相关成就体现于她参与起草的《皇家委员会调查报告》。19世纪70年代以来，随着对疫病病理的深入理解，她逐渐关注疫情影响下的印度民众，工作范畴从卫生问题扩及政治、农业、教育、社会等诸多领域，从卫生立法、社会习俗、学校教育、饥荒救济等方面入手开展疫病防控工作。南丁格尔关于英属印度疫病防控的工作以英属印度殖民医学体系为依托，带有“文明使命”的色彩，体现出殖民医学的复杂性。

关键词　弗洛伦斯·南丁格尔　英属印度　疫病防控

弗洛伦斯·南丁格尔（1820—1910）生前声名远播，逝后享誉世界。长久以来，她被赋予了“提灯女神”“白衣天使”“护理学的奠基人”等

---

* 本文是国家社科基金一般项目“英属印度霍乱防治与医学交汇研究（1817—1947）”（项目编号21BSS042）的阶段性成果。承蒙赵秀荣教授和匿名审稿专家提出细致且中肯的修改意见，谨致谢忱！

称谓。这些赞誉大多与她在克里米亚战场救治伤病士兵、创建战地医院、推动卫生改革等工作经历有关，也是通俗读物、传记作品和学术成果的焦点所在。[①] 不过，这些标签并未充分涵盖她的工作内容。“写作是南丁格尔的命脉。”[②] 她一生笔耕不辍，撰写了大量文字。2001 年至 2012 年，《南丁格尔文集》相继出版，合计 16 卷，可谓卷帙浩繁。文集辑录了她的存世书面作品，体裁包括研究论著、咨政报告、评论札记等。每卷各有独立主题，涉及医学、社会治理、宗教信仰、哲学思想、女性问题、军事战争、旅行见闻等。[③] 这些文字立体地刻画了南丁格尔的思想肖像，也全面呈现出她繁杂的工作内容。回顾南丁格尔的一生可知，1853—1856 年的克里米亚战争是她工作履历中的重要转折点。就工作内容而言，她自此越来越广泛地参与到英国的国家事务中，其中一个重要事项就是英国驻外士兵的健康问题。19 世纪后半期的英帝国扩张势头迅猛，战事

① 国内外关于南丁格尔的通俗读物不胜枚举，此不赘述。中文学界关于南丁格尔的学术研究较为薄弱，有限的研究成果大多关注她对护理学的贡献，参见宗世平《南丁格尔——现代护理学的先驱》，《医学与哲学》1981 年第 4 期；刘月树《南丁格尔护理伦理思想研究》，《医学与社会》2013 年第 8 期；甄橙《疫中重温现代护理事业开拓者：纪念南丁格尔诞辰 200 周年》，《中华医史杂志》2020 年第 3 期。另有论文从传播学的角度探究南丁格尔的社会形象，参见杨海棠《从南丁格尔的成名看维多利亚中后期英国中产阶级的审美趣味和价值取向》，硕士学位论文，浙江师范大学，2012；周颖《激进与保守：南丁格尔的双重性》，《外国文学》2019 年第 5 期。最具影响的英文传记是 Edward T. Cook, *Life of Florence Nightingale* (2 Vols.), London: Macmillan, 1913。关于南丁格尔个人生活的最新研究，参见 Paul Crawford, Anna Greenwood, Richard Bates and Jonathan Memel, *Florence Nightingale at Home*, London: Palgrave Macmillan, 2020。西方学界从医学史角度对南丁格尔的研究，参见 Monica E. Baly, *Florence Nightingale and the Nursing Legacy*, London: Croom Helm, 1986; Charles Rosenberg, ed., *Florence Nightingale on Hospital Reform*, New York: Garland, 1989; Louise Penner, *Victorian Medicine and Social Reform: Florence Nightingale among the Novelists*, New York: Palgrave Macmillan, 2010。另有学者从统计学、宗教学和女性主义视角对南丁格尔进行研究，分别参见 Edwin W. Kopf, “Florence Nightingale as Statistician,” *Publications of the American Statistical Association*, Vol. 15, No. 116 (1916), pp. 388 - 404; Val Webb, *Florence Nightingale: The Making of A Radical Theologian*, St. Louis: Chalice Press, 2002; Judith Lissauer Cromwell, *Florence Nightingale, Feminist*, London: McFarland & Company, 2013.

② Mark Bostridge, *Florence Nightingale: The Making of An Icon*, New York: Farrar, Straus and Giroux, 2008, p. 6.

③ 除文集所录文字外，南丁格尔毕生还书写了大约 15000 封信件，参见 Lynn McDonald, ed., *Florence Nightingale: An Introduction to Her Life and Family*, Waterloo: Wilfrid Laurier University Press, 2001, p. 12。关于她的存世文字的详细信息，参见《南丁格尔文集》配套网页 https://cwfn.uoguelph.ca/archival/，2022 年 6 月 30 日访问。

不断，在中国、南亚、南非、欧洲大陆等地均派驻军队。南丁格尔的注意力相应地覆盖到这些地方，将得自克里米亚战场的经验推广到别处。[①]另一方面，就工作方式而言，南丁格尔在克里米亚战争之后更多地以写作和约谈的形式开展工作。1856年，她因病从克里米亚战场返回英国。在余生的大部分时间里，她经受着慢性病的折磨，脊椎疼痛，浑身乏力。[②] 身体状况使她几乎完全沦为“床榻的囚徒”“房间的囚徒”，只能居家办公。[③]《南丁格尔文集》中的大多数文字正是这种工作方式的产物。

在英国之外的地区中，印度是南丁格尔的重点关注对象。1857年，印度发生兵变。她自此开始留意印度发生的事情，直至1910年去世前几年。《南丁格尔文集》第九、十两卷分别以印度卫生状况和印度社会变革为主题，合计近2000页，充分展现出她对印度相关问题的所思所想、所作所为。[④] 目前，这些内容尚未得到充分研究。[⑤] 印度是流行性疾病的高发地区，天花、霍乱、鼠疫等烈性传染病一再肆虐，导致大量人口死

---

① 参见 Lynn McDonald, ed. , *Florence Nightingale: The Crimean War*, Waterloo: Wilfrid Laurier University Press, 2010; Lynn McDonald, ed. , *Florence Nightingale on Wars and the War Office*, Waterloo: Wilfrid Laurier University Press, 2011。

② 20世纪后期，学界根据病症推断她很可能患有布鲁氏菌病。参见 D A B Young, “Florence Nightingale's Fever,” *British Medical Journal*, Vol. 311, No. 7021 (1995), pp. 1697 - 1700; Monica E. Baly, “Florence Nightingale's Fever,” *British Medical Journal*, Vol. 312, No. 7037 (1996), p. 1040; Barbara Dossey, “Florence Nightingale: Her Crimean Fever and Chronic Illness,” *Journal of Holistic Nursing*, Vol. 16, No. 2 (1998), pp. 168 - 196。

③ Lynn McDonald, ed. , *Florence Nightingale: An Introduction to Her Life and Family*, pp. 333, 568, 807, 811, 814.

④ Gérard Vallée, ed. , *Florence Nightingale on Health in India*, Waterloo: Wilfrid Laurier University Press, 2006; Gérard Vallée, ed. , *Florence Nightingale on Social Change in India*, Waterloo: Wilfrid Laurier University Press, 2007.

⑤ 代表性成果参见 Mridula Ramanna, “Florence Nightingale and Bombay Presidency,” *Social Scientist*, Vol. 30, No. 9/10 (2002), pp. 31 - 46; Jharna Gourlay, *Florence Nightingale and the Health of the Raj*, London: Routledge, 2004; Patricia Mowbray, *Florence Nightingale and the Viceroys: A Campaign for the Health of the Indian People*, London: Haus Publishing, 2008; Chieko Ichikawa, “Writing as Female National and Imperial Responsibility: Florence Nightingale's Scheme for Social and Cultural Reforms in England and India,” *Victorian Literature and Culture*, Vol. 39, No. 1 (2011), pp. 87 - 105; Jessica L. Baron, *Reforming the Raj: Florence Nightingale's Biomedical Liberalism in British India*, PhD dissertation, The University of Notre Dame, 2013。这些论著大多着力论述南丁格尔给印度社会改革带来的影响，其中以 *Florence Nightingale and the Health of the Raj* 一书较有代表性。作者 Jharna Gourlay 按照时序梳理了南丁格尔在40年的时间里围绕印度卫生问题开展的一系列工作，认为（转下页注）

亡。[①] 印度的疫病防控是南丁格尔的工作重心，也是贯穿两卷文集的一条主线。需要指出的是，尽管南丁格尔大半生时间都在思考印度问题，但她从未去过印度。她对印度事务的参与，在很大程度上仰赖英国政府构建的一套直接统治体系。因此，两卷文集也包含了与 19 世纪后半期至 20 世纪初英帝国和印度殖民地相关的大量信息。本文以文集为主要参考资料，尝试从殖民医学史的视角梳理南丁格尔围绕印度疫病防控问题的所作所为，借此管窥英属印度殖民医学体系的构建和运行。

一　《皇家委员会调查报告》所见英属印度疫情

1857 年 5 月，印度发生兵变。南丁格尔此时正在应英国政府委托写作《影响英国军队健康状况、作战效能和医院管理的诸因素》，这份调查

（接上页注⑤）她是英属印度殖民政策的激烈批评者，是印度普通民众的代言人。针对该书的诸多评论揭示了相关选题的研究现状，也为本文带来启迪。《南丁格尔文集》主编 Lynn McDonald 指出作者遗漏了不少重要史料，尤其是南丁格尔与政府官员和医学专家的通信，参见 Lynn McDonald, "Review of *Florence Nightingale and the Health of the Raj*," *Bulletin of the History of Medicine*, Vol. 80, No. 2 (2006), pp. 373 - 374。殖民医学史家 David Arnold 认为该书算不上是学术研究，作者的目的是树立南丁格尔在殖民时期印度卫生史上的地位，参见 David Arnold, "Review of *Florence Nightingale and the Health of the Raj*," *A Quarterly Journal Concerned with British Studies*, Vol. 36, No. 4 (2004), pp. 778 - 779。印度历史学家 Biswamoy Pati 则认为南丁格尔的工作只是"白人女性的负担"，根本目的在于增进英帝国的收益，稳固殖民统治，参见 Biswamoy Pati, "'White Woman's Burden': Review of *Florence Nightingale and the Health of the Raj*," *Economic and Political Weekly*, Vol. 40, No. 44/45 (2005), pp. 4687 - 4688。

① 参见 O. P. Jaggi, ed., *History of Science, Technology and Medicine in India: Vol. XII Western Medicine in India: Epidemics and Other Tropical Diseases*, Delhi: Atma Ram & Sons, 1979; David Arnold, *Colonizing the Body: State Medicine and Epidemic Disease in Nineteenth-century India*, London: University of California Press, 1993; Mark Harrison, *Public Health in British India: Anglo-Indian Preventive Medicine, 1859 - 1914*, New York: Cambridge University Press, 1994; Sheldon Watts, *Epidemics in History: Disease, Power and Imperialism*, New Haven and London: Yale University Press, 1997; David Arnold, *Science, Technology and Medicine in Colonial India*, Cambridge: Cambridge University Press, 2000; Sandhya L. Polu, *Infectious Disease in India, 1892 - 1940: Policy-Making and the Perception of Risk*, London: Palgrave Macmillan, 2012; Arabinda Samanta, *Living with Epidemics in Colonial Bengal*, New Delhi: Manohar, 2017; 普拉提克·查克拉巴提《医疗与帝国：从全球史看现代医学的诞生》，李尚仁译，社会科学文献出版社，2019。

报告旨在结合她在克里米亚战场的实地观察和工作经历，分析英国军队遇到的各种影响因素。[①] 驻印英国军队的相关情况自然引起她的注意。在7月15日写给朋友的信中，南丁格尔将兵变视为“诸多事项的开端”，认为它将如同法国大革命彻底推翻封建制度那样，“终结印度的种姓制度或推翻英国的统治”。[②] 她自此开始留意印度问题，为那里的疫病防控倾注了大量精力。

印度兵变是南丁格尔开始关注印度殖民地的直接原因。不过，从长时段来看，这个直接动因的背后，是欧洲势力数个世纪的殖民过程和英属印度殖民医学的复杂演变。16世纪初以来，葡萄牙、荷兰、法国和英国等欧洲势力相继进入印度，长期进行殖民活动和帝国扩张。受此影响，军事冲突接连不断，军队规模一再扩充。英国自1600年开始就在印度开展贸易和殖民活动，并派驻军队保护据点。不过，在1740年之前，英国东印度公司在印度驻军规模较小，不足2000人。[③] 18世纪中叶以来，随着英法冲突的激化和对孟加拉的征服，英国东印度公司在孟加拉、马德拉斯、孟买三个辖区增派军队。除来自欧洲的军官和士兵外，东印度公司还大量招募印度土兵。[④] 到1824年，三个辖区驻军总规模多达20余万人，包括16个欧洲士兵兵团和170个印度土兵兵团，是同期欧洲海外驻军中规模最大的军队。[⑤] 1844年，军队规模进一步扩充，包括235446名印度土兵和14584名欧洲士兵。[⑥] 这些士兵在协助英国东印度公司确立殖民统治的同时，也为之付出了沉重的代价。自1793年始，驻印英军开始

① Florence Nightingale, *Notes on Matters Affecting the Health, Efficiency, and Hospital Administration of the British Army: Founded Chiefly on the Experience of the Late War*, London: Harrison and Sons, 1858.

② Gérard Vallée, ed., *Florence Nightingale on Health in India*, pp. 48 – 49.

③ Geoffrey Parker, *The Military Revolution: Military Innovation and the Rise of the West, 1500 – 1800*, Cambridge: Cambridge University Press, 1996, p. 133.

④ 关于印度土兵，参见 Seema Alavi, *The Sepoys and the Company: Tradition and Transition in Northern India, 1770 – 1830*, New Delhi: Oxford University Press, 1995。驻印欧洲士兵主要来自英国，少数来自欧洲其他地区，参见 Chen Tzoref-Ashkenazi, *German Soldiers in Colonial India*, New York: Routledge, 2016。

⑤ Stanley Wolpert, *A New History of India*, New York: Oxford University Press, 2009, p. 223.

⑥ W. H. Sykes, "Vital Statistics of the East India Company's Armies in India, European and Native," *Journal of the Statistical Society of London*, Vol. 10, No. 2 (1847), pp. 100 – 131.

系统记录士兵每年的死亡率。[①] 18世纪末19世纪初，尽管欧洲开始经历“死亡率革命”[②]，但驻扎热带地区的欧洲士兵的死亡率仍然居高不下。据统计，自1830年至1838年，孟买、孟加拉、马德拉斯的英国士兵的死亡率分别约为37‰、49‰、71‰。[③]

在导致驻印军队高死亡率的诸多因素中，疫病占第一位。印度三面环海，幅员辽阔，地处热带和亚热带，是典型的热带季风气候，常年高温，明显分为雨、旱两季。这种自然条件造就了印度独特的疾病地理和疾病生态。以印度为中心，印度洋周边形成一个辐射广泛的疾病区。[④] 殖民扩张改变了印度的疫病流行模式，一些散发性地方病呈现区域性流行甚至全球大流行之势。[⑤] 这些疫病的流行，进而提升了士兵的死亡率。据统计，在1818年至1854年，约有8500名驻印英国士兵死于霍乱，霍乱是同期英国士兵死亡率居高不下的主要原因。[⑥] 因传染病和恶

---

① “Report of a Committee of the Statistical Society of London, Appointed to Collect and Enquire into Vital Statistics, upon the Sickness and Mortality Among the European and Native Troops Serving in the Madras Presidency, from the Year 1793 to 1838,” *Journal of the Statistical Society of London*, Vol. 3, No. 2 (1840), pp. 113 – 143.

② “死亡率革命”（mortality revolution），通常指18世纪中期至20世纪初西方世界人口死亡率的锐减。得益于医学的发展、营养水平的提升等，这一时期的死亡率和生育率远低于18世纪中期之前。在19世纪的欧洲，处于服兵役年龄的男性的死亡率大约下降了80%。到20世纪中叶，世界大多数地区都经历了“死亡率革命”，人口数量激增。参见Philip Curtin, *Death by Migration: Europe's Encounter with the Tropical World in the Nineteenth Century*, New York: Cambridge University Press, 1989; Richard Easterlin, “Industrial Revolution and Mortality Revolution: Two of A Kind?,” *Journal of Evolutionary Economics*, Vol. 5, No. 4 (1995), pp. 393 – 408。

③ Philip Curtin, *Death by Migration: Europe's Encounter with the Tropical World in the Nineteenth Century*, p. 7.

④ David Arnold, “The Indian Ocean as a Disease Zone, 1500 – 1950,” *South Asia: Journal of South Asian Studies*, Vol. 14, No. 2 (1991), pp. 1 – 21.

⑤ 参见O. P. Jaggi, *Western Medicine in India: Epidemics and Other Tropical Diseases*, Delhi: Atma Ram & Sons, 1979; Ira Klein, “Imperialism, Ecology and Disease: Cholera in India, 1850 – 1950,” *The Indian Economic and Social History Review*, Vol. 31, No. 4 (1994), pp. 491 – 518; Jayant Banthia and Tim Dyson, “Smallpox in Nineteenth-Century India,” *Population and Development Review*, Vol. 25, No. 4 (1999), pp. 649 – 680; Mark Harrison, “A Dreadful Scourge: Cholera in Early Nineteenth Century India,” *Modern Asian Studies*, Vol. 54, No. 2 (2020), pp. 502 – 553。

⑥ *Report of the Commissioners Appointed to Inquire into the Cholera Epidemic of 1861 in Northern India*, Calcutta, 1862, p. 254.

劣的卫生条件造成的非战斗减员对军队的影响，在 1853 年至 1856 年的克里米亚战争期间充分体现出来。南丁格尔借助大量一手统计数据，揭示了克里米亚战场上英国军队糟糕的卫生状况，引发了英国政府和公众的关注。[①] 此外，英国国内于 19 世纪中期开始公共卫生改革，政府全面介入卫生管制。[②] 这些都为 19 世纪后期的军队卫生改革酝酿了条件。

1857 年 5 月，印度土兵发动起义。当时的东印度公司拥有大约 36000 名英国士兵、257000 名印度正规军和 54000 名非正规军。[③] 此后，英国本土陆续往印度派出军队，增援驻印英军。在整个起义期间，英国从国内增派士兵 112000 人，征召印度士兵达 31 万人。[④] 1858 年 8 月颁布的《印度政府法案》（Government of India Act）终结了东印度公司的统治，由英国政府直接管辖印度。驻印英国军队重组，增加来自英国本土的军官和士兵的人数，尽量维持英国士兵和印度士兵人数上的均衡。疫病造成的高死亡率威胁着士兵的健康和安全。为此，英国政府于 1857 年任命了由 10 名成员组成的皇家委员会，负责调查国内外英国军队的卫生条件、部队医院的建设情况以及伤病员的护理问题。次年，该委员会呈交了调查报告。据报告统计，1839—1853 年，英国本土士兵的死亡率是平民死亡率的两倍，军人在所有职业里死亡率最高。1817—1856 年，驻扎孟加拉、马德拉斯和孟买三地的英国士兵的平均死亡率高达 65.4‰。报告将士兵的高死亡率归因于部队工作的压力、士兵不节制的生活习惯、兵营恶劣

---

① 参见 Florence Nightingale, *Mortality of the British Army: At Home and Abroad, and during the Russian War, as Compared with the Mortality of the Civil Population in England*, London: Printed by Harrison and Sons, Martin's Lane, 1858; Royal Commission Appointed to Inquire Into the Sanitary Condition of the Army, *Report of the Commissioners Appointed to Inquire into the Regulations Affecting the Sanitary Condition of the Army, the Organization of Military Hospitals, and the Treatment of the Sick and Wounded*, London: Printed by George Edward Eyre and William Spottiswoode, 1858; Lynn McDonald, ed., *Florence Nightingale: The Crimean War*。

② 王广坤：《19 世纪中后期英国公共卫生管理制度的发展及其影响》，《世界历史》2022 年第 1 期。

③ Douglas Peers, "The Indian Rebellion, 1857 - 1858," in Stephen M. Miller, ed., *Queen Victoria's Wars: British Military Campaigns, 1857 - 1902*, New York: Cambridge University Press, 2021, p. 19.

④ 林承节：《殖民统治时期的印度史》，北京大学出版社，2004，第 109 页。

的卫生条件等，并未特地分析疫病造成的影响。[①]

到19世纪60年代末，英国陆军超过1/3的军官和士兵都驻扎在印度殖民地。1859年5月，英国政府任命了一个专门调查驻印军队卫生状况的皇家委员会。经过历时三年多的对印度150多个军队驻地的实地调查，委员会于1863年5月提交了两千多页的调查报告。依据翔实的口述证据、统计数据等一手资料，《皇家委员会调查报告》系统梳理了英国驻印士兵的死亡率、兵营的卫生条件和医护状况，进而得出结论，认为各类疫病是英国士兵的主要死因。[②]

据报告可知，到1861年4月，英国陆军官兵共计227005人，其中82156人驻扎印度。1800—1856年，东印度公司所辖士官和士兵死亡人数共计40420人，年均死亡率高达69‰。其中最主要的致死因素就是热病、痢疾、肝病、霍乱这四种疫病。它们都是印度的地方病，多年来一直在平原地区流行，后来逐渐传播到其他地区。报告所援引的驻印军医拉纳尔德·马丁（Ranald Martin）爵士的统计，彰显了这几种疾病造成的危害。马丁以孟买辖区为调查对象，统计出1830—1846年导致欧洲人死亡的因素中，痢疾、热病、霍乱和肝病四种疾病占据了3/4的比重，这些疾病各自所占比例分别为32.4%、23%、10.3%和9.6%。[③]

报告认为，弛张热（Remittent Fever）是白人在热带地区殖民过程中遇到的首要障碍。这种疾病发病率高，病发时病人体温过高，体能迅速消耗，身体脏器受损，甚至危及生命，因而极易削弱部队的战斗力。在印度所有因病入住医院的士兵中，50%是热病所致。热病在河域、沼泽

---

① Royal Commission Appointed to Inquire Into the Sanitary Condition of the Army, *Report of the Commissioners Appointed to Inquire into the Regulations Affecting the Sanitary Condition of the Army, the Organization of Military Hospitals, and the Treatment of the Sick and Wounded*, pp. vi – xxviii.

② Royal Commission on the Sanitary State of the Army in India, *Report of the Royal Commission on the Sanitary State of the Army in India*, 2 Vols. （Vol. I *Report of the Commissioners*; Vol. Ⅱ *Appendix*）, London: Printed by George Edward Eyre and William Spottiswoode, 1863. 报告另有简略版，参见 Royal Commission on the Sanitary State of the Army in India, *Report of the Commissioners Appointed to Inquire into the Sanitary State of the Army in India: With Abstract of Evidence, and of Reports Received from Indian Military Stations*, London: Printed under the Superintendence of Her Majesty's Stationery Office, 1864。

③ Royal Commission on the Sanitary State of the Army in India, *Report of the Commissioners Appointed to Inquire into the Sanitary State of the Army in India*, 1864, pp. 3, 10, 14 – 19.

或海岸地带的发病率更高。在孟加拉辖区服役的一支由 25431 人组成的英国部队中，13596 人患有热病。

痢疾的发病率仅次于热病，它的发作往往与热病密切相关。马丁爵士认为，印度的痢疾普遍流行于炎热雨季的平原地带。1842—1848 年在马德拉斯辖区服役的 82342 名士兵中，有 19720 人患有痢疾类肠道疾病。由于适应能力的不同，英国士兵与印度士兵患有痢疾的比例约为 11∶1。痢疾引发的腹泻比热病更加致命。急性痢疾令士兵迅速脱水，进而休克甚至死亡。慢性痢疾往往持续多年，令士兵形容枯槁，饱受折磨。在染病士兵从印度返回英国本土的路程中，致死率最高的就是慢性痢疾。

肝病是印度的另一类常见疾病，包括原发性肝病和继发性肝病。对于肝病，官方报道付之阙如，原因在于这类疾病多是热病、痢疾或霍乱等疫病的并发症或后遗症，而相关报道往往只统计原发病。马丁认为急性肝病常见于炎热的平原地带，具有很强的致命性，致死率是各种热病的 13 倍。急性肝病在几天内就置人于死地，慢性肝病则往往令病人长期陷于痛苦之中。1812—1832 年，在驻扎孟加拉的 211993 名士兵中，14015 人因肝病入住医院，其中 924 人死亡。1833—1854 年，在驻扎孟加拉的 331775 名士兵中，18765 人因肝病住院，其中 1345 人死亡。

霍乱是印度的急性传染病，早在 1629 年就被记录在案，在 18 世纪后期散见于印度的某些地区。1817 年以来，霍乱在印度大范围流行，进而逐渐传播到世界各地。该流行病多在潮湿、低洼、炎热的地区暴发，随着部队的行进而传播到别处。因而，部队行进的路线往往也是霍乱的传播路线。

面临这些疫病的威胁，驻印英国士兵染病的概率是英国本土士兵染病率的 2 倍。据统计，在 1850—1854 年的五年时间里，有 16850 名英国士兵驻扎孟加拉，医院收治病例 172388 人，其中 4461 人死亡。也就是说，这些英国士兵平均每年两次受到疫病的侵袭。[①]《皇家委员会调查报告》认为，包括英国士兵在内的所有驻留印度的欧洲人所遭遇的各种疫

① Royal Commission on the Sanitary State of the Army in India, *Report of the Royal Commission on the Sanitary State of the Army in India*, *Vol. I*, *Report of the Commissioners*, pp. xiii - xvi.

病都属于“发酵性疾病”①。“这类疾病一直是不文明国家或欠文明国家的主要致命因素。”皇家委员会承担的一项重任就是查明这类疫病的发病原因，进而减轻它们的危害，甚至找到防控之策。② 结合对印度各地兵站搜集到的信息的汇总和分析，委员会认为这些疫病的发生是多方面因素共同作用的结果，其中包括印度的地形、气候，兵站选址，军营、医院、集市和临近乡镇的卫生状况、供水条件以及士兵的饮食、装备和生活习惯等。在此基础上，报告给出了 39 条改善建议，诸如提升派往印度的英国士兵的年龄下限至 21 岁；禁止向士兵售卖烈酒；调整营房建造结构；增加医护人员；在各辖区设立公共卫生委员会；等等。

二　南丁格尔对印度疫情的认知

19 世纪以来，印度疫情此起彼伏，《皇家委员会调查报告》所反映的情况只是其中一个片段。不过，对于南丁格尔而言，这份报告别具意义。《南丁格尔文集》第九、十两卷的主编杰拉德·瓦莱（Gérard Vallée）等认为，1859 年发起的皇家委员会及其后续活动体现了南丁格尔关于印度事务的“最具原创性的工作”。③ 尽管并非委员会的成员，但她几乎全程参与了委员会的工作，包括成员的挑选，调查问卷的设计，统计数据的汇总，调查报告的起草、定稿、宣传等各个环节。《皇家委员会调查报告》中的一个重要组成部分，就是她应委员会请求所撰写的对印度各地兵站反馈信息的评论。④ 这份报告是她参与印度疫病问题的起点，也在很

---

① “发酵性疾病”（Zymotic Disease），或称“发酵病”，是 19 世纪用于指称急性传染病的医学术语，所涉疫病包括伤寒、天花、麻疹、霍乱等，时人认为这类疫病由酵素（zyme）所致。19 世纪末期，细菌学取代传统的发酵理论，该术语不再使用。

② Royal Commission on the Sanitary State of the Army in India, *Report of the Royal Commission on the Sanitary State of the Army in India*, *Vol. I*, *Report of the Commissioners*, pp. xxix – xxx.

③ Gérard Vallée, ed., *Florence Nightingale on Social Change in India*, p. 890.

④ Florence Nightingale, “*Observations by Miss Nightingale on the Evidence Contained in Stational Returns Sent to Her by the Royal Commission on the Sanitary State of the Army in India*,” in Royal Commission on the Sanitary State of the Army in India, *Report of the Royal Commission on the Sanitary State of the Army in India*, *Vol. I*, *Report of the Commissioners*, pp. 347 – 370. 为了引发公众对相关问题的关注，南丁格尔的评论另以单行本出版，参见 Florence Nightingale, *Observations on the Evidence Contained in the Stational Reports Submitted to the Royal Commission on the Sanitary State of the Army in India*, London: Edward Stanford, 1863。

大程度上代表了她对相关问题的认知。在此后的几十年里，围绕印度疫病，她对疫情根源和病理的理解逐渐发生变化，所关注的群体逐渐扩大，所牵涉的问题越发复杂。

其实，早在印度兵变发生之后，南丁格尔就意识到有必要从政府层面开展系统性的军队卫生改革。在1858年《影响英国军队健康状况、作战效能和医院管理的诸因素》这份长篇报告的后记中，她明确指出“（印度兵变）使人们普遍认定这个庞大的帝国从此必须由英国军队掌控”，然而，对于如何维护驻印士兵的健康，人们却知之甚少。“基于克里米亚战争的丰富经验，我们可以在一支庞大的驻守军队中开展大量工作，以减少疾病，降低死亡率。我们将来还要依靠这支军队掌控我们的印度帝国。”“让卫生成为文明的侍女，那将是新秩序的崇高开端。”①

南丁格尔在收入《皇家委员会调查报告》的评论中指出，印度兵站流行的霍乱、热病、痢疾和肝病等疫病都属于发酵病，它们的发生都与军营的卫生状况有关，而印度特有的气候条件加剧了疫病的流行。印度绝大多数兵营都存在大致相同的缺陷，具体表现为五个方面。其一，生活用水不洁；其二，排水系统落后；其三，集市环境恶劣；其四，空气流通不畅；其五，营房空间拥挤。此外，不良的生活习惯，诸如过量饮酒、暴饮暴食、缺乏锻炼，致使士兵身体素质下降，也是疫病高发的诱因。营地医院落后的医疗条件和不良的卫生状况，使伤病士兵失去了最后一个挽回生命的机会。值得一提的是，南丁格尔在指出英国士兵和印度士兵面临的卫生状况的同时，特地辟出篇幅评论英国驻印士兵的妻子们的遭遇。在驻扎印度的英国士兵中，每100人中有12人携带配偶甚至子女，这些妇孺的生活境况同样堪忧，她们也面临着疫病带来的风险。

随着皇家委员会调查的深入，南丁格尔很快意识到，印度疫情绝不只是驻印英军所面临的问题，印度大众同样遭受疫病的伤害；印度疫情的发生也不只是自然环境和气候条件所致，印度的社会传统同样提供了疫情发生的土壤。她在1862年写道：“对驻印英国军队卫生状况的调查得出了一项必然推论，即印度及其人民的状况非常类似于研究中世纪的

① Florence Nightingale, *Notes on Matters Affecting the Health, Efficiency, and Hospital Administration of the British Army: Founded Chiefly on the Experience of the Late War*, pp. 565 – 567.

历史学家笔下的欧洲。瘟疫间或会提升死亡率……这是未来印度文明的大问题。历史上的欧洲通过自身的努力走出困境，而现在的印度可以倚仗欧洲的经验和科学。"①

1863年，南丁格尔写成《人们如何在印度生而不死》一文。此文在同年召开的"全国社会科学促进会"（The National Association for the Promotion of Social Science）会议上由他人代为宣读，并收入次年出版的会议文集，后又以单行本出版。② 这篇文章的目的在于进一步引发社会各界尤其是精英阶层对《皇家委员会调查报告》的关注。南丁格尔在文中将委员会调查报告视为"印度文明的新起点"，明确指出英国能否掌控印度在很大程度上取决于采取怎样的措施保护英国军队免受疾病侵害。针对人们普遍关心的驻印英国士兵的高死亡率问题，她认为士兵们所患热病、痢疾是瘴气引发的疾病，乃是他们周边的污水浊气所致；肝病多出于不良的生活习惯，比如酗酒；霍乱主要缘于受到污染的生活用水和落后的排水系统。在此基础上，她驳斥了当时人们普遍信奉的气候致病论③。在她看来，"没有任何证据能表明印度是英国人的坟墓。恰恰相反，证据表明人们需要调整社会习惯和风俗来适应气候"。"印度各地的人们都在遭受疫病之苦，热病、痢疾、霍乱等流行病此起彼伏，死亡率居高不下"。尽管印度是诸多疫病的疫源地，但真正致使疫情恶化的原因就是人们对卫生状况的漠视，而只有印度政府能解决这一问题。归根结底，"人们如何在印度生而不死"的问题，就是"如何给印度创建一个公共卫生部门，如何将更高级的文明输入印度"的问题。④

南丁格尔之所以坚持从水质、空气、营房、环境等方面入手改善驻印

---

① Gérard Vallée, ed., *Florence Nightingale on Health in India*, p. 125.

② Florence Nightingale, "How People May Live and Not Die in India," in George Hastings, ed., *Transactions of the National Association for the Promotion of Social Science*, London: Longmans, 1864, pp. 501-510; *Florence Nightingale*, *How People May Live and Not Die in India*, London: Longmans, 1864.

③ 关于"气候致病论"，参见 Philip Curtin, "'The White Man's Grave': Image and Reality, 1780-1850," *Journal of British Studies*, Vol. 1, No. 1 (1961), pp. 94-110; Mark Harrison, *Climates and Constitutions: Health, Race, Environment and British Imperialism in India, 1600-1850*, New Delhi: Oxford University Press, 1999。

④ Florence Nightingale, "How People May Live and Not Die in India," in Gérard Vallée, ed., *Florence Nightingale on Health in India*, pp. 189, 190, 193.

士兵的卫生状况，一方面缘于她在克里米亚战场上切身积累的经验，另一方面是受到了当时流行的病理学说的影响。① 19 世纪中期，囿于医学的发展水平，关于各类疫病的病因未有定论，言人人殊。在众多理论中，瘴气学说影响较大。该理论认为人并非疾病的传播媒介，真正的病因是特定污染源散发出的瘴气或臭气，它们产生的毒素会附着在物体之上或存活于污水之中，因此生活环境的卫生状况直接关乎疫情是否发生及其规模。英国公共卫生运动领导者埃德温·查德威克（Edwin Chadwick）、流行病学家威廉·法尔（William Farr）、担任英国驻印卫生委员会成员的戴维·坎宁汉姆（David Cunningham）医生等人均信奉瘴气学说。他们与南丁格尔交往甚笃，自然会影响她的病理观。在皇家委员会调查驻印英国军队卫生状况期间，她便据此向英国本土和驻留印度的英国官员提供卫生治理方面的建议。南丁格尔在报告评论中也认为“士兵所患疾病多由瘴气所致”，炎热的气候、潮湿的环境、不洁的卫生状况是疾病产生和传播的重要条件。②

不过，南丁格尔并不固执地坚守瘴气学说，空谈医学理论。相比各执一端的医学理论，与疫情相关的事实以及具有可操作性的防控举措更能引发她的兴趣。19 世纪 60 年代，印度的霍乱疫情持续不断，造成大量士兵死亡。1859—1867 年，死于霍乱的英国驻印士兵多达 3460 人，占驻印英军死亡总数的 28.5%。③ 南丁格尔对印度政府发回的调查报告深表怀疑。她一方面批评相关信息不够全面，尤其缺少对受到霍乱影响的兵营、医院或监狱的卫生状况的记录；另一方面认为调查报告的理论依据不是瘴气学说，而是与之相悖的传染学说。她认为“各种医学理论和诸如此类不切实际的事项让问题变得错综复杂，以至于人们不相信任何事情。

① 关于 19 世纪英国的病理学说，参见 Erwin Ackerknecht，“Anticontagionism between 1821 and 1867，” *Bulletin of the History of Medicine*，Vol. 22，No. 5（1948），pp. 562 – 593；Michael Brown，“From Foetid Air to Filth：The Cultural Transformation of British Epidemiological Thought，ca. 1780 – 1848，” *Bulletin of the History of Medicine*，Vol. 82，No. 3，pp. 515 – 544；王广坤《19 世纪英国病理观的转变及影响》，《自然辩证法通讯》2014 年第 5 期；刘金源《疫情之下的社会分裂——英国医学界关于 1832 年霍乱的病原学之争》，《史学集刊》2021 年第 4 期。

② Gérard Vallée，ed.，*Florence Nightingale on Health in India*，pp. 187 – 188.

③ James L. Bryden，*Epidemic Cholera in the Bengal Presidency：A Report on the Cholera of 1866 – 68，and Its Relations to the Cholera of Previous Epidemics*，Calcutta：Office of Superintendent of Government Printing，1869，p. 2.

我们现在想要的是对事实的详尽描述”。①

19 世纪 70 年代以来，南丁格尔对印度疫情的关注面逐渐扩大，其中最令她注目的就是周期性的饥荒问题。在 19 世纪的最后 40 年里，印度每隔 10 年就发生一次大饥荒，共造成大约 2900 万人死亡。② 南丁格尔对此发表了许多论文，1873 年的《印度的生或死》一文回顾了 1863 年《人们如何在印度生而不死》发表以来十年时间里印度在卫生改革领域的进展，诸如印度士兵的死亡率下降，疫情规模缩小，卫生设施逐渐完备。不过，南丁格尔用更多的篇幅陈述印度农民面临的困境。她认为印度大多数人住在农村，以农业为生，饥荒的发生增加了他们罹患疫病的概率。只有解决灌溉问题，才能提高土地的生产力，避免饥荒的发生。③ 1878 年的《印度的人民》一文进一步指出了印度农民的生活窘境，他们时时面临着饥荒、贫困、盘剥，印度多地因饥荒造成的死亡率高达 1/4。④ 在她看来，“流行病是饥荒造成的最严重的后果之一”。此外，很多因饥荒死亡的印度人往往被登记在“其他死因”名下。印度事务部提供的备忘录中的相关统计（见表 1）即反映了这一问题。⑤

表 1　1876—1878 年印度大饥荒时期的死亡人数及死因统计

单位：人

年份	死亡总人数	霍乱	天花	热病	肠道疾病	其他死因
1876	680384	148193	23469	230092	31876	240454
1877	1556312	357430	88321	469241	133366	507934
1878	409151	18926	41506	181610	25602	141507

注：表中 1876 年和 1877 年两年的“死亡总人数”与对应后面各项之和略有偏差，原书如此，特此说明。

资料来源：Gérard Vallée, ed., *Florence Nightingale on Health in India*, p. 833.

19 世纪后半叶，南丁格尔所持的瘴气学说逐渐让位于传染学说。法

① Gérard Vallée, ed., *Florence Nightingale on Health in India*, pp. 899 - 901.

② Gérard Vallée, ed., *Florence Nightingale on Health in India*, p. 703. 另见 Romesh C. Dutt, *Indian Famines: Their Causes and Prevention*, London: P. S. King & Son, 1901。

③ Gérard Vallée, ed., *Florence Nightingale on Health in India*, pp. 710 - 745.

④ Gérard Vallée, ed., *Florence Nightingale on Health in India*, pp. 777 - 810。另见 Florence Nightingale, "The People of India," *Nineteenth Century*, Vol. 4, No. 18 (1878), pp. 193 - 221。

⑤ Gérard Vallée, ed., *Florence Nightingale on Health in India*, pp. 826, 833.

国微生物学家路易·巴斯德（Louis Pasteur）提出并验证了细菌致病的观点。及至19世纪80年代，德国细菌学家罗伯特·科赫（Robert Koch）提取出伤寒、霍乱、结核等疫病的致病细菌，由此验证了病理观念中的细菌学说的科学性。细菌学说认为病菌是疫病真正的病因，即便健康的人也可能在体内携带病菌，进而感染他人。这种学说将实验室置于卫生改革的核心，主张通过细菌学研究和疫苗接种等措施消灭细菌，克服疫病。南丁格尔对该学说半信半疑。在1870年写给《柳叶刀》（*Lancet*）杂志的信中，她质疑了细菌学说的真实性和实践性，强调“我的目标是纯实用的，这是为了反驳近年来每有卫生活动就言必称理论的趋势”。直到1883年，她仍旧认为“‘病菌’学说‘毒害了’我们”，“霍乱不会在人与人之间传播，它是一种与房屋、土壤、空气和水质密切相关的地方病。隔离、医学检查之类的活动都会让这种疾病更加恶化，唯有的预防措施就是首先将健康的军队和其他人从当地撤走，通过清理污物、粉刷石灰等卫生工作确保房屋、土壤、空气和水质的卫生”。可见南丁格尔并未完全放弃之前的病理观，而是尝试将细菌学说与瘴气理论融合，进而改善印度的卫生状况。

19世纪80年代末期，南丁格尔越发反对空谈理论，强调卫生活动的专业性和实用性。她在1884年写给卫生官员詹姆斯·M. 卡宁厄姆（James M. Cuningham）的信中明确指出“印度进步的最大敌人就是各类空谈疾病理论的人”。她深信推行卫生措施是抗击疫病的唯一手段，而这无法仰赖只在实验室里工作的医生，只有训练有素的工程师和军官才能胜任。“卫生是一门专业。普通的医务人员都是传染论者，主张采取隔离之类的手段，却没人研究过建筑物的卫生状况等问题。”至于卫生活动的成效，南丁格尔认为“乡村人口的生活状况，尤其是疫病影响下的死亡率，才是真能检验卫生状况的试金石”。然而，实际情况很是令人失望。1883年，印度因疫病死亡3618021人。1884年，这一数据不降反升，死亡人数攀升至4201032。①

① Gérard Vallée, ed., *Florence Nightingale on Health in India*, pp. 916, 921 - 922, 925 - 926.

三　南丁格尔关于印度疫病的防控对策

尽管南丁格尔非常渴望亲自前往印度实地调查，但其身体情况并不允许。不过，她在政界、医学界和社会层面有着广泛的人脉关系，使其得以以信件联系、当面约谈等方式获取最新资讯，并通过查阅官方记录、调查报告、蓝皮书、会议记录和备忘录，搜集数据。在此基础上，她撰写了大量的研究报告、论文、评论文章、观察笔记，其中很大部分涉及英属印度疫病防控的对策。这些对策大致与南丁格尔的疫病认知变化相符，体现出较为明显的阶段性和实用性特征。

南丁格尔在19世纪60年代的工作目标非常明确，即配合皇家委员会调查驻印英国士兵的卫生状况问题，同期防控疫病的举措就是有针对性地开展切实可行的卫生运动。针对兵营里流行的伤寒、疟疾、霍乱、天花和各类热病，她依据当时流行的瘴气学说，为皇家委员会提供了一系列具体措施，包括水质分析、供水、排水，兵营选址、施工、通风，热带气候的适应，生活习惯的改变，朝圣地点的管理等。在皇家委员会的推动下，一系列举措相继落实。孟加拉、孟买和马德拉斯等辖区都设立了卫生委员会。

1864年7月15日，兵营和医院改善委员会发布了主要由南丁格尔参与起草的《关于改善印度兵站卫生工作的建议》。这份重要文件在印度兵站后续一系列卫生改造活动中发挥了尤为重要的指导作用。它巨细无遗地列举了印度兵站和周边城镇卫生改造的各项措施，甚至包括所需下水道和排水管的详细信息，管道的尺寸、形状、材质，厕所用水和洗漱用水的供应等，并配有相应插图。[①]

其实，南丁格尔早在1863年1月便就兵营的排水问题写信给工程师、公共卫生专家罗伯特·罗林森（Robert Rawlinson）。她对比了英国和印度面临的不同状况，指出英国城镇的地表铺设情况良好，排水系统较为完

---

① Barrack and Hospital Improvement Commission, *Suggestions in Regard to Sanitary Works Required for Improving Indian Stations*, London: Eyre and Spottiswoode, 1864. 另见 Gérard Vallée, ed., *Florence Nightingale on Health in India*, pp. 300 – 370。

善，雨水能够汇集到排水口或下水道。而印度城镇的地表未曾铺设，也没有修建排水沟渠，雨水要么自然蒸发，要么四处流淌，渗入地下。“在印度，雨后水位一旦降到地表以下，就会暴发各种热病和肠道疾病。其实，地表下的问题才是军队高死亡率的主要元凶。”所以，以最快的速度解决地下水问题，才是改善兵站卫生状况的关键所在。她认为在印度城镇修建排水系统可以收到一定的成效。① 随后，她进一步细化了解决这一问题的相关建议，明确了印度卫生部门和工程部门的具体工作程序：划定区域；开展调查；制定方案；督促工作；加强维护。

在兵营的具体改造问题上，南丁格尔给出了更加详细的方案。首先，在建筑设计方面，要在营房外墙涂抹灰泥和白灰，以减少太阳辐射；在阳台拱门上安装木质百叶窗，用以调节光线，确保空气畅通。其次，在兵站的卫生条件方面，修建排水系统，彻底排除兵站地面污水；充足供应纯净的生活用水；建设健康的兵营和医院；加强对兵站、集市和周边城镇的卫生监督。她强调四者缺一不可，否则前功尽弃。最后，她还强调兵营的改造工作至关重要，不能将其视为其他工作的一部分，而应单独对待，且绝非医务人员可以随意承担，只能由专业的工程师和卫生专家负责。②

《关于改善印度兵站卫生工作的建议》除详细列出兵站改造所需设备条件外，还为兵站的卫生管理制订了全面且翔实的计划。这些计划主要是为了预防疫病的暴发，提升兵站卫生工作的效率。相关要求共计 6 项，第一项要求旨在明确医务官员的工作职责，其余五项均将工作范围扩及兵站附近的本土集市和城镇，将调查对象扩大到印度本土民众。第六项要求直接关乎疫病的防控问题。政府任命的卫生官员需要负责监管当地平民的卫生状况，提前熟悉那些在印度本土流行的疫病的性质、规模、范围，掌握包括相关死亡率在内的统计数据，从供水、排水、土壤、植被、房屋质量等多个方面了解当地的卫生状况，及时向行政当局递交内容翔实的调查报告，指明疫病发生的原因。一旦疫情出现，卫生当局应统一行动，及时采取措施，具体包括：采取一切必要措施保护疫区的公

---

① Gérard Vallée, ed. , *Florence Nightingale on Health in India*, pp. 870, 876.

② Gérard Vallée, ed. , *Florence Nightingale on Health in India*, pp. 906, 912.

共卫生；疏散人口，将部分人员转移至开阔地区；减少军营和医院中的驻留人数；用石灰清洁房屋；检查供水水质；提供医药救助；妥善安置死者，等等。①

总体来讲，南丁格尔在 19 世纪 80 年代之前提出的疫病防控对策多以《皇家委员会调查报告》为参照，属于官方主导的卫生改革。自 1864 年各辖区卫生委员会成立以来，印度各地的卫生专员在推进疫病防控、协调卫生工作方面发挥了重要作用。英国政府通过发布年度卫生报告、备忘录和会议纪要的方式，监督印度卫生工作的进展。这些文献材料中大都包含由南丁格尔亲自撰写的内容，由此得见她对印度疫病防控工作的及时跟进。

19 世纪 70 年代以来，针对印度疫病及其防控问题，南丁格尔关注的对象更广，眼界更宽。所谓“对象更广”，是指她的关注对象开始从英国士兵和印度士兵扩展到印度广大的农村人口。19 世纪 70 年代以来，南丁格尔逐渐意识到印度绝大多数人口都是生活在村庄里的自给自足的农民。“尽管印度拥有众多规模庞大、人口众多的城市，但她本质上是一个由无数村庄组成的国家。”然而，绝大多数的卫生报告都没有就改善占人口绝大多数的民众的公共卫生提供具体建议。在她看来，村庄里的卫生问题最严重，也最难以解决。“无论兵站卫生运动开展得多么广泛，它们与广大平民所需的卫生改良相比，都只是小事一桩。”为此，她给在印度发行的杂志撰写了许多文章，其中一些被译为孟加拉语等当地语言。她试图找到全面且翔实的卫生措施，改善印度农村地区的生活条件。在 1870 年递交给“孟加拉社会科学协会”的《论印度的卫生》一文中，南丁格尔针对霍乱的反复流行，认为相关的防控工作需要从两个层面入手，在政府自上而下推行卫生改革的同时，调动广大民众参与其中。“其中很大一部分工作只能由民众来做，让他们为了自身的安全而参与。”她还以加尔各答为例证，指出市政当局在解决排水和供水问题的同时，无法确保广大民众在生活细节上做到清洁。然而“个人习惯也是卫生大事，与那些耗资高昂的工程同等重要”。②

---

① Gérard Vallée, ed., *Florence Nightingale on Health in India*, pp. 356 - 366.

② Gérard Vallée, ed., *Florence Nightingale on Social Change in India*, pp. 237, 248, 250, 253.

所谓“眼界更宽”，是指南丁格尔不再只是紧盯印度的疫病防控以及与之相关的卫生改革，而是开始关注卫生问题背后更宏大、更具关键性的政治结构和社会结构。她在《论印度的卫生》中指出，“一人的健康与他所处的社会文明有着密切关联，而衡量他们的社会状况的最好指标就是每年死亡的人数”，“印度社会文明的未来发展与能否消除霍乱几乎是同一回事。如果能在印度成功根除霍乱，那么印度的整体社会习性也将随之提升”。① 随着视野的拓展，南丁格尔调整了此前的工作思路，试图从如下几个方面改善印度社会尤其是广大农村地区的疫病防控状况。

第一，推进卫生立法。早在 1857 年，南丁格尔就意识到“卫生立法应该如同驻防军队和国民政府那样，成为印度未来制度的重要组成部分”。② 然而，英属印度的卫生立法进展缓慢，针对广大村庄的卫生立法更是迟滞。南丁格尔意识到立法措施是推进乡村卫生的保障，她于 1885 年写信给孟买省督，提议起草孟买辖区村庄管理法案。法案于 1885 年末起草完毕，后于 1888 年得到修订，于 1890 年获批通过，法案适用于辖区所有村庄，以立法手段推进村庄卫生改革。南丁格尔还在 1889—1892 年协助起草了印度卫生法案。

第二，改良社会习俗。在论及印度的卫生状况时，南丁格尔认为“印度最肮脏、最有害的一个习俗就是房屋内外遍布粪便，以及用粪便做肥料。这种恶习是霍乱及其他疫病发作的一个主要原因，有必要让人们意识到这种习俗污染了空气、土壤和水质，也危及他们的生命”。“城镇和乡村里无数人的死亡无疑都是由人们自身的不良习惯造成的。毫不夸张地说，印度每个村庄的住宅周围都遍布粪便，臭气四溢。……这片遍布污物的土壤酝酿了关于霍乱和热病的‘神秘故事’。”③ 此外，她认为在克服霍乱、天花、疟疾、伤寒等疫病的过程中，需要首先消除印度当地人的听天由命的宿命观念，通过适当的诊断方法和治疗措施，说服人们参与这场卫生运动。

第三，扩大学校教育。教育是南丁格尔尤为倚重的推行社会改革的

① Gérard Vallée, ed., *Florence Nightingale on Social Change in India*, p. 237.

② Gérard Vallée, ed., *Florence Nightingale on Health in India*, p. 47.

③ Gérard Vallée, ed., *Florence Nightingale on Social Change in India*, pp. 242, 657.

手段。“人们愿意接受教育，在很大程度上是因为他们认为接受教育可以赚钱。但是，如果他们也能认识到失去健康、体力、生命就是失去金钱，那么卫生方面的每个进展就价值不菲了。”她主张学校发挥引导作用，开展初级的生理学和卫生学方面的教学活动，吸引民众认识并改变不卫生的社会习俗问题。① 南丁格尔特别强调初级卫生教育的重要性，推荐在政府授权的情况下向社会大众发布卫生入门知识，为中小学生提供合格的卫生方面的教科书。② 她还与印度总督达弗林的妻子协作，通过基础卫生教育的方式，改善印度女性的卫生状况。③

第四，开展饥荒救济。南丁格尔深知贫穷和疫病之间的关系，她在《论印度的卫生》一文中指出，“一个不健康的人往往是穷人，一个肮脏的人往往是不健康的人”。④ 周期性大饥荒的发生，让印度大多数人陷于贫穷。⑤ 南丁格尔建议政府严厉审查滥用职权、克扣救济款的现象，及时开展饥荒赈济救助工作，向灾民提供住所、食物，适时进行疫病防控，避免造成恶性循环。⑥ 此外，她还建议英国政府增加对印度灌溉工程的投资，以此预防饥荒的发生。如瓦莱所言，饥荒带来的恐惧让南丁格尔的注意力从医疗护理和医院工作转向食物生产、农业灌溉、政府治理等问题，从政治结构和社会结构层面找寻应对之策。⑦

结　语

南丁格尔对印度疫病问题的有效关注持续到19世纪末期，长达40余年。1901年，她双目失明。尽管她在后续的几年里仍旧接收印度卫生部门寄送的文件，但已无法参与相关工作。总结起来，她关于印度的工作内容主要包括三大部分：搜集必要数据；拟定改革方案；指导活动

① Gérard Vallée, ed., *Florence Nightingale on Social Change in India*, pp. 239 – 242.

② Gérard Vallée, ed., *Florence Nightingale on Social Change in India*, pp. 527, 764.

③ Gérard Vallée, ed., *Florence Nightingale on Social Change in India*, pp. 717 – 878.

④ Gérard Vallée, ed., *Florence Nightingale on Social Change in India*, p. 261.

⑤ 关于饥荒与贫困之关系的研究，参见阿马蒂亚·森《贫困与饥荒——论权利与剥夺》，王宇、王文玉译，商务印书馆，2008。

⑥ Gérard Vallée, ed., *Florence Nightingale on Social Change in India*, pp. 261 – 286.

⑦ Gérard Vallée, ed., *Florence Nightingale on Health in India*, pp. 703 – 709.

实践。[①] 对于她的工作成效，学界说法不一。医学史家马克·哈里森认为南丁格尔成功地引起了英国政府对驻印军营卫生状况的关注，“做到了军队医务人员未能达成之事”。不过，他认为这主要得益于“克里米亚战争和印度兵变之后公众要求卫生改革的强烈呼声”。[②] 大卫·阿诺德也认为，“南丁格尔对印度卫生政策和医学观念的实际影响，并不如她的仰慕者们所预期的那么大。但是，她表达了许多驻印医学官员和卫生官员的共同心声，将健康、卫生这个问题与文明联系起来，与英国统治印度的更大目的和道义上的正当性联系起来”。[③] 无论如何评价南丁格尔就印度事务所开展的工作，她就印度疫病防控问题撰写的大量文字确为思考英属印度殖民医学实践乃至英国殖民统治体系提供了切入点。

首先，疫病防控从来就不只是医学或生物学层面的事件，而是牵涉众多层面的社会事件，殖民地背景下的疫病防控更是如此。南丁格尔因驻印英军的健康问题而关注印度军营卫生状况。在其后的几十年里，她的关注面从英国士兵扩展到印度广大民众，从疾病和卫生问题扩展到经济、政治、社会、教育等诸多面向。这一方面是她主动拓展工作范畴，借此找寻防控疫病对策的结果，另一方面也表明疫病防控涉及的殖民医学实践渗透到其他各个层面，在影响殖民地治理、英帝国经济利益的同时，也直接或间接地受到其他因素的形塑。

其次，南丁格尔的文字中透露着浓厚的优越感和“文明使命”色彩，体现出鼎盛时期英帝国治理中宗主国与殖民地之间严重不对称的二元关系。譬如，她在《人们如何在印度生而不死》一文中认为英国人的当务之急是“如何控制印度，给那里的广大人口带去更高级文明的福祉”。“在控制印度期间，我们必须展现出在道义上的权利。……铁路、运河和通信手段有助于改造这个国家，而教育（包括与之相关的欧洲文学和科学）则有助于改造这里的人。”[④] 她所倡导的社会改革举措，在很大程度

---

① Gérard Vallée, ed., *Florence Nightingale on Social Change in India*, p. 16.

② Mark Harrison, *Public Health in British India: Anglo-Indian Preventive Medicine, 1859 - 1914*, p. 65.

③ David Arnold, *Colonizing the Body: State Medicine and Epidemic Disease in Nineteenth-century India*, p. 98.

④ Florence Nightingale, "How People May Live and Not Die in India," in Gérard Vallée, ed., *Florence Nightingale on Health in India*, pp. 184, 191.

上也是为了实现印度的文明化，但在推进改革的过程中不自觉地忽视了印度本土的能动性。

最后，南丁格尔倾注大量精力参与印度疫病的防控工作，但从未亲临印度。她的不在场反倒从某个角度呈现出英国殖民医学体系的构建和运行机制。“殖民医学最初也最重要的任务是维护帝国的军队、官员、商人、农场主等殖民者的健康。等到殖民进程进一步深化……殖民医学随之介入被殖民者的医疗保健和环境卫生，更深刻地成为殖民统治体制的一部分。”① 自 1858 年对印度实行直接统治以来，英国政府逐步强化殖民统治，由女王直接任命印度总督，改组军队、警察、法院等国家机器，强化西方教育。西方现代医学借助宗主国和殖民地之间严重不对称的关系强行输入印度，在建构与疫病相关的医学知识的同时，也强化了英国对印度的殖民统治，成为庞大的英帝国体系中的重要一环，由此可见英属印度殖民医学体系的渗透性和复杂性。南丁格尔不自觉地成为这个体系中的一员。她凭借广泛的人脉关系和社会影响力，足不出户便可搜集数据，建言献策，参与殖民医学知识的生产、传播、实践等各个环节，影响了英国本土和印度殖民地的疫病防控和卫生改革。

［杜宪兵，天津师范大学欧洲文明研究院副教授］

（责任编辑：黄薇）

① 李尚仁主编《帝国与现代医学》，中华书局，2012，“导言”第 3 页。

中西合作：1862年澳门霍乱流行及澳葡当局的组织应对*

吴玉娴

摘　要　在19世纪全球化浪潮下，澳门被卷入全球第二次霍乱大流行的余波。1862年澳门暴发霍乱，澳葡当局从发现第一例疑似病人开始，立即通过医院对腹泻病人进行登记，在警察的协助下建立中西医登记通报机制，并实施隔离、消毒、中西医结合治疗、统计等系列举措，在一定程度上遏制了霍乱的蔓延。通过《1862年澳门流行性霍乱报告》对此次疫情防治的记载可以看到，澳葡当局实施殖民管治所面对的第一次大规模瘟疫流行，其防治工作采用了西方先进的防疫技术和方法，而葡籍医生以中西医疗法治疗染疫病人，为中国近代中西医结合诊治霍乱病人提供了"试验性"案例。澳葡当局此次防治霍乱所呈现的在重大公共卫生事件中"现代性"与"殖民性"杂糅的双重特性，为研究19世纪中下半叶全球实行殖民统治城市的瘟疫管治以及中国地方瘟疫防治提供了新视角和新样本。

关键词　澳门　澳葡当局　霍乱　瘟疫

---

* 本文是澳门高等教育基金项目"公共卫生视野下近代澳门传染病防控机制及其效应与启示研究"（编号HSS-MUST－2020－02）的阶段性成果。在这里，特别感谢澳门科技大学社会文化研究所林广志教授在本文的修改过程中给予的诸多建议。

地球自有人类活动以来，瘟疫就如影随形。人类社会的发展是与疾病抗争的全过程。20世纪中叶，西方学者展开了医疗与社会史的“外史”[①] 研究，其中包括医疗社会史、疾病社会史等；中国历史学界从20世纪末也逐步开展相关研究，有大量成果问世。[②] 这些研究多数关注近代中国地方的瘟疫流行及社会应对问题，围绕疾病展开的医疗史研究就是其中重要的部分。霍乱是国际公认的烈性传染病之一。学术界从中国对霍乱概念的辨析，[③] 对霍乱认识的变化，[④] 地方霍乱的传播路径、社会反应及政府应对等进行研究，[⑤] 使霍乱流行的历史图景越来越详细，成为理解近代中国社会的新视窗。其中关于1942年上海华界霍乱流行及汪伪政权的应对的研究为窥视霍乱流行下中国社会的中西冲突提供了新的视角，而这样的“中西冲突”早在80年前的澳门城市霍乱流行中已然发生，也呈现出不一样的“形态”。

澳门是中国近代城市中较为特殊的一员。地理大发现后澳门便成为全球贸易网络的重要一环，被葡萄牙占领后，成为其海外殖民贸易体系的一部分。因此，澳门也毫无意外地与病毒一起被卷入“全球化”进程。1847年，葡萄牙在未得到清政府承认的情况下在澳门开始推行殖民统治，推动澳门城市的“近代化”。在此过程中，澳葡当局面对了霍乱、鼠疫、

---

① 曹树基与李玉尚在其著作《鼠疫：战争与和平——中国的环境与社会变迁（1230—1960）》中提出了医疗史中“内史”与“外史”的区别，指出“外史”更多将专业技术发展与社会变迁联系起来。所以，以疾病为中心的社会史更多讨论疾病，尤其是传染病或烈性传染病对人口和社会的影响。这一观点很好地将目前的研究与传统医史专家的研究区分开来。见曹树基、李玉尚《鼠疫：战争与和平——中国的环境与社会变迁（1230—1960）》，山东画报出版社，2006，第7页。

② 近年来国内医疗社会史的研究可参见余新忠《关注生命——海峡两岸兴起疫病医疗社会史研究》，《中国社会经济史研究》2001年第3期；余新忠《中国疾病、医疗史探索的过去、现实与可能》，《历史研究》2003年第4期；等等。

③ 单丽：《中国霍乱始发问题辨析》，《中国历史地理论丛》2014年第1辑，陕西师范大学西北历史环境与经济社会发展研究院，第48—56页。

④ 李玉尚：《上海城区霍乱病史研究——以“地方病”与“外来病”的认识为中心》，曹树基主编《田祖有神——明清以来的自然灾害及其社会应对机制》，上海交通大学出版社，2007，第361—392页。

⑤ 张萍：《环境史视域下的疫病研究：1932年陕西霍乱灾害的三个问题》，《青海民族研究》2014年第3期；单丽：《1902年中国南方霍乱的海路港口传入与内陆蔓延》，《国家航海》2012年第1期；高飞：《“帝国医疗”的“飞地”：1942年上海华界霍乱流行与汪伪市府的应对》，《日本侵华南京大屠杀研究》2019年第3期。

肺结核、登革热等多次瘟疫流行，留下了大量工作文件资料，成为窥探澳门应对瘟疫情况的一个窗口。在过往的中国地方传染病史研究中，除了 1895 年的鼠疫流行，澳门的瘟疫流行问题基本没有进入研究视野。[①]

霍乱[②]对人类社会发展产生过重要影响，它最早出现在孟加拉。仅过了几十年时间，霍乱传播到世界各地，速度之快、范围之广，令人吃惊。[③] 1817 年霍乱世界大流行以后的百余年间，澳门从未摆脱过这种致命疾病的阴影。[④] 霍乱流行不只是澳门历史的零星点缀，它伴随着 19 世纪以来澳门社会的兴衰；澳葡当局殖民统治时期，需要经常应对随时袭来的霍乱。1862 年霍乱流行是澳葡在未获得清政府承认下推行殖民统治后面临的第一场瘟疫流行，留下了目前发现的澳门第一份流行病防疫报告《1862 年澳门流行性霍乱报告》[⑤]（以下简称“报告”），为后人了解这次霍乱流行情况、澳葡当局的组织应对、霍乱的防治提供了详尽的资料。

一　1862 年澳门霍乱的发生

研究霍乱问题，最直接面对的就是普通腹泻与真性霍乱的辨别。巧合的是，中医和西医在很长的时间里均将呕吐且频繁腹泻、腹痛症状的

---

① 关于 1895 年澳门鼠疫流行，学界目前的研究包括：郭卫东《1895 年鼠疫：澳门的公共性防疫》，（澳门）《文化杂志》2008 年第 66 期；黄雁鸿《1895 年鼠疫与澳门公共卫生的发展》，（澳门）《澳门理工学报》2019 年第 3 期；黄庆林《疾疫、谣言与 19 世纪粤港澳地区的社会治理》，《社会工作与管理》2019 年第 19 期。

② 本文所关注的霍乱为古典霍乱（Cholera），又叫真性霍乱，即现代医学中所指的由霍乱弧菌引起的烈性传染病。

③ Mark Harrison, “Disease and World History from 1750,” in J. J. McNeill and K. Pomeranz, eds., *The Cambridge World History*, Vol. Ⅶ, Cambridge: Cambridge University Press, 2015, pp. 237 - 257.

④ 根据记载，1821、1850、1862、1884、1888、1896、1916、1937 年等年份均暴发过霍乱。资料来自 Manuel Teixeira, *A Medicina em Macau*, Vol. Ⅱ, Macau: Impresa Nacional, 1975 - 1976, pp. 111 - 152。但中文研究澳门流行霍乱的年份有：1820、1821、1843、1856、1857、1858、1882、1898、1903 等。耿贯一：《流行病学》第 2 卷，人民卫生出版社，1996，第 98 页；彭继普、邓一韪：《霍乱在国内流行的概况及其流行病学的检讨》，《中南医学杂志》1951 年第 5 期，第 435—436 页。

⑤ Lucio Augusto da Silva, *Relatório sobre a Epidemia de Cholera-Morbus em Macau no anno de 1862*, Macau: Typographia Mercantil, 1883.

疾病归结为同一类疾病，中医称为“霍乱”，英文是“Cholera”。19 世纪世界流行的霍乱蔓延到中国后，中医迅速认识到这种霍乱并非传统医书中的“呕吐而利，是名霍乱”，[①] 而是一种会“暴毙”的流行病。“霍乱”一词，最早是由著名的医史学家范行准根据《百代医宗》有关“麻脚瘟”的症状描述而提出的。[②] 在细菌学检验出现之前，真假霍乱的辨别并不容易。余云岫提出古典霍乱与传统霍乱的区别包括：“细菌学诊断未行以前，传染力大、死亡率高及无痛性排便之三大特点，足以鉴别之。”[③] 除此以外，真性霍乱的典型症状还有“严重腹泻导致脱水或电解质失衡，甚至导致眼窝凹陷、皮肤湿冷且缺乏弹性，以及手脚出现皱纹等”。[④]

1862 年 8 月 22 日，澳门卫生局局长卢西奥·奥古斯丁·席尔瓦（Lucio Augusto da Sílva）医生接到通知，要求他为刚送院的一位黑人妇女提供医疗救助。“治疗她的人仅知道她的疫病从呕吐和腹泻开始，……她已经是强弩之末，不久后就死亡。”此后不久，另一位黑人妇女被送院，“这位妇女同样只在医院坚持了几个小时就死亡了，表现出与之前一例一模一样的症状，不同的是在其肠道内发现的液态物质已经有了霍乱症状”。[⑤] 为确认是霍乱流行，席尔瓦局长解剖了患者，“肠内液体为红色，从肠道不同位置观察得来结果差不多一致的深色；但是手脚末端均呈现出肌肉的收缩，肠内壁表面的痉挛让我们确信妇女死于霍乱”。[⑥]

19 世纪 60 年代对于澳门来说是一个平常又特殊的年代。此时正值葡萄牙政府在澳门强行推行殖民统治的第二个十年，是中葡关系经历了恶

---

① 张机：《伤寒论辨霍乱病脉证并治》，刘渡舟主编《伤寒论校注》，人民卫生出版社，1991，第 210 页。

② 范行准：《中国医学史略》，中国古籍出版社，1986，第 245 页。学术界关于此次传入的是否为“真性霍乱”仍有很大争议，单丽一文中有详细的讨论（《中国霍乱始发问题辨析》，第 48—56 页）。但是根据现代流行病学研究，这一说法已经不再成立，这里主要关注中文中首次关于“霍乱”的记载。

③ 余云岫：《流行性霍乱与中国旧医学》，《中华医学杂志》第 29 卷第 6 期，1943 年，第 273—286 页。

④ Harris, JB, LaRocque, RC, Qadri, F, Ryan, ET, Calderwood, SB, “*Cholera*,” *Lancet*, Vol. 379, No. 9835 (2012), pp. 2466 – 2476.

⑤ Lucio Augusto da Silva, *Relatório sobre a Epidemia de Cholera-Morbus em Macau no anno de 1862*, pp. 27 – 28.

⑥ Lucio Augusto da Silva, *Relatório sobre a Epidemia de Cholera-Morbus em Macau no anno de 1862*. p. 28.

化后走向修复的时期。① 这一时期，因天地会起义，一些华商陆续迁居港澳两地另谋生计，澳门经济也因此开始复苏。1857 年 9 月，英法联军开始进攻广东，不久后广州沦陷。广州城内的一些人开始迁往周边城市逃难，澳门也成为逃难目的地之一，人口迅速攀升。根据 1860 年 1 月澳门人口调查："葡萄牙人 4611 人，新教徒 790 人，其他欧洲人、波斯人以及摩尔人共 70 人，中国居民 80000 人。"② 这与 1839 年 5 月林则徐巡视澳门计得的"华民 1772 户，男女 7033 丁口，西洋葡人 720 户，男女 5612 口，英国人居者 57 户"③ 的人口数字相比增加了数倍。

报告呈现了当年的气候统计资料：1862 年澳门的气候呈现出"极大的特殊性"。澳葡当局利用了当时并不常见的天气观察仪器："1862 年有规律的检查结果告诉我们，极端天气与流行病的趋势一致。这些检查结果是军人医院通过里斯本理工学院检验合格的天气观察仪器得来的。"④ 根据报告统计，1862 年气温温差很大，全年最高气温是 8 月 15 日的 33.9℃，最低气温是 2 月 7 日的 7.3℃，温差超过 26.6℃。而全年最高气温定格在 8 月 15 日，此后几天开始出现大雨、雷电、多云以及强风的天气，其间气温升降幅度大。席尔瓦医生推断，这样极端的天气变化为霍乱的流行创造了机会。现代流行病研究没有证据表明极端天气会给霍乱流行创造机会，因此，席尔瓦医生这一推断缺乏根据，但一定程度上也说明了当时关于流行病的科学研究仍然非常薄弱。

从全球疫病流行趋势推断，澳门此次霍乱可以视为世界第二次霍乱大流行的余波，即哈里森博士所说的 19 世纪 40—50 年代"全球化格局

---

① 1847 年，亚马留总督上任以后宣布澳门为自由港，并开始武力扩张地界，向华人强征土地。这些行为激起华人社会强烈不满，最终导致矛盾激化。1849 年，亚马留总督被以沈志亮为首的几位华人青年刺杀身亡。华葡矛盾迅速激化，澳葡军队乘机攻占关闸、望厦、北岭等处，与清政府的关系也降到冰点。由于澳门华商在广东官府"以商制夷"的政策号召下离开澳门，澳门经济陷入萧条。

② Lucio Augusto da Silva, *Relatório sobre a Epidemia de Cholera-Morbus em Macau no anno de 1862*, p. 12.

③ 吴志良、汤开建、金国平主编《澳门编年史》第 3 册，广东人民出版社，2009，第 1534 页。

④ Lucio Augusto da Silva, *Relatório sobre a Epidemia de Cholera-Morbus em Macau no anno de 1862*, p. 20.

中的疾病传播”。[①] 此次全球性传播是由于印度的霍乱病菌伴随英国殖民者的脚步散播至全世界，也可能是鸦片战争以后由英军将病菌带入中国造成的。[②] 珠江口地区是此次全球霍乱流行的重灾区，广州、香港有从 1849 年至 1863 年流行霍乱的记载。[③] 可见，1862 年澳门的霍乱流行不是孤立事件，而是全球殖民扩张的后果。这一时期社会动荡，澳门华人人口暴增，华人居住环境恶劣，以及澳门忽冷忽热的极端天气，为这一年霍乱流行创造了“机会”。

二　霍乱的流行与传播

霍乱来势汹汹。8 月 22 日在大堂区炮台山脚下[④]发现第一例患者后 3 天，第一位患者的邻居及其儿子送院后死亡，病状与前者一致；两天后，即 8 月 28、29 日连续有三位士兵在军人医院严重腹泻后去世。值得特别注意的是，其中有两位士兵患病日期较早，都是在病发后超过一个星期才去世。一般来说，典型性霍乱可分为泻吐期、脱水期和恢复期，整个病程 3—7 天，长者 10 天，患者病后可获得一定免疫力，但持续时间不长，可重复感染。[⑤] 这几位士兵反常感染也恰恰符合典型真性霍乱的发病特点。

直至 8 月 28 日席尔瓦局长才获知在 26 日甚至之前，澳门华人间已经出现了霍乱流行现象，并且死亡人数暴增。他说：“8 月 28 日以前，城市里没有任何一条关于霍乱疾病发展的重要新闻出现，也没有任何一个病

---

① 西方学者马克·哈里森（Mark Harrison）将世界的霍乱流行归结为四波浪潮。见马克·哈里森（Mark Harrison）《疾病的漩涡：19 世纪的霍乱与全球一体化》，邹翔译，《西南民族大学学报（人文社会科学版）》2018 年第 2 期。但是在《岭南瘟疫史》一书中，作者采用了六次霍乱流行的说法，但未见其出处。赖文、李永宸：《岭南瘟疫史》，广东人民出版社，2004，第 285—291 页。

② 关于鸦片战争中英军感染霍乱问题，学界也有讨论，见齐敬霞《鸦片战争中英军的传染病流行——以舟山为例》，曹树基主编《田祖有神——明清以来的自然灾害及其社会应对机制》，第 339—360 页。

③ 赖文、李永宸：《岭南瘟疫史》，第 285—291 页。

④ 这里的葡文是 Baixo-monte，直译为山脚下，鉴于后又提到这位患者来自大堂区，故而推测是指炮台山脚下。

⑤ 王季午：《传染病学》，上海科学技术出版社，1979，第 123—124 页。

例告诉我们病人的病症，让我们获知霍乱如何存在。"[①] 客观来说，出现这样的情况并不奇怪。长期以来，澳门社会的华人和葡人都是在相对独立的社会空间里聚居，葡人对于华人社会并不关心，即便此时在澳门已经推行殖民统治十余年，这一相互隔离的局面并未被完全打破，更加没有有效的社会信息互通渠道。此外，澳葡当局此时也不认为这是自身管治职责的缺失，而是将瘟疫流行信息的缺失归因于"中医缺乏对于医学知识、收集真相的热情以及对真理和科学的热爱"。[②] 可见澳葡当局带着殖民者的"优越感"，侧面亦可说明澳门近代葡人与华人社群较为割裂的社会状况。

根据报告的数据（见图1），从出现第一例病人到疫情结束，这次霍乱流行共持续了71天，霍乱流行的高峰期为8月22日至10月3日，这一点华人及葡萄牙籍及外籍（以下统称为"西人"）[③] 感染霍乱的大致趋势基本一致。感染病人共421人，其中葡萄牙籍及外籍感染人数为65人，华人感染人数为356人；葡萄牙籍与外籍人士的死亡人数为21人，死亡率为32.3%，华人死亡人数为85人，死亡率为23.9%。值得注意的是，席尔瓦局长分别列出了"葡萄牙人（医生）救助的华人"以及"中医救助的华人"及其死亡人数。其中由西医救治的患病华人为28人，死亡人数为12人，死亡率为42.9%；中医统计数据中感染华人为328人，死亡73人，死亡率为22.3%。

单从数据来看，中医统计的华人感染死亡率明显低于西医救治的华人感染死亡率，甚至低于总体西人感染死亡率。但是这未必能真的说明华人感染死亡率更低。因为"疫情通报机制"本身属于西医科学的一部分，中医文化中并无这种机制，加之澳门华人对于殖民者行为的抵触，中医行医分散且相对"市场化"的特点，统计数据的可信度是不可控的。这一点作为卫生局局长的席尔瓦医生也非常清楚："这里呈现出的华人的

① Lucio Augusto da Silva, *Relatório sobre a Epidemia de Cholera-Morbus em Macau no anno de 1862*, p. 29.

② Lucio Augusto da Silva, *Relatório sobre a Epidemia de Cholera-Morbus em Macau no anno de 1862*, p. 37.

③ 根据统计，在澳门居住并染病的葡萄牙籍人来自葡萄牙本土、佛得角、莫桑比克、果阿、帝汶及澳门本地等，加上未列出的其他欧洲人士，这里简称"西人"。

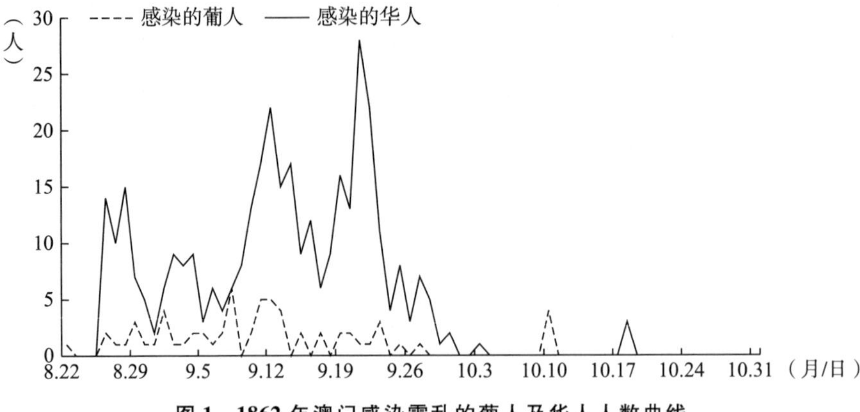

图1　1862年澳门感染霍乱的葡人及华人人数曲线

死亡率看起来比葡萄牙人的要低一些。但如果我们考虑中医统计的数据以及我们从其他地方得到的数据，我们相信华人的死亡率更高，而且高于葡萄牙人。"①

此次葡籍的感染病人全部来自大堂区和风顺堂区。澳门早在17世纪下半叶已经明确了“大堂区、风顺堂区、花王堂区”三个中心堂区。根据统计，1860年澳门大堂区有葡萄牙居民2530人，花王堂区631人，风顺堂区1450人。② 此次葡人染疫区域主要是在人口相对密集的大堂区及风顺堂区，其中明确提到病患来源的街道或地区包括炮台山脚下、圣拉匝禄堂旁的收容所、风顺堂亚婆井街、大堂区夜哅街、风顺堂区水手西街等。而感染华人的居住区域则集中在疯王堂③附近、雀仔园、望厦、沙梨头、海上船只以及“市集及其他”。葡文史料中一直将内港沿岸的华人聚集点称为“Bazar”，意译为“市集”。1834年，“市集”位于沙栏仔、司打口一带。由于此时澳葡当局单方面推行的殖民管治并未完全展开，未曾对华人聚居的村落进行调查，因此，209名感染者全部被归类到“市集及其他”。值得一提的是，在风顺堂的亚婆井街处也有数人染病。亚婆

① Lucio Augusto da Silva, *Relatório sobre a Epidemia de Cholera-Morbus em Macau no anno de 1862*, p. 49.

② Lucio Augusto da Silva, *Relatório sobre a Epidemia de Cholera-Morbus em Macau no anno de 1862*, p. 12.

③ 即圣拉匝禄堂，与上文呼应。此处附近多为华人居住，因为深入葡人聚居区，所以统计时均有提及。

井是当时澳门的一个供水处。从对感染者居住区域的统计来看，不难看到人口密集区的感染风险更高，无论葡人还是华人聚居区。

报告中对葡萄牙的感染病人的身份或者所属地区进行了统计。其中第一营的士兵感染者最多，占 28%；普通人感染 26%，这里的“普通人”即普通市民，属于生活条件较好、信仰基督教或者有葡萄牙混血血统的市民；而统计中“穷人”患病比例只占 11%，并没有如同预期的那样高（见图 2）。

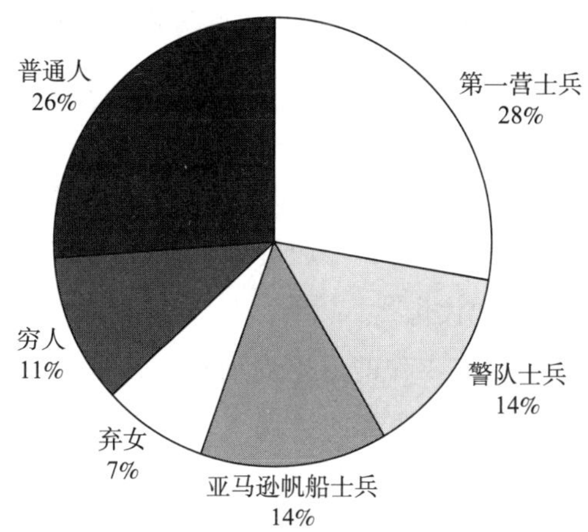

图 2　葡萄牙籍感染者身份统计

综上所述，1862 年霍乱流行在西人和华人中感染趋势基本一致，平均总体死亡率约为 28%，基本符合病理学上霍乱 25%—60% 的死亡率。华人的感染人数约是西人的 6 倍，同时间澳门社会华人人口约 10 倍于西人，考虑到中医统计数据差异，华人的总体感染率低于西人的结论并不能完全取信。与此同时，感染者经济状况的差异并不能与感染概率挂钩，即穷人的感染概率并不高于其他，相反人口居住相对密集的士兵感染概率较高。

针对病情做详细记录也是近代医学与防疫科学发展的一部分。澳葡当局 1862 年这份针对霍乱流行的报告按照种族、国籍、性别、身份、居住区域、经济状况甚至被中医或者西医治疗的差别，分别进行了感染者及死亡者数字统计。报告中记录的数据和资料在同时期全球被殖民城市是极其罕见的。报告中，席尔瓦医生甚至利用自己的临床经验进行了霍乱医治的医疗研究，他的著作也曾经作为葡萄牙的医学著作典范参加了 1884 年在荷兰阿姆斯特丹举行的殖民地成果国际展览会。[①]

三　澳葡当局的组织应对

为了巩固自身在海外殖民地的权益，从 1833 年开始，葡萄牙当局重新审视海外殖民地的医疗发展，出台了《1835—1843 年海外领地的医疗卫生体系规划》，其中对殖民地医疗系统的人才配置做出严格要求，并积极为殖民地培养或派遣有资质的专业医生。[②] 1844 年，澳葡当局的医疗工作被要求进行重组，医疗服务须纳入市政工作，且当局必须承担市民的医疗管治工作，要求医院必须有 3 名专科医生服务。1848 年，亚马留总督宣布成立卫生委员会（A Junta de Saúde），专职负责澳门的医疗卫生工作。澳门的医疗发展自此逐步走上“现代化”。

主持 1862 年澳门防疫工作的卫生局局长卢西奥·席尔瓦医生出生于果阿，1842 年曾在葡萄牙财政部的资助下前往里斯本学习医学，此后又在比利时布鲁塞尔大学获得博士学位。毕业后先后在葡萄牙的两个殖民地——安哥拉及圣多美和普林西比工作，1860 年被派往澳门担任主治医生、澳门卫生局局长。[③] 席尔瓦局长为当时的澳门防治霍乱流行工作带来了科学的管治理念。

1862 年 8 月霍乱流行被确认后，澳门卫生局立即通知了其下辖的两所医院——圣拉法尔医院及军事医院每日登记通报因为腹泻入院的病人人数、病情、基本状况。19 世纪中叶，澳门有两所西式医疗机构，即圣拉法尔医院和军事医院。圣拉法尔医院的前身是贫民医院，又叫“仁慈堂医院”，是澳门第一所西式医疗机构，成立于 1568 年。1840 年经历了一次大规模翻新，改名为“圣拉法尔医院”，华人称之为“白马行医院”。

---

① Manuel Teixeira, *A Medicina em Macau*, Vol. Ⅲ, Macau: Impresa Nacional, 1975 - 1976, p. 197.

② Lucio Augusto da Silva, *Apontamentos sobre A organisação do Serviço deSaude das Provincia Ultramarinas*, Lisboa: Typographia da, Via Sousa Neves, 1890, pp. 13 - 21.

③ P. J. Peregrino da Costa, *Medicina Portuguesa no Extremo-Oriente Sião, Molucas, Japão, Cochinchina, Peqium, Macau*, p. 108.

该医院翻新后主要为澳门的平民服务。军事医院又称“陆军医院”，是1855 年在圣奥斯定修道院修缮成立的一所专门为军人服务的医院。军队是殖民统治的机器，其医疗状况非常受重视。澳门议事会于 1798 年在原贫民医院旁建立了一所小型军人医院，拥有 12 间病房及 20 张供普通士兵使用的病床。[①] 1855 年以后军人医院搬迁至圣奥斯定修道院内。这两所医院是 1862 年医治染疫病人的主要医疗机构，时常出现“力所不能及”的情况。1872 年，圣奥斯定修道院旁边的教堂墙壁轰然倒塌，澳门开始筹建一所当时本地最为先进的西式医疗机构——仁伯爵医院。而中医则是继承了明清的医疗传统，以市场上经营的医铺为主要医疗机构。[②]

为了获得更为准确的霍乱感染的情况，澳门卫生局要求警察局协助通知华人中医“提交他们治疗霍乱病人情况的日报告”。报告中，席尔瓦医生在质疑中医汇报的数据的同时，肯定了警察局的协助。“我对一部分数据持保留态度，它的准确性并不与葡萄牙局长和其他官员们的工作态度挂钩。”[③] 因为这种登记通报机制的建立，这场流行病的染病数据及死亡率才能被全面地记录下来。不仅如此，为了避免流行病的进一步蔓延，澳门卫生局在警察的协助下调查了澳门城市的卫生状况，并向民政总署提出整治澳门城市公共卫生的要求。“警察局局长及其助手查看了新市巷、筷子基和望厦等大量华人居住区，并向上级部门指出了以上地区堆积垃圾以及需要尽快移除，街道、广场和原地的清扫，露天的城市下水管道及冬天的城市保洁问题。”[④] 长期以来，殖民当局推动医疗公共服务的动机都被学界审视与质疑。1862 年正值澳葡当局单方面展开殖民统治的初期，霍乱暴发后澳葡当局就逐渐展开了对澳门城市的调查，[⑤] 瘟疫流行也在一定程度上推动了澳葡当局的殖民管治在华人社会的深入。

---

① Manuel Teixeira, *A Medicina em Macau*, Vol. I, p. 251.

② 关于澳门华人的医疗问题研究可见吴玉娴《十九世纪澳门华人医疗研究——兼谈澳门华人对西医之心态》，（澳门）《澳门理工学报》2016 年第 3 期，第 33—42 页。

③ Lúcio Augusto da Silva, *Relatório sobre a Epidemia de Cholera-Morbus em Macau no anno de 1862*, p. 27.

④ Lúcio Augusto da Silva, *Relatório sobre a Epidemia de Cholera-Morbus em Macau no anno de 1862*, pp. 43 – 44.

⑤ 1866 年澳门成立了统计司（Repartição de Estatisca de Macau），主要负责调查街道、房屋及人口。澳门统计司历时两年认真考察了城区和 11 个居民点，并且在 1869 年《澳门及帝汶省宪报》上刊登了 539 条街道的名称。

1863年3月，澳门卫生局局长席尔瓦医生以公文的形式向葡萄牙海洋及海外卫生总局（以下简称“卫生总局”）递交了《1862年澳门流行性霍乱报告》，卫生总局给予了高度评价并将其全文刊登在《里斯本医学报》上。该报告是目前发现的澳门第一份关于流行性疾病的报告。在这份54页的报告中，前25页主要考察了澳门的地理风土、华人居住及生活习惯等，后半部分则是1862年霍乱流行情况的详细记载。《里斯本医学报》在刊出时评论说：“卫生总局对这位勤恳而卓越的属下工作予以光荣的肯定。……作品显示其医学上和管理上的重要性。”并对其他实行殖民统治的地区“没有产生类似的作品”而感到“遗憾”。[①] 工作报告被刊登在葡萄牙专业的医学报纸上，说明当时这样的工作报告并不多见。报纸上的评论也揭示了写工作报告汇报并非葡萄牙政府规定的工作流程。1883年，这份报告在澳门出版，书首页刊印了葡萄牙卫生总局写给席尔瓦医生的公文，其中提到“先生每月递交的公文及珍贵的图表”，这说明作为葡萄牙派遣过来的主治医生受葡萄牙政府的直接领导。

综上所述，1862年澳葡当局针对霍乱流行的应对工作是由澳门卫生局主持，澳门警察局协助，圣拉法尔医院、军事医院以及中医共同配合完成的。澳门卫生局负责统筹安排，部署了统计、安排治疗方案及公共卫生调查，并最终形成完善的应对流行病的工作报告向葡萄牙卫生总局汇报。医疗机构负责按要求消毒、隔离、治疗、登记汇报等工作，形成了中西医每日登记汇报机制。警察局则协助完成华人社群中的中医对接工作。[②]

四　霍乱防治：消毒、隔离与中西医结合治疗

此次霍乱防疫工作，在澳门城内用氯水和硝酸混合进行熏蒸消毒的方法已经常见。霍乱暴发之初，席尔瓦局长就安排人在医院、军营和公

---

① Lucio Augusto da Silva, *Relatório sobre a Epidemia de Cholera-Morbus em Macau no anno de 1862*, p. 6.

② 值得注意的是，1852年澳葡当局就成立了华政衙门（Procuratura dos Negócios Sinicos），由澳葡当局的理事官兼理，主要负责处理与华人之间的纠纷。但在1862年的这份报告中并没有提及该机构。

共监狱演示如何利用硝酸和漂白水进行消毒。同时，卫生局要求所有染疫病人都必须在隔离室进行治疗，病人衣服在清洗前先进行消毒。[①] 当时甚至建议，治疗过大部分染病者的军事医院必须重新粉刷，甚至完全摧毁。[②]

诺曼·霍华德－琼斯（Norman Howard-Jones）曾说："在 20 世纪之前的治疗史中，没有比霍乱更五花八门的了，它的治疗在很大程度上只是一种仁慈的杀人方式。"[③] 在当年的澳门霍乱治疗中也存在一些奇怪的治疗方案。

针对霍乱出现的各种症状，澳门卫生局给出了不同的治疗方案。比如针对腹泻，"凭借含有西德纳姆（Sydenham）鸦片酊液体的口服液治疗腹泻，这种药水含有拉檀根提取物、鸦片酊、吗啡醋酸浆液、树胶浆液以及淀粉灌肠剂等"。这种治疗方法目的是止泻。针对恶心、呕吐的病症，卫生局在使用上述治疗腹泻药剂的基础上，添加了"里维挨的止吐剂（anti-emetica de Rivière）、麻醉热敷，并且还在腹部敷芥子泥和进行拔火罐、使用发疱剂（vesicatorios），偶尔还会使用盐酸吗啡剂"。针对抽筋的症状，卫生局使用了"天仙子油，混有鸦片的肥皂草擦剂，含樟脑的挥发性擦剂、芥子药酒"等进行按摩。对于身体的发虚和发冷，卫生局采用了大量的使身体发热的兴奋药材，包括"椴花、蔗汁、母菊的热汤剂（催汗药），硫酸醚，西德纳姆的鸦片酒，波尔图的葡萄酒，烧酒，醋酸铵以及含有硫酸奎宁、硫酸醚和樟脑的安卓尔（Andral）药酒……并且利用热水袋、热盐等进行热敷治疗"。[④] 针对不太严重的发炎，治疗仅限于空腹食用缓和剂，有时也使用灌肠剂和催泻剂。

普通的病人或者士兵入院后一般就会使用上述葡萄牙使用过的疗法，

① Lúcio Augusto da Silva, *Relatório sobre a Epidemia de Cholera-Morbus em Macau no anno de 1862*, pp. 44－46.

② José Caetano Soares, *Macau e a Assistência*, （*Panorama Médico-Social*）, Lisboa：Agência Geral das Colónias, 1950, p. 156. 席尔瓦医生一直倡议在澳门建设一座先进的医院，并且认为当时的陆军医院过于老旧，在他的积极努力下，1872 年一所代表当时澳门医疗最高水平的仁伯爵医院拔地而起。该医院开业不久后却因为"甲戌风灾"遭到了重创。

③ Norman Howard-Jones, "Cholera Therapy in the Nineteenth Century," *Journal of the History of Medicine*, Vol. 27, No. 4 （1972）, p. 273.

④ Lúcio Augusto da Silva, *Relatório sobre a Epidemia de Cholera-Morbus em Macau no anno de 1862*, pp. 44－45.

这些治疗还会配合“精神安慰”疗法：“这种药物添加在热母菊剂中，在盐和姜的帮助下用它在四肢上按摩。”这样的治疗疗效并不显著，更多的是精神安慰。

特别值得注意的是，澳葡当局在治疗过程中使用了中药。“有时候还会使用一种中国人常用的药丸，这种药丸的成分我会进行进一步分析。一些病人在这样的治疗下就可以康复了，其他人也可以通过这种药物缓解症状，因此，医生也很倾向于使用这种疗法。”[①] 在霍乱防治中，澳葡当局会选择采用中西医结合治疗，说明中西文化交汇之地中医有着“一席之地”；也恰恰证明当时西医治疗的方案并没有令人信服的效果。

在 1848 年英国治疗霍乱的记载中也出现了鸦片、氯化物、酒精、盐、薄荷油等，这些药物都具有一定的刺激性气味或者灼烧作用。[②] 这些治疗方法非但不能治好霍乱，有可能还会加速病人的死亡。但是，为什么会有这些奇怪的治疗方法？最主要的原因就是当时医学没有找到霍乱产生的根源，并且相信“瘴气”学说。西方医疗中的“瘴气”是指不卫生的环境所散发出来的臭气。其认为吸入能够触发腐败过程的微小粒子会引起热病。这样的医疗思想主导了此后澳门很长时间的公共卫生建设。消灭“瘴气 ”才能消灭疾病，这样就不难理解葡籍医生会采用一些刺激性气味和麻醉的药品来刺激或麻痹病人。另外，消毒过程中使用的氯化物也有刺鼻气味，被认为可以消灭致“病源”——“瘴气”。

从疫情发展来看，消毒、隔离治疗起到了一定效果，阻止了霍乱的进一步蔓延。但是，当时西医知识的局限导致葡籍医生的多数治疗方法是无效的，除了“中医的药丸”。当然，在当时这种危急的情况下，不排除葡籍医生“病急乱投医”的可能性。但是作为殖民者，被实行殖民统治的地区的文化常被认为是“落后”的，澳葡当局采用了中医治疗霍乱且取得一定的成效并被记录下来，可以视为近代中西医结合治疗的“新案例”。

---

① Lúcio Augusto da Silva, *Relatório sobre a Epidemia de Cholera-Morbus em Macau no anno de 1862*, p. 45.

② 毛利霞：《从隔离病人到治理环境——19 世纪英国霍乱防治研究》，中国人民大学出版社，2018，第 52 页。

结　语

1862 年霍乱流行结束后席尔瓦医生提出了“霍乱是澳门的一种地方病”的论断。将流行病认定为被殖民统治的地区的地方病在近代历史上并不罕见。工业革命后西方科学的迅速发展造就了西方的自我优越感。这种“优越感”将殖民者的侵略行为“合理化”，也使西方人对当时科学不能解决的问题产生具有政治性的想象，“霍乱是澳门的一种地方病”便是这样一种想象。此后，伴随澳门霍乱的无规律暴发以及医学的发展，这样的论断很快不攻自破。[①] 这样的论调在澳葡当局应对瘟疫的工作中也常有出现，例如时常对中医的批评。但与此同时，澳葡当局主动采用中西医结合疗法治疗霍乱，这种矛盾的双重性成为近代澳葡殖民当局管治的重要特点。

相较于 1910 年晚清末年从英国留学归来的伍连德医生在东北组织的科学抗击东北肺鼠疫流行行动，澳门的科学抗疫早了近半个世纪。澳葡当局开展的中西医每日登记汇报机制、城市消毒、采取中西医治疗方案，为澳门近代公共防疫体系的建立打开新局面。席尔瓦医生撰写的《1862 年澳门流行性霍乱报告》是目前发现的澳门第一份关于应对流行性疾病的专业报告，成为当时葡萄牙医学工作的典范。虽然澳葡当局的应对举措时常带有“殖民”视角和彼时医学知识的局限（例如得出“霍乱是澳门的一种地方病”的结论），但仍为研究 19 世纪中下半叶全球殖民城市瘟疫管治以及中国地方瘟疫流行提供了新的样本，尤其是该工作报告所展示的应对瘟疫的科学态度、医学观念以及疫情下的社会形态等问题，值得进一步研究。

［吴玉娴，广东科学技术职业学院马克思主义学院讲师］

（责任编辑：刘招静）

① 1938 年澳门经历了一次霍乱流行以后，澳门近代医学家佩雷格里诺·科斯塔医生（Dr. Pedro Joaquim Peregrino da Costa）也明确提出：“澳门人的社会生活与中山紧密相连，根据过去 50 年流行病学研究记录证明霍乱流行是间隔发生的，根据我在澳门多年居住的经验，我抛弃了霍乱是地方病的这一说法。” Dr. Pedro Joaquim Peregrino da Costa, *Relatórios da Epidemias de Cólera de* 1937 *e* 1938, Macau: Imprensa Nacional, 1938, p. 38.

英国皇家鸦片调查委员会与国际毒品调查运动的发轫（1893—1895）*

胡冬敏

摘　要　19世纪末，随着印度鸦片贩运至华数量的激增，针对它的批评也越来越多。在英国，以贵格会教派为首的教士，联合传教士、改革者、医药行会和政府官员，通过创办报刊、散发传单、集会演讲等方式，自下而上游说议会组成专门的调查人员开展国际毒品调查，请愿终止罪恶的鸦片贸易议会决议。皇家鸦片调查委员会在其中扮演“调查者”的角色，它的产生既是“英国文明运动”的产物，也反映传教士群体呼吁道德教化、参与政治运动以期改良社会的诉求，为尔后禁毒合作的建立提供组织框架和调查范式。但是，调查的最终结果反映出道德救赎让位于经济利益，大英帝国维护其殖民统治现实体系的利益需求。

关键词　英东反鸦片会　皇家鸦片调查委员会　英国国际禁毒史

1874年，贵格会（Quakers）组织了一场反鸦片运动讲座，提出在报

* 本文为国家社科基金重大项目“《国际禁毒史》（多卷本）”（18ZDA215）阶段性成果。论文初稿先后在2020年10月举办的第四届世界史全国中青年学者论坛、2021年7月南开大学举办的首届医疗卫生史会议宣读，承蒙张勇安教授、高晞教授、杜宪兵教授及众位师友批评指正，谨致谢忱。

刊上刊登一则鼓励反鸦片运动的新闻，将提供2000英镑的奖金。[①] 弗雷德里克·斯托斯·特纳（Frederick Storrs Turner）发表一篇题为《英国在印度和中国的鸦片政策》，赢得此次奖项。[②] 随后，传教士联合多方势力，组建英东反鸦片会[③]，以《中国之友》为主要舆论发声阵地，将其作为沟通中国、英国和印度的民间桥梁，进行了长达三十余年的不懈斗争。[④] 借此，以传教士团体为领导核心的反鸦片组织，以承担道德教化为使命，开始频繁活跃在国际禁毒活动的舞台上。尤其是1893年，传教士联合多维力量，从道德劝说到参与国际鸦片调查的政治活动，推动跨国调查组织皇家鸦片调查委员会（Royal Opium Commission）的组建。西方学者对英国毒品政策史[⑤]、传教士参与国际禁毒运动[⑥]的考察成果丰硕。其中，对皇家鸦片调查委员会与国际毒品调查运动的研究，或是简要说明，或是考察皇家鸦片调查与印度鸦片政策间的关系，[⑦] 对皇家鸦片调查委员会

---

① Editorial, "Introductory Address," *The Friend of China*, Vol. 1, No. 1 (March 1875), pp. 4 - 5.

② Frederick Storrs Turner, *British Opium Policy and Its Results to India and China*, London: S. Low, Marston, Searle & Rivington, 1876.

③ 该反鸦片团体的英文全名为 Anglo-Oriental Society for the Suppression of the Opium Trade, 或简称 SSOT，最早的中文翻译见于黄智奇《亦有仁义——基督教传教士与鸦片贸易的斗争》，香港：香港宣道出版社，2004。

④ 《中国之友》(*The Friend of China*) 创刊于1875年，直至1906年英国认为鸦片贸易有违道德才停刊。该杂志以月刊形式发布，刊载来自中英印多国的报章杂志、英国议会辩论记录、海关报告、传教士往来通信、政府部门往来通信等。

⑤ Virginia Berridge, *Opium and the People: Opiate Use and Drug Control Policy in Nineteenth Century England*, London & New York: Free Association Books, 1999; James H. Mills, *Cannabis Nation: Control and Consumption in Britain, 1928 - 2008*, Oxford: Oxford University Press, 2013.

⑥ Kathleen L. Lodwick, *Crusaders Against Opium: Protestant Missionaries in China, 1874 - 1917*, Lexington: University Press of Kentucky, 1996.

⑦ 皇家鸦片调查委员会英文全称为 Royal Opium Commission。皇家鸦片调查委员会的相关研究，参考 David Owen, *British Opium Policy in China and Indian*, New Haven: Yale University Press, 1934; Paul C. Winther, *Anglo-European Science and the Rhetoric of Empire: Malaria, Opium, and British Rule In India 1756 - 1895*, New York: Lexington Books, 2005; Jasper Woodcock, "The 1994 Annual Lecture of the Society for the Study of Addiction. Commissions (Royal and Other) on Drug Misuse: Who Needs Them?," *Addiction*, Vol. 90, No. 10 (Oct. 1995), pp. 1297 - 1308; John F. Richards, "Opium and the British Indian Empire: The Royal Commission of 1895," *Modern Asian Studies*, Vol. 36, No. 2 (May 2002), pp. 375 - 420。

在华调研活动的始末，以及与国际毒品问题运动调查之间的互动，尚付阙如。[①] 学者多将 1909 年上海万国禁烟会视为现代国际禁毒体系的开端，却忽视了万国禁烟会召开前夕，英国、美国也曾对中国的鸦片问题进行大量细致的摸索。[②] 追本溯源可以发现，英国于 1893 年组建的皇家鸦片调查委员会所开展的国际合作模式、调查方式奠定了现代毒品调查跨国合作模式的基础。

本文以 1893—1895 年的皇家鸦片调查委员会为考察对象，还原传教士团体、英国议会、医药行会和殖民政府等多方势力参与 19 世纪反鸦片运动的历史现场，廓清皇家鸦片调查委员会的政治作用，探讨国际毒品合作调查机制的起源。基于原始档案、调查报告、中英文报刊等多种文献资料，钩沉英国“积极”发动反鸦片运动，且“主动”转变态度投身于国际禁毒体系建设背后的政治、经济和道德动因，以期深化国际禁毒史研究。

一　皇家鸦片调查委员会的筹备和组建

19 世纪的英国启动药物改革，1868 年议会通过《药物和毒物法》（Pharmacy Act，1868）制度化管理专利药物，唤醒民众对鸦片毒性的认知。[③] 该项

---

① 连东在《鸦片罂粟通史：欲望、利益与正义的战争》中对皇家鸦片调查委员会的调查始末仅做简要概述，未展开详尽分析。参考连东《鸦片罂粟通史：欲望、利益与正义的战争》，上海社会科学院出版社，2018，第 208—212 页；苏智良、刘效红《全球禁毒的开端：1909 年的上海万国禁烟会》，三联出版社，2009。

② 相关著作可参考王宏斌《鸦片：日本侵华毒品政策五十年（1895—1945）》，上海社会科学院出版社，2016，第 17—18 页；苏智良、刘效红《全球禁毒的开端：1909 年的上海万国禁烟会》；上海市禁毒工作领导小组办公室、上海市档案馆编《清末民初的禁烟运动和万国禁烟会》，上海科学技术文献出版社，1996；张勇安《万国改良会与国际禁毒合作的缘起——以 1909 年上海“万国禁烟会”的召开为中心》，《学术月刊》2009 年第 8 期，第 135—145 页。

③ 1868 年制药法案是英国颁行的第一部管制药物法案，也是药剂师行会首次通过立法方式约束药物行业的里程碑。此前英国药物主要依赖药剂师协会行业自治管理。参考 Virginia Berridge，“Professionalization and Narcotics：The Medical and Pharmaceutical Professions and British Narcotic Use 1868 - 1926，” *Psychological Medicine*，Vol. 8（August 1978），pp. 361 - 372；Virginia Berridge，“Victorian Opium Eating：Responses to Opiate Use in Nineteenth-Century England，” *Victorian Studies*，Vol. 21，No. 4（Jan. 1978），pp. 437 - 461。

法案是英国第一部规范有毒物质的种类、药物成分、销售地点和购买渠道的药物法案，同时借以提升专业医师和药剂师对鸦片专卖权的掌控权。[①]

1870 年，英国完成工业革命后，一股新兴的改革势力登上历史舞台。以贵格会为首的教士率先发起一系列改革运动，如禁酒运动、女性运动等，卫理公会、浸礼会、长老会也相继加入改革运动中。[②] 自 1840 年起，英国零星出现反鸦片的声音。随着改革运动的兴起，大量支持反鸦片主义者的请愿书上呈至议会。他们收到来自中国传教士的报告，报告里提及中国人将外国鸦片、吸食鸦片和传教士以及他们的信息联系在一起，导致传教活动无法施展，传教士们为此感到沮丧。[③] 英国民众日益高涨的反鸦片呼声逐渐引起议会的注意。[④]

与此同时，印度的鸦片消费量呈上升趋势，引发英属印度政府的担忧。英属印度政府颁布法令，严令控制殖民地滥用鸦片。1878 年，英属印度政府颁布《鸦片通用法》为管制印度鸦片使用奠定了法制基础。[⑤] 该法案规定对以下四种持有或使用鸦片行为进行管制：（1）鸦片种植；（2）鸦片运输；（3）进出口鸦片；（4）在售鸦片。[⑥] 如此一来，英属印度政府直

---

① David F. Musto, "The History of Legislative Control Over Opium, Cocaine, and Their Derivatives," in Ronald Hamowy, ed., *Dealing With Drugs: Consequences of Government Control*, Lexington: Lexington Books, 1987.

② Virginia Berridge, *Demons: Our Changing Attitudes to Alcohol, Tobacco, and Drugs*, Oxford: Oxford University Press, 2013, pp. 36 - 54.

③ Kathleen L. Lodwick, *Crusaders Against Opium: Protestant Missionaries in China, 1874 - 1917*, pp. 27 - 71; J. B. Brown, "Politics of the Poppy: The Society for the Suppression of the Opium Trade, 1874 - 1916," *Journal of Contemporary History*, Vol. 8, No. 3 (1973), pp. 97 - 111.

④ 此时的禁毒团体包括 Anti-Opium Alliance、Anti-Opium Urgency Committee、Temperance Committee of the Free Church 等数十个。禁毒团体通过印发报刊资料、集会演说、发表言论、提请议案等形式呼吁议会反对鸦片贸易。与传教士相关的研究，参考黄智奇《亦有仁义——基督教传教士与鸦片贸易的斗争》；高晞《德贞传：一个英国传教士与晚清医学近代化》，复旦大学出版社，2009。

⑤ Rajat Ray, Shivanand Kattimani, and H. K. Sharma, "Opium Abuse and Its Management: Global Scenario," *World Health Organization Department of Mental Health and Substance Abuse Management of Substance Abuse*, (2006), pp. 1 - 13.

⑥ Bhattacharyya Krishna Mohan, *The Opium Act: Act No. 1 of 1878*, Calcutta: Eastern Law House, 1931, pp. 352 - 366.

接把控鸦片的生产权和销售权。1891 年，英属印度政府面临高额的税收压力，不堪重负，致信女王，请求组建一个鸦片调查委员会调查印度鸦片问题。①

1891 年，兼任英东反鸦片会主席的下议院议员约瑟夫·帕斯（Joseph Pease）爵士，从道德方面痛陈鸦片是道德沦丧、犯罪频发的源头，有违大英帝国传播世界基督教的“国家形象”。在经济方面，他强烈要求英国政府清醒认知鸦片税收利益日益减少，“英属印度政府不得不面临鸦片税收逐年减少的现实处境”，呼吁以此为契机管制“鸦片交易”，限制鸦片种植和销售执照的发放。② 议员马克·斯图尔特（Mark Stewart）亦表示同意。该项草案最终以 160 张赞成票力压 130 张反对票，赢得支持。③ 遗憾的是，帕斯仅仅口头表达自己的意见，未引起议会足够重视，此项草案未形成议会决议。尽管罗伯特·福勒爵士（Sir Robert Fowler）稍后试图向议会提请修正案，呼吁政府弥补印度因反对鸦片贸易带来的财政损失，然而响应者寥寥无几。④

1892 年，自由党领导人格莱斯顿（William Ewart Gladstone）在大选中获胜，为以英东反鸦片会为代表的禁鸦片支持者“发声”提供了契机。1892 年 11 月，英东反鸦片会总理事会向格莱斯顿政府印度事务大臣（Secretary of State）金巴利伯爵（Earl of Kimberley）呈递请愿书，提及 1891 年议会决议，以及英国反鸦片呼声日益高涨的现状，甚至引用首相格莱斯顿在竞选时终止罪恶的鸦片贸易的“诚挚”许诺。他们建议停止孟加拉鸦片垄断专权、停止从孟买进口麻洼鸦片、终止印度税务鸦片自由买卖权，仅许可药用鸦片在印度流通。⑤

---

① “Indian Office Printed for the Use of Cabinet, 1891,” Folder: CAB - 37 - 30 - 43, The National Archives of Britain, Kew Garden.

② “The Indian Opium Traffic, April 1891,” UK Parliament, Hansard Debate, Vol. 352, cc. 319 - 325.

③ “The Indian Opium Traffic, April 1891,” UK Parliament, Hansard Debate, Vol. 352, cc. 319 - 325.

④ “The Indian Opium Traffic, April 1891,” UK Parliament, Hansard Debate, Vol. 352, cc. 319 - 325.

⑤ Royal Commission on Opium, *Proceedings*, *Appendices*, *Together with Correspondence on the Subject of Opium with Straits Settlements and China*, Vol. V, London: Eyre and Spottiswoode, 1895, pp. 361 - 362.

1893年6月30日，英东反鸦片会成员阿尔弗雷德·韦伯（Alfred Webb）爵士再次在议会中谈到1891年议会有关印度鸦片税收的争论，向议会提议委派一组调查员研究和调查印度的三个问题：如何改革印度的军事和民事支出；如何更好地开发和使用印度资源；如果在印度开展禁烟运动，英国财政部如何弥补此项财政亏空。① 至于中国的鸦片问题，他认为中国的鸦片主要源于自种鸦片，与英国和印度无太大干系。中国的鸦片走私问题，类似于英国的酗酒问题，与其管制鸦片走私不如将更多的精力投入到解决酗酒问题。约翰逊·帕斯也在稍后的辩论中提到鸦片给印度带来的危害：鸦片导致大量儿童死亡；鸦片引发高犯罪率；鸦片导致谋杀率上升；大量的医师医治鸦片沾染上成瘾症；目前为止，尚未出现摆脱鸦片成瘾症者。② 在此次辩论中，阿尔弗雷德爵士强调，“现在英国财政部弥补印度政府财政亏损的唯一方式就是反对鸦片走私”。③

自由党的格莱斯顿政府最终决定，由议会委派一组皇家鸦片调查委员会委员调查亚洲鸦片问题。④ 调查伊始，议会和调查委员会成员就提出最终调查结果一定要维护英国的立场。为赢得更多的议员支持，稳定印度和中国的舆情，格莱斯顿“偷换”议案中的部分概念以平息民众情绪。例如，两个提案最明显的区别是，格莱斯顿用“是否”（whether）代替韦伯提案中的“什么”（what），使议案的语气更加模棱两可。⑤ 格莱斯顿的提案以184∶105的压倒性优势获得议会的支持。议会最终决定组建一个鸦片调查委员会，该委员会主要围绕以下六点展开调查。⑥

---

① “Indian Opium Revenue, June 1893,” UK Parliament, Hansard Debate, Vol. 14, cc. 595 - 596.

② “Indian Opium Revenue, June 1893,” UK Parliament, Hansard Debate, Vol. 14, cc. 610 - 612.

③ “Indian Opium Revenue, June 1893,” UK Parliament, Hansard Debate, Vol. 14, cc. 620 - 623.

④ Julia Buxton, *The Political Economy of Narcotics: Production, Consumption and Global Markets*, London: Zed Books, 2006, p. 27.

⑤ John F. Richards, “Opium and the British Indian Empire: The Royal Commission of 1895,” *Modern Asian Studies*, Vol. 36, No. 2 (May 2002), pp. 375 - 420.

⑥ “Indian Opium Revenue, June 1893,” UK Parliament, Hansard Debate, Vol. 14, cc. 597 - 620.

> （1）除药用外，英属印度地区的罂粟种植，以及鸦片销售是否应该禁止，是否会对印度本土地区产生影响。
>
> （2）如何定义通过英国管辖地输送的鸦片，以及现在土邦对其进行的安排，是否应该公正地终止这一贸易。
>
> （3）印度停止鸦片的销售和进口的财政影响：（a）赔偿额；（b）采取必要行动的花费；（c）税收损失。
>
> （4）是否应在目前的系统中对全面禁止进行任何改变，以规范和限制鸦片走私，从中增加收入。
>
> （5）不同种族人群对鸦片的消费以及印度不同地区的鸦片消费，这种鸦片消费模式对当地人的道德和身体的影响。
>
> （6）不同状态下印度人的不同品性：（a）非药用状态下的；（b）他们愿意承担禁鸦片运动造成的花费。

相较于阿尔弗雷德·韦伯的提案，格莱斯顿的提案进一步模糊此次鸦片调查之行的目的，忽略 1891 年提案中涉及的印度鸦片税收问题和禁止向中国输出鸦片这两项提议，增加经济补偿问题，进一步强调由印度承担禁鸦片带来的损失，以及此举可能给印度带来的政治和经济压力。英国组建鸦片调查委员会的消息传到中国，英国在华记者约瑟夫·G. 亚历山大（Joseph G. Alexander）曾就此事采访过李鸿章。李鸿章曾就调查委员会的成立痛斥道“英国此举实属荒谬，世人皆知鸦片毒瘤”。①

经过谨慎商讨，鸦片委员会最终决定委派九个人组成鸦片调查委员会。九人中有七名成员是英国人，另外两名成员则是印度人。委员会主席由自由党人议员巴拉西（Thomas Brassey）爵士担任。事实上，他对海军、薪酬和劳工问题有着强烈的兴趣，但是对于印度问题一无所知。在 1886 年选举中，他被授予巴拉西男爵。印度事务大臣金巴利伯爵在致英国外交大臣兰斯顿（Lansdowne）勋爵的一封信中总结巴拉西的特点：“我希望你对我们提名巴拉西担任鸦片委员会主席感到满意。他可能不是

① Joseph G. Alexander, “Mr. Alexander's Interviews with Chinese Statesmen,” *The Friend of China*, Vol. 15, No. 3 (December 1894), pp. 96 – 97.

一个非常强壮的人，但他勤劳、善良、公正。我们可以依赖他的公正性，这也是此类调查中最重要的品质。经过对名单进行仔细的审查，总体而言，他似乎是最合适的人选。”①

另外两位由政府任命的官员阿瑟·范肖（Arthur Fanshawe）和詹姆斯·布罗德伍德·莱尔爵士（Sir James Broadwood Lyall）是坚定的鸦片贸易保护者。阿瑟·范肖出生于埃克塞特，1871 年起担任孟加拉地区公职，1882 年起开始担任孟买邮电部部长，1888 年起开始在英属印度政府任职，1889 年担任印度邮电局局长。② 莱尔于 1892 年从旁遮普退休。

有两位支持反鸦片运动的委员会成员亨利·威尔逊（Henry Wilson）和阿瑟·帕斯（Arthur Pease）。前者是一位激进的自由党派人员，出生于诺丁汉的一个新教徒家中。自 1885 年起，威尔逊开始担任姆弗斯（Holmfirth）的自由党议员，长期致力于宗教自由和社会改革运动。

罗伯特·格雷·布雷姆爵士（Sir Robert Gray Cornish Mowbray）是位来自兰开夏郡的保守党议员。印度政务次官乔治· 鲁塞尔（George Russell）曾经在一封致英国外交大臣兰斯顿的信中如此写道：“布雷姆堪称委员会的‘外交官’。他毕业于伊顿公学和牛津大学，虽然他不是十分聪明，但是足以胜任各项工作。”③

还有一位来自曼彻斯特的内科医生威廉姆·罗伯特（William Robert），他是 19 世纪英国最负盛名的临床医师之一。罗伯特于 1889 年从曼彻斯特迁居到伦敦，从此开始在伦敦执教。在一封致金巴利伯爵的信中，一位同事曾经如此评价道：“他是一位认真又严谨的科学家，客观而中立地对待所有事务，以前所未有的激情投入到调查当中，不遗余力地找寻真相，从事实中推导出结论。”④

检视调查人员的籍贯、个人经历和工作背景，可以发现，他们具有

① Lansdowne Private Papers, “Kimberley to Lansdowne, July 1892,” Folder: MSS. Eur. D. 558/6, Indian Office and Oriental Collections, The British Library, London.

② Charles Edward Buckland, *Dictionary of Indian Biography*, London: Haskell House Publishers LTD Book, 1968, pp. 134 - 135.

③ Lansdowne Private Papers, “Russell to Lansdowne, Sept. 1893,” Folder: MSS. Eur. D. 588/15, Indian Office and Oriental Collection, The British Library, London.

④ Lansdowne Private Papers, “Letter from Dr Gowers to Lansdowne, July 1893,” Folder: MSS. Eur. D. 588/15, Indian Office and Oriental Collection, The British Library, London.

共同的特质，如所有人员全部是公职人员，以保证成员有足够的人力物力为委员会其他成员提供无偿服务。其次，调查组成员都接受过良好的英式教育，以确保所有被任命的人员都有经年的工作经验证明他们能应付复杂的问题。

为配合调查委员会的活动，印度政府已经通过各级当地政府部门提前在加尔各答以及其他地区安排好受访者。这些受访者主要有以下几类：

> （a）选取的官方受访者需要了解印度罂粟种植的程度、生产范围，以及税收体系、财政收入和管理措施等。
>
> （b）选取来自印度不同地区和民族的官员。这些官员要有相关的鸦片使用经历；职业是公务员或者军人；具备相关管理经验；或从事与医学专业相关的工作。
>
> （c）选取民间士绅，无论是印度土著还是欧洲人，从不同角度呈现观点和例证。这些例证可能源于他们的个人经历，也可能代表不同群体的声音。①

调查委员会的筹建回应英国民众的呼声，一定程度上反映民众追求鸦片真相的诉求。在调查问卷设计方面，问题涉及广泛，涵盖鸦片种植、吸食等方面。在调查地域选取上，既选择英国本土，又涵盖印度和中国。在人员配置上，议会选取倡导反鸦片人士、自由党议员，英属印度官员等，以保证结果的相对公平。

二　皇家鸦片调查委员会的活动开展

此次调查中，皇家鸦片调查委员会调查涉及人数众多，主要分为三个区域展开。其中，466 名是印度或者中国人，257 名是欧洲人。自 1893 年 10 月起至 1894 年 2 月 22 日，委员会成员先后在英国本土、印度和中国等地开展了为期 76 天的调研。

① Final Report, "The Scope of the Inquiry, Royal Commission on Opium," *Final Report of the Royal Commission on Opium*, *Part I*, *The Report with Annexes*, Vol. VI, p. 2

（一）英国本土调查工作

调查委员会的工作分为两个阶段。委员会组建前期于 1893 年 9 月 8 日至 16 日在伦敦威斯敏斯特市举行为期一周的面谈。在此期间，没有印度人加入访谈当中。委员会访谈了一些在印度工作的传教士和曾来华工作的传教士、外交官和旅行家及商人。《泰晤士报》详细地报道会议前三天的商讨进程。第一册会议报告迅速刊登出来，委员会在伦敦一共采访 39 人，其中 17 位受访者是传教士。3 位医学传教士认为使用鸦片对身体有害，主张禁止将印度鸦片出口到中国。4 位医生中有 3 位医生声称适度吸食鸦片的危害不仅微乎其微，而且鸦片还是治疗痢疾的良药。其中一位政府公职人员坚持认为鸦片的负面作用被夸大。① 贵格会随后针对该次会谈作出评论，“委员会上月召开的鸦片问题研讨会的报告有失公允，他们几乎对阿瑟·帕斯和威尔逊对中国的论述漠不关心”。②

（二）皇家鸦片调查委员会的印度之旅

1893 年 11 月 18 日至次年 2 月 22 日是调查的第二阶段。在委员会抵达加尔各答之前，印度政府和官员安排的大量的受访者已然等候多时。受访者提供的证据显示，他们将多方面全方位地讨论鸦片问题，并于年底提交最终结果。在访问缅甸的成员返回后不久，委员会再次汇合，自 1894 年 1 月 2 日赴印度地区（upper Indian）。2 月初，委员会再次分头行动。一队前往印多尔（Indore），另一队则前往阿默达巴德（Ahmadabad）。调查中期，委员会再次整合参与调查人员。查尔斯·伯纳德爵士（Sir Charles Bernard）担任鸦片调查委员会的秘书（Secretary），因故被召回印度。休伊特（J. P. Hewett）接替查尔斯·伯纳德爵士的职位，和委员会一起回到英格兰。在他们返程途中，休伊特再次被召回印度。接着，英属印度政府公职人员杰沃西·阿塞尔斯坦尼·贝恩斯（Jervoise Athelstane Baines）继任他的职位。③ 在离开印度之前，委员会召开了一次特别

① “Royal Commission on Opium,” *Berrows Worcester Journal*, No. 10460 (April 1894), p. 5.

② “Summary,” *The Friend of China*, Vol. 14, No. 5 (October 1893), p. 149.

③ Harrison Elan, *Office-Holders in Modern Britain: Volume* 10, *Officials of Royal Commissions of Inquiry, 1870 - 1939*, London: University of London, 1995, pp. 18 - 20.

小组会议，商定拟稿事宜。经过仔细商讨，委员会成员于 1894 年 2 月在孟买集合，开始着手起草他们的报告。

在印度调查期间，委员会访问了 723 名证人，其中包括 55 名当地医务人员、74 名欧洲官员、47 名传教士、89 名土著官员和 57 名地主。[①] 在印度调查期间，委员会的证人是由印度政府选拔出来的。他们非常清楚英国政府对鸦片贸易的立场，希望民众能够提供支持政府立场的言论。因此，有些人“肆无忌惮地选择证人……但每个人都知道无所不能的政府想要什么样的证据时，只有某些非常勇敢的人……将公开会议内容，提供反对政府意愿的证据”。[②]

委员会在印度向专业的医师询问服用鸦片带来的后果。在访问中，委员会采访了 82 名官方医务人员、34 名独立执业医师和 14 名传教医生。官方医务人员虽然附属于印度军队，但在非战争时期，大部分人都在城镇里以医务人员的身份独立执业。令人遗憾的是，许多在听证会上的科学证据都含糊不清，缺乏精确性。听证会的主题是讨论医疗用途以外的服用鸦片习惯。很少有人能够准确地区分两者之间的差别，大部分证人显然更倾向将它们掺杂在一起论述。威廉·摩尔（William Moore）爵士曾任印度鸦片种植地的医务官员，后晋升为孟买管辖区的外科医生将军。他的结论是“吸鸦片实际上是无害的，饮用鸦片酊不仅无害，而且在很多案例中显示大有裨益”，习惯性鸦片食用者“前所未有的健康”。当被问到“考虑到鸦片的功效时，你认为它益大于害还是害大于益呢?”他回答道：“它比酒精更有益。”[③]

医生曾就鸦片是否可以预防感冒、医治疟疾等问题展开争论。外科医生赖斯少将（Surgeon Major-General Rice）谈及鸦片的药用价值，认为鸦片是对疟疾环境常见疼痛的安抚剂。鸦片更是一种治疗手段而不是一种保护性机制。“与此同时，几乎没有任何其他治疗间歇性发热的方法可

① Katthleen L. Lodwick, *Chinese, Missionary, and International Efforts to End the Use of Opium in China, 1890 – 1916*, Phd Dissertation, The University of Arizona, 1979, p. 151.

② Horace Gundry Alexander, *Joseph Gundry Alexander*, London: The Swarthmore Press Ltd., 1920, p. 68.

③ Opium Commission, *First Report of the Royal Commission on Opium with Minutes of Evidence and Appendices*, Vol. I, p. 173.

以替代它。"[①] 医生哈维（Dr. Harvey）说道，鸦片通过其产生的持续力量成为一种预防疾病的有效措施。[②] 外科医生中尉奥布莱恩（Surgeon Lieutenant-Coloel OBrien）认为："我的经验足以证明鸦片可以治疗发热。在很多情况下，鸦片正好可以弥补奎宁的不足之处。"[③] 他曾用鸦片治疗失眠。外科医生珀斯中校（Brigade-Surgeon Lieutenant-Colonel Purves）认为身患疟疾的人将鸦片视为治愈疾病的万灵药。在医生看来，鸦片可以帮助病人缓和发热症状以及其他由疟疾所引发的并发症，如风湿症。[④] 同印度官方呈现的证据恰恰相反，中国的医学证据显示鸦片无法医治疟疾，在华医学传教士马雅各（James Laidlaw Maxwell）在伦敦接受访问时曾经说道："台湾大概是中国南部疟疾肆虐最为严重的地区，有些病人患有疟疾，过去十年，我从未在台湾听说中国人用鸦片来预防发热。"[⑤]

（三）皇家鸦片调查委员会的中国之旅

调查报告的第五卷刊载调查人员在中国所搜集到的证据。关于中国的调查，委员会主要通过向英国驻中国领事馆和香港殖民当局以及海峡殖民地发放调查问卷、现场采访等方式，要求参与调查人员要调查"东方种族中最聪明、最值得信赖的绅士，以及特别熟悉中国和其他亚洲鸦片消费者的官员、医护人员、商人等"。[⑥]

委员会在中国一共调查178人，其中34名领事、16名中国人、47名医生（包括传教士）、37名商人和44名传教士。[⑦] 在华的英国政府官员甚

---

① Royal Commission on Opium, *Minutes of Evidence Taken before the Royal Commission on Opium between 18th November and 29th December* 1893 *with Appendices*, Vol. Ⅱ, p. 13.

② Royal Commission on Opium, *Minutes of Evidence Taken before the Royal Commission on Opium between 18th November and 29th December* 1893 *with Appendices*, Vol. Ⅱ, p. 72.

③ Royal Commission on Opium, *Proceedings*, *Appendices*, *Together with Correspondence on the Subject of Opium with Straits Settlements and China*, Vol. Ⅴ, p. 82.

④ Royal Commission on Opium, *Minutes of Evidence Taken before the Royal Commission on Opium between 18th November and 29th December* 1893 *with Appendices*, Vol. Ⅱ, p. 83.

⑤ Royal Commission on Opium, *Minutes of Evidence Taken before the Royal Commission on Opium from 3rd to 27th January* 1894, Vol. Ⅲ, p. 19.

⑥ "Constitution of the Royal Commission," *The Friend of China*, Vol. 14, No. 3 (December 1894), pp. 72 – 73.

⑦ Katthleen L. Lodwick, *Chinese*, *Missionary*, *and International Efforts to End the Use of Opium in China*, *1890 – 1916*, PhD Dissertation, The University of Arizona, 1979, p. 151.

至否认鸦片的危害性。在中国居住长达 17 年之久的海关总税务司李泰国（Horatio Nelson Lay）在回答皇家鸦片调查委员会的提问时，指责反鸦片协会混淆事实，鼓吹《天津条约》合法化鸦片贸易的好处，指摘反鸦片协会抹黑英帝国形象。① 此外，驻华公使威妥玛（Thomas Francis Wade）认为："早在英国从事鸦片贸易之前，鸦片已经传入中国。""不幸的是第一次鸦片战争总是被提起。"但他认为"战争是缘于中国人的傲慢和不公正，完全忽视与我们建立外交关系"。威妥玛说："我们与中国的认知偏差就是我们从来没有提供给他们任何好处。"② 由此可见，英国的上层阶级仍然希望英国通过控制鸦片的生产和销售攫取大量的税收以维护帝国主义统治秩序。

委员会访谈中最令人意想不到的证人是鸦片商人唐纳德·马西森（Donald Matheson），他曾在中国居住数十年，长期供职于从事鸦片交易的怡和洋行。作为公司的合伙人之一，唐纳德却是英东反鸦片会的会员，积极参与英国的禁毒运动。他公开告诉委员会，他赞成结束他的许多亲朋好友赖以生存的鸦片贸易。"他平和地告诉委员会他的良心使他不再能够继续从事这项业务。怡和洋行的利润主要来自对中国人民的荼毒。因为良知的唤醒，他放弃自己在这项业务中的职位，即使他至今仍是一个相对贫穷的人。"③

相对于印度鸦片药用和医用调查的争论，委员会对中国的调查工作主要是通过传教士间接完成的。驻华公使阿礼国（Rutherford Alcock）向下议院直陈道："中国人普遍认为吸食鸦片有违道义，这种感觉在那些沉迷于它的人身上是普遍存在的，他们会有罪恶感和羞耻感。我们从来没有见过中国人认为这种做法在道德上是无害的；事实上，鸦片虽然现在不再是违禁品，但是它不仅对中国，而且对英国都是极具伤害性的。尤为明显的是，中国人民怀疑和不喜欢外国人，我们经常发现中国人对外国传教士怀有一种敌视的态度；从印度进口的鸦片不是作为药剂，而是用于治疗。基于上

---

① Opium Commission, *First Report of the Royal Commission on Opium with Minutes of Evidence and Appendices*, Vol. I, pp. 81 – 85.

② Opium Commission, *First Report of the Royal Commission on Opium with Minutes of Evidence and Appendices*, Vol. I, pp. 86 – 99.

③ *The Chinese Recorder*, Vol. 25, No. 1 (25 January 1894), p. 47.

述事实，我们认为鸦片贸易完全不利于中国人民的福祉。”①

综上可以看出，来华的官员、传教士和商人等普遍认为鸦片严重危害中国人的身心健康。这种危害渗透到社会肌理。

然而，委员会最后得出结论，英属印度的鸦片通常是适度使用，只有在某些情况下才会过度使用，受到公众舆论的谴责。毫无疑问，适度是一个相对术语，针对每个消费者来说各有差异。在一些地方，以及社区的某些阶层中，鸦片使用可能存在过度倾向。但是，从广泛的调查结果来看，委员会得出与其在中国调查完全不同的结论：“我们对鸦片的普遍使用感到满意，大多数时候被描述为温和的，没有产生有害后果。在这些参与调查的许多地方，沉迷鸦片的人数只占整个人口的很小一部分，我们可以毫不犹豫地说，这种习惯不会导致身体和道德的恶化。”②

与中国相关的最终调查结果显示印度鸦片不仅不会对中国人造成危害，甚至有利于健康，因而无须禁止鸦片贸易。譬如，最终报告中，印度调查员达尔彭加王公巴赫德爵士（Hon. Maharaja of Darbhanga）向调查委员会主席巴拉西发送电报：“首先，除非中国人愿意主动参与禁烟活动，无须终止中英鸦片贸易。如果只是一味禁止，就会牺牲掉大量的税收，还会引发政府的抱怨，百害而无一利。只有中国政府真正认识鸦片给中国带来的罪恶。其次，尚无明确证据表明非医用的鸦片的成瘾性特征，这些鸦片通常被当作一种无害的刺激物，因而不能剥夺那些使用这些药物的人的权利。印度地方政府和相关部门有权管制鸦片滥用。”③

作为调查委员会中唯一的权威医生，威廉·罗伯特（William Robert）的观点对调查报告的最终形成起着“关键”作用。罗伯特在最终报告中总结道，鸦片使用一般都是有益的，这种习惯广泛传播，而且鸦片中的一种

① Editorial, “Missionary News: Copy of Memorial Presented to the Royal Opium Commission on Opium by Missionaries in China of Twenty-five or More Years Service,” *Chinese Recorder*, Vol. 25, No. 6 (June 1894), pp. 302 - 309. 关于传教士参与鸦片治疗的研究，参考卓辉立《从身体到灵魂：晚清传教士鸦片戒治疗法的转变》，张勇安主编《医疗社会史研究》第 13 辑，社会科学文献出版社，2022，第 199—222 页。

② Royal Commission on Opium, *Proceedings*, *Appendices*, *Together with Correspondence on the Subject of Opium with Straits Settlements and China*, Vol. V, p. 19.

③ Royal Commission on Opium, “Memorandum V. Telegram from Hewett to Baines by the Hon. Maharaja of Darbhanga,” *Final Report of the Royal Commission on Opium*, *Part I*, *The Report with Annexures*, Vol. VI, p. 162.

成分能够治愈“疟疾”。这位医生根据其在印度的短暂调查经历总结道：“鸦片消费可以刺激和恢复人类本性，而且这种消费随处可见，因为它们满足某种人类本性的深刻本能。”他认为服用鸦片的感受因地而异。服用鸦片与食用印度槟榔和大麻、可可、酒精、烟草、茶、咖啡并无本质区别。罗伯特还宣称，这些物质在一个特定的社会中，“个体，甚至全部阶层的人”都应该可以“全部或部分地使用”。[①] 但是学者温瑟在他的著作中批评道，宣布一种行为或药物无害，不能证明它一定会有益于身心健康。[②]

在选取鸦片调查地区上，英国禁烟社团为获得公开透明的取证结果，试图干预选举人员。禁烟领导人对委员会对于调查地的选择颇为不满。为了跟踪委员会的调查进程、调查对象和取证地区，伦敦多个禁烟社团的代表向委员会发出呼吁，要求公开鸦片调查的真相，同时要求政府出具相关报告解释说明调查报告。在印度使用这种药物是“印度鸦片使用数量较少，其使用总量仅占全部药物用量的1/12，但是会影响道德声誉”。他们更关心的是，“一个名义上的基督教政府”从毒品制造和商业中获得收入，危害中国人民和海峡殖民地民众。[③] 如果英国人中的大多数人想要结束印度的鸦片贩运，就没有必要任命一个委员会，而是需要为印度政府寻求不同的收入以代替鸦片税收从而维系大英帝国的统治。该声明直指“与印度有关的信息，除了官方单方面报道，民众无法获知其他信息源”。[④]

三　皇家鸦片调查委员会调查报告引发的争议

1895年6月4日，皇家鸦片调查委员会调查报告正式向公众刊出。七卷报告一经发布就引发来自参与调查人员、在华传教士以及议会内部

① Royal Commission on Opium, “Memorandum V. Telegram from Hewett to Baines by the Hon. Maharaja of Darbhanga,” *Final Report of the Royal Commission on Opium*, *Part I*, *The Report with Annexures*, Vol. VI, p. 155.

② Paul C. Winther, *Anglo-European Science and the Rhetoric of Empire*: *Malaria*, *Opium*, *and British Rule In India*, *1756 – 1895*, Lanham: Lexington Books, 2005, pp. 233 – 234.

③ The Royal Commission on Opium, “Important Joint Statement and Appeal,” *The Friend of China*, Vol. 14, No. 6 (January 1894), p. 180.

④ The Royal Commission on Opium, “Important Joint Statement and Appeal,” *The Friend of China*, Vol. 14, No. 6 (January 1894), p. 181.

的多方质疑，并在英国掀起一股舆论的热潮。

（一）调查员亨利·威尔逊的质疑

早在1895年4月，委员会正式批准同意印度仍旧实行鸦片贸易制度，但是参与调查的反鸦片运动倡导者亨利·威尔逊拒绝在决议上签字。① 随即，他发布报告反驳鸦片调查委员会的调查结果，指责参与受访者出于经济利益而不是事实。② 此外，在华传教士富世德③与140多位禁烟运动改革者联名上书驳斥调查委员会的报告。

除亨利·威尔逊以外，其他议员均签署同意议定书。④ 该委员会最初的调查目的主要为是否结束远东地区的鸦片出口贸易；除医疗用途外，是否应该禁止印度的罂粟种植和鸦片消费。该报告认为禁鸦片主义者宣称的鸦片贸易对印度造成的伤害子虚乌有。⑤ 而且，它声称亚洲的鸦片使用类似于欧洲的酗酒，鸦片对亚洲人无任何害处，中国人对鸦片的声讨主要是基于商业问题，而不是医学问题。⑥ 对于英国反鸦片运动倡导者来说，这些证据无疑令他们感到意外，令他们心生沮丧，委员会对鸦片问题的讨论，在长达15年的时间里，对英国公共健康问题没有产生任何影响。⑦

---

① Editorial, "Report of the Exective Committee," *The Friend of China*, Vol. 15, No. 7 (July 1895), pp. 150 - 153.

② Royal Commission on Opium, *Final Report of the Royal Commission on Opium*, *Part I*, *The Report with Annexures*, Vol. VI, p. 137.

③ 富世德，阿诺德·福斯特（Arnold Foster, 1846 - 1919），英国伦敦会教士。1871年来华，在汉口传教。1878年回英。1882年再次来华，仍在汉口、武昌、汉阳等地传教，逝世于九江牯岭。著有《基督教在中国的发展》（*Christian Progress in China*）等。见中国社会科学院近代史研究所翻译室编《近代来华外国人名辞典》，中国社会科学出版社，1981，第149页。

④ Editorial, "Report of the Exective Committee," *The Friend of China*, Vol. 15, No. 7 (July 1895), pp. 150 - 153.

⑤ Royal Commission on Opium, *Final Report of the Royal Commission on Opium*, *Part I*, *The Report with Annexures*, Vol. I, p. 141 - 143.

⑥ Gregory Blue, "Opium for China: The British Connection," in Timothy Brook, and Bob Tadashi Wakabayashi, eds., *Opium Regimes: China, Britain and Japan 1839 - 1952*, California: University of California Press, 2000, p. 39.

⑦ Alan Baumler, *The Chinese and Opium under the Republic: Worse Than Floods and Wild Beasts*, New York: State University of New York, 2007, p. 65.

亨利·威尔逊在调查委员会的报告中陈述道，应该终止印度鸦片的罂粟种植和生产，以及鸦片的销售。他从三个方面来阐述自己的观点：

（a）尚无针对大地主和鸦片种植者终止鸦片种植进行补助的先例；尚无针对持有许可证的赔偿先例。

（b）尚无搜集到足够的证据证明预防措施的花费，通常陈述（general statement）似乎过于夸张。

（c）鸦片税收不断减少，常见的陈述虚夸现状。①

在最终版报告中的第 274 条，委员会也承认道，“我们没有仔细考量威尔逊的建议和批评”。② 威尔逊在附件中嘲讽委员会对此事的回应。尽管威尔逊曾致信主席巴拉西陈述应当终止中英鸦片贸易的看法，巴拉西向其暗示他也正有此意，然而，最终的报告结果令威尔逊大失所望。“我无法认同大多数人包括我的其他四位同事对此事的观点。”③

皇家鸦片调查委员会认为禁鸦片贸易的势力主要来自英国的改革家，印度土著人、民族主义者，以及东印度公司职员。至于出口至中国的鸦片，以及鸦片贸易给中国造成的影响，他们认为印度鸦片对中国鸦片消费市场影响不大。印度鸦片生产量只占中国鸦片消费量的五分之一，其他的鸦片也不是来源于中国自产鸦片，而是来自波斯。④ 委员会深信，如果大英帝国放弃鸦片贸易，那么由此产生的供给差额最终将会由中国自产鸦片以及波斯、奥斯曼帝国的鸦片取代。没有任何证据显示中国民众反对售卖鸦片。⑤ 驻华英国领事馆、民众普遍认为适度吸食鸦片是无害的……医

① Royal Commission on Opium, *Final Report of the Royal Commission on Opium*, *Part I*, *The Report with Annexures*, Vol. VI, pp. 35 – 36.

② Royal Commission on Opium, *Final Report of the Royal Commission on Opium*, *Part I*, *The Report with Annexures*, Vol. VI, pp. 37.

③ Royal Commission on Opium, *Final Report of the Royal Commission on Opium*, *Part I*, *The Report with Annexures*, Vol. VI, pp. 151.

④ Editorial, “The Report of the Royal Commission on opium,” *The British Medical Journal*, April 13, 1895, pp. 836 – 837.

⑤ Royal Commission on Opium, *Minutes of Evidence Taken before the Royal Commission on Opium from 3rd to 27th January 1894*, Vol. Ⅲ, p. 61.

学争论总体上与领事机构的意见一致。[①] 一些参与调查研究的医学传教士也声称鸦片不会成瘾。一位来自德国的医学传教士认为："从我医治的病例来看，成千上万的瘾君子、吸食人员食用时逐渐增加其鸦片吸食量，但并不会危及身体健康。"[②]

（二）在华传教士富世德的批驳

皇家鸦片调查委员会报告出版后不久，世界基督教大会成员、在华传教士富世德先后在《教务杂志》[③]《中国之友》上发表多篇禁烟贸易宣言。富世德在中国生活 25 年，对中国的情况了如指掌。1898 年，他结合在汉口的生活经历和皇家鸦片调查委员会的报告，在英国出版一部专著《皇家鸦片调查委员会的报告与提交给该委员会的中国证据的比较：审查和上诉》，从 12 个方面驳斥皇家鸦片调查委员会报告上的谬误。在序言部分，他向公众强调他所做的事情的重要性。坎特伯雷主教约瑟夫·阿克（Joseph Arch）、英格兰教会的六位主教、禁鸦片运动倡导者、社会改革家和在华传教士等其他人员，共计 148 位知名人士签署此份请愿书。[④] 其中，签名者大多是禁鸦片运动的支持者，包括约瑟夫·G. 亚历山大、唐纳德·马西森以及其他新教教徒、医生和议员等。

富世德在请愿书中强调皇家鸦片调查委员会的调查报告中没有显示的禁鸦片证据。在扉页上，他阐述道："出版此部禁鸦片调查委员会报告，不是为了探讨中英鸦片问题，也不是参与禁鸦片运动，而仅仅是揭露委员会已经发布的不实证据。"富世德从两方面论述自己的观点："首先，皇家鸦片调查委员会的调查报告迎合英国反对印度鸦片贸易的主流观点。其次，目前来看，医学上，大多数人仍认为适度地使用鸦片并不

---

① Royal Commission on Opium, *Final Report of the Royal Commission on Opium*, *Part I*, *The Report with Annexures*, Vol. VI, p. 51.

② Royal Commission on Opium, *Proceedings*, *Appendices*, *with Correspondence on the Subject of Opium with Straits Settlements and China*, *1894*, Vol. V, p. 220.

③ Arnold Foster, "The Opium Commission's Report," *The Chinese Recorder*, Vol. 27, No. 1 (1896), pp. 21 - 29.

④ Arnold Foster, *The Report of the Royal Commission on Opium Compared with the Evidence from China that was Submitted to the Commission*: *An Examination and an Appeal*, London: Eyre & Spottiswoode, 1899, pp. iii - vi.

会对人的身心造成伤害。但是如何定义这种适度的标准到目前为止尚无定论。”①

在序言中，富世德引用索尔兹伯里（Robert Arthur Talbot Gascoyne-Cecil）② 侯爵的话来阐释英国对华政策，“如果公众询问我们对华贸易政策，我的答案简单明了，英国是为了维护中华帝国，防止它陷入混沌废墟，诚邀它进行改革，给予它我们能够提供的一切援助，完善其防御，促使其商业繁荣。通过此番举措，我们将帮助中华帝国发展其事业”。③ 约书亚·郎特里（Joshua Rowntree）如此评论道：“富世德在中国维护大英帝国的良好声誉。”④

富世德引用张之洞的《劝学篇》阐明鸦片对中国的危害，批驳英国支持中国鸦片贸易者的言论：

> 悲哉！洋烟之危害，乃今日之洪水猛兽也。然而殆有甚焉。洪水之害，不过九载。猛兽之害，不出殷都。洋烟之害，流毒百余年，蔓延二十二省，受其害者数十万万人，以后浸淫尚未有艾，废人才，弱兵气，耗财力，遂成为今日之中国矣。而害文武人才，其害较耗材而又甚焉。志气不强，精力不充，任事不勤，日力不多，见闻不广，游历不远，用度不节，子息不蕃，更数十年必至中国胥化而为四裔之魑魅而后已。⑤

对于如何解救中国，富世德提出改革方案：“如果英国想帮助中国进

① Arnold Foster, *The Report of the Royal Commission on Opium Compared with the Evidence from China that was Submitted to the Commission: An Examination and an Appeal*, London: Eyre and Spottiswoode, 1898, pp. 2－3.

② 索尔兹伯里侯爵，英国保守党领袖，曾三次出任英国首相。见美国不列颠百科全书公司编《不列颠百科全书（国际中文版）》第14卷，中国大百科全书出版社，1999，第523页。

③ Arnold Foster, *The Report of the Royal Commission on Opium Compared with the Evidence from China that was Submitted to the Commission: An Examination and an Appeal*, p. vii.

④ Joshua Rowntree, “The Imperial Drug Trade: A Re-Statement of the Opium Question,” in *The Light of Recent Evidence and New Developments in the East*, London: Methuen & CO., 1895, pp. 177－191.

⑤ 张之洞：《劝学篇》，利忠心评注，中州古籍出版社，1998，第105页。

行改革，如果她希望拯救中华帝国免于沦为废墟，唯一的改革之道就是帮助其摆脱鸦片陋习，而改革的第一步则是撤离所有参与鸦片贸易的人。”[①] 富世德报告中引述“出口到中国和远东的鸦片远远大于印度消费的鸦片，其比例约为 12:1”。[②] 他表示，如果情况确实如此，那么委员会更应该关注中国，因为“对人类的重要性要高出 12 倍”。[③]

富世德以子之矛攻子之盾，依据委员会的证据批驳委员会阐释的论点。他从两个方面证明自己的观点。首先，调查委员会所作的报告中几乎没有任何来自中国人的证据，报告中涉及中国的证据都来自在华传教士、旅行者，抑或领事。委员会没有和中国人进行直接沟通和交流。其次，英国民众希望英国驻华领事馆“停止”参与印度鸦片贸易活动。富世德指出，委员会收到大量中国呼吁停止从印度进口鸦片的证据，而且中国的绝大多数医疗证人表示，几乎没有适度使用鸦片的情况，鸦片有害无疑。[④] 他还表示，这种不准确的描述使他“严重怀疑整个中国报告的可信度”。[⑤] 委员会报告指出，委员会没有亲自前往中国询问中国证人在中国使用鸦片的道德和身体影响，但他们在报告上却呈现中国证人的证词。[⑥] 富世德认为，仔细检查证据将有助于支持其中一位委员会中的少数派在报告中的陈述。富世德援引调查委员会成员亨利·威尔逊的陈述：“在我看来，我的同事们采用的报告更能分享精心辩护鸦片的观点。他们为东印度公司和印度政府的贸易辩护，而不是针对我们提交的问题的回答。”[⑦]

对于鸦片来源，他批驳报告中提及即便英国不向中国走私鸦片，中国

① Arnold Foster, *The Report of the Royal Commission on Opium Compared with the Evidence from China that was Submitted to the Commission*: *An Examination and an Appeal*, p. ix.

② Arnold Foster, *The Report of the Royal Commission on Opium Compared with the Evidence from China that was Submitted to the Commission*: *An Examination and an Appeal*, p. 14.

③ Arnold Foster, *The Report of the Royal Commission on Opium Compared with the Evidence from China that was Submitted to the Commission*: *An Examination and an Appeal*, p. 15.

④ Arnold Foster, *The Report of the Royal Commission on Opium Compared with the Evidence from China that was Submitted to the Commission*: *An Examination and an Appeal*, p. 1.

⑤ Arnold Foster, *The Report of the Royal Commission on Opium Compared with the Evidence from China that was Submitted to the Commission*: *An Examination and an Appeal*, p. 2.

⑥ Arnold Foster, *The Report of the Royal Commission on Opium Compared with the Evidence from China that was Submitted to the Commission*: *An Examination and an Appeal*, p. 16.

⑦ Royal Commission on Opium, *Final Report of the Royal Commission on Opium*, *Part I*, *The Report with Annexures*, Vol. VI, p. 151.

人会自产鸦片的说法毫无根据。他说，约瑟夫·帕斯委员在举行听证会的当天简要回复此问题，他引用戴蒙德（Jonathan Dymond）的《道德篇》，“我没有权利做错事情，如有误，皆他人过错”。[①] 威尔逊在他的议案中承认，无论有没有当局的许可，中国的鸦片销量都会增长，无人知晓中国人会采取什么措施来限制其鸦片种植。[②] 关于鸦片的来源，至今尚无定论。学者凯瑟琳·迈耶（Kathryn Meyer）和帕森（Terry M. Parssinen）将中国的鸦片屡禁不止的原因归结于走私商。鸦片走私在中国从未断绝，鸦片市场的存在是因为走私者利用国际法律体系的漏洞。这些鸦片走私者尤其擅长贿赂政府官员，甚至更善于利用非政府层面的合作来阻止执法工作。[③]

富世德质疑委员会从欧洲人，尤其是亚洲的欧洲政府官员那里收集有关鸦片的证据的可靠性。他认为委员会在搜集证据时，应当优先考虑当地人民的意见。他称赞威尔逊在收集亚洲人的证据方面的努力。威尔逊指出，早期英国政府官员大都谴责鸦片，然而近年来政府官员的态度发生变化。他引用东印度公司董事 1817 年致总督的一封信，信中声称鸦片是“一种有害药物”，认为“除严格用于药物外，我们应该完全禁止使用这种药物，我很乐意以同情心去做此事”。[④]

委员会的最终报告显示中国没有证据表明民众希望停止进口印度鸦片。而富世德则引用许多来自中国人的证词加以驳斥，指出中国人呼吁委员会停止鸦片贸易。广东衙门官员的儿子俞敬柏呼吁道：“勿开脱，英国应该帮助中国根除鸦片毒瘤 。”[⑤] 他还引用皇家鸦片调查委员会调查报告中的一部分证词来佐证其观点，这些证词是由在中国居住 25 年或更长时间的传教士请愿共同上书至调查委员会的，富世德将其视为与委员会

---

① Jonathan Dymond, *Essays on the Principles of Morality*, New York: Collins, Brother & CO., 1830, pp. 16 – 17.

② Arnold Foster, *The Report of the Royal Commission on Opium Compared with the Evidence from China that was Submitted to the Commission: An Examination and an Appeal*, p. 8.

③ Kathryn Meyer and Terry M. Parssinen, *Webs of Smoke: Smugglers, Warlords, Spies, and the History of the International Drug Trade*, Lanham: Rowman & Littlefield Publishers, 1998, pp. xvi – xvii.

④ Arnold Foster, *The Report of the Royal Commission on Opium Compared with the Evidence from China that was Submitted to the Commission: An Examination and an Appeal*, p. 2.

⑤ Arnold Foster, *The Report of the Royal Commission on Opium Compared with the Evidence from China that was Submitted to the Commission: An Examination and an Appeal*, p. 8.

结论自相矛盾的证据。①

富世德极度不赞同中国的鸦片使用与英国的酒精滥用性质相同。为了反驳这一说法，他提到鸦片经常被用来自杀，但尚未发现服用酒精自杀者，除了一位赞成使用鸦片的人，所有参与调查取证的医生都认为，中国人常常用鸦片自杀。② 富世德在呼吁推翻委员会的结论和结束鸦片贸易的请愿书中陈述道，他认为中国不可能从目前的羸弱状态中觉醒，除非她能够摆脱鸦片毒瘤。英国皇家鸦片调查委员会调查鸦片贸易引发的道德问题，最终确定这不是不道德的，而且使用鸦片引起的弊端很轻微。其他欧洲国家也会凭此借口试图进入鸦片贸易体系以攫取利润。更为可悲的是，英国有关鸦片贸易的愚蠢行为早已成为其代名词。③

此外，他反复强调委员会向民众公布的报告断章取义，调查结果只是为了支持委员会的最终结论。19 世纪，在华传教士大都强烈谴责鸦片在华滥用，在论述中，富世德引用传教士阿什莫尔（Rev. W. Ashmore）的证词佐证，阿什莫尔在证词中论述鸦片带来的危害性、成瘾性以及鸦片在中国的泛滥情形。然而委员会片面截取阿什莫尔的证词，如“多年服用鸦片，没有显示出明显的结果，其他人在身体和道德上的恶化表现效果一般”。④

富世德谴责皇家鸦片调查委员会片面截取中国人的采访言论，他认为鸦片给中国人带来的沉重灾难远远比饥荒还要严重，上瘾者承受的苦痛比饿死还要多。他还进一步分析皇家鸦片调查委员会报告中呈现的中国人的证词，指出其与中国的鸦片流布现象完全相反。委员会在报告中故意引用一些不反对鸦片贸易的传教士的证词，从而“遮蔽”中国鸦片吸食者的真实状况。在对中国人的采访过程中，仅选取某些证词，故意忽视某些不利证词，且大部分受访者都是支持鸦片贸易的鸦片商人。⑤

① Arnold Foster, *The Report of the Royal Commission on Opium Compared with the Evidence from China that was Submitted to the Commission: An Examination and an Appeal*, pp. 10, 40 - 41.

② Arnold Foster, *The Report of the Royal Commission on Opium Compared with the Evidence from China that was Submitted to the Commission: An Examination and an Appeal*, p. 25.

③ Arnold Foster, *The Report of the Royal Commission on Opium Compared with the Evidence from China that was Submitted to the Commission: An Examination and an Appeal*, p. 39.

④ Royal Commission on Opium, *Proceedings, Appendices, Together with Correspondence on the Subject of Opium with Straits Settlements and China*, Vol. V, pp. 218 - 219.

⑤ "Conference at Lambeth Palace: Important Speech by the Archbishop," *The Friend of China*, Vol. 14, No. 5 (July 1898), pp. 57 - 58.

在华长达 25 年的生活经历，使富世德更加熟知中国的鸦片泛滥情形。相较于帕斯和郎特里，富世德对传教士证据的分析更加客观而理性，尤其是富士德在论证中采纳大量商人的证词，而这些商人呈现的证据事实上与委员会最终提交的报告相悖。尽管与中国相关的报告中委员会没有采纳禁鸦片证人所呈现的任何一条不利证据，但是委员会的报告证据显示，印度出口至中国的鸦片数量是印度消费的 12 倍。在整个调查报告中，没有任何证据显示这个比例的可靠性和可依赖性。报告也彰显委员会的软弱性和妥协性，譬如，在长达 2200 页的报告中，仅仅有 350 页论及中国鸦片问题。

（三）来自议会的声音

与此同时，议会内部也针对皇家鸦片调查委员会的报告展开争论。帕斯认为："印度所有的人力和物力都用来支持反对鸦片运动的参与者。"① 约翰·埃利斯（John Ellis）谴责道："当我们的国家试图寻找真理的时候，这件事完全颠覆我们国家的制度规则。"遗憾的是，鸦片委员会没有继续试图揭示事实真相。印度政府使用"误导性通告，预设性问答，流行性建议，过滤性审查，以及针对性证人"。② 约瑟夫·帕斯呼吁公众关注皇家鸦片调查委员会的报告，他进一步指出，下议院已经收到 1893 年 6 月 30 日提案，印度政府继续执行减少罂粟种植与鸦片生产和销售的政策。1893 年 9 月 2 日任命的皇家委员会调查与印度种植罂粟相关的问题，印度鸦片收入在道义上是站不住脚的，委员会敦促印度政府在英属印度地区停止颁发种植罂粟和销售鸦片的许可证。除了满足合法的医疗用途需求，他们应该同时采取措施制止马尔洼鸦片成为英国的过境鸦片。③

其次，议员强烈批评委员会调查人员名单。约翰·埃利斯批评委员会人员安排上的问题，在修正案提出时，委员会的言论仅仅局限于对印

① "The Opium Commission, May 1895," UK Parliament, Hansard Debate, Vol. 34, cc. 276 – 278.

② "The Opium Commission, May 1895," UK Parliament, Hansard Debate, Vol. 34, cc. 278 – 279.

③ "The Opium Commission, May 1895," UK Parliament, Hansard Debate, Vol. 34, cc. 275 – 276.

度当局的看法以及委员会本身的程序上。而且他认为，仔细研究委员会出版的第七卷调查报告就可以发现，该委员会没有对谈话内容进行仔细的安排和梳理。英属印度政府向调查委员会发出指示，英属印度政府的官员不要直接与皇家委员会秘书沟通。他诘问道："如果英国委任一个委员会或专门委员会，以防止他们的任何下属直接与委员会委员或委员会秘书打交道，那么皇家鸦片调查委员会参与调查的意义何在？"①

其中，议员约书亚·郎特里的言论抨击最为激烈。他对证据进行严格审查，并于1893年出版《皇家鸦片调查委员会的证据研究（1893—1894）》来反对委员会调查报告的发行。自1886年起，约书亚·郎特里开始担任格莱斯顿自由党议员。在1892年离开议会后，他"全身心地投入到对贵格会思想的现代性诠释"。② 郎特里在该部专著的引言部分指出，"现在的人类无暇通读这五卷著作"。③ 郎特里从两个方面批驳委员会的最终报告：首先，英属印度政府声称印度鸦片已然根除的证据尚待考证；其次，郎特里讨论印度鸦片种植以及中国可以自行终止鸦片贸易的声明，"这两份声明都是由负责任的政治家以官方身份制定和确认的，而且两者都显示出超出所有收益的说法是对事实的错误陈述"。④ 因而，他认为委员会最终结论显示英属印度政府向议会提供的鸦片信息偏离事实。

对于中国的鸦片问题，郎特里指出委员会调查的结果故意忽略贫穷问题，以片面证词"消解"中国鸦片吸食的灾难性后果。至于鸦片在华的医用问题，郎特里指出，即便委员会提供的医学证据显示，没有直接证据表明鸦片可以有效预防疟疾的医学性质，而且与印度医学家提出的医学证据互为矛盾，委员会仍坚持认为鸦片可以有效医治疟疾。⑤

① "The Opium Commission, May 1895," UK Parliament, Hansard Debate, Vol. 34, cc. 277 - 278.

② S. Elizabeth Robson, *Joshua Rowntree*, London: George Allen & Unwin LTD, 1916, pp. 51 - 75. 约书亚·郎特里是贵格会代表人物。

③ Joshua Rowntree, *The Opium Habit in the East: A Study of the Evidence Given to the Royal Commission on Opium, 1893 - 4*, London: P. S. King; Scarborough: E. T. W. Dennis, Bar Library Press, pp. 70 - 72.

④ Joshua Rowntree, *The Opium Habit in the East: A Study of the Evidence Given to the Royal Commission on Opium, 1893 - 4*, pp. 101 - 102.

⑤ Joshua Rowntree, *The Opium Habit in the East: A Study of the Evidence Given to the Royal Commission on Opium, 1893 - 4*, pp. 108.

四　皇家鸦片调查委员会与国际禁毒合作的开启

随着调查报告的正式刊出，英国反鸦片运动声势渐微，由此引发的国际回响却未就此终止。1895 年 5 月，帕斯在议会试图再次提请议案以期引起公众对皇家鸦片调查委员会的关注，从而结束罪恶的鸦片贸易。公众也意识到委员会的报告很可能是片面的，掩盖了鸦片流毒的真相。不幸的是，该提案仍然以 176 票对 59 票决定性地被击败。① 印证传教士富世德的观点，皇家鸦片调查委员会并不是一个探求鸦片问题真相的公正的机构，“委员会的报告为现状辩护，禁鸦片倡导者仍须努力完成他们未完成的任务”。② 尔后，愈来愈多的成员开始从英东反鸦片会出走，英国反鸦片运动也就此告一段落。

在国际上，英国皇家鸦片调查委员会间接促成中国禁烟组织全面开展鸦片调查研究行动。1895 年 12 月，在华传教士组织在苏州举行的每周例行祷告会上，传教士裴义理（Rev. Joseph Bailie）向公众宣传鸦片毒瘤的罪恶性。③ 1896 年，美国长老会传教士杜步西（Hampden Coit DuBose）和柏乐文（William Hector Park）等传教士及基督教医疗工作者会决定在中国组成一个传教士禁烟团体，即中国禁烟会（Anti-Opium League in China）。该团体在中西文杂志上发表禁烟时论。该组织召集人之一柏乐文主张，“以皇家鸦片调查委员会设计的问题为蓝本，将这些问题送至在华的西医传教士手中”。④ 在扉页上，中国禁烟会呼吁道：“我们希望从如下的问题中获得信息，中国禁烟会将其编纂成册。”⑤ 1897 年 9 月，来自中国

---

① “The Opium Commission, May 1895,” UK Parliament, Hansard Debate, Vol. 34, cc. 278 - 324.

② Arnold Foster, “Examination of Majority Report,” *The Friend of China*, Vol. 14, No. 5 (July 1898), p. 50.

③ William Hector Park, *Opinions of Over 100 Physicians on the Use of Opium in China*, Shanghai: American Presbyerian Mission Press, 1899, p. i.

④ William Hector Park, *Opinions of Over 100 Physicians on the Use of Opium in China*, 1899, p. iv.

⑤ William Hector Park, *Opinions of Over 100 Physicians on the Use of Opium in China*, 1899, p. iv.

各地的反鸦片组织代表齐聚上海，正式组建“中国禁毒联合会”。[①] 由此，在华传教士团体开始制度性组织中国的反鸦片运动。

中国在国际上的呼吁也再次引发英国议会的关注。唐绍仪赴加尔各答谈判《中英续订藏印条约》之际，印度政府向其表达印度愿意支持中国的禁烟运动，[②] 此举引发英国方面的强烈警觉。由此，英国政府意识到亟须解决鸦片问题。这也是继皇家鸦片调查委员会发布报告后，英国对鸦片问题长期保持缄默态度后的首次讨论。

1905 年英国禁烟运动取得突破性进展。随着 1905 年成立的坎贝尔·班纳曼（Campbell Bannerman）自由党政府的组建，该党派开始着手处理前一届政府的历史遗留问题。自由党政府成员绝大部分是中产阶级，在社会活动中主张戒酒、宗教上反对信奉英国国教，尤其反对中英鸦片贸易。[③] 自由党上台后开始进行大刀阔斧的改革，新上任的改革主义者温斯顿·丘吉尔（Winston Churchill）曾任殖民部的下议院议员。他宣布政府“以前所未有的决心支持中国政府执行和实施道德计划”，承诺“英国政府将会鼎力支持”而且“不再插手与之有关的任何事务”。[④] 1906 年 5 月 30 日，罗斯福·泰勒先生（Mr. Theodore Taylor）再次提出，“本议院重申，印度和中国鸦片贸易问题在道义上是无可辩驳的，请求政府尽可能地采取必要措施结束此项贸易”。[⑤]

此时，晚清政府面对内政外交的困境也开展禁烟运动。1906 年 9 月 23 日，光绪下达禁烟上谕：

> 自鸦片烟驰禁以来，流毒几遍中国，吸食之人废时、失业、病身、败家。数十年来日形贫弱，实由于此，言之可谓痛恨。今朝廷锐意图强，亟应申儆国人咸知振拔，俾祛沉痼而蹈康和，着定限十年以内将洋土药之害一律革除净尽。其应如何分别严禁吸食并禁种

① 丁光：《慕雅德眼中的晚清中国（1861—1910）》，浙江大学出版社，2014，第 129 页。

② “The Opium Traffic, May 1906,” UK Parliament, Hansard Debate, Vol. 158, cc. 494 - 516.

③ R. C. K. Ensor, *England, 1870 - 1914*, Oxford: Clarendon Press, 1936, pp. 384 - 386.

④ Editorial, *The Times*, May 19, 1907, p. 6.

⑤ “The Opium Traffic, May 1906,” UK Parliament, Hansard Debate, Vol. 158, cc. 494 - 516.

罂粟之处，著政务处妥议章程具奏，钦此。[①]

驻华特命全权公使朱尔典（John Newell Jordan）随后向英国外交大臣爱德华·格雷（Edward Grey）报告："今日发布的一项诏令要求制定严格禁止种植和消费鸦片的措施。该诏令规定，十年内彻底根除本土和外国鸦片毒瘤。"[②] 美国驻英公使向英国建议成立一个联合调查委员会调查美国、英国、法国、荷兰、德国、中国和日本这七个国家的鸦片销售和使用情况。随后，美国公使照会日本。美国号召英国、日本等国共同参与此次多方调查，召开万国禁烟会的想法初现雏形。[③] 英国政府开始就此事同印度政府以及美国政府讨论组建联合调查团，调查中国乃至整个东亚地区鸦片使用实况，此举也正为日后召开的 1909 年上海万国禁烟会奠定基础。

印度鸦片销量的减少也迫使英国政府重新考量中英鸦片贸易。随着中国自产鸦片的增多，土耳其和波斯鸦片涌入中国市场，印度鸦片市场份额渐趋减少。鸦片长期以来是印度对中国的主要出口商品，是维持大英帝国有效运行的产业支柱。1800 年至 19 世纪 60 年代，中国鸦片年均进口量激增。19 世纪 50—90 年代增长趋势较为稳定。90 年代以后，呈现断崖式下跌。[④] 反观印度，1880—1887 年，印度的鸦片收入 14% 来自销往中国的鸦片，1905 年已经减少至 7%。[⑤] 至此，英国政府认识到开展中英对话合作的必要性，但是仍然拒绝同美国等其他国家在国际层面上就中英禁烟事宜达成协定。[⑥]

---

① 上海市禁毒工作领导小组办公室、上海市档案馆编《清末民初的禁烟运动和万国禁烟会》，第 15 页。

② "Sir John Jordanto Sir Edward Grey, Sept. 1906," Folder: F. O. 371/37, p. 354; Foreign Office, Political Departments, General Corresspondence from 1906 - 1960, The National Archives of Britain, Kew Garden.

③ "Printed for the Use of the Foreign Office, January 1907," Folder: F. O. 881/8809, China: Memo, Prohibition of Opium Smoking in China, 31 December 1906, The National Archives of Britain, Kew Garden.

④ 关于鸦片、生丝、茶叶进出口贸易，参考林满红《银线：19 世纪的世界与中国》，詹庆华、林满红等译，江苏人民出版社，2016；Liang-lin Hsiao, *China's Foreign Trade Statistics, 1864 - 1949*, East Asian Research Center, Harvard University, 1976。

⑤ 大卫·考特莱特：《上瘾五百年：瘾品与现代世界的形成》，薛绚译，上海人民出版社，2004，第 240 页。

⑥ Richard K. Newman, "India and the Anglo-Chinese Opium Agreements 1907 - 14," *Modern Asian Studies*, Vol. 23, No. 3 (July 1989), pp. 535 - 560.

1906年禁烟政策果断执行，此举产生的显著效果迫使英国“承认”中国政府的改革能力。为此，1906年英国委派专员谢立山（Alexander Hosie）来华就中国禁烟成效展开调查。1909年10月28日，印度国务卿莫利勋爵（Lord Morley）的信中就提出：“为了英国政府的利益，应由一位官员，例如谢立山先生，他熟悉广泛种植罂粟的地区，对于这场禁烟运动也深表同情。由其独立进行调查，获得罂粟种植相应减少的可靠证据后，才能同意1910年以后继续履行协议。”[①] 1910年3月23日，格雷电致驻华临时代办穆勒（Max Müller），同样建议由原天津总领事谢立山负责调查此事。经印度政府与穆勒同意，谢立山被正式委以调查中国禁烟成效。这次调查的主要目的是“确定三年的试验期结束时中国政府是否已完成协议中鸦片相应减少的生产量。印度政府应该继续执行向中国出口的鸦片每年减少十分之一的政策”。[②] 自1910年5月起，谢立山经过调查走访，实地考察西南地区6个主要鸦片生产地，同时参考相关文献材料，向英国外交部呈递各省罂粟种植与鸦片产量的报告。[③] 英国对中国禁烟运动所取得的成效非常满意，这也推动了后续禁烟运动的持续进行。十年双边禁烟协定的签订标志着双边合作管制机制的开启，为全球管制体系萌芽与发展奠定基础。[④] 中英鸦片贸易也渐入尾声。

结　语

英国皇家鸦片调查委员会经过两年“艰苦”调查，总计调查8000多人，撰写了大量的访谈记录、笔记和报告，得出令时人“满意”的结果，暂时平息了英国民众的“众怒”。皇家鸦片调查委员会的成立标志着英东

---

① “Part I: Correspondence Respecting Opium January to June 1910,” *The Opium Trade 1910 - 1941*, Vols. 1910 - 1911, London: Scholarly Resources, INC., 1974, pp. 29 - 34, The British Library, London.

② “Part I: Correspondence Respecting Opium January to June 1910,” *The Opium Trade 1910 - 1941*, Vols. 1910 - 1911, p. 27, The British Library, London.

③ Alexander Hosie, “*On the Trail of the Opium Poppy: A Narrative of Travel in the Chief Opium-Producing Provinces of China*,” 1908, Folder: ZDF. 251. AA9, Wellcome Archives Collection, London.

④ Richard K. Newman, “India and the Anglo-Chinese Opium Agreements, 1907 - 14,” *Modern Asian Studies*, Vol. 23, No. 3 (1989), pp. 525 - 560.

反鸦片会的舆论影响力达到最高点，以及英东反鸦片会作为一个游说团体的影响的终结。在20世纪初的国际禁毒运动中，跨国国际组织以及跨政府间的多元合作逐渐取代协会使用的小册子宣传模式。请愿及向议会施压，成为英国制定更严格的管制殖民地政府鸦片政策，① 以及推动中国鸦片问题解决的重要手段，也成为国际禁毒运动的主流模式。② 这种模式也在上海万国禁烟会中延续。在某种程度上，英东反鸦片会的跨国游说形式预示着国际会议时代"非暴力"合作禁毒运动机制的确立。

皇家鸦片调查委员会调查结果反映这一调查委员会组建甚至开展调查最终是为大英帝国维持鸦片贸易寻找新路径，为资本主义经济发展服务，而不是出于人道主义精神，维护中国人的健康福祉。尽管委员会出版的调查报告遭到调查委员、议员以及传教士的多方批评指责，但是调查报告仍然"顺利"获得议会通过，进入公众视野。回溯皇家鸦片调查委员会组建初期，维护"帝国主义"利益的目的就初见端倪。委员会在报告中甚至直陈："我们认为不可能不考虑鸦片贸易带来的财政损失，而仅仅从道德角度终止印度鸦片税收。"③ 学者希拉里·比蒂（Hilary J. Beattie）亦持同样的看法，"1895年皇家委员会的决议表明，道德劝说显然无法对抗帝国主义利益"。④

皇家鸦片调查委员会的调查结果也为日后美国开展国际禁鸦片运动留下"口实"。1909年，上海万国禁烟会的召开，美国政府在国际禁毒会议上旧事重提。美国代表在会议上谴责皇家鸦片调查委员会的调查结果"把印度鸦片税收提高到一个不太可能被取代的地位"。⑤ 历史学家弗吉尼

---

① Ashley Wright, *Opium and Empire in Southeast Asia: Regulating Consumption in British Burma*, London: Palgrave Macmillan, 2014, pp. 103 - 105.

② 传教士参与国际禁毒运动的相关研究，参考张勇安、施基邱艳《从道德教化到政治参与：国际宣教会与1920年代的国际禁毒运动》，《社会科学研究》2021年第3期，第152—166页；李峰《国际宗教非政府组织与跨国倡议网络——以世界基督教协进会为个案》，徐以骅、秦倩、范丽珠主编《宗教与美国社会：宗教非政府组织》第5辑，时事出版社，2008，第133页。

③ Royal Commission on Opium, *Final Report of the Royal Commission on Opium, Part I, The Report with Annexures*, Vol. VI, pp. 1 - 2.

④ Hilary J. Beattie, "Protestant Missions and Opium in China, 1858 - 1895," *Harvard University Papers on China*, Vol. 22, No. 2 (1969), pp. 112 - 125.

⑤ *Report of the International Opium Commission, Shanghai, 1909*, Vol. Ⅱ, *Report of the Delegations*, Shanghai: North-China Daily News & Herald LTD, pp. 46 - 47.

亚·贝里奇（Virginia Berridge）也认为皇家鸦片调查委员会在洗白印度的鸦片问题。①

皇家鸦片调查委员会调查报告的出版为大英帝国深入了解印度和中国的鸦片贸易趋势、消费状况、种植情况、医用效果提供了全方位的“情报支持”。也正是凭借此契机，英国对中国本土鸦片的生产消费情况有更深入的“刺探”，为大英帝国接下来的鸦片政策制定确定了方向。英国逐渐认识到中印鸦片贸易面临着中国土产鸦片、波斯鸦片、土耳其鸦片等多种鸦片的市场冲击，以及美国希望通过鸦片重构国际秩序的多维需求，转而重新审视其殖民鸦片贸易政策，为接下来《十年禁烟协定》的签订提供契机。②

［胡冬敏，剑桥大学、复旦大学联合培养博士研究生］

（责任编辑：黄薇）

① Virginia Berridge, *Opium and the People: Opiate Use and Drug Control Policy in Nineteenth Century England*, p. 187.

② 中英双方初次就鸦片问题正式进行交涉，始于 1908 年 1 月 1 日。双方约定，印度洋药每年减运出口中国的十分之一，试行三年，以观后效。若禁种也能够每年减少十分之一，则英国将继续减少出口。

· 档案选编 ·

中国近代创办最早的药科学校

——浙江广济药学专门学校史料选辑

周雷鸣 整理

［编者按］浙江广济药学专门学校，初名广济药学堂，由英国圣公会传教士梅滕更①于1906年创办于杭州，是中国近代最早建立的药科学校。自1906年创办至1927年停办，该校共招收毕业学生9届，计60余人，为上海、杭州、武汉、宁波、南京、北京、长沙等地药房、医院及军警系统输送了一批药师及药品调剂人才，在中国早期药师史上占有不可或缺的一席之地。

本文整理的该校史料有三部分。一为广济医科同学会发行的《广济医报》《广济医刊》刊载的《广济药学校章程》（1918）、《浙江广济药学专门学校章程》（1924）、《浙江广济药学专门学校课程表》（1924）、《浙

① 梅滕更（David Duncan Main，1856－1934），英国圣公会医学传教士。1856年，生于苏格兰西南部的艾尔郡科克·麦克村。1881年，毕业于爱丁堡大学医科。同年，与妻子弗洛伦斯·南丁格尔·史密斯（Florence Nightingale Smith）一起，赴中国从事医疗传教事业，至1926年退休回国，历时40余年，其间只在1890、1899和1910年3次短暂回国休假。创办广济医院、肺痨医院、麻风病院及广济医、药、产科专门学校等医疗及教育事业，任院长、校长及中国博医会会长、中国红十字会杭州分会名誉会长等职，与学生刘廷桢合译《医方汇编》（1895）、《西医产科心法》（1897）等医书。

江杭州私立广济药学专门学校第八届毕业记事》(1924)、《杭州横大方伯私立浙江广济药学专门学校同学通信处》(1924)、《王君天荣创办制造药品机器》(1926),计有6篇。二为广济同学会于1931年编纂印刷的《浙江广济医药产三科五十周年纪念册》刊载的《第一至九届药科毕业生名录》。三为《上海市药师公会年报》刊载的截至1934年度调查的《卫生署领证药师名录》,共有250位药师的证号、姓名及出身(毕业学校),不仅包括广济药学专门学校毕业生,而且包括浙江省立医药专门学校药科等国内及日本千叶大学药科等国外药科毕业生,以便不同学校毕业生在领证药师人数上有所比较。

此次整理刊出,对原文加注标点,修正了少数缺字及有明显错误之处。

一　广济药学校章程(1918)

第一章　名称宗旨

第一条　本科由广济医院院长设立,定名曰广济药学校。

第二条　本校授以药剂科学识技术,养成药学人才为宗旨。

第二章　设置

第三条　本校设置药剂科,以三年为毕业年限。

第三章　学科课程

第四条　药剂科科目如左:英文、无机化学、有机化学、药用植物学、生药学、定性分析化学、定量分析化学、制药学、微生物学、调剂学、药料学、药品鉴定学、疗学。

第四章　学期

第五条　本校本科,以每年阴正月二十日为学年之始,以阴十二月十六日为学年之终。

第六条　一学年分二学期,正月二十日至五月底为第一学期,八月初一日至十二月十六日为第二学期。

第七条　本校休假日规定如左:暑假、年假、国庆日、共和纪念日、孔子诞日、四季节日、教会节日。

第五章　学膳费

第八条　学费每月二元,膳费每月四元,全年以十个月计算,其他费用不在内。

第九条　学膳费每年分二次征收，于每学期开学时缴足一学期之学膳费。

第六章　入学

第十条　入学资格，以品行端正，身体强健，年龄在十七岁以上、二十五岁以下，且具有左列资格之一者为合格：一、中学毕业者；二、与中学有同等程度者。

第十一条　入学之期为学年之始。

第十二条　入学试验定于年假期内，其试验科目：一国文，二英文，三算术，四体格检查。

第十三条　报名时须缴修业学校之文凭或证明书，并书明住址籍贯。

第十四条　报名时须缴纳受验费二元，及最近之半身四寸照片一张，不录取者发还。

第七章　在学

第十五条　凡经本校录取各生，须入学期前，邀同本城确实之保证人来校，缮具在学证愿各书，并随交半年学膳费洋三十元，校服费十六元，及预防损物存款洋二元。如未经缴清，不得入校就学。

第十六条　每学期开学，诸生来校，须按期一律到齐，不得迟延，否则按日罚洋一元。

第十七条　诸生如有不得已事故，不能按期来校者，必须由父兄来函申明请假理由，期满后仍须照常补课。

第十八条　每日只准二人给假，其时间以下午四时至六时为限，余时不许。

第十九条　本校学生应服规则列下。

（一）礼堂

（甲）凡入学诸生，须守本校礼拜规则，每日上午下午各一次，一闻钟声，即须齐集礼堂，不得故意迟延，违者记过一次。

（乙）入礼堂后，须按所定名次就坐，不得更移。及有嬉笑闲谈，种种不规则之举动，致失学生资格。

（二）课堂

（甲）上课时间，皆有定时。一闻铃声，须齐集课堂，不得逾五分钟，否则以不到班论。

（乙）诸生进课堂后，或遇教习未到，当各静候，不得喧扰。

（丙）教员到堂及退班时，诸生须起立致敬。

（丁）校内建筑物及各种杂件，不得涂抹作践，遇有毁坏，均应照值赔偿。

（戊）课堂以内，凡交头接耳、杂坐饮食，或无故迟到，及翻阅本课外之书籍，一切不规则之行为，概当禁绝。

（三）寝室

（甲）每晨六时摇铃，诸生即宜起床，晚间九时安寝，一律熄灯。

（乙）每晨起时，务将床铺书架等物整理端洁，银钱时表须当格外慎藏，军用刀枪及一切危险品物绝对不准携带。

（丙）派定卧室，不得私自更调，并不得移宿他人卧室及留宿外客，如有不得已之故，当经舍监许可，始允通融。

（丁）卧室内墙壁及校中置备一切器具，不得污损。

（戊）卧室无人及既经就寝时，室门当各加慎，以防不虞。

（己）各卧室均备倾水器皿，一切污水及漱口水均不得在高台上随意倾泼。

（庚）吐涕便溺，固有常处，而食物之壳屑及字纸等物尤须置于一处，以便收拾。

（辛）各种游戏，概在空旷草地规定之处，不得在凉台及宿舍附近，致妨他人自修。凡大声喧哗等事，易于妨碍他人者，尤宜禁绝。

（四）膳堂

（甲）每晨七时一刻早膳，十一时半午膳，下午五时半晚膳，每餐以半时为率，迟则撤去，不得另开。

（乙）派定每桌六人，内有领班一人，不得随意更换，并外客不得留膳。

（丙）食时各宜安静，不得高声讲论。

（丁）凡有病而能起床者，仍应到堂就餐，否则必待舍监许可，始能搬至卧室。

（戊）如遇食品有污秽或失于烹饪之处，当告知领班，转告舍监，不得与厨役直接争论。

第八章　试验及进级

第二十条　试验分学期、学年为二。

第二十一条　学期试验于每年第一学期终施行之，学年试验于每学年年终施行之，但遇一科目教授完竣时，得先行试验。

第二十二条　评定成绩，分甲乙丙丁四等：（甲）八十分以上；（乙）七十分以上；（丙）六十分以上；（丁）不满六十分。不及丙等者为不及格，不及格者留级。

第二十三条　有因疾病或不得已之事故不能与试者，须详纪其事由，得校长之许可，于次学期之始，须补考之。

第二十四条　学年试验之不及格者，自次学年第一学期始，仍履修原级之全科目。

第九章　品行

第二十五条　评定品行分数，分甲乙丙丁四等：（甲）九十分至八十分；（乙）八十分至七十分；（丙）七十分至六十分；（丁）六十分以下。

第二十六条　评定品行分数，以下列六则为标准：（一）对于师长之感情；（二）对于同学之感情；（三）对于作事之勤惰；（四）对于科学自修之勤惰；（五）对于恪守学校之规则；（六）对于提倡公益之事件。

第二十七条　每一小功，于平均分数内加三分；每一小过，于平均分数内除三分。

第二十八条　每十小功为一大功，于平均分数中加三十分；每十小过为一大过，于平均分数中除三十分。

第十章　退学及除名

第二十九条　学生因疾病及其他事故，欲中途退学者，须具保证人同署名之正当理由书，得校长许可。

第三十条　有左列诸项之一者除名：

（一）无正当之理由，接续旷课至一个月以上者，又二个月中，出席数不满六十小时者；（二）学生试验不合格至二次以上，无成材之期望者；（三）未履行第二十三、第二十四条之规定，满足一月者；（四）记三大过者。

第十一章　惩罚

第三十一条　罚科分训诫、记过、出校三种。

第三十二条　凡缺席及取消入学，其已缴之费概不退还。

第三十三条　其余规程有明文者，应照明文处分之。[①]

二　浙江广济药学专门学校章程（1924）

第一章　宗旨

第一条　本校教授药学科高上学术，养成药学专门人才为宗旨。

第二章　名称

第二条　本校定名浙江广济（药学）专门学校。

第三章　位置

第三条　本校设在杭州大方伯。

第四章　设置

第四条　本校设本科三年毕业。

第五章　学科

第五条　学科科目如左：药用植物学、植物解剖学、生药学、定性分析化学、定量分析化学、制药化学、卫生学、裁判化学、细菌学、药制学、药品鉴定学、制剂学、工业药品化学、工业经济、工厂建筑法、机械学大意、制图。

第六章　入学

第六条　入学资格以品行端方，身体强健，年在二十岁以上、三十岁以下，具有左列资格之一者方为合格：一曾在中学校毕业者；二具有中校毕业同级之程度者。

第七条　有第六条资格之一者，准予来校投考，考试科目：一国文；二英文；三数学；四物理学；五化学；六体格检验。

第八条　报名时，须带半身四寸照片一张，并付考试费两元，考取与否，概不发还。

第九条　新生录取后，须自立志愿书，并另觅确实保证人，同时立有保证书，方准入学。

---

① 《广济药学校章程》，《广济医报》第3卷第5期，1918年，第45—53页。

第七章　学膳各费

第十条　学费每月两元，膳费每月四元，全年以十二个月计算，于每期开学时缴足一学期之学膳费，方准入学，否则按日罚洋一元。

第十一条　学生应备冬夏校服各一套，计洋十六元，与学费同缴。

第十二条　于每年第一学期须缴《广济医刊》半费洋一元，预防损物存款洋二元。

第八章　实习

第十三条　杭州大方伯广济医院药房为学生实习之处。

第九章　考试

第十四条　考试分学期、学年二次。

第十五条　学期考试于每学期终行之，学年考试于每学年终行之，但遇一学科教授完竣时，亦可先行考试。

第十六条　评定成绩，分甲乙丙三等：（甲）八十分以上；（乙）七十分以上；（丙）六十分以上。在丙等以上为及格，不及格者留级。

第十章　惩戒

第十七条　科罚分训诫、记过、停学、出校四种。

第十一章　退学

第十八条　退学分三项：（一）无故旷课至一个月以上者；（二）记大过三次者；（三）无礼对待师长者。凡退学诸生，所缴各费概不发还。

第十二章　学年、学期及休假日

第十九条　本校以每年八月一日为学年之始，以翌年七月底为学年之终。

第二十条　一年分为三学期，元月一日至三月底为第一学期；四月一日至七月底为第二学期；八月一日至十二月底为第三学期。

第二十一条　本校休假日期规定如左：（一）暑假休假期，定五十天；（二）年假休假期，定三十天；（三）国庆日、共和纪念日、地方纪念日、孔子诞日、本校纪念日、四季节日、耶稣诞日。①

① 《浙江广济药学专门学校章程》，《广济医刊》第1卷第1号，1924年，“附录”第6—9页。

三　浙江广济药学专门学校课程表（1924）

第一年　普通无机化学理论实习、植物学理论实习、药物学、施药室实习、国文、英文。

第二年　有机化学理论实习、药物学理论实习、卫生学、普通细菌学、施药室实习、国文。

第三年　分析化学理论实习、施药法实习、药理学理论实习、疗学、施药室实习、国文、英文。①

四　浙江杭州私立广济药学专门学校第八届毕业记事（1924）

钟志和

时维民国十三年一月二日，广济药学专门学校举行第八次毕业大考，由现任浙江陆军卫生材料厂厂长兼杭州基督教青年会会长刘铭新医士主考，结果均得优美成绩。毕业者有桐庐翁圣颀、江西萧新民、诸暨杨少幻、杭县王承熙四人。于月之十九日举行毕业式于大方伯协和讲堂。其时，来宾观者甚众。首由梅滕更校长主席，其秩序如次。（一）唱诗。（二）祈祷。（三）经训。（四）梅校长训词：大旨谓本届学生毕业，考试成绩优美，足见诸生在校三年之用功，使本人慰。但诸生得凭之日，即一生入社会大试练场之始，所请求于诸生者，出外办事，宜仁慈自怀，慎重行事。盖夫药师操有病家生杀之权，偶一贻误，为害非浅，唯愿诸生三复思之。此后兢兢业业，用青年满腔之热血，力事研究，俾百尺竿头日进一步。不特诸生一己之加荣益，亦母校之增光也。如是则中国药业前途大有希望，定可预卜。（五）给凭，由梅校长给发。（六）由苏教务长、刘铭新教授相继演说。（七）毕业生答辞。（八）唱诗。（九）祈祷，祝福散会。

---

① 《浙江广济药学专门学校课程表》，《广济医刊》第 1 卷第 3 号，1924 年，“附录”第 10 页。

兹将毕业生通讯处列后：翁圣颀君，浙江桐庐狮子码头复泰水果栈；萧新民君，江西赣州中英药房；杨少幻君，浙江诸暨学前胡复庆药房；王承熙君，浙江杭州运司河下八号。①

五　杭州横大方伯私立浙江广济药学专门学校同学通信处（1924）

姓名	通信处	姓名	通信处
王天荣	上海海宁路 44 号	柴秉福	上海四马路华英大药房
杜甘泉	上海四马路华英药房	朱源	上海四马路华英药房
黄庚生	上海虹口西华德路同仁医院	杜钟光	湖北湖口大冶钢铁厂厂立医院
周吉甫	上海虹口鸭绿路静安里 99 号	毛文豹	拱宸桥第一春转交
秦锦标	湖州新市中法药房	汪珍	上海爱多亚路伯庸药房
汪兆华	上海英大马路集成药房	李盛	汉口华英药房
裘衡	上海爱多亚路伯庸药房	孔祥勋	上海虹口西华德路同仁医院
方赛	上海四马路五洲大药房	汤兆震	上海三马路中法药房
顾翰卿	未详	沈愚	浙江陆军步兵第一师司令部军医处
沈陈灿	吴江杜陵医院	何子庆	余杭杭余汽车公司
杨少幻	宁波莫枝堰普益医院	乐更庸	上海集成药房
任才恒	余上马家堰永济医院	潘慕贤	绍兴水沟营优贡第
周仁恩	上海英大马路科发药房	吴光烈	杭州百岁坊巷 15 号
金毓华	杭州大马弄保安警察第二队医务室或运司河下 78 号	佟芝泉	杭州大方伯杭州药房
陈佩如	乌镇宏仁医院	金静波	上海四马路中英大药房
黄凤岐	杭州保佑坊五洲药房	彭圣祥	杭州广济医院药房
许启华	已故	毛文烈	杭州广济医院
周荣奎	杭州广济医院	苏敏	兰溪保黎医院
赵伯裔	湖州隆兴桥耶稣堂	蔡惟善	新登普济医院
高宝锐	天津估依街中英大药房	张廷栋	杭州白马庙巷 11 号

① 《浙江杭州私立广济药学专门学校第八届毕业记事》，《广济医刊》第 1 卷第 3 号，1924 年，“琐闻”第 14—15 页。

续表

姓名	通信处	姓名	通信处
岑献环	杭州广济医学专门学校	张济安	上海山东路仁济医院
王承熙	杭州运司河下8号	孙善昌	杭州水沟巷同益车公司
萧新民	江西赣州科发药房	翁圣颀	杭州广济医院
董史	上海利济药房	蒋厚生	上海华英药房
马安培	沭阳马厂普济医院	曹冲叔	上海法界巨籁达路钜兴里15号
顾永林	未详	陈其仪	绍兴基督教医院
鲍哲根	宜昌五洲药房	何国桢	绍兴水沟营优贡第
胡振汉	上海四马路五洲药房		

以上是我广济药科诸同学，系据本年三月份调查所得之通信处，以后如有更动，或通信地址不符者，乞即惠示，以便更正，是为盼切。①

六　王君天荣创办制造药品机器（1926）

朱玉泉

王君天荣，为药科同学之先进。其对于药品之研究，颇有心得。客岁在上海海宁路44号开设天生制药公司，出品甚多。其中，以荣字止咳药水为著名，销路亦甚畅达。今岁以来，见于原料药品本国能做出者不少，惜未能提净，不免减色。现在特置备一分析薄荷冰（menthol）及薄荷油（Ol，Menth，pip）之机器，全用电力，所以灵便异常，试验已有屡次，不久即有货出。在申同学欲往参观，王君极其欢迎。惟预订时间，按期而往，易于招待。据云，尚有他种制药机器购置云。②

七　广济药学专门学校历届毕业生名录（1931）

第一届药科毕业生（己酉年）

柴秉福，柴君秉福，字青甫，浙之杭县人。毕业后充任广济医院药

① 《杭州横大方伯私立浙江广济药学专门学校同学通信处》，《广济医刊》第1卷第7号，1924年，“附录”第1—2页。

② 《王君天荣创办制造药品机器》，《广济医刊》第3卷第4号，1926年，“琐闻”第112页。

师、光复第一军军医处司药，现任上海华英药房制药部主任，执业二十年，其学问经验可为足矣。（陈芷谷）

陈树声，陈君树声，浙之鄞县人。历任南京鼓楼医院、苏州博习医院药务主任及上海利济药房药师，经验宏富，学问优良，现任上海五洲药房配方部药师。（亦之）

曹汉英，浙江定海人。本校毕业后留英三年，回国后又多建树，现任滨江中东路警务处要职。（铭志）

王天荣，浙之杭县人。历任天生药房、罗威药房经理，现任中央卫生试验所技师。

第二届药科毕业生（乙卯年）

胡振汉，胡君振汉，字侗伯，浙之杭县人也。天性敦厚，谨慎自持，且治学精诚，其所研究各学科靡不有湛深之造诣，尤潜心于制药化学。闻君将有制药厂之设，余甚愿其能早日实现，可为我国药学界放一异彩也。谚云“有志者事竟成”，君其勉之。（玉泉）

黄庚生，字仪自，浙江绍县人。历任杭州药房药师、汉口中央药房制药部主任、上海同仁医院药务主任。

杜霖，字甘泉，浙江绍县人。好学多能，富有研究心。历任母校教授兼药师、华英药房调剂部主任、中英药房药务主任、上海市卫生局药师药剂士试验审查委员会委员等职，现任华美药房药师。

朱源，字玉泉，六桥三竺间人也。广济药科为其出身之处，集成、华英乃其用武之地，温良恭俭让是其天性，谦和笃厚是其素怀。闲谈不讳已之短，好道人之长；任事不闻坐而言，惟见起而行。好酒广交游，近之如被春风。久居上海，甚得药界之信仰，虽未为药界之闻人，但已不愧为药界可畏之后生。（虞心炎）

第三届药科毕业生（丙辰年）

杜钟光，浙江鄞县人。历任广济医院药师、汉口中英药房药师、上海太和药房药师等职，现任汉冶萍公司湖北大冶厂矿医院药师。

毛文豹，字英骧，浙江奉化人。历任宁波体生医院、上海中法药房、罗威药房药师，国民革命军二十六军第一师司药及同师第一团少校卫生队队长等职。

周宏祉，周君宏祉，江苏江宁人。药科毕业后转而习医，现在设诊

沪上，施医给药，惠及贫病，年不胜计。（心炎）

秦国梁，字锦标，浙江杭县人。

第四届药科毕业生（戊午年）

汪珍，字宝荣，浙之富阳人。性温和，善交际，办事敏干。毕业后即充本校教授及药局主任，又应上海伯庸药房之聘任经理兼药师之职，现调任中西药房调剂部主任，执业共十余年。

第五届药科毕业生（己未年）

金毓华，金君毓华，字鹏伯，浙之越人也。毕业于广济药科。历任母校药师、陆军第三师司令部军医处一等司药，现任上海中西药房制药部主任。

方庆咸，方君庆咸，浙之萧山人。药界中之善营业者也。毕业后任安徽基督教医院药师、上海五洲大药房各埠代表，现任大华药房协理，派赴辽宁组织大华支店。（玉泉）

佟芝泉，佟君芝泉，西子湖畔人也。秉性谦和，好学不倦，待人以克己为主，处事以服礼为旨。其于学术也，研讨不厌；其服务也，忠实自守，诚浊世中之翩翩者也。民五，入杭州广济药校，毕业后任杭州药房调剂主任，乃以责任心重，畀以副经理职，于是贤主嘉宾颇称契合。民十六，委为国民革命军司令部军官团司药主任，旋任上海集成药房调剂专职。同时杭州药房易主，苦乏相当人物，因慕前贤，函电为聘，于是又复原职，驾轻就熟，深庆得人。该药房主钟君本倚甚畀深，因无暇兼顾，委以全部主任，佟君亦因职责所在，努力计划，今乃鸿图大展，营业鼎盛。嗟乎！事在人为，古人岂虚语哉？（若怀）

何致清，字乐哉，浙东鄞县人。历任广济医院及杭州药房药师。

任才恩，任君才恩，浙之鄞县人。毕业后历任沪杭甬铁路医院药务主任兼母校药师，后调充陆军第三师军医处卫生队队长，现任宝威大药房代表。

汪兆华，汪君兆华，浙之富阳人。性静好学。毕业后充任广济医院药师、上海集成药房药师，现任商务印书馆医务所药务主任。（心僧）

孔祥勋，孔君祥勋，浙江临浦人。年十八，毕业越之承天，转入杭之广济药学专门学校，潜心研究西方药物，造诣颇深，凡四年而毕业，服务新药界十有余年。性聪敏，好学律己，谨严待人，接物一秉谦和，

诚社会之良才也。(莜波)

汤兆震，汤君兆震，字启东，浙江杭县人。博学多能，聪明过人。毕业即应汉口华英药房之聘，任制药部部长及长沙湘雅医院药师、上海中法药房配方部主任、国民药房制药部主任，现任天津五洲药房协理兼制药部主任。

吴光烈，吴君光烈，浙之杭县人。性端谨，好学不倦，医药两科具有心得。余与同里巷，故知之谂。略缀数语以志钦迟。(建国一九年月春武林韫山识)

乐更庸，浙江鄞县人。品学兼优，交游广阔，颇喜公益，对于同学和蔼亲爱。毕业后即任上海集成药房药师、中西药房研究部主任，现任大华药房药师。(其仪)

周仁恩，周君仁恩，浙东鄞县人。寄居松江，曾任上海科发药房药师、集成药房药师等职，现任陆海空军总司令部第二十五后方医院少校司药。

顾翰卿，顾君翰卿，江苏嘉定人。曾任上海华英药房药师、胶济铁路坊子医院调剂员等职。

潘之顺。

沈恩。

第六届药科毕业生（庚申年）

黄凤岐，浙江绍县人。历任前浙江省会警察所卫生化验员兼司药、杭州五洲药房药师等职，现任杭州公达药房药师。

陈佩如，浙江杭县人。历任杭州市公安局卫生科科员、杭州药房药师等职，现在自行开业。

第七届药科毕业生（辛酉年）

沈陈灿，字若愚，浙江杭县人。毕业广济药科，历任军中司药，屡多建树，故为上司所器重，历次求去不获，其忠实诚恳可想见矣。(达人)

顾永林，字子封，江苏武进人。历任集成药房、华东药房、上海时疫医院药师，国民革命军第五师军医院司药等职。

孙善昌，孙君善昌，浙江杭县人。历任国民革命军第二十二、五十九团卫生队长、黄埔军官学校及教导团军医、陆军第三师卫生队队长等职。

毛文烈，字侠，浙江奉化人。历任广济医院制药部主任、产科护士学校药物学和化学教授及莫干山医院药局主任等职。

赵伯裔，字同保，浙江吴兴人。性良善，志慷慨，爱人亦自爱，最喜研究化学，对药物分析尤所擅长。历任广济药学专校教授、国民革命军第十四军司药，现在原籍，主办中国红十字会吴兴分会事宜。（一凡）

张济安，张君济安，江西上饶人。现在原籍自行开业。

蒋厚生，蒋君厚生，江苏江阴人。性驯良，善谐诙，公余之暇，辄喜研究工艺化学。历任上海华英药房、汉口华英药房药师，现任上海华英药房配药部主任。（心炎）

蔡惟善，字惠群，浙江诸暨人。民十毕业即在新登自行开业。

周荣奎，周君荣奎，浙江杭县人。资颖悟，秉性爽直，待人接物和蔼可亲，静默寡言，平日读书有恒，治事有方。常云大丈夫当为国家创立事业，庶不愧乎于人世。噫！其志可谓伟矣。（炎衷）

鲍哲根，字安庆，浙江鄞县人。历任上海慎昌洋行药部代表、陆军第十师军医处长、陆军第三教导师司令部军医处长，现在宜昌开业。

陈其仪，字则安，浙江吴兴人。尝负笈于上海沪江大学，后改入杭州广济药学专校。学识超群，经验宏富，办事干练，诚实可靠。历任北平协和医院药师，宁波华美医院、绍兴福康医院药局主任，上海中英药房、杭州杭州药房药师，国民革命军第一军司药兼第一师司药，上海南洋药房药师及中国红十字会医院药师，上海时疫医院兼时济医院药务主任等职。（凌青）

岑献环，岑君献环，字振楣，一字士玉，慈溪人。初毕业于广济之药科，继复毕业于广济之医科。青年饱学，淹有众长，数为军医昕霄以姬煦噢咻为念，甚著劳绩，且一度为富春时疫病院医师。现方任甬江仁泽医院医务主任，出其所学以问世，造福社会，未可量已。夫人李静珠，与君同班毕业，复同服务于仁泽，一时瑜亮孰倡孰随，咸莫之能辩。（心炎）

董史，君性静好学，学课之外，不问外事，既毕业任职海上药房，亦以忠于职务闻，若君者可谓为人谋而忠者矣。

马安培，字耀庭，浙江绍县人。现在沭阳马厂自行开业。

何国桢，何君国桢，字富民，浙江绍县人。家道小康。卒业后即以所学购械备药，普施乡里之贫病，其乐善好施有如此者，为富不仁者，

对之可以愧死。（雪梅）

彭圣祥，彭君圣祥，浙江吴兴人。广济药科民八毕业，乃又转学医于甬地。卒业后，内外科均有特长，病家赖而免濒危者，不可以枚计。曾任国军九师少校军医，服劳党国，颇著勋绩。近以椿萱年迈，遄返珂里，特自办祥麟医院，裔皇光大，可为当地冠。彼之造福桑梓，俾益人群，其功何大！“不为良相当为良医”。彭君已有之矣。（庆扬）

高宝锐，高君宝锐，浙之杭县人。广济药科毕业后，历任天津中英、上海华英药房药师等职。富思想，长理论，又复谨慎持重，热心任事，识者莫不称之为老成少年。（无量）

苏敏，字孟明，广东南海人。

张廷栋。

第八届（甲子年）

王承熙，浙江杭县人。现任苏州博习医院药务主任。

萧新民，江西上饶人。现在原籍设普康药房。

翁圣颀，历任国民第七军后方病院司药、湖南长沙湘雅医院药师、广济医院药师等职。

赵承俊。

第九届药科毕业生（丁卯年）

潘安余，湖北孝感人。毕业后改入同济大学医学院肄业。

魏庆丰。①

八　卫生署领证药师名录（号数姓名出身）

1. 於达望 日本东京药科；2. 金文鑫 浙江医药专校药科；3. 张树檀 陆军军医学校药科；4. 曹勋 浙江医药专校药科；5. 黄占甲 浙江医药专校药科；6. 徐文偁 浙江医药专校药科；7. 万子平 浙江医药专校药科；8. 涂怀权 浙江医药专校药科；9. 徐从乾 浙江医药专校药科；10. 叶舟 浙江医药专校药科；11. 褚民谊 法国斯脱拉斯堡大学药科；12. 李大中 美国瓦海瓦省立大学药科；13. 钱云蒸 浙江医药专校药科；14. 卢铭 浙

① 《浙江广济医药产三科五十周年纪念册》，广济同学会，1935，无页码。

江医药专校药科；15. 陈丰镐 浙江医药专校药科；16. 刘胜宸 陆军军医学校药科；17. 林鸿藻 浙江医药专校药科；18. 朱恒 浙江医药专校药科；19. 徐仁民 浙江医药专校药科；20. 罗兆寅 日本东京同仁医校药科；21. 於达准 日本东京药学专校；22. 黄遵缁 浙江医药专校药科；23. 邵公佑 浙江医药专校药科；24. 郎丰墀 浙江医药专校药科；25. 丁伯勋 浙江医药专校药科；26. 谢榆寿 浙江医药专校药科；27. 张彦 浙江医药专校药科；28. 虞和贵 浙江医药专校药科；29. 吴勍 浙江医药专校药科；30. 王福申浙江医药专校药科；31. 沈成权 浙江医药专校药科；32. 周锡庚 浙江医药专校药科；33. 赵燏黄 日本东京帝国大学药学科；34. 陈庆濂 日本千叶大学药科；35. 孙莱阶 美国斐城药学专校；36. 叶秉衡 日本长崎医大专校；37. 刘文超 日本千叶大学药科；38. 张修敏 日本千叶大学药科；39. 汪淇美 日本富山药学专校；40. 张炳忠 浙江医药专校药科；41. 郭天震 陆军军医学校药科；42. 何春祥 陆军军医学校药科；43. 毛龢振 浙江医药专校药科；44. 胡金麟 陆军军医学校药科；45. 蔡东贤 日本长崎医大药科；46. 沈瑾 日本长崎医大药科；47. 杨汝秀 陆军军医学校药科；48. 梁铸雄美国麻省大学药科；49. 季杰 陆军军医学校药科；50. 何俊才 日本千叶大学药科；51. 裘锡庚 陆军军医学校药科；52. 秦冈 陆军军医学校药科；53. 贾亦山 陆军军医学校药科；54. 沈经 陆军军医学校药科；55. 郑训浙江医药专校药科；56. 黄正化 浙江医药专校药科；57. 孙华亨 日本东京药学校；58. 余继敏 日本东京城南药校；59. 范禄禹 浙江医药专校药科；60. 谭守仁 浙江医药专校药科；61. 郭毓秀 浙江医药专校药科；62. 范忍 浙江医药专校药科；63. 周师洛 浙江医药专校药科；64. 张辅坛 浙江医药专校药科；65. 黄凤岐 浙江医药专校药科；66. 邹剑雄 浙江医药专校药科；67. 嵇豪 浙江医药专校药科；68. 朱绶卿 陆军军医学校药科；69. 朱孝武 陆军军医学校药科；70. 蔡惟善 广济药科；71. 宁懿 协和女医学校；72. 佟芝泉 广济药科；73. 黄凤岐 广济药科；74. 毛文烈 广济药科；75. 王承熙 广济药科；76. 缪忠培 广济药科；77. 柴炳福 广济药科；78. 陈树声广济药科；79. 杜霖 广济药科；80. 朱源 广济药科；81. 胡振汉 广济药科；82. 黄庚生 广济药科；83. 周宏祉 广济药科；84. 汪珍 广济药科；85. 汤兆震 广济药科；86. 高宝锐 广济药科；87. 乐赓荣 广济药科；88. 潘之顺 广济药科；89. 金毓华 广济药科；90. 方庆咸 广济药科；91. 孔祥勋

广济药科；92. 金静波 广济药科；93. 赵伯裔 广济药科；94. 顾永林 广济药科；95. 陈其义 广济药科；96. 周荣奎 广济药科；97. 董史 广济药科；98. 蒋厚生 广济药科；99. 王天荣 广济药科；100. 汪绍华 广济药科；101. 杜宗光 广济药科；102. 李明燮 美国药学校；103. 翁圣颀 广济药科；104. 蔡觉 浙江医药专校药科；105. 张国良 陆军军医学校药科；106. 郑汝翼 湘雅医专药科；107. 金骛 湘雅医专药科；108. 何伯蕃 湘雅医专药科；109. 何子康 湘雅医专药科；110. 张鼐 美国密歇根大学药科；111. 杨锡钝 湘雅医专药科；112. 徐兆夏 浙江医药专校药科；113. 王钧 日本千叶大学药科；114. 陈顾行 陆军军医学校药科；115. 郝廷璧 陆军军医学校药科；116. 施明 日本明治药校；117. 孙润畬 日本东京药专校；118. 姜卿云 浙江医药专校药科；119. 钱耀堂 浙江医药专校药科；120. 赵志良 浙江医药专校药科；121. 程学铭 浙江医药专校药科；122. 傅伊成 广济药科；123. 何鸣铎 日本东京药专校；124. 李振声 浙江医药专校药科；125. 梁任枢 陆军军医学校药科；126. 范文蔚 浙江医药专校药科；127. 赵承俊 广济药科；128. 潘安余 广济药科；129. 赵汝调 日本千叶大学药科；130. 彭圣祥 广济药科；131. 王裕昌 日本长崎药科；132. 吴琢成 日本千叶大学药科；133. 周维屏 浙江医药专校药科；134. 潘经 日本千叶大学药科；135. 郑宝豫 浙江医药专校药科；136. 何鸣煦 浙江医药专校药科；137. 郑理 明治药学校；138. 夏兆英 浙江医药专校药科；139. 陈成九 浙江医药专校药科；140. 冯秉钧 陆军军医学校药科；141. 张彤 浙江医药专校药科；142. 周仁恩 浙江医药专校药科；143. 陈积震 浙江医药专校药科；144. 顾翰卿 广济药科；145. 唐镇波 陆军军医学校药科；146. 王时敏 浙江医药专校药科；147. 陈璞 浙江医药专校药科；148. 龚荣东 齐鲁大学药科；149. 秦国梁 广济药科；150. 卢鹤松 金陵大学药剂专科；151. 周静康 浙江医药专校药科；152. 孟士英 陆军军医学校药科；153. 张心固 陆军军医学校药科；154. 胡凯宏 金陵大学药剂专科；155. 林正华 齐鲁大学药学专科；156. 张德周 日本千叶大学药科；157. 牛宝光 陆军军医学校药科；158. 徐金亮 齐鲁大学药学专科；159. 杨道三 齐鲁大学药学专科；160. 罗敢心 齐鲁大学药学专科；161. 王庆堂 浙江医药专校药科；162. 杨福昌 浙江医药专校药科；163. 黄亚慧 比国鲁文大学药科；164. 张滕骧 陆军军医学校药科；165. 李瑾 陆军军医学校药科；166. 陈星光 浙江

医药专校药科；167. 王龙骧 浙江医药专校药科；168. 张斗南 日本千叶大学药科；169. 任俊卿 浙江医药专校药科；170. 郎克忠 浙江医药专校药科；171. 刘国华 齐鲁大学药学专科；172. 时清源 齐鲁大学药学专科；173. 张建华 齐鲁大学药学专科；174. 王邕海 齐鲁大学药学专科；175. 柳振发 齐鲁大学药学专科；176. 谷云山 齐鲁大学药学专科；177. 张福修 齐鲁大学药学专科；178. 吴嗣金 浙江医药专校药科；179. 张宗元 广济药科；180. 李学胜 浙江医药专校药科；181. 乔履祥 日本富山药专校；182. 王祖耀 陆军军医学校药科；183. 江文波 陆军军医学校药科；184. 易律 日本千叶大学药科；185. 沈复生 浙江医药专校药科；186. 胡德龄 未详；187. 周成静 未详；188. 许玉珍 未详；189. 潘文夫 未详；190. 叶三多 浙江医药专校药科；191. 章志青 未详；192. 杨立惠 未详；193. 丁书礼 未详；194. 李豳 未详；195. 纪绪 日本千叶大学药科；196. 张楷 日本长崎药科；197. 李康 浙江医药专校药科；198. 王瑞裕 浙江医药专校药科；199. 王守愚 浙江医药专校药科；200. 段服民 未详：201. 周永祐 陆军军医学校药科；202. 龙飞 陆军军医学校药科；203. 戴桐龄 日本长崎医大药科；204. 葛祖良 未详：205. 屠坤华 未详；206. 华福畴 未详；207. 史高秀 未详；208. 力辛讷 未详；209. 刘天养 未详；210. 刘嵋峰 未详；211. 邓文仲 未详；212. 魏桂鉴 浙江医药专校药科；213. 吴乐莘 浙江医药专校药科；214. 王雪莹 浙江医药专校药科；215. 侯锦藻 中法大学药科；216. 周维全 浙江医药专校药科；217. 曹柏年 未详；218. 张效宗 日本千叶大学药科；219. 叶惠秋 中法大学药科；220. 戴凯 中法大学药科；221. 陈厚备 中法大学药科；222. 张馨吾 陆军军医学校药科；223. 周军声 日本长崎药科；224. 樊培福 未详；225. 张耀清 未详；226. 钟振东 未详；227. 姜伟生 未详；228. 何池 未详；229. 曾广誉 陆军军医学校药科；230. 何廉钰 陆军军医学校药科；231. 沈俭 日本长崎药科；232. 吴光烈 未详；233. 王励夫 浙江医药专校药科；234. 张辅忠 浙江医药专校药科；235. 杨树森 未详；236. 樊松凯 未详；237. 朱汉民 浙江医药专校药科；238. 杨砚池 陆军军医学校药科；239. 李斌荣 陆军军医学校药科；240. 农业昌 中法大学药科；241. 张瑞 中法大学药科；242. 柯达三 中法大学药科；243. 徐希骥 未详；244. 孟继源 未详；245. 乐夔 未详；246. 刘遁 未详；247. 蒲允贤 未详；248. 陈宝璋 中法大学药科；249. 郑学证 浙江

医药专校药科；250. 沈燮钧 浙江医药专校药科。

以上调查至 23 年度为止，24 年度容后查明，再为刊入。编者附志[①]

［周雷鸣，中国药科大学科学技术与药学史研究中心教授］

（责任编辑：舒健）

① 《卫生署领证药师名录》，《上海市药师公会年报》，1935 年，“附录”，第 99—106 页。

·学术述评·

医学交流与社会文化的互构：近代上海医疗社会史研究回顾与展望*

姚霏　王军

摘　要　20世纪80年代以来，近代上海医疗社会史在“西方医学的传播与实践”“公共卫生体系的构建”“疾疫与上海社会”“中西医冲突与交流”等领域取得了耀眼的成就，同时也存在一些不足。作者通过成果梳理指出，在继续深入强化西医传播和实践史研究的同时，加大中医和中西医交流史研究；公共卫生史研究要突破时段和研究对象的局限，重视制度在地化过程中的文化调适；疾疫史研究要反思防疫体系建立背后的文化问题，并将研究对象扩大到其他传染病和慢性疾病；上海医疗社会史研究应引入全球化和跨区域视野。

关键词　医疗社会史　近代　上海

20世纪80年代以来，医疗社会史研究在国内逐渐兴起，涌现出一批优秀的研究成果，研究对象也从最初主要集中在明清时期的江南地区拓展到中国历史上几乎各个时期、各个地区的医疗问题。在众多研究对象

* 本文系2020年度国家社科基金项目“中国癌症防治史研究（1949—1978）”（项目编号：20BZS157）阶段性成果。

中，近代医疗社会史研究无法回避的主题是西方医学的传入。而作为西方文化进入中国的第一站，通商口岸的医疗研究自然就在近代医疗社会史研究中独占鳌头，其中又以上海的“出镜率”最高。上海作为近代中国开埠最早的城市之一，其租界不仅设立最早、面积最大、历时最久，而且所产生的影响更是涵盖政治、经济、文化、社会诸方面。西式医疗空间、卫生行政机构、医学教育机构、公共卫生体系等都较早地在上海建立和发展；西方的医学卫生知识、观念也在上海传播，潜移默化地影响着近代上海社会。上海逐渐成为在医疗领域沟通中国与世界的重要场域。由于上海在近代史上的独特地位，上海史研究有着扎实的基础，这也直接提升了上海医疗社会史研究的起点。凭借较为丰富的资料和相对成熟的研究范式，学者们从多个维度对上海医疗社会史展开研究，其中，西方医学的传播与实践、公共卫生体系的构建、疾疫与上海社会、中西医冲突与交流等成为颇具特色的领域。对上述领域的研究成果进行梳理分析，不仅有助于了解上海医疗社会史研究的现状，也能帮助我们更好地展望中国医疗社会史研究的未来。

一　西方医学在上海的传播与实践

正如“西学东渐”是近代上海史研究的重要内容，西方医学在近代上海的传播与实践，也是上海医疗社会史研究的重要课题。西方医学的传播与实践离不开医学人物、团体。而医学人物、团体对西方医学的传播和实践，主要包括翻译西医著作、创办西医报刊、设立西医院和西医人才培养机构等。上述领域，恰恰都有较为丰富的研究成果与之呼应。

（一）西医人物、团体研究

医学史最初是伟大医学人物的历史。关于近代西医人物的个案研究，长期集中在知名医学传教士和医学名家。开埠后相当长的时期内，西方医学的输入和传播主体是教会。[①] 苏精在《西医来华十记》[②] 一书中对雒

① 熊月之主编《上海通史》第6卷，上海人民出版社，1999，第372页。

② 苏精：《西医来华十记》，中华书局，2019。

颉（William Lockhart，又名雒魏林）在沪创办仁济医院、合信在沪活动、笪达文执掌仁济医院和上海第一位中国人西医黄春甫等事迹进行考察，为学界了解早期西方医学的在沪传播提供裨益。英国传教士雒魏林在1844年于上海创立第一家西医医院，对西医传入上海起着重要作用。《传教医生雒魏林在华活动研究》① 论述了雒魏林在华的主要活动和成就，对其在上海传播西医工作进行系统梳理和阐释，肯定了他在早期来华传教士医生中的重要地位。袁媛、严世芸的《雒魏林和他创办的上海仁济医院》② 着重探讨雒魏林对仁济医院的管理和仁济医院对近代上海的意义。颜福庆是近代受西医医学教育成长起来的中国医生，曾创办湘雅医学专门学校（今中南大学湘雅医学院）和国立第四中山大学医学院（今复旦大学上海医学院），对中国近现代医学教育的创建和发展有着重要贡献。《颜福庆与上海医学院》③ 记录了颜福庆创办上海医学院的历程和教学思想，赞扬其对近代上海医学发展的贡献。

医学团体在西方医学传播和实践中的作用较个体人物更巨。关于上海医学团体的研究，尤以博医会和中华医学会为盛。陶飞亚、王皓在《近代医学共同体的嬗变：从博医会到中华医学会》④ 一文中对博医会和中华医学会的产生、发展和合并历程进行了详细阐述，认为其展现了西医从移植到本土化的过程，推动着近代中国的医学转型和西医知识在华的进一步传播。这一方面，刘远明也在《中华医学会与博医会的合作及合并》⑤ 一文中称其从合作走向合并的过程是一场中外医生共同推动中国医学事业发展的接力赛。史如松、张大庆在《从医疗到研究：传教士医生的再转向——以博医会研究委员会为中心》⑥ 中详细探究了1907年博医会建立的研究委员会，其运行和研究方式成为其他医学团体组织学习的模板，促进着西医研究观念在华的生根、发展。

① 韩清波：《传教医生雒魏林在华活动研究》，硕士学位论文，浙江大学，2008。
② 袁媛、严世芸：《雒魏林和他创办的上海仁济医院》，《医学与哲学》2016年第9期。
③ 颜志渊：《颜福庆与上海医学院》，《复旦学报》2019年第6期。
④ 陶飞亚、王皓：《近代医学共同体的嬗变：从博医会到中华医学会》，《历史研究》2014年第5期。
⑤ 刘远明：《中华医学会与博医会的合作及合并》，《自然辩证法研究》2012年第2期。
⑥ 史如松、张大庆：《从医疗到研究：传教士医生的再转向——以博医会研究委员会为中心》，《自然科学史研究》2010年第4期。

关于西医群体的研究，也在近年来成为新热点。何小莲的《近代上海医生生活》[①] 对近代上海医生的形成和社会生活进行详细考察，突出医生与上海社会之间的互动和影响。尹倩在《民国时期的医师群体研究(1912—1937）——以上海为讨论中心》[②] 中既全面考察民国时期医师群体的概况，又聚焦于上海的医师群体活动，对医生群体的专业化培养、学术论争、医患关系和社会影响等进行探讨，认为近代上海医师群体显然受到西医东渐的影响，同时反过来促进了西医在华的发展。同样能彰显上海特色的是女西医群体的出现。传统社会中女性从事医学事业并不多见，但在作为妇女运动中心和西方医学传播重镇的近代上海，越来越多的女性以医生为职业，并形成女西医群体。近年来，对女西医群体的研究已经日益细致化。徐斯琳在《民国时期上海女西医研究（1919—1937)》[③] 中对上海女西医的形成、执业活动和社交网络等进行了细致探讨。赵婧在《近代上海女医群体的形成——以社会网络为视角的考察》[④] 中考察了近代上海女医的数量和所接受的医学教育，分析了女医在社会网络中的从业状态和策略。

（二）西医译著、报刊研究

近代上海是中国的出版业中心，承担着西学东渐的重任，这在西医著作翻译出版方面表现得同样突出。罗芙芸的《卫生的现代性：中国通商口岸卫生与疾病的含义》[⑤] 一书着重讨论“卫生”概念在近代中国通商口岸的演进，该书第四章“中国通商口岸的卫生翻译”详细介绍了近代上海西医书籍翻译和出版的情况，肯定了上海在西医书籍翻译和传播西医知识中的地位。张仲民的《出版与文化政治：晚清的“卫生”书籍

① 何小莲：《近代上海医生生活》，上海辞书出版社，2017。

② 尹倩：《民国时期的医师群体研究（1912—1937）——以上海为讨论中心》，中国社会科学出版社，2013。

③ 徐斯琳：《民国时期上海女西医研究（1919—1937)》，硕士学位论文，暨南大学，2020。

④ 赵婧：《近代上海女医群体的形成——以社会网络为视角的考察》，《史林》2020年第6期。

⑤ 罗芙芸：《卫生的现代性：中国通商口岸卫生与疾病的含义》，向磊译，江苏人民出版社，2007。

研究》[①] 从书籍史和阅读史的角度，研究晚清生理卫生特别是生殖医学书籍的出版与传播对近代上海民众医学观念和社会文化的影响。颜赟也在《近代上海西医的传入及其活动——基督教活动刍议》[②] 一文中梳理了基督教会在上海传医活动中引入和翻译有关西医药书籍的情况。英国医学传教士合信（Benjamin Hobson）翻译的“西医五种”——《全体新论》《西医略论》《妇婴新说》《内科新说》《博物新编》被誉为“第一次系统地把西医解剖生理学、外科、内科、妇科以及儿科知识传播到中国，影响甚巨”。[③] 这位在沪时间虽短、译著却影响深远的传教士，自然吸引着研究者的目光。黎昌抱、汪若然在《试析合信医学翻译对近代中国西医翻译的贡献》[④] 一文中分析了合信的翻译实践和翻译理念，认为其翻译实践为在华传播西医理论和西医学术术语奠定了基础。张瑞嵘的《近代中国“西医东渐”的先声：合信医学著作〈全体新论〉译本探源》[⑤] 溯源了《全体新论》编译中的中国译者、编译内容和术语，认为《全体新论》的翻译对近代中国的影响体现在改变了国人对解剖学的认识和唤起了国人对西医的重视。

除传教士翻译西医书籍外，一批华人西医亦在翻译西医书籍、传播西医知识的道路上成就巨大，深深影响着近代上海对西医的认知，其中以丁福保最受关注。牛亚华、冯立昇的《丁福保与近代中日医学交流》[⑥] 详细考察了丁福保从早期接触西医、赴日本学习西医到归国后编译医书的情况。张爽的《丁福保与近代“西医东渐”》[⑦] 对丁福保一生的事迹进行简要介绍，肯定其在推动西医知识在华传播中的重要贡献。

创办西医报刊也是传播西医的重要手段。据 1935 年的统计，当时上海

---

① 张仲民：《出版与文化政治：晚清的“卫生”书籍研究》，上海人民出版社，2009。

② 颜赟：《近代上海西医的传入及其活动——基督教活动刍议》，《医学与社会》2008 年第 4 期。

③ 王申、陈婷、张小龙：《西医东渐侧面观：合信的西医编译策略》，《医学与哲学》2015 年第 4 期，第 88 页。

④ 黎昌抱、汪若然：《试析合信医学翻译对近代中国西医翻译的贡献》，《上海翻译》2020 年第 1 期。

⑤ 张瑞嵘：《近代中国“西医东渐”的先声：合信医学著作〈全体新论〉译本探源》，《江汉论坛》2017 年第 8 期。

⑥ 牛亚华、冯立昇：《丁福保与近代中日医学交流》，《中国科技史料》2004 年第 4 期。

⑦ 张爽：《丁福保与近代“西医东渐”》，《江苏教育学院学报》2013 年第 4 期。

中西医各类期刊共计121种，其中中医41种、西医80种，而全国中西医期刊共计315种，上海占到总数的38%，超过全国数量的1/3。[①] 在《未竟之业：〈博医会报〉中文版的梦想与现实——清末民初传教士西医知识中文传播的探索与局限》[②] 一文中，高晞梳理了《博医会报》试图从英文版转型为中文版的过程并分析了这一转型失败的原因。相对于对西医报刊创办相关问题的研究，报刊更多作为西医传播的平台被纳入报刊史和医疗史交叉研究的范畴。例如，潘荣华在其博士学位论文《中国近代报刊传播西医研究》[③] 中详细统计了上海地区的西医报刊分布情况，并从经济、教育、西医群体、租界示范和政府政策等方面解析上海何以成为全国的西医知识传播中心。郭雅静在《近代知识转型视野中的〈中西医学报〉（1910—1930）》[④] 中对《中西医学报》开展的医学知识传播、医学教育模式和医学观念转变进行深入剖析，认为其推动了西医知识和西方医学观念的在华传播。刘梦婷的《近代上海医药报刊与西医知识传播（1927—1937）》[⑤] 分别对《卫生月刊》《新医药刊》《申报·医药周刊》三份报刊中的西医知识传播进行分析，进而探究西医知识传播对近代上海社会的影响。

（三）西医医疗、教育空间研究

近代上海西医医院众多。这一源于西方的医疗空间，让西医知识、技术、观念、制度，通过医疗活动实现传播和实践。陆明在《上海近代西医医院概述》[⑥] 中简要介绍了近代上海西医医院的数量、种类和主要医院的发展、变迁，统计出1949年时上海共有160多所西医医院。严娜的《近代上海西医院的发展——以工部局局属医院为主的探讨》[⑦] 将目光锁

---

① 宋大仁、沈警凡：《全国医药期刊调查记》（上、下），《中西医药》第3期，1935年。

② 高晞：《未竟之业：〈博医会报〉中文版的梦想与现实——清末民初传教士西医知识中文传播的探索与局限》，《四川大学学报》2018年第1期。

③ 潘荣华：《中国近代报刊传播西医研究》，博士学位论文，安徽大学，2010。

④ 郭雅静：《近代知识转型视野中的〈中西医学报〉（1910—1930）》，硕士学位论文，郑州大学，2019。

⑤ 刘梦婷：《近代上海医药报刊与西医知识传播（1927—1937）》，硕士学位论文，上海师范大学，2020。

⑥ 陆明：《上海近代西医医院概述》，《中华医史杂志》1996年第1期。

⑦ 严娜：《近代上海西医院的发展——以工部局局属医院为主的探讨》，《中华医史杂志》2013年第1期。

定工部局所属医院，先以仁济医院和公济医院为例考察西式医院在上海的发展，继而考察西医医院的专业化发展，最后简单分析了西医医院发展的原因。

除整体考察近代上海的西医医院外，对单个医院展开研究是深入了解近代上海西医传播和实践的必要途径。仁济医院是教会在华开办的第二家、在沪开办的第一家西医医院，在近代中国西医发展史上具有显赫地位。在上海的西医医院研究中，仁济医院受到格外关注。如苏精的《仁济济人：仁济医院早期故事》① 以伦敦会的手稿档案与仁济医院建院初的年报为依据，详细介绍了仁济医院创办、发展的历史，并对仁济医院发展历程中的重大事件和重要人物进行了回顾。书末还详细列举了有关仁济医院的史料与研究，为后人研究仁济医院史提供了详细的资料参考。《仁济医院志》② 和《仁济济世：上海第一家西医医院的百年故事》③ 也勾勒出仁济医院近百年的发展状况。此外，王莉娟、苏智良的《上海西门妇孺医院研究（1884—1952）》④ 和任轶的《世俗与宗教博弈下的上海广慈医院（1907—1951）》⑤ 分别梳理了西门妇孺医院和广慈医院的发展历程，并进行相关讨论。近些年来，在方志编撰的热潮下，上海部分医院也整理、编撰自己医院的发展史，如《跨世纪的辉煌——中山医院志 1937—2007》⑥《上海长海医院志》⑦《曙光医院志》⑧ 等，其中不乏涉及近代部分的内容。

医师的培养需要专业教育与良好环境，而医学院就是医师的孵化基地和成长摇篮。对于近代上海医学院的研究主要集中在圣约翰大学医学院、震旦大学医学院和上海医学院。施如怡的《近代上海医学教育的

---

① 苏精：《仁济济人：仁济医院早期故事》，上海交通大学出版社，2019。

② 上海市地方志编纂委员会编《仁济医院志》，上海科学技术文献出版社，2019。

③ 陈佩、范关荣主编《仁济济世：上海第一家西医医院的百年故事》，复旦大学出版社，2010。

④ 王莉娟、苏智良：《上海西门妇孺医院研究（1884—1952）》，《近代史学刊》第 9 辑，华中师范大学出版社，2012。

⑤ 任轶：《世俗与宗教博弈下的上海广慈医院（1907—1951）》，《史林》2016 年第 1 期。

⑥ 《中山医院志》编纂委员会编《跨世纪的辉煌——中山医院志 1937—2007》，复旦大学出版社，2007。

⑦ 《上海长海医院志》编纂委员会编《上海长海医院志》，第二军医大学出版社，1997。

⑧ 上海市地方志编纂委员会编《曙光医院志》，上海科学技术文献出版社，2019。

"英美体系"——上海圣约翰大学医学院研究（1866—1952）》[①] 系统、详细地介绍了圣约翰大学医学院的发展历程、教学特色以及培养出的医师团体对近代上海医疗体系构建的影响。王薇佳的《一篇文章与一个学院：上海震旦大学医学院的建立》[②] 论述了震旦大学医学院的建立与天主教耶稣会之间的关系，其在上海的成立有着耶稣会传教和宣扬法国文化的需求。任轶在《法国和天主教双重身份交织下的上海震旦大学医学教育》[③] 中着重关注震旦大学建立背后的知识与权力的纠缠，震旦大学的案例体现了医学与宗教行为、帝国主义扩张以及中国对现代化需求的联系。上海医学院是中国人创办的第一所国立大学医学院，在近代中国医学院中具有重要地位。慕景强在《西医往事》中对上海医学院的创办经过和发展历程进行了简单介绍，评价上海医学院为"建立伊始就是高标准、高质量"。[④] 此外，在《上海医科大学志》[⑤] 《上海第二医科大学志》[⑥] 中，也有关于上海医学院和震旦大学医学院的介绍。

二 公共卫生体系的构建

鸦片战争后，"在来华西医传教士的卫生宣传、租界的示范和刺激、有识之士的呼吁、疫病频发的促使等因素的合力作用下"，[⑦] 近代中国公共卫生事业逐渐在各地展开。上海是近代中国最早开埠融入世界的城市之一，"上海租界等外国人居住集中的地区，则成为中国公共卫生事业近代化的先行地区"。[⑧] 现有对于近代上海公共卫生的研究大体分为两类：

① 施如怡：《近代上海医学教育的"英美体系"——上海圣约翰大学医学院研究（1866—1952）》，硕士学位论文，上海社会科学院，2013。

② 王薇佳：《一篇文章与一个学院：上海震旦大学医学院的建立》，《学术月刊》2004 年第 3 期。

③ 任轶：《法国和天主教双重身份交织下的上海震旦大学医学教育》，《医疗社会史研究》第 3 辑，中国社会科学出版社，2017。

④ 慕景强：《西医往事》，中国协和医科大学出版社，2010，第 58 页。

⑤ 《上海医科大学志》编纂委员会编《上海医科大学志 1927—2000》，复旦大学出版社，2005。

⑥ 王一飞主编《上海第二医科大学志》，华东理工大学出版社，1997。

⑦ 李忠萍：《"新史学"视野中的近代中国城市公共卫生研究述评》，《史林》2009 年第 2 期，第 174 页。

⑧ 何小莲：《论中国公共卫生事业近代化之滥觞》，《学术月刊》2003 年第 2 期，第 63—64 页。

一是整体研究近代上海公共卫生的起源、发展、成果等；二是分专题对近代上海公共卫生的特定对象进行考察。

（一）近代上海公共卫生的整体研究

从整体角度对近代上海公共卫生发展的脉络进行分析、解释的研究者主要有程恺礼（Kerrie L. MacPherson）、中岛知惠子（Chieko Nakajima）、彭善民、罗苏文等人。程恺礼的代表作《一片沼泽地：上海公共卫生的起源1843—1893》[①] 最先将目光聚焦到近代上海公共卫生研究上，详细介绍了公共租界工部局建设西医医院治疗病人、修建自来水厂改善饮水条件、接种疫苗预防传染病和隔离传染病人等公共卫生举措。该书被誉为"研究上海公共卫生不可多得的奠基之作，为华界及1893年后上海的公共卫生研究打下了良好基础"。[②] 中岛知惠子在《上海的卫生、医药与民族（1900—1945）》[③] 中对近代上海医药行业的发展、南京国民政府时期上海市卫生局开展防疫和卫生运动、日伪时期上海霍乱防治情况做了细致分析和讨论。她的另一部著作《身体、社会与国家：上海公共卫生与城市文化的出现》[④] 以身体、社会和国族三条线索探寻近代上海公共卫生与城市文化之间的关联。书中，作者不仅指出教会医院、地方精英自办医院和中医院对20世纪上海中西共存的混合型医疗文化做出了贡献，同时认为1937—1945年的上海市公共卫生机构仍然延续了战前的公共卫生干预措施。作者重点考察了上海的基督教青年会、国民党和日本人在20世纪前40年开展的卫生运动，分析国民党如何以卫生之名规训民众行为以达到服务、建设国家的目的。最后，作者集中讨论了近代上海民众日常使用的卫生消费品，如香皂、牙膏、杀虫剂等，指出其比行政手段更成功地将卫生现代化送入民众日常生活。

彭善民的《公共卫生与上海都市文明（1898—1949）》是国内学者系

---

① Kerrie L. MacPherso, *A Wilderness of Marshes: The Origins of Public Health in Shanghai, 1843—1893*, Hong Kong: Oxford University Press, 1987.

② 彭善民：《公共卫生与上海都市文明（1898—1949）》，上海人民出版社，2007，第3页。

③ Chieko Nakajima, *Health, Medicine and Nation in Shanghai, ca. 1900—1945*, Ph. D Dissertation, University of Michigan, 2004.

④ Chieko Nakajima, *Body, Society and Nation: The Creation of Public Health and Urban Culture in Shanghai*, Cambridge: Harvard University Press, 2018.

统论述上海公共卫生的首部著作。在书中，彭善民论述了上海公共卫生发展的起因、制度化进程、困顿与重整等，并对公共卫生同社会互动和公共卫生市场化进行了分析，指出“近代上海公共卫生，已是世界公共卫生体系链条上的重要一环。近代上海公共卫生的变迁与都市的发展息息相关。既是都市发展的必然要求，又是都市文明的象征和体现”。[①] 此外，罗苏文在《上海传奇：文明嬗变的侧影（1553—1949）》[②] 中也从公厕建立、菜场设置、牛痘接种、鼠疫寻源等角度介绍了近代上海公共卫生的发展概况，对工部局卫生处为上海公共卫生发展做出的贡献表示肯定。

（二）分专题研究近代上海公共卫生

除整体探讨近代上海公共卫生外，对公共卫生管理制度化、环境卫生、食品卫生、妇幼卫生、学校卫生等领域进行专题研究亦是近代上海医疗社会史研究的特点。

近代上海公共卫生体系的建成离不开公共卫生管理的制度化。陈蔚琳的《晚清上海租界公共卫生管理探析（1854—1910）》[③] 利用《工部局董事会会议记录》，从制度化的层面对公共卫生管理制度在近代上海租界的产生、确立、发展进行系统性的梳理。刘岸冰的《近代公共卫生管理制度在上海的移植》[④] 则从“清末检疫风潮”“环境卫生管理”“食品卫生管理”三方面分析近代上海公共卫生管理制度化的发展进程，指出近代中国公共卫生现代化需要克服的不仅有中西医学间的冲突，还有中西文明间的隔阂。

在环境卫生管理方面的研究目前主要集中在近代租界环境卫生的建设领域。朱德明的《20 世纪 30 年代上海公共租界环境卫生治理概况》[⑤] 关注公共租界内环境卫生的治理行动，包括宣传卫生、清除垃圾和害虫、

① 彭善民：《公共卫生与上海都市文明（1898—1949）》，第 299 页。

② 罗苏文：《上海传奇：文明嬗变的侧影（1553—1949）》，上海人民出版社，2004。

③ 陈蔚琳：《晚清上海租界公共卫生管理探析（1854—1910）》，硕士学位论文，华东师范大学，2005。

④ 刘岸冰：《近代公共卫生管理制度在上海的移植》，《南京中医药大学学报》2015 年第 1 期。

⑤ 朱德明：《20 世纪 30 年代上海公共租界环境卫生治理概况》，《中华医史杂志》2000 年第 4 期。

清理破陋住宅、管理公共场所卫生以及治理排污水道等措施。苏智良、彭善民的《公厕变迁与都市文明——以近代上海为例》[①] 则以近代上海公厕的形式、运营方式、治理模式等的演进为切入点，指出公厕变迁的背后正是近代上海都市化进程的发展需要。而刘岸冰是较早将华界环境卫生管理纳入视野的学者。在《近代上海城市环境卫生管理初探》[②] 一文中，作者不仅细致梳理上海城市管理进程中环境卫生管理的历史沿革，对上海租界和华界的环境卫生管理机构、制度和相应措施进行了详细介绍，更归纳总结了其积极效应和局限性，认为上海的环境卫生管理因华洋分治、政权更迭导致措施不连贯等，没有取得最大效应。

食品卫生是近代上海公共卫生管理研究的另一侧重点。朱德明的《上海公共租界食品检疫初探》[③] 在简要介绍租界工部局卫生处在食品检疫方面的具体举措后，认为其开启了中国近代食品检疫的先河。陆文雪的《上海工部局食品卫生管理研究（1898—1943）》[④] 透过对工部局食品卫生管理体系建设过程的考察，分析公共卫生管理制度在地化过程中存在的问题，对于了解近代上海食品卫生管理和公共卫生管理制度都具有启发性。而褚晓琦的《近代上海菜场研究》[⑤] 则聚焦传统农贸菜场和近代菜场在运作方式、结构规模、管理体制等方面的异同，从食品卫生管理的角度反映近代上海的生活变迁和观念变革。

妇幼卫生研究伴随妇女史研究的深入而日益受到重视。在海外上海学研究中，贺萧和安克强等较早地关注到租界当局和民国政府对上海妓业卫生问题的管理。近年来，以赵婧为代表的妇女史研究者已经关注到近代上海的妇幼卫生问题。在博士学位论文《近代上海的分娩卫生研究（1927—1949）》[⑥] 中，赵婧从国家和社会隐喻中的分娩、技术和知识造就下的分娩卫生、分娩职业化的形成与困境、分娩医疗化过程中的机构与行为等四个方面，对上海的分娩卫生进行论述。在《1927—1936 年上海

---

① 苏智良、彭善民：《公厕变迁与都市文明——以近代上海为例》，《史林》2006 年第 3 期。

② 刘岸冰：《近代上海城市环境卫生管理初探》，《史林》2006 年第 2 期。

③ 朱德明：《上海公共租界食品检疫初探》，《历史教学问题》1995 年第 6 期。

④ 陆文雪：《上海工部局食品卫生管理研究（1898—1943）》，《史林》1999 年第 1 期。

⑤ 褚晓琦：《近代上海菜场研究》，《史林》2005 年第 5 期。

⑥ 赵婧：《近代上海的分娩卫生研究（1927—1949）》，博士学位论文，复旦大学，2009。

的妇幼卫生事业——以卫生行政为中心的讨论》[①] 中，赵婧进一步强调这一时期的分娩卫生行政是在富国强种的语境下展开的。政府通过设置法规、建立机构、宣传常识等措施降低出生死亡率，而舆论在分娩卫生行政中扮演着监督、评议政府和向社会公众宣传分娩卫生知识的角色。

学校卫生研究方面，秦韶华的研究具有一定代表性。其博士学位论文《上海市华界中小学学校卫生研究（1929—1937）》[②] 探讨了学校卫生实施的背景、政府举措以及社会团体、教师、家长与学校卫生的互动，着重论述了政府在实施学校卫生中卫生与教育两部门之间的冲突、调适与合作，而社会各界的参与则弥补了政府在学校卫生中难以触及的领域，更好地推动学校卫生各项措施的实施。其后，秦韶华又就民国时期上海市政府的学校卫生政策展开专门研究。[③]

三　疾疫与上海社会

2003 年后，中国疾病社会史研究呈现出井喷式发展。总结这一时期疾病社会史研究的特点，大致有以下几点：第一，近代疾病史研究平地而起，出现通史性专著，如张大庆的《中国近代疾病社会史（1912—1937）》[④]；第二，集中研究传染病，特别是烈性传染病，如鼠疫、霍乱、天花、麻风等，并出现专门的传染病研究专著，如张泰山的《民国时期的传染病与社会——以传染病防治与公共卫生建设为中心》[⑤]；第三，集中研究疾病对区域社会的影响和区域社会的应对，如余新忠的《清代江南的瘟疫与社会：一项医疗社会史的研究》[⑥] 等。上述特征与历史学界社

① 赵婧：《1927—1936 年上海的妇幼卫生事业——以卫生行政为中心的讨论》，《史林》2008 年第 2 期。

② 秦韶华：《上海市华界中小学学校卫生研究（1929—1937）》，硕士学位论文，华东师范大学，2007。

③ 秦韶华：《民国上海市政府学校卫生政策的演变及其成效研究（1929—1937）》，《中国社会经济史研究》2016 年第 2 期。

④ 张大庆：《中国近代疾病社会史（1912—1937）》，山东教育出版社，2006。

⑤ 张泰山：《民国时期的传染病与社会——以传染病防治与公共卫生建设为中心》，社会科学文献出版社，2008。

⑥ 余新忠：《清代江南的瘟疫与社会：一项医疗社会史的研究》，中国人民大学出版社，2003。

会史和新文化史发展的内在理路有关，与近代社会史研究的史料相对丰富有关，也积极回应了2003年之后中国社会应对SARS疫情的现实需求。上海疾病社会史研究显然与上述特征高度契合。

（一）烈性传染病研究

近代以来，上海人口快速增长，人员流动频繁，但防疫体系在一段时间内缺位，加之政府和民间缺少对防疫的高度重视，上海疫情一度频发。李玉偿的《环境与人：江南传染病史研究（1820—1953）》① 从环境的视角探讨了近代江南地区尤其是上海的传染病状况，突出上海与江南地区的密切关系，强调疾病的地域传播性以及环境、疾病与人的关系。刘岸冰的《民国时期上海传染病的流行与防治》② 对近代上海地区主要传染病的成因和流行情况进行分析，指出近代上海传染病的发生同人口流动、民间习俗、卫生观念等密切相关，同时传染病的暴发频率与社会经济发展水平和人口密度成正相关的关系，并从政府与民间、华界与租界、社会环境与民间习俗等角度考察相关防疫措施的实施与效果。此外，朱敏彦主编的《上海防疫史鉴》③ 简略地对明末到现代上海发生的具有代表性的疫情、防疫措施的开展和防疫机构的建立，以及各区、县的防疫情况做了介绍。

烈性传染病防治，特别是围绕鼠疫、霍乱等具体疫情的防控研究是近十几年来中国疾病史研究的主流。而最早接触西方文明的口岸城市成为近代中国防疫体系的实验场和展示台。饭岛涉是东亚地区较早开展中国医疗社会史研究的学者，他于2000年出版的《鼠疫与近代中国：卫生的"制度化"与社会变迁》④ 一书，以晚清民国发生的鼠疫、霍乱等疫病为切入点，探究中国逐步推进卫生"制度化"的过程。胡勇的《传染病与近代上海社会（1910—1949）——以和平时期的鼠疫、霍乱和麻风病为例》⑤ 分三章探讨了在晚清民国和平时期传染病对上海经济、政治、

① 李玉偿：《环境与人：江南传染病史研究（1820—1953）》，博士学位论文，复旦大学，2003。

② 刘岸冰：《民国时期上海传染病的流行与防治》，硕士学位论文，东华大学，2005。

③ 朱敏彦主编《上海防疫史鉴》，上海科学普及出版社，2003。

④ 飯島渉『ペストと近代中国：衞生の「制度化」と社会変容』研文出版、2000。

⑤ 胡勇：《传染病与近代上海社会（1910—1949）——以和平时期的鼠疫、霍乱和麻风病为例》，博士学位论文，浙江大学，2005。

文化、民众心态、社会结构的影响，指出传染病既造成了近代上海社会秩序的混乱，也促进了公共卫生体系建立和城市环境的改变。李玉尚在《清末以来江南城市的生活用水与霍乱》[①] 中对江南主要大城市中生活用水与霍乱暴发的关系进行讨论，肯定了环境恶化造成的不洁水源和饮水是近代江南城市霍乱暴发的因素之一。黄心禹的《霍乱与上海华人居民饮水的变迁 1920—1930》[②] 使用社会史和文化史的研究方法探索在霍乱影响下人们的饮水观念和洁净观念的变迁，认为霍乱暴发在饮水洁净从个人义务逐渐转变为政府职责的过程中起到了至关重要的作用。与此相关的研究还有《民国时期上海霍乱频发的原因探略》[③]《流感与霍乱：民初上海传染病防治初探》[④]《上海霍乱 1938 年》[⑤] 等。

此外，横向比较不同城市间疫情暴发和防疫体制的异同，也成为疾疫研究的全新视角。饭岛涉的另一篇文章《霍乱流行与东亚的防疫体制——香港、上海、横滨、1919 年》[⑥] 考察了香港、上海、横滨三座城市防疫制度的建立，认为香港、上海（租界）、横滨因为确立公共卫生制度，受霍乱影响程度较以往低，但伴随上海的都市化和产业人口大量集中，城市下层人口成为疾疫的集中受害者。曹树基的《1894 年鼠疫大流行中的广州、香港和上海》[⑦] 利用《申报》中对广州、香港和上海的鼠疫报道，比较不同地区面对鼠疫采取的措施。在作者看来，鼠疫大流行不仅促进了中国公共卫生事业的发展，也改变了人们以往对世界的认知模式。

（二）疾疫防控中的上海社会

在研究近代疾疫的过程中，学者们普遍肯定以“防疫”为契机建立

---

① 李玉尚：《清末以来江南城市的生活用水与霍乱》，《社会科学》2010 年第 1 期。

② 黄心禹：《霍乱与上海华人居民饮水的变迁 1920—1930》，《历史人类学学刊》2020 年第 1 期。

③ 胡勇：《民国时期上海霍乱频发的原因探略》，《气象与减灾研究》2007 年第 2 期。

④ 姬凌辉：《流感与霍乱：民初上海传染病防治初探》，《商丘师范学院学报》2014 年第 7 期。

⑤ 殳俏：《上海霍乱 1938 年》，硕士学位论文，复旦大学，2008。

⑥ 饭岛涉：《霍乱流行与东亚的防疫体制——香港、上海、横滨、1919 年》，谯枢铭译，《上海和横滨》联合编辑委员会、上海市档案馆编《上海和横滨——近代亚洲两个开放城市》，华东师范大学出版社，1997。

⑦ 曹树基：《1894 年鼠疫大流行中的广州、香港和上海》，《上海交通大学学报》2005 年第 4 期。

的近代公共卫生体系，给中国社会带来深刻而系统的变革。在近代防疫体系建设的过程中，政府防疫政策、防疫立法、防疫机构设置、中西社会团体与防疫、公共卫生运动、民众公共卫生意识的培养等，都是重要议题。

疾疫防控是一项社会工程，需要政府与民间共同参与、互相协作，两者缺一不可。近代上海社会力量强大。考察近代上海疾疫防治中政府与民间的互动，成为学界研究的一个取向。马长林、刘岸冰的《民国时期上海传染病防治的社会环境》① 论述了传染病发生时上海地方社会力量的参与，如承担防疫宣传和督促政府改进防疫措施等。彭善民的《近代上海民间时疫救治》② 详细介绍了疫情发生时上海民间力量的参与情况，比较了政府与民间时疫救治的优劣，认为政府的强制性管理远不及民间救治更能激发民众的自愿性和主动性。何兰萍、刘岸冰、彭卫华的《民国时期上海民间社团与传染病防治》③ 指出民间社团参与到免费义诊、收尸善举、举办时疫医院等救治措施，在防治传染病过程中起到重要作用。

另一方面，近代上海存在华界和租界两种不同的防疫体系，在面对疫情时，华界与租界因社会观念、应对策略、防治措施等存在差异，彼此之间或合作、或竞争抑或冲突。郑泽青在《昨天的抗争：近代上海防疫掠影》④ 中简略叙述了近代早期上海的疫情，并对华洋之间由于公共卫生认知不同而引发的冲突展开分析。李婷娴的《近代上海公共租界防疫工作考察——以 1908 年—1910 年鼠疫为中心》⑤ 对比了上海华界、租界在应对疫情时的各类举措及其社会反应，展现出租界在疾疫防控领域的优势。刘雪芹的《近代上海瘟疫和社会——以 1926—1937 年的上海华界瘟疫为例》⑥ 则重点考察了近代上海华界在卫生领域的实践，对疫情之下

① 马长林、刘岸冰：《民国时期上海传染病防治的社会环境》，《民国档案》2006 年第 1 期。

② 彭善民：《近代上海民间时疫救治》，《广西社会科学》2006 年第 9 期。

③ 何兰萍、刘岸冰、彭卫华：《民国时期上海民间社团与传染病防治》，《中医药文化》2014 年第 2 期。

④ 郑泽青：《昨天的抗争：近代上海防疫掠影》，《档案与史学》2004 年第 3 期。

⑤ 李婷娴：《近代上海公共租界防疫工作考察——以 1908 年—1910 年鼠疫为中心》，硕士学位论文，华东师范大学，2008。

⑥ 刘雪芹：《近代上海瘟疫和社会——以 1926—1937 年的上海华界瘟疫为例》，硕士学位论文，上海师范大学，2005。

华界政府与社会的合作以及市民心态由迷信、排拒到理性、认同的过程进行了深入分析。总之，学者普遍认同近代上海防疫体系的建立存在“租界示范、华界效仿”的事实，但由于东西方防疫观念的差异，在合力打造上海防疫体系的过程中同样存在冲突与矛盾。

四　中西医冲突与交流

近代以来，西医传入中国后与本土中医有着广泛接触，既有冲突排斥也有交流合作。20 世纪初期，中西医之间曾爆发过激烈论争，上海因中西医均大量存在而成为中西医论争的主要场所，见证了中西医论争的始末。本土中医在上海利用先天优势得到快速发展，在面对西医“扩张”的压力时，部分中医医师与时俱进，推陈出新，将本土中医与外来西医结合，发展出独具特色的“海派中医”。学界对于上海中西医冲突与交流已有一定研究，梳理、整合这一领域研究，可资研究者进一步深入探讨近代中西医的相关问题。

（一）中西医论争研究

中西医论争是近代中国医疗社会史研究中广受关注的问题。中医与西医因不同的医学观念和治疗手段往往容易产生难以调和的矛盾，而在近代中国特殊的时空背景下，中西医往往被放置于国家、民族的语境中讨论，其争论已经远远超越传统的医学领域，外延至中西文化之间的论争。上海是中西医论争的主战场之一。

赵洪钧的《近代中西医论争史》[①] 以历史演进的顺序介绍了近代中西医论争，其中对发生在上海的中西医论争进行了详细探讨，成为研究上海中西医论争的必备参考书。奚霞的《上海民国时期的中西医论争》[②] 和《上海民国时期的中西医论争（续完）》[③]，详细介绍了中西医论争在上海发生的始末，中西医双方都将报刊作为主要的舆论工具对对方的观点进

① 赵洪钧：《近代中西医论争史》，安徽科学技术出版社，1989。

② 奚霞：《上海民国时期的中西医论争》，《中医文献杂志》2005 年第 1 期。

③ 奚霞：《上海民国时期的中西医论争（续完）》，《中医文献杂志》2005 年第 2 期。

行批驳和辩论，同时成立各类医学团体进行阵营划分和增强势力，甚至中西医派的主要领导者都曾利用与政府的特殊关系打击、否定对方。这场中西医之间的论争持续数十年，最终因抗日战争的爆发而逐渐息声。

从不同的角度看待中西医论争能更为完整地还原这一段历史。郝先中的《1929 年上海医界围绕中医存废问题的论战》着重探讨了 1929 年发生的“废止中医案”中上海中西医界的反应。作者认为这场“争论的性质演变成为生存权展开的殊死搏斗，且上升到‘国计民生’的高度，形成意识形态化的政治攻击”。[①] 中医作为本次论争的主角，在面临废除的情况下如何走出困境、实现自身的良性发展成为当时中医界思考的难题。肖凤彬的《民国时期上海的中西医论争》从中医的角度详细地叙述了在论争过程中政府、中医、西医和社会舆论之间的博弈，强调“中医在困境中，应当遵循中国医学自身发展的规律，吸收西医之所长，共同发展，对抗与排斥不能解决问题，多元与共生才是中医走出困境的途径”。[②] 涉及近代上海中西医冲突的个案研究还有朱晓光的《国民党中央内部围绕“中医条例”的中医存废之争》[③]、陈浩望的《汪精卫废止中医的闹剧和国人的抗争》[④]、李似珍的《近代上海中西医论争的启示》[⑤] 等。

（二）上海中医发展史研究

作为本土医学的中医，在近代上海同样得到了一定发展。关于近代上海中医发展研究，中医史学界独领风骚。季伟苹主编的《上海中医药发展史略》[⑥] 由“溯源篇”“开埠篇”“变革篇”“曙光篇”“振兴篇”五个部分组成，较为详细地分析了中医药在近代上海的起源、发展和辉煌情况。乐凌的《孤岛时期上海中医研究》[⑦] 聚焦于 1937—1945 年上海的

① 郝先中：《1929 年上海医界围绕中西医存废问题的论战》，《中医文献杂志》2006 年第 4 期，第 48 页。

② 肖凤彬：《民国时期上海的中西医论争》，《近代史学刊》2008 年第 1 期，第 10 页。

③ 朱晓光：《国民党中央内部围绕“中医条例”的中医存废之争》，《南京中医药大学学报》1995 年第 6 期。

④ 陈浩望：《汪精卫废止中医的闹剧和国人的抗争》，《医药史话》2003 年第 1 期。

⑤ 李似珍：《近代上海中西医论争的启示》，《中医药文化》2011 年第 4 期。

⑥ 季伟苹主编《上海中医药发展史略》，上海科学技术出版社，2017。

⑦ 乐凌：《孤岛时期上海中医研究》，硕士学位论文，上海社会科学院，2013。

中医医院、医学院、医师、团体、刊物和中药以及中西医关系的考察，对于了解这一时期上海中医情况大有裨益。

近代上海中医的发展离不开中医师的努力，他们结合时代趋势，推陈出新，在守护传统中医文化的同时吸纳西方医学精华，推动中医在历史洪流中向前进步。李平书是近代著名的社会活动家、企业家和中医活动家。《李平书与上海近代中医》① 一文通过梳理李平书的医事活动，凸显其对保存和振兴中医药学的贡献。熊月之在《论李平书》② 一文中肯定了李平书对上海中医和沟通中西医交流的重要作用。黄健美在《上海士绅李平书研究》③ 中详细考察了李平书在上海的中医活动，包括沟通中西医、创办中医药社团、反对政府对中医的压制和研制中成药等活动。陈存仁是近代上海中医的代表性人物之一，其著作《银元时代生活史》④ 和《抗战时代生活史》⑤ 以自身经历分别记录了民国时期和抗战时期上海的中医发展状况，通过陈存仁的自身经历亦可窥探这一时期上海中医的起落浮沉。王琼、金芷君的《民国时期的海派传奇名医——陈存仁》⑥ 一文通过对陈存仁生平经历进行梳理以考察其身上具有的“海派中医”精神。

中医社团和报刊的创办对扩大上海中医自身影响力有着重要作用。谭春雨、李洁在《近代上海中医社团的产生根源及其特点》⑦ 一文中指出，为保护和巩固中医地位和振兴中医，上海中医界先后成立了上海医学会、中国医学会、上海医务总会、上海神州国医学会等中医社团组织，对于维护中医在上海的生存和发展起到积极作用。女中医的兴起是近代中医发展的产物，《近代上海女中医研究概况》⑧ 分析了女中医教育的创建和女医群体的社会活动，肯定了女中医教育和团体对上海中医发展的促进作用。肖梅华、严娜的《近代上海中医普及性报刊与健康教育》⑨ 对

① 陆明、杨杏林：《李平书与上海近代中医》，《中医文献杂志》2004年第1期。

② 熊月之：《论李平书》，《史林》2005年第3期。

③ 黄健美：《上海士绅李平书研究》，博士学位论文，复旦大学，2011。

④ 陈存仁：《银元时代生活史》，广西师范大学出版社，2007。

⑤ 陈存仁：《抗战时代生活史》，广西师范大学出版社，2007。

⑥ 王琼、金芷君：《民国时期的海派传奇名医——陈存仁》，《中医药文化》2015年第1期。

⑦ 谭春雨、李洁：《近代上海中医社团的产生根源及其特点》，《中医教育》2009年第7期。

⑧ 陈稳根、张如青：《近代上海女中医研究概况》，《中医文献杂志》2016年第3期。

⑨ 肖梅华、严娜：《近代上海中医普及性报刊与健康教育》，《南京中医药大学学报》2016年第4期。

中医普及性报刊在上海的发展历程和报刊特色进行讨论，肯定了其对中医知识普及和地位巩固的作用。

中医医疗、教育空间的出现是近代上海中医发展的一个显征。传统诊所模式向现代医院模式的转变，传统一对一授受向西式学堂授课的过渡，既是中医对西医在华扩张的回应，也有中医吸纳现代文明寻求内外突破的尝试。杨杏林、陆明在《上海近代中医教育概述》① 中简要介绍了鸦片战争至1948年上海的中医办学和教育情况，认为近代上海中医教育的发展与中医界谋求复兴有重要关系。姚艳丽、陈丽云的《近代上海中医医疗机构发展概述》② 和《近代上海中医医院发展概况》③，前一篇指出上海中医医疗机构经历了个体诊所、医局及施诊所和中医医院三个阶段，其发展仰仗西方医学的传入、政局的变化、民众的需求等诸多社会因素；后一篇对近代上海中医医院的创办、发展、管理和医疗设备建设等进行考察，大体勾勒出近代上海中医医院的状况。

中医在上海的发展面临西医扩张的压力，为更好地传承中医、助力中医在上海生存，部分中医医师因时而变，在传统中医中吸纳西医的治疗方法，发展出独具特色的“海派中医”。鲍超群、宋欣阳在《近代苏沪地区中西医技术交流探析》④ 一文中介绍了近代中医与西医在苏沪地区技术交流的情况。杨枝青、陈沛沛的《近代上海中医防治疫病的“海派”特色》⑤ 结合西医东渐的时代背景，阐述了近代上海疫病流行时期一批中医接受、容纳、吸收、利用西医知识治疗疫病的史实。方松春、杨杏林在《论海派中医与海派中医学术流派》⑥ 一文中认为“海派中医”形成与近代上海的开放、西方医学冲击和城市环境的改变有着重要关系，“海派中医”具有开放性、兼容性、多元性、创新性和主体性的特点。

---

① 杨杏林、陆明：《上海近代中医教育概述》，《中华医史杂志》1994年第4期。

② 姚艳丽、陈丽云：《近代上海中医医疗机构发展概述》，《中华中医药学刊》2012年第3期。

③ 陈丽云、姚艳丽：《近代上海中医医院发展概况》，《中医文献杂志》2014年第6期。

④ 鲍超群、宋欣阳：《近代苏沪地区中西医技术交流探析》，《中华中医药杂志》2019年第1期。

⑤ 杨枝青、陈沛沛：《近代上海中医防治疫病的“海派”特色》，《中医药文化》2008年第5期。

⑥ 方松春、杨杏林：《论海派中医与海派中医学术流派》，《中医文献杂志》2010年第2期。

结语：上海医疗社会史研究期待更辽阔的风景

通过上述关于上海医疗社会史研究的梳理，一幅围绕西方医学的传播与实践、公共卫生体系的构建、疾疫与上海社会、中西医冲突与交流等问题的近代上海医疗社会史研究图景浮现在眼前。此外，由于近代上海商业社会和消费主义的特质，商业与医疗紧密结合，同样吸引着研究者的目光。①

当然，如果对近代上海医疗社会史图景细致品评，我们就会发现一些不容忽视的问题和可以希冀的未来。

西方医学在上海的传播与实践研究，是近代上海医疗社会史研究的核心问题。不过，除了在个别领域有较为深入的研究，碎片化甚至研究空白的领域依然存在。如医学人物及其医疗实践研究集中在个别知名人物；西医知识和技术传播研究侧重近代早期忽略中后期；西医报刊研究还有待充分开展；西医传播和实践的社会效应研究缺乏史料和分析手段；等等。可喜的是，在医学人物、医学文本研究之外，空间研究已经逐渐兴起，显示出医疗史与城市史结合的趋势。不过，学界对医院和医学院的研究还有待深入。一方面，在教会医院研究中，由于史料多收藏于境外或以外文为主，影响了史料的利用度；而华人自办医院的研究，由于档案保存状况欠佳等，缺乏一手史料。海内外研究者应该在史料挖掘、分享等方面共同努力，以求尽快拓展西医空间研究的范围。另一方面，即使资料情况尚可，医疗空间研究仍然停留在对史实的梳理和建构层面，缺乏问题意识。诸如西医医疗空间对中国人身体的规训和近代身体观、医疗观的塑造等问题，还需进一步深入。

和西医东渐研究相对充分不同，中医和中西医交流研究仍存在不足。

---

① 如黄克武《从〈申报〉医药广告看民初上海的医疗文化与社会生活 1912—1926》，《中央研究院近代史研究所集刊》第 17 期，1988 年；杨祥银《卫生（健康）与近代中国现代性——以近代上海医疗卫生广告为中心的分析（1927—1937）》，《史学集刊》2008 年第 17 期；陈姝《晚清上海的医药文化与社会生活——以 1901—1910 年〈申报〉广告为中心的研究》，硕士学位论文，青岛大学，2013；皮国立《中西医学话语与近代商业——以〈申报〉上的“痧药水”为例》，《学术月刊》2013 年第 1 期；张仲民《近代上海的名人医药广告——以文人谀药为中心》，《学术月刊》2015 年第 7 期。

学界对于近代上海中医史的研究，主要由中医史学者承担，历史学者鲜有参与。有人将其归结为缺乏历史学问题意识。事实上，中医在近代上海社会有其独特价值，在西医传入初期和许多慢性疾病领域承担着医疗重担。且中西医在近代中国绝非水火不容，在具体的医疗实践中，往往共生共荣。例如关于近代上海防疫措施的研究，绝大部分集中在西医领域，忽略了通过设立特殊的防治机构与西医联手抗疫，中医、中药在民众防疫中同样扮演着重要角色。可以说，上海作为近代中西文化交融并存的城市，中西医学的交流同样存在，需要学界更大限度地挖掘资源、调动力量，开展研究。当然，影响近代上海中医史研究的不仅是问题意识的差异，还有历史学者对中医史本身和研究资料较为陌生。这就要求我们突破“内外史”的界限，以“外史”的视野、理论和方法，结合“内史”的专业化，更好地呈现中医在近代上海社会独特的医疗贡献。

公共卫生研究是上海医疗社会史研究的重要命题，学界在该领域起步较早，特别是对公共卫生在上海租界的起源和早期制度化，有较多涉猎。但在公共卫生的专门领域，例如工厂卫生、公共卫生宣传教育、公共卫生人才培养等方面，尚缺乏专门研究。且深入分析近代上海公共卫生研究后发现，研究时段多集中在1927年至1937年，孤岛时期、日伪时期乃至抗战胜利后的相关研究较为罕见，无法形成近代上海公共卫生体系建设的总体评价。同样阻碍总体评价的还有关于华界公共卫生研究的相对滞后。相较于海外对近代上海公共卫生研究的取向，国内学者习惯于以“全盘接纳”的逻辑开展研究，缺乏制度在地化过程中的文化调适视角。这也是进一步开展华界公共卫生研究的旨趣所在。“公共卫生事业的近代化，是一个综合性的系统工程，关乎物质、制度、精神层次的文明”,[①] 当下公共卫生研究更多地停留在制度层面，缺乏从社会习俗、文化观念、日常生活、身体规训等视角开展研究，也就无法准确判断近代上海公共卫生体系的实际效应。这也是无法形成近代上海公共卫生体系客观评价的原因之一。

和公共卫生研究相似，疾疫史研究也被较早关注，并在2003年后涌现出越来越多的研究者和研究成果，推动了中国医疗社会史的发展。这

---

① 何小莲：《论中国公共卫生事业近代化之滥觞》，《学术月刊》2003年第2期，第61页。

一时期的疾疫史研究，问题意识集中在国家社会的应对，特别是现代防疫体系的建立。但疾病与国家或地方社会的研究，不能止步于勾勒现代防疫体系从无到有的历史，更要反思防疫体系运作背后更为深层的制度或文化问题，如疾疫防控中政府权力与民众观念的冲突、医疗行政化、过度医学化等问题。同时，防疫与全球化、防疫与生态、防疫与经济、防疫与中医、防疫与日常生活、防疫与身体规训等问题也应纳入视野。诚如学者余新忠指出："疾病的历史，并不只是其发生、流行及其与社会互动的历史，同时也是社会文化框设（framing）和协商的历史，以及特定时空中人们认知身体、理解生态的历史，乃是生活方式和时代文化的一种展示。"① 另一方面，学界关于鼠疫、霍乱等烈性传染病的研究已经蔚为大观。学者王小军提到，中国疾病史研究存在的问题，即重视烈性疾病研究而忽视慢性疾病和地方性疾病的研究，重视成为灾害事件的疾病而忽视日常生活中的疾病研究。② 近代中国被列为主要传染病的还包括伤寒、痢疾、白喉、麻风、流行性感冒、猩红热等，更有诸如肺结核等慢性传染病。这类疾病也经由暴发、治疗、防控等环节与社会产生联动，急需纳入疾病史研究范畴。特别是慢性疾病史研究，将医学知识传播、病人体验、医患关系、社会对疾病的认识和态度等纳入视野，必将开启疾病史研究的新天地。

最后，上海医疗社会史研究之所以能一枝独秀，与中国医疗社会史研究有区域研究的传统有关。但在区域研究的基础上，跨区域乃至全球化的视野在医疗社会史中同样重要。医疗社会史涉及的疾病、医学人物、医学知识和观念、医疗技术和产品等都存在流动性。诚如饭岛涉、曹树基等人的研究表明的，烈性传染病在全球化时代会掀起连锁反应。通过全球化的视野看待上海的疫情，并通过横向比较上海与其他国际性大城市在公共卫生体系构建中的异同，可以把握住全球公共卫生体系发展的主要脉络。另外，西方医学构建全球医疗体系的过程，也是一个以大城市为核心继而辐射周边区域、由点及面的过程。从这个角度而言，上海

---

① 余新忠：《当今中国医疗史研究的问题与前景》，《历史研究》2015 年第 2 期，第 24 页。

② 王小军：《中国史学界疾病史研究的回顾与反思》，《史学月刊》2011 年第 8 期，第 107 页。

是西医全球医学体系中沟通世界与中国的关键节点之一。来自西方的医学在近代上海移植、生长并影响着上海社会的方方面面。同时，上海逐步从近代西医接受者转向传播者，成为西方医学传入中国的中转站。以全球化和跨区域视野考察，我们不仅可以看到西方医学在上海的传播与实践，还能清晰地看到西医知识、技术、药物和观念等如何在区域间传播，由此可以衍生出围绕医疗的技术史、物质文化史和观念史研究。显然，上海在近代中国医疗发展史上的地位，恰恰需要放到全球化和跨区域的视野里才能真正凸显。正如蒋竹山所言："全球医疗史不必然就否认地方医疗史研究的重要性；反而更加强调全球与地方是如何相互地联系、交流、挪用、塑造、影响及产出。"[①] 将上海纳入全球医学传播的视野中，我们将看到更辽阔的风景。

［姚霏，上海师范大学历史系副教授；
王军，四川大学华西医院宣传部］

① 蒋竹山：《"全球转向"：全球视野下的医疗史研究初探》，《人文杂志》2013年第10期，第84页。

CONTENTS & ABSTRACTS

Special Issue: Empire's Medical, Knowledge and Power

3 Anatomy and Practical Medicine and the New Science in Early Modern England

Andrew Wear

Abstract This essay explores whether and to what extent the wish of Andreas Vesalius that anatomy should become the "chief branch of natural philosophy" and the foundation of medicine came about at the time of the new science in England when new natural philosophies were replacing the classical ones of Aristotle and Galen. Anatomy with its emphasis on "autopsia" could be viewed as providing part of the ideological make up of the new science. Yet Vesalian anatomy was part of establishment medicine. It was also seen to lack utility, an important component of the new science. Francis Bacon rejected Vesalian descriptive anatomy. He argued for its reformation so that it could describe how diseases were located in the body. English followers of van Helmont also demanded that anatomy should be useful and provide knowledge of diseases and help discover cures. Rather than a reformation of anatomy they urged its rejection. Followers of the mechanical philosophy, on the other hand, saw a limited role for anatomy as providing the signposts within the body whereby medicines could work, in the case of Robert Boyle mechanically by means of their corpuscles. Robert Willis emphasized descriptive anatomy more than Boyle but both viewed the body like the world as working mechanically according to the natural philosophy of matter in motion. By contrast Thomas Sydenham took a nihilistic view, finding that gross eyesight anatomy had no useful function in medicine whilst the minute particles in motion comprising the mechanical body were invisible and unknowable. In the context of the emergence of the new science in all its forms, Vesalius's wishes for anatomy were not fulfilled. The essay ends more positively by briefly pointing out that Vesalian descriptive anatomy was culturally accepted in England and that by the mid to late seventeenth century anatomy was seen as the foundation of medical teaching and medicine and that indeed the fame of a medical school came to depend on the fame of its anatomists.

22 The Western Surgeons' Research on Chinese Medicine and the Compilation of the Medical Reports, 1871 - 1883

Zhang Zhiyun

Abstract Since the Inspectorate General of Customs recruited western surgeons and sent them to all Chinese treaty ports in the mid nineteenth century, they could observe clinic cases, infectious disease and public hygiene throughout China. As western surgeons were still searching the underlying causes of pathogenicity, they inclined to interpret Chinese medical and pharmaceutical knowledge as localizing theory and they were willing to learn from this local experience for treating their patients. These western surgeons, such as R. Alexander Jamieson, John Dudgeon, A. G. Reid, D. J. Macgowan, left plenty of research publications of Chinese medicine and pharmaceutics. This article then looks into three aspects, namely the Statistical Depart-ment's *Chinese Customs Publications* and *Medical Reports*, the history of western surgeons' research to Chinese medicine and pharmaceutics and the introduction of western pathogeny into China, for advance our understanding of how western surgeons' research contributed the interrelations between Chinese and western medicine.

52　Between Old and New Moral Orders: Exploring the Spaces of homosexual behavior in Renaissance England

Jin Dening

Abstract　During the Renaissance, England experienced economic, cultural, religious and other changes, which promoted the active homosexual behavior. Theatres, brothels and noble houses became important gathering spaces. Through the analysis of the homosexual behavior in these spaces, we can deeply perceive the great impact of the Renaissance on the traditional concepts of gender. At the same time, homosexual behavior also raises concerns about order because of the transgression of class boundaries. On this basis, homosexual behavior has been attacked by jurists and other social groups. Meanwhile, the government has issued a series of laws restricting homosexual behavior. However, the government took a relatively lenient attitude towards homosexual behavior, as the decree aimed to establish a state church that would answer to the King.

77　"Why Lovesickness Became a Disease": Writings on Lovesickness in Western Europe Medical Texts from the Late 16th to the Mid-17th Century

Zhang Shan

Abstract　Lovesickness was one kind of mental diseases, which was induced by intense love. From the end of the 16th century to the middle of the 17th century, the increasing research interest in passion, rational consideration of the moral connotation of love, and the social tragedy caused by the interference of aristocratic parents with their children's marriage made lovesickness attract attention and become an important subject in medicine, literature and philosophy. In general, the cognition of lovesickness in this period followed the discourses of ancient and medieval medical writers, and physicians could make a diagnosis based on the patient's abnormal pulse and expression when referring to his/her lover. The treatment of lovesickness still used traditional medical treatments, such as bloodletting, regimen, exercise and some non-medical therapy which were used to arouse the patient's disgust towards his/her lover. In some extreme cases, physicians would advise the patient's parents to agree to marry the loved one. But in most cases, parents would not approve of their marriage, because lovesickness was more a product of family and social ethical order in England and France during this period.

100 Encounter Elixir: The Introduction and Translation of the Efficacy of Tea by Missionaries in the Early Modern Times and its Dissemination in Britain

Liu Zhangcai

Abstract The spread of tea in the West, especially in Britain, was closely related to the awareness of its good effect on physical health. The utilization of tea began with medicinal purposes, then, Chinese ancestors continued to explore and summarize the efficacy of tea and related knowledge was also passed on to Japan along with the exchanges between China and Japan. Therefore, the missionaries who came to the East learned the knowledge and translated it to the West during the early modern times, it also passed on to Britain through translation, adaptation, and even quotation. The dissemination of knowledge about the efficacy of tea was an aspect of cultural exchanges between the East and the West, which promoted the use and consumption of tea in the West in the form of medicines or beverages. In this regard, the study of *species* in world history should not ignore the dissemination of knowledge related.

116 War and Medicine: The Renkioi Hospital during the Crimean War

Fu Yidong

Abstract The British government integrated all kinds of resources and established "The Renkioi Hospital" in Turkey due to the insufficient sanitary and medical conditions on the Crimean War battlefield in the mid-19th century. The hospital had experienced three stages: local manufacturing, field investigation, and battlefield construction. It was completed by professionals from different industries under the designed plan. It had the characteristics of a perfect personnel organization structure, a good public health environment, and proper living arrangements in the hospital. The rise of Renkioi Hospital was the result of the dual factors of British industrial base and institutional construction, which reflected the interaction between war and medical care.

137 Becoming a Disease

—The Medicalization of "Senile Dementia" in 18th and 19th Century Britain

Zhang Junyan

Abstract Senile dementia is a general term for all kinds of dementia in the elderly, which can lead to acquired impairment of memory, daily life, learning, language communication, and emotional control. Before the 19th century, knowledge of it in Britain was limited to fragmentary descriptions of symptoms. In the 1930s, the fixed appellation appeared, which was widely used in medical works and institutions. And there was also a wealth of specialized research in pathology. Until the end of the 19th century, however, the diagnosis of Alzheimer's disease was still unclear, and there was a lack of an accurate definition between pathological and natural aging. This was directly reflected in the placement of patients—families and institutions such as asylums and workhouses had each taken their own positions, emphasizing the different connotations of senile dementia. The process of senile dementia's 'becoming a disease' was also in the midst of a trend towards the expansion of modern Western medicine and the medicalization of the human life cycle.

157 Political Needs and Economic Considerations: The Question of The Medical Officers Attached to the British Diplomatic and Consular Service in China (1843 – 1870)

Zheng Binbin

Abstract In the late Qing Dynasty, the question of the medical officers attached to the British Diplomatic and Consular Establishments in China originated from the medical needs of the officers stationed in China, but the medical needs of these persons were not the primary consideration of the British government. On the issue of the appointment of medical officers in the Consular Establishment, the British government insisted on the economic consideration of strictly controlling costs. Regarding the appointment of medical officers in the Diplomatic Establishment in Beijing, the dominant factor was the political need to expand diplomatic means toward China. The decision-making logic of political needs and economic considerations was a remarkable manifestation of the British pursuit of low-cost and high-return expansion in China. Under the influence of political needs and economic considerations, the medical needs of the British officers in China and the appointment of medical officers had also become an important support for the development of Modern Western Medical in China.

186 Reshaping Medical Knowledge, Power and Social Relations: The Theoretical Development and the Historical Writings of British Public Health

Zhang Jingjing

Abstract Presenting theoretical discussions related to "medical knowledge," "power," and "social relations," as well as drawing on research of the early British public health movement, this article shows the interaction between the historical writings of the public health and the development of the Western historiography. Since the 1970s, social constructionism has impaired the cognitive status of science and medicine on which the Whig history was based. Medical knowledge was considered to be socially constructed, and this new cognitive approach provided a theoretical framework for scholars to explore the relationship between medical knowledge, society, and power. Since then, medical sociology, critical theory, Foucault's discourse analysis and "knowledge/power", and cultural studies have been adopted by historians to present the multiple aspects of public health in terms of moral control, shaping social relations and power relations. However, the dilemma remains when medical historians draw on the research approach and conceptual tools from other disciplines. In recent years, scholars have responded to critical appraisals of social constructionism and the social history of medicine in various ways, namely reexamining medical knowledge, conceptual categories, and moral-political presuppositions in writings of the history of public health, valuing rhetoric, drawing on STS research methods, and emphasizing the body and the construction of personal subjectivity. By doing so, they are revolutionizing the writings of public health history.

217 Florence Nightingale and the Prevention and Control of Epidemics in British India

Du Xianbing

Abstract Florence Nightingale paid close attention to the epidemics in British India and actively participated in the prevention and control from the 1850s to the end of the 19th century. Three components of her work are collecting necessary data, formulating reform proposals, and directing sanitary practices. Her early work focused on the sanitary state of British army in India which are reflected in the report of the Royal Commission. Since the 1870s, with the in-depth understanding of the causes of the epidemics, she has gradually turned attention to the Indian people and began to focus on complex political and social structures. She promoted epidemic prevention and control from the aspects of health legislation, social customs, school education, and famine relief. Nightingale's work on epidemic prevention and control relies on the colonial medical system in British India, its "civilizing mission" reflects the asymmetrical relations between the colonizer and the colonized.

239 Chinese-Western Cooperation: The Cholera Epidemic in Macao in 1862 and Macao Portuguese Government Response

Wu Yuxian

Abstract The wave of global colonization during the 19th century, Macao was involved in the aftermath of the second global Cholera epidemic. In 1862, Cholera broke out in Macao. It was the first large-scale epidemic outbreak faced by the Macao-Portuguese government after its colonial rule. The government responded in an orderly way and effectively controlled the epidemic of Cholera through a series of measures, including anatomy, registration and notification, quarantine and record reporting. During this process, the Macao-Portuguese government showed the advanced international anti-epidemic capability. The Cholera epidemic report recorded the detailed information of the patient infected, fully demonstrated the scientific attitude and orderly work procedure. The behaver that the government doctor revealed their "contempt" for Chinese medicine, even gave the judgement "Cholera is an endemic disease in Macao" showed the "colonial" perspective and the limitation of medical knowledge at that period. It opens a new perspective for understanding the modern society of Macao, and also provided the new sample for studying on the plague control of colonial cities and China's local cities in the late of 19th century.

254 Royal Opium Commission and the Beginning of International Opium Investigation Movement (1893 – 1895)

Hu Dongmin

Abstract In the late 19th century, as India's opium trafficking to China surged, the opium trade arouse public indignation. In Britain, the movement organized by the Quakers attract more attention, including: missionaries, reformers, medical guilds and government officials. By publishing the newspapers, dissemination of leaflets, and assembly speeches, they lobbied the parliament from the bottom up to form a special investigator. The public appealed to end the vile opium trade parliamentary resolution. The Royal Opium Commission played the role like "investigator" . Its formation was not only a product of the "British Civilization Movement" but also reflected the missionary communities'call for moral education and participation in political movements to improve society and the subsequent establishment of anti-drug cooperation, and providing an organizational framework and survey paradigm. However, the final results of the investigation reflect that moral salvation give way to economic interests and the need for the British Empire to maintain its natural system of colonial rule.

Archival Selection

284 The Earliest Pharmaceutical School in Modern China: The Compilation of Zhejiang Guangji Pharmaceutical College's Historical Sources

Zhou Leiming

Academic Reviews

303 Mutual Construction of Medical Communication and Social Culture: Review and Prospect of Research on the Social History of Medicine of Modern Shanghai

Yao Fei, Wang Jun

Abstract Since the 1980s, the research on the social history of medicine of modern Shanghai has made brilliant achievements in such fields as "the spread and practice of Western medicine", "the construction of public health system", "epidemic and Shanghai society", "the conflict and communication between Chinese and Western medicine". Meanwhile, there are also some shortcomings. The author draws the following conclusions by combing the research results. First, while continuing to intensify research on the spread and practice of Western medicine, the research on the communication history of Chinese medicine and Western medicine should be strengthened. Second, the research on the history of public health should break through the limitation of time periods and research objects, and pay attention to the cultural adaptation of the system in the process of localization. Third, the research on the history of epidemic should reflect on the cultural issues behind the establishment of epidemic prevention system and expand the research objects to other infectious diseases and chronic diseases. At last, the study of the social history of medicine in Shanghai should introduce a global and cross-regional perspective.

注释凡例

本刊注释一律采用每页单独排序的页下脚注。注释序号用①，②……标识。具体注释规范如下。

（1）著作

标注顺序：责任者与责任方式/文献题名/出版者/出版时间/页码。外文文献题名用斜体，出版地点后用英文冒号，其余各标注项目之间，用英文逗点隔开。示例：

余新忠：《清代江南的瘟疫与社会》，北京师范大学出版社，2015，第43页。

李贞德主编《性别、身体与医疗》，联经出版公司，2008，第12页。

Robert Arnove, *Philanthropy and Cultural Imperialism, the Foundation at Home and Abroad*, Bloomington: Indiana University Press, 1982, pp. 19 – 28.

（2）译著

标注顺序：责任者/文献题名/译者/出版地点/出版者/出版时间/页码。示例：

约翰·伯纳姆：《什么是医学史》，颜宜葳译，北京大学出版社，2010，第11—12页。

M. Polo, *The Travels of Marco Polo*, trans. William Marsden, Hertfordshire: Cumberland House, 1997, pp. 55, 88.

（3）析出文献

标注顺序：责任者/析出文献题名/文集责任者与责任方式/文集题名

/出版者/出版时间/页码。示例:

陈志潜:《河北定县农村教学基地的建立经过》,政协北京委员会文史资料研究会编《话说老协和》,文史出版社,1987,第183—184页。

Walter Bruchhausen, "Medicine between Religious Worlds: The Mission Hospitals of South-East Tanzania during the 20th Century," in Mark Harrison, Margaret Jones, and Helen Sweet, eds., *From Western Medicine to Global Medicine: The Hospital Beyond the West*, Hyderabad: Orient Black Swan, 2009, pp. 262 – 293.

(4) 期刊

标注顺序:责任者/ 文献题名/ 期刊名/ 年期(或卷期,出版年月)。英文期刊析出文献题名用英文引号标识,期刊名用斜体,下同。示例:

张勇安:《多边体系的重建与单边利益的诉求:以美国批准联合国1961年麻醉品单一公约为中心》,(台北)《欧美研究》2006年第2期。

Richard Brown, "Public Health in Imperialism: Early Rockefeller Programs at Home and Abroad," *American Journal of Public Health*, Vol. 66, No. 9 (Sep. 1976), p. 897.

(5) 报纸

标注顺序:责任者/篇名/报纸名称/出版年月日/版次。示例:

王旭东:《重视疾病史研究 构建新疾病史学》,《光明日报》2015年3月28日,第11版。

(6) 未刊文献

A. 学位论文、会议论文等

标注顺序:责任者/文献标题/论文性质/地点或学校/文献形成时间/页码。示例:

张晓利:《陆士谔医学思想研究》,博士学位论文,北京中医药大学,2009,第67页。

景军:《定县实验:社区医学与华北农村》,陈志潜教授学术思想研讨会论文,2004,第23页。

B. 手稿、档案文献

标注顺序:文献标题/文献形成时间/卷宗号或其他编号/收藏机构或单位。示例:

《傅良佐致国务院电》，1917 年 9 月 15 日，北洋档案，档案号：1011—5961，中国第二历史档案馆藏。

"Telegram from the United States Mission to the United Nations in New York to the Secretary of Department of State, July 7, 1970," RG 59 Central Foreign Policy Files, 1970 - 1973, SOC 11 - 5, Box 3018, National Archives, College Park, MD.

（7）转引文献

无法直接引用的文献，转引自他人著作时，须标明。标注顺序：责任者/原文献题名/原文献版本信息/原页码（或卷期）/转引文献责任者/转引文献题名/版本信息/页码。示例：

章太炎：《在长沙晨光学校演说》，1925 年 10 月，转引自汤志钧《章太炎年谱长编》下册，中华书局，1979，第 823 页。

（8）再次引证时的项目简化

同一文献再次引证时只需标注责任者、题名、页码，出版信息可以省略。示例：

余新忠：《清代江南的瘟疫与社会》，第 73 页。

Robert Arnove, *Philanthropy and Cultural Imperialism, the Foundation at Home and Abroad*, p. 28.

稿　约

《医疗社会史研究》（International Medical Historical Review）创刊于2016年6月，由上海大学历史学系主办，社会科学文献出版社出版。集刊每年两辑，分别于6月、12月出版，设有“专题论文”“档案选编”“学术述评”“学术书评”等栏目，并邀请相关领域的专家学者担任特约主编组织特定专题联缀各文。

《医疗社会史研究》为国内首份“医疗社会史”领域专业学术集刊，是“CSSCI来源集刊”、人大“复印报刊资料转载来源集刊”，多次荣获社会科学文献出版社“优秀集刊奖”，入选“中国人文社会科学A集刊评价名单”，并被“中国知网（CNKI）”“万方数据知识服务平台（WANG-FANG DATA）”“中国集刊网”等全文收录。

集刊秉持“立足前沿、学科交叉、服务学界、资治现实”的办刊宗旨，旨在从医疗卫生与社会变迁的角度，探察揭示“自然”之无常，“人事”之复杂与“社会”之丰富。集刊鼓励多学科和跨学科的研究路径，倡导扎实的原始资料运用和多元的论证风格。既为学界交流提供一方平台，亦力求为现实世界提供启示。

集刊实行严格的双向匿名审稿制度，建立了一支广布海内外的权威专家匿名审稿队伍。同时，集刊还设立了由国内外权威专家组成的学术委员会与编辑委员会。

我们热诚希望国内外学界同仁不吝赐稿，文章题材不限，既欢迎观点新颖、论证严谨的长篇佳作，亦欢迎介绍国内外研究动态、书评、专访等方面的精粹短篇。

投稿注意事项：

1. 由于人力所限，来稿请一律使用 Word 文档通过 Email 投稿。

2. 投稿邮箱和本刊联系方式：jshm2016@126.com。

3. 投稿邮件主题和 Word 文档命名须采用“作者姓名 + 作者身份 + 文章题目”的格式，并在文末附上作者的学术简历。

4. 来稿须遵守学术规范和学术伦理，无抄袭、剽窃等学术不端等行为。作者投稿须用实名。

5. 来稿须为尚未以任何形式公开发表的稿件，谢绝一稿多投。

6. 来稿字数原则上不少于 1.2 万字，并附 300 字以内的中英文提要和 3—5 个中文关键词。

7. 本刊实行专家匿名审稿制度，编辑部将在收稿 2 个月内告知作者结果。

8. 来稿一经本刊采用并发表，编辑部将与作者签订《作者承诺书》《著作权许可使用协议》，以规范学术伦理和文章后续使用情况，并发放稿酬和寄送两本当期刊物。相关网络数据库平台的文章著作权与使用费包含于所付稿酬之中，编辑部不再另外支付费用。

9. 来稿发表后，作者自负文责，文章立论不代表本刊观点。

图书在版编目(CIP)数据

医疗社会史研究. 第十四辑. 第Ⅶ卷. 第2期 / 张勇安主编 ; 赵秀荣特邀主编. -- 北京 : 社会科学文献出版社, 2022.12

ISBN 978-7-5228-1197-0

Ⅰ. ①医… Ⅱ. ①张… ②赵… Ⅲ. ①医学社会学-社会史学-研究 Ⅳ. ①R-05

中国版本图书馆CIP数据核字(2022)第237143号

医疗社会史研究 第十四辑 第Ⅶ卷第2期

主　　编 / 张勇安
特邀主编 / 赵秀荣

出 版 人 / 王利民
责任编辑 / 李期耀
文稿编辑 / 贾全胜
责任印制 / 王京美

出　　版 / 社会科学文献出版社 · 历史学分社 (010) 59367256
地址：北京市北三环中路甲29号院华龙大厦 邮编：100029
网址：www.ssap.com.cn
发　　行 / 社会科学文献出版社 (010) 59367028
印　　装 / 唐山玺诚印务有限公司

规　　格 / 开 本：787mm×1092mm 1/16
印 张：22 字 数：345千字
版　　次 / 2022年12月第1版 2022年12月第1次印刷
书　　号 / ISBN 978-7-5228-1197-0
定　　价 / 138.00元

读者服务电话：4008918866

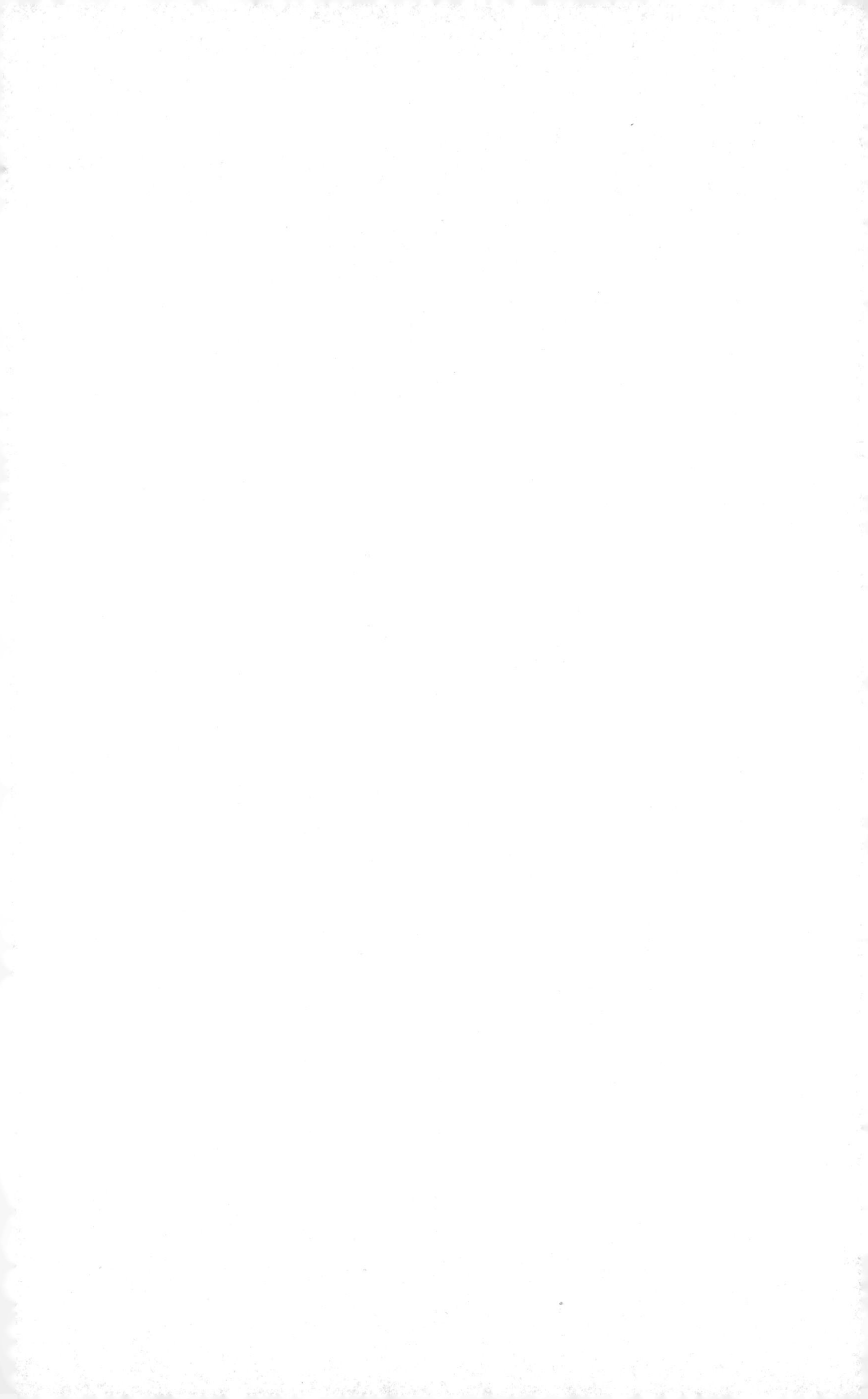